健康保险系列译丛

HEALTH INSURANCE TRANSLATION SERIES

编委会主任　宋福兴

Delivering Health Care in America
(7th edition)

美国医疗卫生服务体系
（第7版）

[美]石磊玉（Leiyu Shi）　　[美]道格拉斯·A. 辛格（Douglas A. Singh）　著

杨燕绥　张　丹　译

中国金融出版社

责任编辑：王效端　张菊香

责任校对：李俊英

责任印制：张也男

ORIGINAL ENGLISH LANGUAGE EDITION PUBLISHED BY

Jones & Bartlett Learning，LLC

5 Wall Street

Burlington，MA 01803 USA

Delivering Health Care in America (7th edition)，Leiyu Shi，Douglas A. Singh © copyright 2019

JONES & BARTLETT LEARNING，LLC.

ALL RIGHTS RESERVED.

北京版权合同登记图字 01 - 2018 - 6222

《美国医疗卫生服务体系（第 7 版）》中文简体字版专有出版权由中国金融出版社所有。

图书在版编目（CIP）数据

美国医疗卫生服务体系/〔美〕石磊玉（Leiyu Shi），〔美〕道格拉斯·
A. 辛格（Douglas A. Singh）著；杨燕绥，张丹译. —7 版. —北京：中国
金融出版社，2019. 3

（健康保险系列译丛）

ISBN 978 - 7 - 5049 - 9927 - 6

Ⅰ. ①美…　Ⅱ. ①石…②道…③杨…④张…　Ⅲ. ①医疗卫生服务—美国—
高等学校—教学参考资料　Ⅳ. ①R199. 712

中国版本图书馆 CIP 数据核字（2018）第 303069 号

美国医疗卫生服务体系

Meiguo Yiliao Weisheng Fuwu Tixi

出版
发行　中国金融出版社

社址　北京市丰台区益泽路 2 号

市场开发部　（010）63266347，63805472，63439533（传真）

网 上 书 店　http：// www. chinafph. com

　　　　　　（010）63286832，63365686（传真）

读者服务部　（010）66070833，62568380

邮编　100071

经销　新华书店

印刷　北京市松源印刷有限公司

尺寸　185 毫米×260 毫米

印张　39. 75

字数　775 千

版次　2019 年 3 月第 1 版

印次　2019 年 3 月第 1 次印刷

定价　120. 00 元

ISBN 978 - 7 - 5049 - 9927 - 6

如出现印装错误本社负责调换　联系电话（010）63263947

总　序

改革开放 40 周年，我国保险业发生了深刻变化。近十余年来，健康保险业发展强劲，深度参与国家治理，成为构建多层次医疗保障体系的重要力量，为保障和改善民生作出了贡献。习近平总书记在党的十九大报告中指出："要完善国民健康政策，为人民群众提供全方位全周期健康服务。"健康保险作为国家健康服务产业中的关键环节，肩负着光荣而艰巨的使命，必须要着力解决人民不断升级的健康保险需求与不平衡不充分的健康保险供给之间的矛盾。

当前，正处在推动构建人类命运共同体的宏大时代背景下，要用中国智慧推动健康保险发展，为解决医改这一世界性难题提供中国方案。这既需要从本国实践中总结经验与教训，也需要从他国实践中获取借鉴与启迪。现代健康保险源于西方发达国家，有近 200 年发展史。相较于中国的起步探索，它们走了更长的路，积累了更为丰富的理论认知与实践经验，形成了较为系统成熟的健康保险经济学理论体系及实际运营模式，对我国健康行业发展有重要的借鉴价值。在这个学习借鉴过程中，无论是其理念层面的价值确立，还是制度层面的架构搭建，乃至运营层面的实务操作，都需要借助一定的载体和介质。经典著作，就是其最为重要的媒介。翻译出版这些经典著作，无疑是借鉴国外经验最为有效、最为便捷的手段与方法。

改革开放以来，我国引进翻译了大量国外保险经典著作，但健康保险专业领域的经典著作译介却是一片空白。近 20 年来，医疗体制改革在全球范围内广受关注，健康保险遂逐渐成为西方保险理论的研究热点，Amy Finkelstein、Michael A. Morrisey、R. D. C. Brackenridge、Leiyu Shi（石磊玉）等学者，因健康保险研究领域的突出成就，跃居闻名全球的经济学家。其经典著作有些是历久弥新的理论认知升华，有些则是丰富的运营经验结晶。这些升华与结晶，虽然研究的是西方发达国家的健康保险，归纳出的许多认知反映的却是行业的普遍行为。我们理应将这些经典著作，视为全人类的共同财富，虚心学习和借鉴，以促进我国健康保险业快速发展，造福中国人民。

中国人民健康保险股份有限公司组织翻译《健康保险系列译丛》，就是希望借助西方经济学名家的视角，对这个发源并蓬勃发展于西方国家的行业进行一次近距离、全方位、深层次的探究，祈愿会同之前组织编著的《健康保险系列丛书》，融合东西方行业辛勤积累的认知精华，从东西方不同的角度，相互映衬、相互补充，共同构建起健康保险行业的理论框架，更好地为我国健康保险又好又快发展提供坚实的理论基础。

"看似寻常最奇崛，成如容易却艰辛。"《健康保险系列译丛》的创造性和难度系数丝毫不亚于《健康保险系列丛书》，"译什么"成为摆在面前亟需解决的关键问题。中国人民健康保险股份有限公司党委书记、总裁宋福兴同志亲自挂帅，组建了以公司高管为成员的高规格编委会，邀请李保仁、王稳、卓志、孙祁祥、杨燕绥、王国军、朱铭来、李秀芳、王桥、张晓等来自保险、财税、公共管理、社会保障、医疗卫生等领域的著名专家组建学术顾问团，开展了多轮学术研讨，多角度论证、反复斟酌，从健康保险领域理论体系构建的完整性、国外健康保险研究焦点和趋势、候选书目的权威性和经典性以及对国内健康保险实践发展的借鉴性等角度明确了选版原则、选版方向和选版范围，确定了译丛翻译框架，为译丛的翻译出版奠定了扎实基础。

《健康保险系列译丛》兼具学术理论指导性和实践操作借鉴性，分为基础学理研究、焦点技术研究、国别借鉴研究等三类。基础学理研究类，侧重翻译基础性、经典型、学术型专著；焦点技术研究类，侧重翻译健康保险领域的焦点、难点、趋势技术研究等专著；国别借鉴研究类，侧重翻译西方发达国家及其健康保险市场发达地区的研究专著与重要报告。

《健康保险系列译丛》首次出版发行五本分册。其中基础学理研究类两本，分别是 *What Is Health Insurance（Good）For?* 和 *Health Insurance*；焦点技术研究类一本，为 *Brackenridge's Medical Selection of Life Risks*；国别借鉴研究类两本，分别是 *Delivering Health Care in America* 和 *Voluntary Health Insurance in Europe*。

What Is Health Insurance（Good）For? 中译名为《简明健康保险经济学》，由德国斯普林格（Springer – Verlag）出版社于 2016 年出版。Springer 出版社是世界上最大的科技出版社之一，有着 170 多年的发展历史，以出版学术性出版物而闻名于世。该书的作者 Robert D. Lieberthal 博士，学术研究经历相当丰富，在普华永道纽约事务所从事保险精算方面的研究咨询工作多年，目前在田纳西大学（University of Tennessee）教授健康金融学、健康经济学和健康保险方面的课程。

Health Insurance 中译名为《健康保险》（第 2 版），原书作者 Michael A. Morrisey 教授，是美国亚拉巴马大学（UAB）公共卫生学院教授，教授健康保险学的时间已有 25 年之久。在 UAB 任教之前，他已是美国医院协会（AHA）的资深经济学家。此次选译的版本为该书 2014 年第二版。

Brackenridge's Medical Selection of Life Risks 中译名为《人身风险的医学选择》（第 5 版），主编 Brackenridge 博士为美国人寿保险医疗主任协会（ALIMDA）、美国保险医学学会（AAIM）资深会员。该书是 Brackenridge 博士耗时 50 载的力作，第一版为 1977 年出版的《人身风险的医学选择》，向前可追溯至 1962 年刊印的《人寿保险的医学》。为适应医学专业和人身保险的发展，该书保持了平均 8 年再版一次的频率。为确保专业性和权威

性，Brackenridge 博士都会邀请行业重量级专家来负责相应章节的撰写。至第 5 版封山之作，已汇集了 37 位专家的鼎力之作。

Delivering Health Care in America 中译名为《美国医疗卫生服务体系》（第 7 版），该书作者 Leiyu Shi（石磊玉）教授目前在霍普金斯执教，专注于卫生政策和卫生服务领域的研究，出版过 10 多本教科书，发表过 200 多篇学术论文，以诺贝尔奖预测闻名的汤森路透（Thomson Reuters Corporation）评价石磊玉为"近 10 年世界最有影响的、被引用最多的科学家"。

Voluntary Health Insurance in Europe 中译名为《欧洲自愿健康保险》，是世界卫生组织（WHO）2016 年的一项力作。WHO 动用了 34 个国家 45 位知名专家参与编著，对欧洲自愿健康保险进行了全方位梳理总结，是迄今为止介绍欧洲自愿健康保险最为详尽的一本著作。

值此改革开放 40 周年之际，《健康保险系列译丛》既是对行业知识理论体系框架构建的创举，也是向伟大祖国强国复兴之路的献礼。首发出版仅仅是开始，未来，我们将不断丰富译丛书目，更多引进对行业发展有借鉴指导价值的经典著作。"雄关漫道真如铁，而今迈步从头越。"我们愿意与健康保险行业的全体同仁一道，共同为健康中国战略和国家多层次医疗保障体系建设贡献力量。

　　发达国家经济社会发展的大数据告诉我们，伴随人均 GDP 从 1 万美元增至 4 万美元，OECD 主要国家的卫生支出也从 GDP 的 6% 上升到 10%，但医疗支出仅占 2%～4%，其余为预防、康复和护理等，健康管理支出也在成长。财富是有价值的东西，如果将卫生投资大部分用到大医院做手术和吃药以维持甚至伤害生命，就会导致价值流失。

　　农业经济解决了人类温饱问题，国民平均寿命达到 40～50 岁；工业经济解决发展问题后达到 70～80 岁；投资健康后有望达到 100 岁，即黑发 50 年和白发 50 年的银色人生。银色经济即指为满足人们不断增长的健康长寿的消费需求和约束条件，组织生产、流通、分配与消费，以求平衡供求关系与和谐代际关系的活动的总称。伴随国民预期寿命每延长 5 年，即有一个新的医护服务需求出现。例如，在医院里病治好、人未愈的大龄和老龄人群多起来，他们需要对症康复；经过 60～90 天未能恢复肌能人群需要长期护理，乃至临终安宁照护。总之，在大健康社会需要全生命周期的呵护健康的服务体系，即从出生到死亡，从医疗到健康管理，从全科到专科和专家的照护，即一个正三角形的、可及的、安全的、成本可控的，分工合理且具有连续性和持续性的医护保健服务体系。

　　本书第 7 版从健康档案到医疗质量，全面系统地介绍了美国卫生医疗和健康管理体系建设的方方面面。石教授还综述了美国医疗保健服务体系建设的最新信息，包括美国前总统巴拉克·奥巴马（Barack Obama）签署的

《平价医疗法》（简称"奥巴马医改"）和特朗普要"废除和取代奥巴马医改"的主张。以下四个问题值得读者关注：第一，在国家是否应当履行让人人享有基本医疗的责任的问题上，美国不同利益群体充满争议，至今仍有2 700万左右人口没有任何医疗保险，但是政府要为他们的初级保健和急诊买单。第二，如何整合美国双轨制和碎片化的医疗保险和支付机构，进入国家统一的保障与支付系统，看起来前途渺茫。第三，比较英国全科医疗服务的制度安排和实施效果，美国政府和社会正在付出更多精力建设全科医疗服务和健康管理体系，以提高医疗服务的可及性，其人力资源包括药师、护士、高级执业护士、预备医师、从业护士、医生助理、护理助产士、治疗师及其他，不仅仅是医生等。第四，管理型医疗在美国一直是魅力无穷的事情，它将保健融资、医疗服务、绩效评估和支付方式有效地整合起来，打造了社会治理与激励相容的运行机制，力争实现医疗服务利益相关人的共赢。总之，来自美国的经验和教训都值得借鉴，本书的内容和价值均值得读者细细地品味。

本书翻译工作由清华大学医院管理研究院医疗服务治理研究中心集体完成，他们是张定川、苏里皮哈·帕尔哈提、王宇田、黄成凤、朱诚锐、仇琰、杜天天、邱晶青、杨明慧、杨峰、赵培、郭嘉琪、刘佳楠。这使我们优先获得了学习机会，工作不足之处敬请读者指正。

杨燕绥　张　丹

2018 年 11 月 15 日

前　言

本书第 7 版面市，我要感谢近 20 年来针对美国医疗保健服务体系的有关动态提供最新信息的国内外教师、学生、政策制定者等相关人员。医疗服务的可及性、成本和质量是个严峻的社会问题，已经有了很多改变，未来还将继续改善。事实上，发展中国家和发达国家都面临类似的问题。美国通过美国前总统巴拉克·奥巴马（Barack Obama）签署的《平价医疗法》（简称"奥巴马医改"）体验了一项意义深远的医疗改革，迄今为止这项法律产生了复杂的结果，这些内容已经编辑到最新版本中。就在本书出版之际又出现了另一项主张"废除和取代奥巴马医改"的改革，此项改革的拥护者是美国现任总统唐纳德·特朗普（Donald Trump）。新医疗改革方案还曾作为他总统竞选活动的焦点之一，关于这一新改革将如何发挥作用还有待观察。

2017 年 1 月，美国众议院在共和党的支持下，以 217 票对 213 票通过了《美国医疗保健法》（AHCA）。该法可能会在美国参议院发生重大变革。因此，在新版书籍出版之时，新法的内容还未可知。与 ACA 一样，民主党将在该法的通过中发挥特有作用，在与共和党人的争议性辩论、党派关系和双方交易的过程中，最终通过国会实现改变新法。虽然我们回避任何关于 ACA 的发展及其替代形式的过早猜测，但只要有可能，我们就提供支持某些结论的趋势和事实。本书第 7 版强调了有关 ACA 的经验和成果，这一点十分重要。

特朗普总统在 2017 年 1 月任职的第一天就签署了一项行政命令用以放弃、推迟、给予豁免或延迟实施《平价医疗法》的任何规定或要求。实际上是通过在成本、费用、税收、罚款或监管负担等方面向个人、家庭、医疗保健提供者、健康保险公司患者、医疗保健服务接受者、健康保险购买者或制造者施加财政负担。事实上，这项行政命令有效地废除了 ACA 一小部分有关处理税收和费用的内容。

展望未来，保险和医疗服务的广泛覆盖和可负担性问题将越来越严峻。在 ACA 体系下，即使美国的保险费率在 2013 年至 2016 年期间从 13.3% 下降到 10.9%，仍有约 2 700 万人没有保险。大多数新参保人都享有公共医疗补助。国家通过建立安全网络中心，为穷人提供医疗补助计划。

另一个棘手的问题是如何通过医院急诊为数百万非法移民提供医疗服务，并通过慈善资源提供服务，以及是否还有成本效益更好的方式来满足他们的需求。

自购市场上的个人医疗保险购买能力在 ACA 模式下被严重削弱，尤其是那些没有资格获得联邦补贴去购买保险的人们，这是因为越来越少的年轻人或健康的人愿意参加 ACA 的医疗保险计划。因此，对于许多人来说，2016 年的保费成本上升到了无法承受的水平。而真正需要使用医疗保险的人数远远超过健康人群。这种负向选择促使美国安泰保险集团的首席执行官 Mark Bertolini 表示，个人医疗保险市场正处于"死亡螺旋"的状态。一些大型保险公司因为实施 ACA 承受的经济损失使它们已经或者即将选择退出由政府资助的医疗保健交易平台。

第 7 版的新内容

本版继续引用 ACA 的一些主要特征，并从历史和政策角度针对这些重要问题展开相关讨论。几个章节涵盖了《21 世纪治愈法》的主要条款，这个争议已久的法规终于由国会通过，并于 2016 年 12 月由奥巴马总统签署。

继往开来，本书一直在更新，内容包含写作期间可获得的最新相关数据、趋势和研究结果。同时，本书将继续使用案例、事实、数字、图表和插图等形式使文本变得生动。以下是主要补充和修订的内容列表。

第1章

更新《平价医疗法》（ACA）的影响

其他国家的重要全球卫生问题和医疗改革

第2章

ACA下的健康保险

评估"健康公民2020"目标的进展情况

有关全球流行病和传染病的信息

第3章

扩大部分：精神保健改革

完整修订的部分：医疗保健改革的时代

第4章

与医疗保健人员有关的主要问题

更新非医师医务人员的信息

第5章

新内容：电子健康记录和服务质量

全球生物医学研究趋势和新的研发支出表

新内容：境外药品

新内容：医疗改革和医疗技术

第6章

新内容：《平价医疗法》下的私人保险和成本

新内容：ACA 下的医疗补助经验

新内容：医疗补助的问题

新内容：长期照护医院支付系统

新内容：基于价值的补偿（讨论 MACRA《医疗服务可及性与儿童健康保险项目再授权法》和医疗保险共享储蓄计划）

更新了当前的筹资方向和问题

第 7 章

使用初级保健评估工具的研究结果

以患者为中心的家庭医疗模式的评价和成就

社区卫生服务中心的影响

第 8 章

新内容：经济合作与发展组织关于医院准入和利用的比较数据

选定国家的医院价格比较

新内容：影响医院雇佣的因素

新内容：坏账增加

新部分：国家精神卫生机构关于医生私有专科医院的最新情况

专有的医保定点社区医院和依赖医疗保险的医院

磁性医院的患者结果

新内容：医院费用

第 9 章

管理式医疗规则

责任医疗组织的最新进展

第 10 章

新内容：基于社区服务的最新政策

第 11 章

有关易受影响亚人群的最新信息

扩大慢性病患者的覆盖范围

第 12 章

医疗保健成本、可及和质量方面的新问题

医疗保健中的按绩效付费

公立医院和私立医院的质量举措

第 13 章

当前的关键政策挑战

美国及国外的未来卫生政策问题

第 14 章

几乎所有部分都已更新

新内容：没有单一付款人

新内容：改革的改革

新内容：全球覆盖和可及性

新内容：迈向人口健康

与以往的版本一样，我们的目标是继续满足研究生和本科生的需求。我们尽可能让每一章都完整，而不会让初学者感到压力。当然，教师可以自行选择他们认为合适的内容。

我们欢迎读者发表评论，您可以直接联系作者中的任何人。

石磊玉

彭博公共卫生学院卫生政策与管理系

约翰·霍普金斯大学

624 North Broadway，409 室

巴尔的摩，MD 21205 – 1996

lshi2@ jhu. edu

Douglas A. Singh

dsingh@ iusb. edu

我们感谢 Hailun Liang 和 Megha Parikh 在准备编写本书选定章节部分所提供的帮助。

A

AALL——美国劳工立法协会

AAMC——美国医学院协会

AA/PIs——亚裔美国人和太平洋岛民

AAs——亚裔美国人

ACA——平价医疗法

ACNM——美国护士—助产士学院

ACO——责任医疗组织

ACS——美国外科医学院

ADA——美国牙科协会

ADC——成人日托

ADLs——日常生活活动

ADN——副学士学位护士

AFC——成人寄养

AHA——美国医院协会

AHRQ——医疗保健研究与质量管理局

AIANs——美洲印第安人和阿拉斯加原
住民

AIDS——获得性免疫缺陷综合征

ALF——辅助生活设施

ALOS——平均逗留时间

AMA——美国医学协会

AMDA——美国医疗主任协会

ANA——美国护士协会

APCs——动态支付分类

APN——高级执业护士

ARRA——美国复苏与再投资法

ASPR——助理秘书长

B

BBA——1997年平衡预算法

BPCI——捆绑的护理改善支付

BSN——学士学位护士

BWC——生物武器公约

C

CAH——关键访问医院

CAM——补充和替代医学

CBO——国会预算办公室

CCAH——持续居家照护

CCRC——持续照料退休社区

CDC——疾病控制和预防中心

CDSS——临床决策支持系统

CEO——首席执行官

CEPH——公共卫生教育委员会

CER——比较成效研究

CF——转换因子

CHAMPVA——退伍军人的平民健康和
医疗计划

CHC——社区健康中心

CHIP——儿童健康保险计划

1

CMGs——案例组合组

C/MHCs——社区和移民健康中心

CMS——医疗保险和医疗补助服务中心

CNA——认证的护理助理

CNM——认证的护士助产士

CNS——临床护理专家

COBRA——综合预算调节法

COGME——研究生医学教育委员会

CON——需求证书

COPC——以社区为导向的初级保健

COTA——认证的职业治疗助理

COTH——教学委员会医院和卫生系统

CPI——消费者价格指数

CPOE——计算机化医师订单输入

CPT——当前程序术语

CQI——持续质量改进

CRNA——注册麻醉护理师

CT——计算机断层扫描

D

DC——脊椎矫正师

DD——发育障碍者

DDS——牙科医生

DGME——研究生直接医学教育

DHHS——美国卫生与人类服务部

DHS——国土安全部

DMD——牙科博士

DME——耐用的医疗设备

DO——整骨医学博士

DoD——美国国防部

DPM——内科医生

DRA——2005 年减少赤字法

DRGs——按疾病诊断相关分组

DSM – 5——精神疾病诊断和统计手册

DTP——白喉—破伤风—百日咳

E

EBM——循证医学

EBRI——员工福利研究所

ECG——心电图

ECU——扩展护理单元

ED——急诊科

EHRs——电子健康档案

EMT——紧急医疗技师

EMTALA——紧急医疗和劳动法

ENP——老年人营养计划

ERISA——员工退休收入保障法

ESRD——终末期肾病

F

FD&C Act——联邦食品、药品和化妆品法

FDA——食品药品管理局

FMAP——联邦医疗援助百分比

FPL——联邦贫困水平

FTE——全职等效

FY——财政年

G

GAO——总会计办公室

GDP——国内生产总值

GP——全科医生

H

HAART——高效抗逆转录病毒疗法

HCBS——家庭和社区服务

HCBW——家庭和社区豁免

HCH——无家可归者的医疗保健

HCPCS——医疗常用程序编码系统

HDHP——高免赔额健康计划

HDPD/SO——具有储蓄选择的高免赔额健康计划

HEDIS——健康计划雇主数据和信息集

HHRG——家庭健康资源组

HI——医院保险

HIAA——美国健康保险协会

Hib——流感嗜血杆菌血清型 B

HIO——健康信息组织

HIPAA——健康保险流通与责任法

HIT——健康信息技术

HITECH——健康信息技术促进经济和临床健康法

HIV——人类免疫缺陷病毒

HMO——健康维护机构

HMO Act——健康维护机构法

HPSAs——卫生专业短缺领域

HPV——人乳头瘤病毒

HRA——医疗报销安排

HRQL——健康相关生活质量

HRSA——卫生资源和服务管理局

HSA——健康储蓄账户

HSAs——卫生系统机构

HTA——健康技术评估

HUD——住房和城市发展部

I

IADLs——工具性日常生活能力量表

ICF——中级护理设施

ICF/IID——智障人士中级护理设施

ICF/MR——弱智人士中级护理设施

ID——智力残疾

IDD——智力/发育障碍

IDEA——残疾人教育法

IDS——集成交付系统

IDU——注射药物使用

IHR——国际卫生条例

IHS——印第安健康服务

IME——间接医学毕业生

IMGs——国际医学毕业生

IOM——医学研究所

IPA——独立执业协会

IRB——机构审查委员会

IRF——住院康复设施

IRMAA——收入相关月度调整金额

IRS——美国国税局

IS——信息系统

IT——信息技术

IV——静脉

L

LPN——执业护士

LTC——长期护理

LTCH——长期护理医院

LVN——持牌职业护士

M

MA——医保优势

MA - PD——医保优势处方药计划

MA - SNP——医保优势特殊需求计划

MACPAC——医疗和儿童健保支付准入委员会

MBA——工商管理硕士

MCOs——管理式医疗组织

MD——医学博士

MDS——最低数据集

MedPAC——医保支付咨询委员会

MEPS——医疗支出小组调查

MERS——中东呼吸系统综合征

MFP——钱随人走

MHA——卫生管理硕士

MHS——多医院系统

MHSA——卫生服务管理硕士

MIPS——绩效激励支付系统

MLP——中层提供商

MLR——医疗损失率

MMA——医保处方药，改进和现代化法

MMR——麻疹—腮腺炎—风疹疫苗

MPA——公共管理硕士

MPFS——医疗保险医师费用表

MPH——公共卫生硕士

MRHFP——医保农村医院灵活性计划

MRI——磁共振成像

MSA——大都市统计区

MS - DRGs——医疗保险严重程度诊断相关组

MSO——管理服务组织

MSSP——医疗保险共享储蓄计划

MUAs——医疗服务欠缺的地区

N

NAB——全国长期护理管理员审查委员会协会

NAPBC——国家乳腺癌行动计划

NCCAM——国家补充和替代医学中心

NCCIH——国家互补和综合健康中心

NCHS——国家卫生统计中心

NCQA——国家质量保证委员会

NF——护理设施

NGC——国家指南信息交换机构

NHC——邻里健康中心

NHE——国家卫生支出

NHI——国民健康保险

NHS——国家卫生系统

NHS——英国国民健康服务

NHSC——国家卫生服务团

NICE——国家健康与临床卓越研究所

NIH——国家卫生研究院

NIMH——国家心理健康研究所

NP——从业护士

NPP——非医生从业者

NRP——国家应对计划

O

OAM——替代医学办公室

OBRA——综合预算调节法

OD——验光医生

OI——机会性感染

OPPS——门诊预期支付系统

OT——职业治疗师

OWH——女性健康办公室

P

P4P——绩效薪酬

PA——医师助理

PACE——老年人全面关怀计划

PAHPA——预防大流行病和各种危害法

PASRR——入院前筛检和居民审查

PBMs ——药房福利管理公司

PCCM——初级保健病例管理

PCGs——初级保健组织

PCMH——以病人为中心的医疗之家

PCP——初级保健医生

PDP——独立处方药计划

PERS——个人应急响应系统

PET——正电子发射断层扫描

PFFS——私人收费服务

PharmD——药房医生

PhD——哲学博士

PHI——个人健康信息

PHO——医师—医院组织

PhRMA——美国药物研究和制造商

PMPM——每个成员每月的定额费率

POS——服务点计划

PPD——患者日费率

PPM——医生实践管理

PPO——优选医疗机构保险

PPS——预期支付系统

PRO——同行评审组织

PSO——供应者—倡导者组织

PSRO——专业标准审查组织

PsyD——心理学博士

PTA——物理治疗助理

PTCA——经皮冠状动脉腔内成形术

PT——物理治疗师

Q

QALY——质量调整生命年

QI——质量指标

QIO——质量改进组织

R

R&D——研究与开发

RBRVS——基于资源的相对价值量表

RN——注册护士

RUGs——资源利用组

RVUs——相对值单位

RWJF——罗伯特伍德约翰逊基金会

S

SAMHSA——物质滥用和精神卫生服务管理

SARS——严重急性呼吸道综合征

SAV——小区域变化

SES——社会经济状态

SGR——可持续增长率

SHI——社会化健康保险

SMI——补充医疗保险

SNF——专业护理设施

SPECT——单光子发射计算机断层扫描

SSI——补充保障收入性病

STD——性传播疾病

T

TAH——总人工心脏

TANF——贫困家庭临时援助

TCU——过渡性医疗单位

TEFRA——税收公平和财政责任法

TPA——第三方管理员

TQM——全面质量管理

U

UCR———般，照例和合理的

UR——利用率审查

VISN——退伍军人综合服务网络

V

W

VA——退伍军人事务部

WHO——世界卫生组织

VBP——基于价值的采购

WIC——妇女、婴儿和儿童特别补充营

VHA——退伍军人健康管理局

养方案

DELIVERING HEALTH
CARE IN AMERICA

目 录

1

第一部分　体系建设原则

第二部分　体系资源

第三部分　体系流程

第四部分　体系产生

第五部分　系统的前景

第1章　美国医疗卫生服务概述

学习目标

- 理解美国医疗卫生服务体系的基本性质
- 了解医疗卫生服务体系的关键职能组成
- 理解《平价医疗法》（ACA）的基本原理
- 讨论美国医疗卫生服务体系的基本特点
- 强调为何医疗从业者和管理者应该理解医疗卫生服务体系的复杂性
- 了解部分其他国家医疗卫生服务体系的概况
- 指出全球医疗挑战和改革趋势
- 介绍研究美国医疗卫生服务体系框架的系统模型

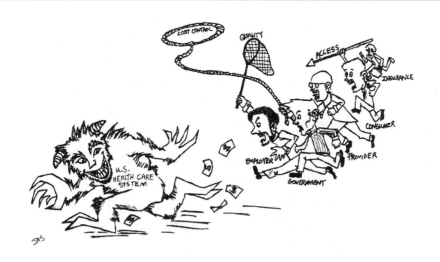

　　美国医疗卫生服务体系就像一个巨兽，单一实体想要管理和控制它几乎是不可能的。

▶▶ **简介**

美国拥有一个与其他国家不同的医疗卫生服务体系。大多数发达国家都有由政府管理的国家医疗保险计划，并通过普通税收筹资。在这些国家，几乎所有公民都可以享受基本医疗服务。而美国的情况并非如此，美国人不会自动被社会医疗保险所覆盖。

美国的医疗卫生服务由于保险的多样化和多种服务供给常被称作体系，但用"体系"谈论美国医疗服务可能会存在误导性，因为一个实在的、紧密的体系并不存在（Wolinsky，1988）。美国医疗服务体系的主要特点之一即制度安排的碎片化，不同人群通过不同方法获得医疗照护。为应对费用、可及和质量等相关问题，美国医疗卫生服务体系一直进行着阶段性的改变。

描述美国医疗服务可能是一项艰巨的任务，为了便于理解医疗服务结构和理论基础，本书在本章末尾归纳了系统框架。此外，为简单起见，全书将美国医疗卫生服务提供机制称为体系。

本章主要目的是使读者宏观理解美国如何提供医疗服务。为了进行比较，还介绍了其他国家提供医疗服务的情况。概述部分也向读者介绍了在后面章节将更广泛讨论的几个概念。

▶▶ **美国医疗卫生服务体系的范围和规模概述**

表 1-1 显示了美国医疗卫生服务的复杂性。许多组织和个人都参与了医疗保健计划，比如：教育和研究机构、医疗提供方、保险公司、付款人和索赔处理者。许多医疗服务提供方参与提供预防、初级、亚急性、急性、辅助、康复和持续性医疗的计划。现在越来越多的管理式医疗组织（Managed care organizations，MCOs）和集成网络提供连续性医疗，可涵盖许多医疗卫生服务组成部分。

美国医疗卫生服务体系比较庞大，2010 年各种医疗卫生服务的总就业人数超过 1 640 万。其中，包括超过 838 000 名在职医学博士（MDs），70 480 名骨科医师（DOs）和 260 万名在职护士（美国人口普查局，2012）。大多数医疗服务和卫生服务专业人员（598 万）以门诊医疗服务为主，例如，医生、牙医和其他医疗从业人员通常在办公室、医疗和诊断实验室以及家庭医疗服务地点里工作。只有较小比例的医疗专业人员受雇于医院（470 万）和护理机构及住宿照护机构（313 万）。美国有大量的医疗机构，包括约 5 795 家医院、15 700 家疗养院和 13 337 种药物滥用治疗机构（美国人口普查局，2012）。

2015 年，1 375 家健康中心获得联邦政府资助的资格，它们雇佣了 188 851 名全职员工，为生活在医疗服务不足的农村和城市地区的约 2 430 万人提供预防和基本医疗服务（美国卫生资源与服务管理局，2015）。各种类型的医疗专业人员在 180 所医学和骨科医学院（美国医学院协会，2017）、66 所牙科学校（美国牙科协会，2017）、136 所药学院（美国药学院协会，2017）以及遍布全国的 1 500 多个护理项目中接受培训。许多政府机构参与医疗筹资、医学研究和对医疗服务体系各方面的监督。

表 1 - 1　　　　　　　　　医疗卫生服务的复杂性

教育/科研	供应方	保险	提供方	支付方	政府
医学院校	医药公司	管理式医疗保险计划	**预防医疗**	蓝十字/蓝盾医疗保险计划	公共保险筹资
牙科医学院	多用途供应商	蓝十字/蓝盾医疗保险计划	医疗部门	险计划	医疗法规
护理学位项目	生物技术公司		**基本医疗**	商业保险	医疗政策
医师助理培训项目		商业保险	医生办公室	雇主	科研基金
从业护士培训项目		自我保险雇主医疗	社区医疗中心	第三方管理机构	公共卫生
理疗、职业疗法、		保障制度	牙科	国家机构	
语言障碍矫正培训		医疗保险	非医师医疗提供方		
项目		医疗补助	**亚急性医疗**		
科研机构		荣兵事务	亚急性医疗机构		
私人基金		军队医疗系统	门诊手术中心		
美国公共卫生服务			**急性医疗**		
［美国医疗保健研			医院		
究与质量管理局			**辅助服务**		
（AHRQ）、有毒物质			药师		
和疾病登记机构			诊所		
（ATSDR）、疾病控			X 线单位		
制和预防中心			医疗设备提供方		
（CDC）、食品药品			**康复中心**		
监督管理局			家庭医疗机构		
（FDA）、卫生资源			康复中心		
和服务管理局（HR-			高级护理机构		
SA）、印第安人健康			**不间断护理**		
服务局（IHS）、国			养老院		
立卫生研究院			**临终关怀**		
（NIH）、药品滥用			临终安养院		
及精神健康管理局			**整合式**		
（SAMHSA）］			管理式医疗		
专业协会			整合医疗网络		
同业公会					

▶▶ 医疗卫生服务体系的广泛概述

美国医疗卫生服务并不是一个旨在协调组织工作的合理的、集成的组成网络。相反，它是一个由融资、保险、交付和支付机制构成的万花筒，其组织相对松散。这些基本职能组织几乎每个都是公共（政府）和私人来源的混合体。政府的政策只为符合每个计划规定的资格标准的特定人群提供资金和保险，政府直接向某些特定人群提供部分医疗卫生服务，如退役老兵、军人、美洲印第安人/阿拉斯加原住民和一些没有保险的人，但这部分占比很小，融资、保险、支付和交付职能主要由私人掌握。

美国以市场为导向的经济吸引了各种私营企业家，他们通过促进医疗卫生服务的关键职能来追求利润。雇主通过私人渠道为员工购买医疗保险，员工获得私营部门提供的医疗服务。政府的医疗保险、医疗救助和儿童医疗保险计划（CHIP）为该国大部分低收入人群、老年人、残疾人和儿童提供公共保险。然而，许多公共保险参保人的保险安排是通过私人组织，如健康维护机构（HMOs）进行的，而医疗卫生服务则由私人医生和医院提供。这种公私参与的组合导致美国医疗服务体系具有以下特征：

- 医疗卫生服务存在多种资金和安排；
- 许多保险机构或管理式医疗组织采用各种机制来预防风险；
- 多个支付方独立决定每种服务的支付金额；
- 多种机构提供医疗卫生服务；
- 众多咨询公司提供规划、成本控制、电子系统、质量和资源重组方面的专业知识。

功能上碎片化且各种系统组成部分仅松散地配合在一起，这样的体系中几乎不会有标准化。由于政府等中央机构并不监督这种体系的整体协调性，因此会出现重复、重叠、不足、不一致和浪费等问题。缺乏整个体系层面的规划、指导和协调会导致系统复杂且效率低下。此外，整个体系无法适应用于控制成本的标准预算编制方法。私营企业制度下的独立和集团化公司利用财政激励来发挥自己的优势，而不考虑它们对整个系统的影响。因此，成本控制仍然是一个难以实现的目标。

简而言之，美国医疗卫生服务体系就像一头比蒙巨兽，任何一个单一实体几乎都不可能管理或控制它。作为其经济总产出的一部分，美国消费的医疗服务比世界上任何其他国家都要高。美国经济是世界上最大的经济体，与其他国家相比，美国的医疗服务消费占该国经济总产出的比例更大。尽管该体系提供了世界上最好的临床照护，但却无法为每个美国人提供公平的服务。因此，它在提供具有成本效益的服务方面无疑是失败的。

可接受的医疗卫生服务体系应该有两个主要目标：（1）使所有公民能够获得所需的医疗卫生服务；（2）确保服务必须具有成本效益并符合某些既定的质量标准。虽然美国医疗卫生服务体系没有达到这两个目标，但美国在医疗技术、培训和研究方面处于世界领先地位，它拥有最先进的机构、产品和医疗服务流程。

▶▶ 医疗卫生服务体系的基本组成部分

图1−1说明医疗卫生服务体系包含四个职能，即筹资、保险、提供和支付，这被称作四职能模型。医疗卫生服务体系根据这些组成部分的安排而不同。这四种职能通常会重叠，但重叠程度在私人和政府运行的系统之间以及传统的医疗保险和基于管理式医疗的系统之间有所不同。在政府运行的系统中，这些职能更紧密地集成在一起，可能无法区分。管理式医疗在不同程度上整合了这四项职能。

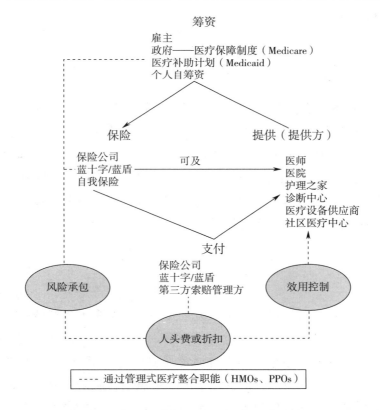

图1−1　基本医疗卫生服务职能

筹资

筹资是获得医疗保险或支付医疗卫生服务所必需的。对于大多数私人投保的美国人来说，医疗保险是以就业为基础的，也就是说雇主将医疗作为其员工的附带福利。受抚养的配偶或子女也可能由在职配偶或在职父母的雇主承保。大多数雇主通过管理式医疗组织或雇主选择的保险公司为其雇员购买医疗保险。小型雇主可能不为其雇员提供医疗保险。在公共保险项目中，政府发挥筹资职能，保险职能会委托给健康维护机构。

保险

保险通过在需要时提供昂贵的医疗卫生服务来保护被保人免于财务危机。保险职能还决定被保人有权获得的医疗服务包。它规定了如何以及在何处接受医疗服务。管理式医疗组织或保险公司还作为索赔处理者，负责管理向医疗服务提供者支付的资金。

提供

"提供"即指各种提供者提供的医疗卫生服务。术语"提供方"是指提供医疗卫生服务的任何组织，他们可以为这些服务单独收费或得到税收支持。提供方的常见例子包括医生、牙医、验光师、私人诊所的治疗师、医院、诊断和影像诊所以及医疗设备的供应商（例如轮椅、助行器、造口术用品、氧气等供应商）。除了少数例外，大多数提供方会为有医疗保险的人提供服务。即使是公共保险计划所涵盖的人也会从私人提供方那里获得医疗服务。

支付

支付即指补偿提供方所提供的医疗卫生服务，如果个人先行垫付了资金，即称报销。保险公司决定为某项服务支付多少金额，资金来自支付给管理式医疗组织或保险公司的保费。在接受服务时，患者通常需要支付一笔自付费用才能看到医生，如25美元或30美元，其余部分由管理式医疗组织或保险公司支付。医疗保险和医疗救助等政府保障计划通过税收筹资，再用于支付医疗卫生服务的提供方。

▶▶ **保险和医疗改革**

美国政府为某些特殊人群提供健康福利，包括政府雇员、老年人（65 岁及以上人群）、残疾人、一些收入极低的人和低收入家庭的儿童。由联邦政府管理的老年人和某些残疾人的计划称为医疗保险制度（Medicare）。由联邦政府和州政府共同管理的贫困计划被命名为医疗补助计划（Medicaid）。来自低收入家庭的儿童计划，也是另一个联邦和州政府的合作计划，被称为儿童医疗保险计划（CHIP）。

然而，以就业为基础的筹资体系使一些就业人员没有保险，主要有以下两个原因：首先，一些小企业无法以合理价格获得团体保险，因此就不为员工提供医疗保险福利。其次，在某些工作环境中，参加医疗保险计划是自愿的，因此员工可以选择不加入。有些员工不加入主要原因是承担不起保费，因为雇主很少支付 100% 的保险费。相反，大多数企业要求其员工支付部分保费，这被称为保费分摊。自营职业者和其他不受雇主计划保护的人必须自己购买医疗保险，个人税率通常高于雇主可获得的群体税率。在美国，低工资劳动者最有可能没有保险，因为大多数人无法承担高额费用分摊，也没有资格获得公共健康福利。

美国医疗改革是指扩大医疗保险范围以覆盖没有保险的人——即那些既没有私人保险，也没有公共医疗保险的人。2010 年的《患者保护和平价医疗法》，通常被简称为《平价医疗法》（*Affordable Care Act*，ACA），这是美国近代史上最全面的医疗改革。ACA 的主要目标之一是减少未投保的人数。

ACA 从 2010 年开始逐步推出，当时保险公司被授权根据其父母的医疗保险计划覆盖 26 岁以下的儿童和年轻人。大多数其他保险条款于 2014 年 1 月 1 日生效，但雇主提供医疗保险的要求除外，该要求被推迟到 2015 年生效。ACA 要求所有美国公民和合法居民必须享有公共或私人保险。尽管基于美国最高法院 2012 年的规则，许多州已经选择不实施医疗补助计划（Medicaid），但法律还是放宽了标准，以便为医疗补助计划增加投保人数。没有私人或公共保险的个人必须通过基于网络的、政府运营的交易所获得保险公司提供的医疗保险，如果他们没能这样做，就必须缴纳税款。交易所（也称为医疗保险市场）将确定申请人是否有资格获得医疗补助计划（Medicaid）或儿童医疗保险计划（CHIP）计划，如果申请人没有资格参加公共计划，个人将通过交易所购买由私人保险公司提供、由政府批准的医疗计划。联邦补贴使低收入人群能够部分抵消医疗保险的成本。

根据 Parente 和 Feldman（2013）开发的预测模型估计，充分实施 ACA 充其量会减少 2 000 多万未投保人数，ACA 无法实现全民覆盖，使所有公民和合法居民都能获得医疗保险。医疗改革未来可能的情景将随后在本文中讨论。

到 2015 年 5 月，约 1 650 万没有保险的美国人基于《平价医疗法》获得医疗保险（"奥巴马法案对覆盖率的影响"，2016）。到 2016 年，估计有 2 000 万人参保（Uberoi 等，2016），2017 年之前 31 个州及哥伦比亚地区根据 ACA 条款扩大了医疗救助的覆盖范围（凯撒家庭基金会，2017）。2016 年 5 月之前，扩大了医疗救助范围的州中未投保人比例降低了 8.1%（从 18.2% 到 10.1%）。未扩大医疗救助范围的州中未投保人比例降低的幅度稍小，为 7.3%（从 23.4% 到 16.1%），（"奥巴马法案对覆盖率的影响"，2016）。未投保人比例在所有种族/族群中都有所降低，与白人相比，降低幅度最大的是美籍黑人和西班牙裔（Uberoi 等，2016）。美籍黑人中，未投保比例从 22.4% 降低到了 10.6%；西班牙裔中，从 41.8% 降低到了 30.5%；白人中，从 14.3% 降低到了 7.0%（Uberoi 等，2016）。此外，与男性相比，女性人口中该比例降低幅度更大，女性未投保比例从 18.9% 降低到了 9.5%，男性则从 21.8% 降低到了 13.6%（Uberoi 等，2016）。直到 2016 年，还有 2 730 万美国人没有任何保险（Cohen 等，2016）。

2017 年 1 月，在总统唐纳德·特朗普进入办公室的第一周就签署了行政指令，废除和替换了 ACA 法，为的是减少 ACA 的经济和监管负担，并放弃对州或家庭、个人、医疗保健提供者、保险公司或其他方施加压力和负担的任何要求。

►► 管理式医疗的作用

在传统保险制度下，四项基本医疗卫生服务职能是分散的，除少数例外，金融机构、保险公司、提供方和支付方都是不同的组织。然而，在 20 世纪 90 年代，美国医疗服务经历了一次根本性的变化，通过管理式医疗更紧密地整合了上述基本职能。

以前，四个职能的分散意味着对利用和支付缺乏控制。医疗卫生服务数量是指医疗卫生服务利用。传统上，医疗卫生服务利用和价格的定价权交给了被保险人和医疗卫生服务提供者。然而，由于医疗成本上升，目前的定价和支付机制对医疗利用和服务价格进行了一些控制。

管理式医疗是一种医疗服务系统：（1）旨在通过整合医疗卫生服务的四个职能来实现效率；（2）采用机制来控制（管理）医疗卫生服务的利用；（3）确定服务价格，以及供应方获得的报酬。主要筹资人仍然是雇主或政府。雇主不通过传统保险公司购买医疗保险，而是与管理式医疗组织（如 HMO 首选提供者组织 PPO）签订合同，为其员工提供选定的医疗保险计划。在这种情况下，管理式医疗组织的职能类似于保险公司，并承诺根据医疗保险计划向计划的参与者提供医疗服务。参与者（成员）一词是指计划所涵盖的个人。管理式医疗组织和参与者之间的合同安排（包括参与者有权获得的集体保险服务）被称为医疗保险计划（或简称"计划"）。医疗保险计划使用已选定的提供方，参与者可以从中选择来接受服务。

与按服务付费的医疗服务相比，管理式医疗成功实现了成本控制和医疗服务的更大整合。通过确保获得所需的医疗卫生服务、强调预防性护理和维持广泛的提供方网络，管理式医疗实施了有效的成本节约措施，同时不影响可及性和质量，从而实现了其他类型的医疗卫生服务无法实现的医疗预算可预测性。

▶▶ 美国医疗卫生服务体系的主要特点

在任何一个国家，一些外部影响力量都会决定医疗卫生服务体系的基本特征。这些力量包括国家政治环境、经济发展、技术进步、社会和文化价值、物质环境、人口特征（即人口和健康趋势）和全球影响（见图 1-2）。这些环境因素的综合作用影响了医疗卫生服务的进程。

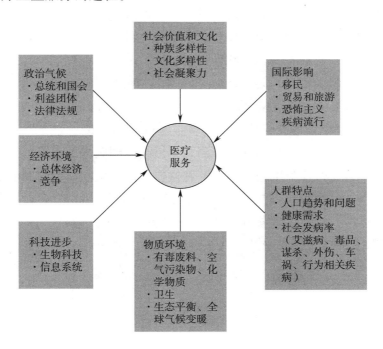

图 1-2　影响医疗卫生服务的外部力量

十个美国医疗卫生服务体系与大多数其他国家不同的基本特征：

1. 没有中央机构管理该体系。

2. 有选择地根据保险范围获得医疗服务。

3. 在不完善的市场条件下提供医疗卫生服务。

4. 来自第三方的保险公司作为融资和交付职能之间的中间人。

5. 多个付款人的存在使得体系变得烦琐。

6. 各种参与者之间的权力平衡阻止任何单个实体支配体系。

7. 法律风险影响医生的实践行为。

8. 新技术的开发创造了对其使用的自动需求。

9. 新的服务机构沿着一个连续体演变。

10. 质量不再被视为无法实现的目标。

缺少中央机构

与大多数发达国家的医疗卫生服务体系不同，美国医疗卫生服务体系不受部门或机构的行政控制。大多数其他发达国家都有一项国家医疗计划，公民有权获得一套明确的医疗服务。为了控制成本，这些系统使用总额预算来确定全国范围内的医疗卫生服务总支出，并在预算限额内分配资源。因此，服务的可用性和对提供方的支付都受到这种预算限制。这些国家的政府也控制着医疗服务的范围，特别是昂贵的医疗技术。全体系对资源分配的控制决定了公民可以获得政府资助的医疗卫生服务的程度。例如，专业服务的可及性受到限制。

相比之下，美国主要有私人筹资和交付体系。私人筹资主要通过雇主，其约占医疗总支出的52%；政府为剩余的48%提供资金［医疗保险和医疗补助中心 CMS，2015］。私人提供医疗卫生服务意味着大多数医院和医生诊所都是私营企业，独立于政府。没有中央机构通过总额预算监测总支出或控制服务的可及性和利用率。然而，联邦和州政府在医疗卫生服务中发挥着重要作用。他们确定向 Medicare、Medicaid 和 CHIP 受益人提供服务的公共部门支出和报销。联邦政府还通过医疗政策和法规制定参与标准，这意味着提供者必须遵守政府制定的标准，以便为 Medicare、Medicaid 和 CHIP 受益人提供服务。认证标准被视为医疗行业大多数医疗部门的最低质量标准。

部分可及

可及性是指个人在需要时获得医疗卫生服务的能力，这与拥有医疗保险不同。美国人可以通过以下方式获得医疗卫生服务：（1）通过雇主获得医疗保险；（2）受政府医疗保险计划保障；（3）能够用自己的私人资金购买保险；（4）能够个人支付服务费；（5）可以获得慈善或补贴照顾。医疗保险是确保可及性的主要手段。虽然没有保险的人可以获得某些类型的服务，但他们经常在获得所需医疗卫生服务时遇到障碍。例如，联邦政府支持的医疗中心为任何人提供医生服务，无论其支付能力如何。然而，这些中心和其他类型的免费诊所仅位于某些地理区域，并提供有限的专业服务。根据美国法律，医院急诊部门（ED）需要评估患者的病情并提供医疗上所需的服务，且除非患者能够支付，否则医院不会收到任何直接的付款。因此，没有保险的美国人能够获得急性疾病的医疗照护。虽然可以说美国确实有这样一种普遍的灾难预防性医疗保险形式，但它并不能保证无保险人获得持续的基本和常规医疗卫生服务，即通常所说的基本医疗卫生服务（Altman 和 Reinhardt，1996）。

拥有国家医疗保险计划的国家提供全民保险。然而，即使在这些国家，医疗卫生服务可及性也可能受限制，因为没有医疗服务体系能够按需提供各种类型的服务。因此，完全可及，即所有公民在需要时获得医疗卫生服务的能力，仍然是个理想概念。

如上所述，保险覆盖不一定等同于医疗可及。保险费用、医疗费用、服务的可用性仍然在给及时接受医疗卫生服务设置障碍。

不完全市场

尽管美国医疗卫生服务主要由私人提供，但该系统仅部分受自由市场力量的支配。美国医疗卫生服务的提供和消费并未完全通过自由市场的基本检验，因此该系统最恰当的描述为准市场或不完全市场。

在自由市场中，多个患者（购买者）和提供者（销售者）独立行动，患者能够从任何提供者中选择服务。提供方不会勾结以确定价格，而且价格不是由外部机构确定的。相反，价格受供需力量的自由和无阻碍的相互作用支配（见图 1－3）。需求即购买的医疗保健数量受自由市场普遍存在的价格驱动。在自由市场条件下，随着特定产品或服务的价格降低，需求量将增加。相反，随着价格上涨，需求量将减少。

乍一看，似乎存在多个患者和提供方。然而，大多数患者现在参加私人医疗保险计划或一个或多个政府赞助的计划。这些计划充当患者的中间人，且患者登记进入医疗保险计划具有将患者的权利转移到计划的管理者手中的效果。结果是医疗保险计划而不是患者才是医疗卫生服务市场的真正买家。在许多情况下，私人医疗保险计划为其参保者提供有限的提供方选择权，而非开放选择。

从理论上讲，价格是由支付方和提供方之间协商的。而在实践中，价格由支付

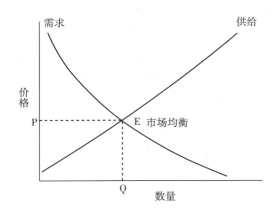

注：在自由市场条件下，所需医疗卫生服务数量与医疗卫生服务价格之间存在反比关系。也就是说，当价格下降时，需求量会增加，反之亦然。相反，价格与医疗提供者提供的数量之间存在正比关系。换句话说，供应方愿意以更高的价格提供更高的数量，反之亦然。在自由市场中，患者愿意购买的医疗服务数量，供应方愿意提供的医疗卫生服务数量以及价格达到平衡状态。在没有任何非市场力量干扰的情况下实现这种平衡。重要的是这些条件仅存在于自由市场条件下，而这种条件并非美国医疗市场的特征。

图 1-3　自由市场条件下价格、供给和需求的关系

方决定，例如 MCOs、Medicare 和 Medicaid。由于价格是由市场外部的机构设定的，因此它们是有阻碍力量的供需支配。

为了达到医疗市场自由，必须让供应商之间根据价格和质量进行无限制的竞争。然而，私人医疗保险计划手中购买力的巩固迫使提供方在供给方面形成联盟和综合交付系统。在美国的某些区域，单一的巨型医疗系统已成为主要医疗卫生服务的唯一提供方，从而限制了竞争。随着整个医疗服务体系继续向这个方向发展，似乎只有大城市地区才会有一个以上的大型综合系统竞争获取医疗保险计划业务。

自由市场要求患者根据其需求获得有关各种服务的信息。由于技术驱动的医疗已变得非常复杂，因此很难获得这些信息。关于新诊断方法、干预技术和更有效药物的信息属于专业医师而非患者的范畴。此外，由于在紧急状态下通常需要医疗干预，因此患者既没有技能也没有时间和资源在需要时获得准确的信息。当初级医疗提供方充当患者的倡导者或代理人时，通过初级医疗提供方引导所有医疗需求就可以减少这种信息差距。近年来，消费者一直在寻找一些控制信息的措施：互联网正在成为医疗信息的重要来源，医疗广告正在影响消费者的预期。

在自由市场中，患者必须直接承担所接受服务的费用。保险的目的是防止意外灾难性事件的发生。由于保险的根本目的是在不太可能发生的事件发生时偿还主要费用，因此为基本和常规医疗提供保险会破坏保险原则。当您购买房屋保险以保护您的财产免受不太可能发生的火灾时，您不会预料到会发生损失。您遭受火灾损失的可能性非常小。如果发生火灾并造成重大损失，保险将承担损失，但保险不包括房屋的常规磨损，如油漆或漏水的水龙头。然而，与其他类型的保险不同，医疗保险通常涵盖可预测的基本和常规服务。小型服务（如感冒和咳嗽等）的保险金额相当于此类服务的预付款。从这个意义上讲，医疗保险可以使患者免付医疗服务的全部费用。这种情况也可能造成道德风险，因为一旦登记者购买医疗保险，他们可能会比自费支付这些服务时使用更多的医疗卫生服务。

至少有两个因素限制了患者作出决定的能力。首先，关于医疗服务利用的决定通常取决于需求而不是基于价格的需求。需求被定义为医学专家认为一个人应该保持或变得健康的医疗服务数量（Feldstein，1993）。其次，提供医疗服务可以创造需求。因为价格没有被考虑，这是由自我评估带来的需求，加上道德风险，导致更大的利用率，创造了人为的需求。对经过额外治疗能得到经济利益的从业者也会产生人为的需求（Hemenway 和 Fallon，1985）。这被称为提供方诱导的需求或供应商引发的需求。作为患者的代理人，医生对医疗保健服务的需求产生了巨大的影响（Altman 和 Wallack，1996）。当医生开出超出临床需要的医疗服务时，就会产生需求。这可能包括诸如更频繁地进行非必要的后续服务，开出过多的医学检查或进行不必要的手术等实践（Santerre 和 Neun，1996）。

在自由市场中，患者可获得每个提供方的价格和质量信息。然而，当前的体系具有妨碍获取信息的缺点。基于项目定价就是这样一个障碍。手术就是基于项目（也称为按服务收费）定价的一个很好的例子，患者通常可以知道外科医生为特定手术收取的费用。但是，手术完成后的最终账单可能包括耗材费用、医院设施的使用费以及麻醉师、护士和病理学家等其他医疗服务提供者提供的服务费用。这些提供方，有时也称为幽灵提供方，以附属身份发挥职能并分别为其服务收费。此类附加服务的项目计费（有时无法预期）使得在实际收到服务之前确定总价格非常困难。打包计价可以帮助克服这些缺点，但它在定价医疗程序方面取得的进展相对较小。打包计价是指一揽子相关服务的捆绑费用。在手术示例中，这将意味着外科医生的费用、医院设施、供应、诊断、病理、麻醉和术后随访的全包价格。

第三方保险和支付

保险通常作为筹资、提供和接受医疗保健的人之间的中间人。保险中介没有动力成为患者在价格或质量上的支持者。员工最多可以将他们对计划的不满表达给他们的雇主，雇主有权终止当前的计划并选择另一家公司。然而，实际上，如果当前的计划提供的保费低于其他计划，雇主可能不愿意改变计划。

多方支付

国家医疗服务体系有时也被称为单一支付体系，因为有一个主要支付者，即政府。在提供服务时，提供方将账单发送给政府机构，该机构随后向每个提供方付款。相比之下，美国有多种医疗保险计划。多个支付方通常会成为服务提供方计费和收款的噩梦。多个支付方在以下几个方面使体系更加烦琐：

- 提供方很难充分了解众多的医疗保险计划。提供方要清楚每个计划涵盖的服务以及每个计划将为这些服务支付多少费用，这很具有挑战性。

- 提供方必须雇用索赔处理者来收取服务费用并监控收款情况。计费方式也不统一，每个支付方都有自己的方式。

- 如果没有精确遵循每个支付方设定的要求，它们可以拒绝付款。

- 拒绝索赔时需要重新结算。

- 当仅收到部分付款时，某些医疗保险计划可能允许医疗服务提供方根据保险计划患者未支付的金额平衡计费，即提供方费用与保险金之间的差额。其他计划禁止平衡计费。即使提供方可以使用平衡计费，它也会导致新的计费和收款工作周期。

- 提供方有时必须进行冗长的收款工作，包括撰写催款单，将逾期账户转到收款机构，最后注销无法收回的坏账。

- 政府计划制定了复杂的法规，以确定支付了实际提供的服务。例如，Medicare 要求每个提供方保留有关所提供服务的冗长文档。Medicaid 因长期拖延向提供方付费而闻名。

人们普遍认为，与其他国家的医疗卫生服务体系相比，美国在计费、收款、坏账和维持医疗记录等方面的行政费用上花费更多。

权利平衡

美国的医疗卫生服务体系涉及多个参与者，而不仅仅是多个支付方。该体系的主要参与者是医生、卫生服务机构的管理者、保险公司、大型雇主和政府。大企业、劳工、保险公司、医生和医院组成了由高价说客在议员面前代表的强大且政治上活跃的特殊利益集团。每组参与者都有自己的经济利益需要保护。例如，医生希望保持他们的收入并让他们的医疗方式尽可能少地被干预；机构管理者寻求最大限度地从私人和公共保险公司获得报销费用。保险公司和管理式医疗组织有兴趣维持其在医疗保险市场的份额；大型雇主希望控制他们作为对员工的福利提供的医疗保险的费用。政府试图维持或增强公共保险计划覆盖范围内的现有福利，同时也控制提供这些福利的成本。问题是不同参与者的自身利益往往不相一致。例如，提供方寻求增加政府对 Medicare、Medicaid 和 CHIP 受益人提供服务的报销，但政府希望控制成本的上升。雇主不喜欢不断上涨的医疗保险费。在雇主的压力下，医疗保险计划可能会限制提供方的费用，使得他们对这些削减感到不满。

各种参与者分散的自身利益在体系内互相竞争，在充满保护相互冲突的自身利益的环境中，实现全面的全体系改革几乎是不可能的，成本控制仍然是一项重大挑战。因此，美国医疗改革的方法被称作渐进式或零碎式，改革举措的重点仅限于医疗保险覆盖范围和向医疗服务提供方的支付，而不是怎样更好地提供医疗卫生服务。

诉讼风险

美国社会是一个诉讼社会。由于获得巨额赔偿的激励，只要有一丝伤害，许多美国人都会很快将被指控的罪名拖入法庭。私营医疗卫生服务提供者也越来越容易受到诉讼的影响，医疗事故诉讼的风险是医学实践中一个真正考虑的因素。为了保护自己免受诉讼的影响，从业者可能会通过开具额外的诊断检查、安排检查随访和维护大量文档来进行所谓的防御性医疗。许多这些额外的工作可能是不必要的、昂贵的和低效的。

高科技

美国一直是新医疗技术研究和创新的沃土。尽管资助复杂医疗服务的资源日益萎缩，但科学和技术的发展往往会创造对新服务的需求。人们通常将高科技医疗等同于高质量的医疗。他们想要"最新和最好的"，特别是当医疗保险为新疗法付费时。医生和技术人员也想要尝试最新的医疗工具，医院也竞相拥有最先进的设备和设施。一旦对这些服务进行了资本投资，就必须通过利用它们来收回成本。提供方和医疗保险计划的法律风险也可能在鼓励新技术方面发挥作用。因此，一旦开发出来，会有几个因素促使这个昂贵的新技术被使用。

医疗卫生服务连续性

医疗卫生服务分为三大类：治疗（即药物、治疗和手术）、康复性（例如，物理和语言治疗）和预防性（即产前护理、乳房 X 线检查和免疫接种）。医疗保健机构不再局限于医院和医生办公室。随着经济激励措施的变化，出现了其他机构，如家庭医师、亚急性医疗机构和门诊手术中心。表 1－2 描述了医疗卫生服务的连续性。美国的医疗连续体仍然不平衡，更加强调专业服务，而不是预防服务、初级保健和慢性病管理。

表 1－2　　　　　　　　　　医疗卫生服务的连续性

医疗卫生服务的类型	提供机构
预防性医疗	公共卫生项目 社区项目 个人生活习惯 基础医疗机构
基础医疗	医生办公室或诊所 社区医疗中心 自我照护 替代疗法
专科医疗	专科诊所
慢性病医疗	基础医疗机构 专科诊所 家庭医师 长期照护机构 自我照护 替代疗法
长期照护	长期照护机构 家庭医师
亚急性医疗	专门亚急性单元（医院、长期照护机构） 家庭医师 门诊手术中心
急性医疗	医院
康复	康复部门（医院、长期照护机构） 家庭医师 门诊康复中心
临终关怀	多种机构提供临终关怀服务

追求品质

尽管医疗质量的定义和衡量标准并不像其他行业那样明确，但医疗卫生服务部门在制定质量标准和证明符合这些标准方面面临越来越大的压力。个人和更广泛的社区层面对健康结果有更高的期望。持续质量改进的概念在医疗机构也得到了很多重视。

▶▶ 趋势和方向

自 20 世纪 80 年代以来，美国医疗卫生服务体系持续经历了一些重点转变，如图 1 - 4 所示。后面的章节将更详细地讨论这些转变，并关注驱动它们的因素。

◇疾病 ⟶ 健康
◇急性医疗 ⟶ 基础医疗
◇住院 ⟶ 门诊
◇个人健康 ⟶ 社区健康
◇碎片化医疗 ⟶ 管理式医疗
◇独立机构 ⟶ 整合系统
◇服务的重复 ⟶ 服务连续性

图 1 - 4 提供医疗卫生服务的趋势和方向

这些趋势主要是由于在降低成本的同时促进健康的愿望。一个根本性转变的例子是健康本身的概念。健康现在越来越多地被视为健康的存在，而不仅仅是没有疾病。这种变化需要新的健康促进方法，尽管疾病的治疗仍然是医疗卫生服务体系的主要目标。ACA 将焦点从疾病治疗部分转移到疾病预防，为个人和社区带来更好的健康结果，以及降低医疗保健成本。

目前，美国医疗卫生服务体系的最大挑战是在面临老龄化、人口慢性病及合并症更多导致的医疗需求上升的同时，追求控制成本。患者现在更了解最新的高科技发展，但经济环境却更加不明确，因此这更加具有挑战性。为了应对，医疗服务体系参与者已转为提供更有效率和效益的高质量医疗。目前的趋势是更关注于通过中级医疗专业人员和健康教练以及使用医疗信息技术（HIT）提供服务。然而，医疗服务体系一直面临管理成本、关注医疗提供、采用新技术、提供新运作模式和符合联邦和州法规的挑战（Deloitte，2017）。

患有多个慢性病的患者使用了最多的医疗服务，每种慢性病都会使成本增加三倍（DeVore，2014）。慢性病管理已经成为控制医疗成本的一个主要的努力方向。

慢性病照护模型、以病人为中心的医疗以及持续性医疗已作为改进医疗提供表现、质量和病人健康结果的工具施行。具体来说，以病人为中心的医疗之家（PCMHs）和门诊监护病房（A‑ICUs）以及被整合入责任医疗组织（ACOs）。建立这些项目的主要目的是用"临床上整合的、经济上负责的基础医疗"来更好地管理慢性病（DeVore，2014）。最终，提供者希望这些方法能解决行为健康的需求、降低医院使用率、降低住院床日、缩短住院天数、限制住院和再住院以及最大限度地减少急诊病人数。

中级医疗专业人员和健康教练是管理慢性病和降低成本的重要力量。例如，健康教练可以通过一对一地与病人交流来了解病人，让医疗人员随时知晓病人的经济困难、住房问题、家庭问题或其他可能影响病人服从医嘱的障碍，为医疗专业人员的工作做补充辅助（DeVore，2014）。健康教练不需要医学学位，他们可以来自不同的专业背景，也同样能提高医疗的效率和效益。

同样地，HIT 也帮助提高了信息的可及性，也因此提高了医疗的可及性。远程医疗和远程监测应用的市场估值从 2011 年的 116 亿美元翻倍到 2016 年的 273 亿美元（DeVore，2014）。这种增长部分是由于 ACA 造成的保险覆盖面扩大导致的医疗需求的增加。医疗服务体系可能没有治疗每一个患者的能力。例如，"约翰·霍普金斯医院在您家"项目为慢性病患者在家提供急性医疗照护，否则他们可能会需要住院治疗。通过这种方式，HIT 同样增加了医疗可及性，尤其是为那些农村地区的患者，他们离最近的医院的距离常常是最大的就医阻碍。

电子健康档案（EHRs）已经帮助提供了临床评估和决策支持工具，使医疗提供方可以自动化流程，减少重复并获得更多临床数据（DeVore，2014）。使医疗信息系统之间协作性更高的趋势，与开源交互界面一道，将允许更高的透明度、更高的数据可用性和更有创造性的数据使用。

►► 对医疗从业者的重要性

了解医疗卫生服务体系内的复杂性将有利于所有与该体系接触的人。在他们各自的培训计划中，医疗专业人员，如医生、护士、技术人员、治疗师、营养师和药剂师以及其他人，可能了解自己的个人角色，但仍然不知道他们的职业以外可能会对当前和未来的医疗有影响的东西。了解医疗卫生服务体系可以使医疗专业人员了解他们与其他医疗环境的关系。它可以帮助他们了解变化以及这些变化对他们自己的医疗实践的影响。适应和再学习是一种策略，特别是当美国医疗卫生服务体系会随着接下来的改革演变时，它可以帮助医疗专业人员应对将来会持续变化的环境。

►► 对医疗管理者的重要性

对医疗卫生服务体系的理解对于医疗管理者具有特定的意义,他们必须了解他们制定关键规划和战略管理决策的宏观环境。这些决策最终将影响所提供服务的效率和质量。他们必须充分了解体系关键组成部分之间的相互作用以及这些相互作用的影响,因为医疗机构的运作受到卫生服务筹资、报销率、保险机制、交付方式、新状态和法律规范以及政府法规的直接或间接的强烈影响。

在可预见的未来,医疗保健服务的环境将继续保持流动性和动态性。交付的可行性和医疗管理者的成功往往取决于管理者对体系动态的反应。及时行动通常是可以在失败和成功之间产生差异的关键因素。为什么理解医疗卫生服务体系对于医疗管理者来说是不可或缺的,以下是一些更具体的原因。

组织定位

管理者需要了解自己在医疗体系宏观环境中的组织定位。高级管理人员,如首席执行官,必须不断评估图 1 – 4 所示基本转变的性质和影响。管理人员需要考虑当前筹资、保险、支付和交付配置中的哪些变化可能会影响其组织的长期稳定性。中层和一线管理者还需要了解他们在当前配置中的角色以及该角色未来的变化。

如何重新调整资源以有效应对这些变化?例如,这些管理者需要评估是否必须消除、修改或添加其部门中的某些功能。这些变化是否涉及进一步培训?哪些流程可能会改变以及如何改变?管理者需要采取哪些步骤来维持其机构使命的完整性、所服务患者的好感以及医疗质量?经过深思熟虑和适当规划的改变可能会减少供应商以及医疗接受者的动摇。

处理威胁和机遇

筹资、保险、支付和交付的任何功能的变化都可能在医疗市场中带来新的威胁或机遇。如果医疗管理者主动应对其机构的盈利能力和生存能力的任何威胁,他们将更加有效。管理者需要找到将某些威胁转化为新机会的方法。

评估影响

当管理者了解相关问题以及这些问题如何与他们管理的企业所提供的医疗卫生

服务相关联时，他们才能够更好地评估卫生政策和新改革建议的影响。ACA 下医疗保险覆盖面扩大，使更多的人进入医疗体系，进一步增加了对医疗卫生服务的需求。规划和配备适当的医疗人员组合以满足这种预期的需求激增非常重要。

计划

高级管理人员通常负责战略规划，即应该增加或停止哪些服务，哪些资源应该用于设施扩展，或者应该对产能过剩做些什么。任何长期规划都必须考虑到目前医疗卫生服务提供的构成、不断变化的趋势以及这些趋势的潜在影响。

抓住新兴市场

如果医疗管理者了解筹资、保险、支付和交付功能的新趋势，他们就能更好地占领新的医疗卫生服务市场。在任何新发展的子市场因竞争过度拥挤之前，必须要探索出新的机会。了解系统内部的动态对于制定新的营销策略以保持竞争优势非常重要，在某些情况下，还可以找到服务领域。

合规

医疗保健服务的提供受到严格监管。医疗管理者必须遵守政府法规，例如政府计划的参与标准、许可规则以及有关患者信息的安全和隐私法律，并且必须在报销率的限制下运作。Medicare 和 Medicaid 定期对其报销方法进行了重大改变，这些方法引发了服务组织和交付方式的运营变化需求。私营机构，如联合委员会，也发挥间接监管作用，主要是监测服务质量。医疗管理者别无选择，只能遵守各种公共和私营机构制定的规则。因此，最重要的是，医疗管理者管理其运营领域时必须熟悉其规则和规定。

遵循组织使命

了解医疗系统及其发展对于有效管理医疗组织非常重要。通过及时了解社区需求、技术进步、消费者需求和经济前景，管理者可以更好地履行其组织使命，以增加就医人次，提高服务质量并实现服务交付的效率。

►► 其他国家的医疗卫生服务体系

除美国外,世界上最富有的 25 个国家都有某种形式的全民医疗保险(Rodin de Ferranti,2012)。加拿大和西欧国家使用三种基本模式来构建其国家医疗卫生服务体系:

● 在基于国家医疗保险(NHI)的体系中,例如加拿大的医疗卫生服务体系,政府通过一般税收为医疗保险提供资金,但实际的医疗卫生服务由私人提供者提供。在四职能模型的背景下,NHI 需要更严格地整合由政府协调的筹资、保险和支付功能,医疗卫生服务的提供由独立的私人完成。

● 在国家卫生体系(NHS)中,例如在英国,除了为税收支持的 NHI 计划提供资金外,政府还管理提供医疗卫生服务的基础设施。因此,政府运营着大多数医疗机构。大多数医疗提供者,如医生,要么是政府雇员,要么属于公共管理的基础机构。在四职能模型的背景下,NHS 需要更严格地整合所有四个功能。

● 在社会化医疗保险(SHI)体系中,例如在德国,政府管理的雇主和雇员的贡献金为医疗提供资金。私人提供者提供医疗保健服务。私人非营利性保险公司,称作疾病基金,负责收集捐款并支付医生和医院费用(Santerre 和 Neun,1996)。保险和支付职能紧密集成在 SHI 体系中,筹资职能与保险和支付职能可以比美国更好地协调。提供由独立的私人完成,但政府实行全面控制。

在本文的其余部分,"国家医疗保险计划"和"国家医疗保险"这两个术语通常用于指代任何类型的政府支持的全民医疗保险计划。以下简要讨论了所选的来自世界各地国家的医疗保健服务,以说明所讨论的三种模式的应用,并提供世界各种医疗系统的范例。

澳大利亚

过去,澳大利亚已从普遍的国家医疗保险计划转变为私人筹资体系。1984年,它又回归一项名为 Medicare 的国家计划——由所得税和基于收入的 Medicare 征税提供资金。该体系建立的理念是每个人都应根据自己的支付能力为医疗保健费用作出贡献。除拥有 Medicare 外,约 49% 的澳大利亚人有私人医疗保险(澳大利亚政府卫生部,2016),以弥补公共保险方面的差距,如私人医院的牙科服务和护理(Willcox,2001)。虽然购买私人医疗保险是自愿的,但澳大利亚政府通过税收补贴鼓励居民购买和对应购未购者实施税收罚款(Healy,2002)。公立医院的支出由政府资助,但私立医院提供更好的选择。无论是在医院内还是在医院外,接受私人医疗卫生服务的患者所产生的费用全部或部分由 Medicare 报销。病人可以自由选择或更换他们的医生。澳大利亚的医疗职业主要由私人医生组成,他们主要以按服务收费的方式提供医疗服务(Hall,1999;Podger,1999)。

2011 年,澳大利亚政府理事会(COAG)签署了"国家医疗改革协议",该协议确立了国家医疗改革的架构。特别是,该协议为澳大利亚的医疗卫生服务体系提供了更可持续的资金安排。与此同时,2011 年《国家医疗改革法》建立了独立的医院定价管理局和国家卫生绩效管理局。定价管理局确定并公布公立医院提供的服务的国家价格。联邦政府根据这些价格确定其对公立医院提供的资金。绩效监督局负责监督和报告当地医院网络、公立和私立医院、初级卫生保健组织以及提供医疗保健服务的其他机构或组织的绩效。该法还为澳大利亚医疗安全和质量委员会提供了新的法定框架(澳大利亚政府,2011)。

澳大利亚着眼于发展多种医疗卫生服务提供模型来控制成本和提供高质量且可及的医疗(Brownie 等,2014)。尤其是,澳大利亚已鼓励跨专业执业来促进社会经济发展,改善健康结果(Brownie 等,2014)。COAG 定义了新的澳大利亚医疗协议(AHCAs),在该协议下,各州或地区需资助一部分公立医院运营成本,致力于提供公平的、基于需求的免费公立医院服务可及性,并要匹配澳大利亚政府医院基金的增长率(澳大利亚医疗和福利局,2017)。

另外,澳大利亚已制定了一个国家基础医疗战略并建立预防性医疗工作组来领导国家预防性医疗战略(政策回顾,2010)。国家基础医疗战略旨在更好地促进预防性医疗,提高慢性病的循证管理,支持全科医师在医疗小组中的工作,鼓励跨专业小组为基础的医疗,并解决对多种医疗专业人员的日益增长的需求,例如执业护士、理疗医师和营养师等其他医疗专业人员(政策回顾,2010)。预防性医疗工作组目标如下,在 2020 年之前阻止肥胖的流行,将日常抽烟的人群比例减少到 9%,减少 30% 的酗酒和其他有害的饮用酒精习惯,土著人群和非土著人群之间的预期寿命差异减少 17 年(政策回顾,2010)。其他医疗改革旨在达到医疗连续性、为现有和准医疗工作人员提供高质量的教育和训练、并根植跨专业执业的文化(Brownie 等,2014)。

加拿大

加拿大基于 1966 年的《医疗法》实行了国家医疗保险体系,又称作 Medicare。Medicare 包括 13 个省级或地区级医疗保险计划,它们都有相同的由《加拿大健康法》定义的基本覆盖标准（加拿大医疗，2013）。Medicare 的筹资来自普通省级税收，联邦政府会提供与实际支出无关的固定数额资金。公共领域的医疗支出占加拿大总体医疗支出的 70%，剩下的 30% 是私人领域的支出，即包括家庭自付支出、商业性和非营利性保险支出以及非消费性支出（加拿大医疗信息局，2012）。很多雇主也为雇员提供私人保险，以补充保险覆盖范围。

省级和地区级医疗部门有责任管理医疗保险计划，决定给提供者的报销额以及提供特定的公共医疗服务。法律规定各省需要使所有医疗上有必要的服务可及，且各种福利需要能够跨省使用。患者可以自由选择提供方（Akaho 等，1998）。根据加拿大弗雷泽研究所横跨 12 个专科及 10 个省份的专科医师报告称，2016 年从全科医师转诊到提供治疗总计需要等待 20.0 周时间，这比 2015 年的 18.3 周更长，尤其是神经外科手术患者等待的时间最长（46.9 周）（Barua 等，2016）。

除渥太华外，几乎所有加拿大省份都通过建立省内的行政区域采取医疗服务区域化分配。区域化分配的目标是将权威和职责去中心化，以更有效地解决地区需求，提高民众在医疗决策中的参与度（Church 和 Barker，1998）。加拿大医院的大多数都由非营利性私人组织运营，它们由信托机构、志愿机构或政府当局组成的社区董事会管理，而大多数医师是独立执业（加拿大医疗，2013）。大多数省份使用总额预算，将固定的报销额分配给每个医院。医师根据服务付费率获得报酬，该付费率由每个省政府和医疗机构协商制定（MacPhee，1996；Naylor，1999）。

在 2004 年，加拿大设定了一个十年计划来加强医疗，重点解决等候时间长、医疗人力资源短缺、药物管理、EHRs、医疗创新、问责制与报告、公共健康和原住民健康问题。总体上，这些领域已经取得了进步，但目标还未完全达成（加拿大卫生委员会，2013）。

尽管大部分加拿大人很满意他们的医疗系统，但维持当前的医疗服务交付及筹资仍然具有挑战性。医疗上的花费已经在近几年急剧上升，从 20 世纪 70 年代省级项目花费只占大约 7% 上升到了 2015 年的约 41%。未来几年内它很可能在每个省和地区都超过 50%（Barua 等，2016）。

由于全球对医疗改革造成的压力，加拿大也过渡到以病人为中心的医疗（Dickson，2016），但是自 2005 年以来还没有进行全国范围的重要医疗改革［医疗系统和政策监测（HSPM），2012］。除了领导力的挑战外，加拿大不想改革其医疗体系的两个主要原因是：（1）来自老牌专业协会的阻力；（2）缺乏省政府的后续跟进（Dickson，2016）。

《加拿大医疗法》2014 版扩大了服务范围，例如养老院的中级护理、成人住家护理、家庭医疗服务以及门诊医疗服务（加拿大部长兼司法大臣，2016）。其他还包括省级和地区及政府共同购买成批药物并降低成本，让患者能更好地负担得起药品，以及一项针对老兵和急救人员的让高质量精神医疗服务更可及的项目（Granovsky，2016）。

中国

自20世纪70年代末开始实施经济改革以来，中国的医疗发生了重大变化。在中国的城市，医疗保险已经从公共保险为主的（政府或国有企业）体系演变为多元支付方的体系。作为其福利的一部分，政府雇员享有政府保险。国有企业的员工主要通过国有企业保险承保，但实际的福利和支付根据企业的财务状况而有所不同。外国企业或合资企业的员工通常通过私人保险计划得到很好的保险。几乎所有这些计划都通过各种方式控制成本，例如，基于经验的保费、起付线、共付额和医疗福利金（即预先分配的医疗福利金，如果没有充分使用，可转换为收入）。失业者、私营者和小企业（公共或私人）的雇员基本上没有保险。他们可以在私人市场购买个人或家庭保险计划，也可以自掏腰包支付医疗服务费用。在中国农村，新农村合作医疗计划（NCMS）已经变得普遍，资金来自国家和地方政府以及公民。虽然保险覆盖率很高（达到90%以上），但实际福利仍有待进一步提高。

与美国类似，中国一直面临着日益严重的问题，即无保险人口多和医疗成本的上涨。虽然2006年和2007年医疗支出增加了87%，但医疗系统的效率仍不高。中国基于就业关系建立的社会医疗保险不包括职工的家属，也不包括农民工，国家医疗总支出中存在高额的自费部分。由于缺乏真正的保险计划和随之而来的全面覆盖，中国农村地区最容易受到影响。年均医疗总费用增长率高达16%，高于国内生产总值（GDP）年均7%的增长速度（Yip和Hsiao，2008）。

近年来，中国医疗卫生服务发生了重大变化。原来的三级诊疗系统（一级、二级、三级）已改变，患者可以选择就诊医院，只要医疗保险可以付款，这导致大型（三级）医院通常被过度使用，而较小（一级和二级）医院未得到充分利用。大型医院的过度使用造成了医疗成本提高和医疗专业化水平提高。

医疗保险和医疗服务提供上的重大变化使得穷人、没有保险的人和保险不足的人较难获得医疗保健服务。因此，在农村和城市地区之间以及贫富之间，医疗卫生服务的可及性、质量和结果方面的差距越来越大。在2003年严重急性呼吸系统综合征（SARS）流行后，政府在地区一级城市建立了电子化传染病报告系统。中国的每个地区现在都有一家致力于控制传染病的医院。然而，缺陷仍然存在，特别是在监测一些偏远地区的传染病方面（Blumenthal 和 Hsiao，2005）。

为了解决一些问题，中国政府在五个突出领域推行了医改方案：医疗保险、基本药物制度、基层医疗服务、公共卫生和公立医院。例如，它创建了新的农村合作医疗制度，为农村地区提供由政府运营的保险计划。它可以防止生活在农村地区的居民因疾病或灾难性的医疗费用而变得贫困（Yip 和 Hsiao，2008）。2008 年在城市地区建城镇居民基本医疗保险制度，该计划主要针对未参加保险的儿童、老年人和其他未就业的城市居民（Wagstaff 等，2009）。

为提高初级医疗服务的可及性，中国重新建立了社区卫生服务中心（CHCs），以提供预防和初级医疗服务，使患者不再需要在医院寻求昂贵的门诊服务。其目标是降低医院的使用率，增加可以提供预防、家庭护理和康复服务的社区卫生服务中心数量（Yip 和 Hsiao，2008；Yip 和 Mahal，2008）。然而，社区卫生服务中心在公众中并不是很受欢迎，这是由于它们的服务质量和技术水平不高所导致的。目前尚不确定中国是否会恢复其以前旨在实现普遍可及的综合医疗服务体系，或是继续其目前的医疗专业化和民营化进程。

中国卫生改革的另一个主要组成部分是建立一个基本药物制度，其旨在增加可及性和减少基本药物的现金支出。改革政策规定了一个综合系统，包括招标、采购、定价、处方、质量和安全标准（Barber 等，2013）。

至于公立医院的改革，质量和效率以及医院治理结构的发展都得到了强调。中国各城市已经启动了几项试点改革，但尚未制定国家级实施计划（Yip 等，2012）。

中国国家卫生健康委员会（原卫生部）和国务院已经制定了一些医疗改革目标，例如控制药物价格，加强公立医院医疗服务的可负担性和改善员工绩效（Hsu，2015）。尽管政府对项目的补助已经提高，但消除医院从销售药品中获利的制度仍然造成了国家层面的试点项目的资金损失。

在 2012 年，中国限制了私立医院的外资投资，以提高医院数量并提高医疗可及性（Hsu，2015）。直到 2015 年，国务院的目标是将私人医疗服务的使用率提高 20%。医疗保险改革也有所发展，中国政府计划给私人医疗保险保单持有人减税，以增加保险覆盖范围。这些减税的一部分包括允许这些私人保险承保人从医疗保险费的应税收入中每年扣除 2 400 元人民币（Hsu，2015）。

2015 年，中国宣布了一项医疗系统的五年计划，它概括了 2020 年之前关键领域的发展（Zhu，2015）。中国尽管进行了广泛的医疗改革，但医疗服务体系仍然受到农村地区资源短缺和服务水平不高的困扰。因此，最新的改革涉及三个主要领域：基础设施发展，降低保险覆盖范围的成本扩张以及对新技术的投资。更重要的是，这些改革将为外国投资开辟新的机会。

德国

自 2009 年以来，德国所有公民和永久居民都必须购买医疗保险（Blumel，2012）。如前所述，德国医疗保健系统以 SHI 模式为基础，并提供自愿替代性私人医疗保险。大约 86% 的人口通过 SHI 获得保险覆盖，11% 通过替代性 PHI 获得保险覆盖，还有一些特殊项目可以覆盖其他人口（Blumel 和 Busse，2016）。疾病基金通过与医院协商合同来充当购买实体。然而，由于人口老龄化、劳动人口减少以及经济衰退期间工资增长停滞，德国医疗成本的增加已具有较大挑战性。

在 20 世纪 90 年代，德国通过立法促进了疾病基金之间的竞争（Brown 和 Amelung，1999）。为了进一步控制成本，其国家系统采用医院部门的总额预算，并对医生服务的支出设置年度限制。根据疾病诊断相关组（DRGs）每次入院支付住院治疗费用——这是 2004 年制定的强制系统（Blumel，2012）。

德国医疗改革关注于提高效率和医疗准确性。2011 年，《医药市场改革法》引入了一个新的医药行业评价体系，在这个体系下，只有那些证明自己比已有方案可提供更多好处的药品才能获得更高的报销率（WHO，2014），2009 年的《医院筹资改革法》要求医院投资使用以绩效为基础的费率，而非 2012 年那样逐项使用非绩效基础的费率（WHO，2014）。

德国的最大挑战之一是 SHI 和私人医疗保险之间的区分。这些不同的保险在风险池、筹资结构、可及性和提供上的差异导致了医疗的不平等（WHO，2014）。另外，在提高医疗服务的质量、病人满意度、农村社区医疗可及性上还需要更多的努力（WHO，2014）。

德国最新的改革关注于提高 SHI 覆盖病人的服务以及加强医院的质量。在 2015 年 6 月，《加强 SHI 医疗交付法》给予市政府建立治疗中心的权利，让患者有权在四周内见到专科医师，促进创新型医疗，以加强对 SHI 覆盖患者的服务（HSPM，2016）。这项法律通过向学校、工作场所和长期照护机构投资，改善了预防性服务和健康促进。此外，2016 年的《医院医疗结构改革法》在规范医院规模和支付的法规中加入了质量层面，实际的资金将会用于改善德国的医疗结构（Blumel 和 Busse，2016）。

英国

英国遵循国家卫生体系模式。英国的医疗卫生服务体系也被命名为国民医疗服务体系（NHS）。NHS 建立在基本医疗原则的基础上，并且非常注重社区卫生服务。该体系拥医院，并雇用其医院专家和其他工作人员。负责基本医疗服务的全科医生（GPs）的大多是私人医生。所有受 NHS 保险的患者都必须在当地的全科医生处注册。2014 年，每个诊所平均有 7 171 名患者，每名全科医师平均有 1 530 名患者（Thorlby 和 Arora，2016）。

NHS 强调自由而公平的医疗可及性（HSPM，2015）。在英格兰，2012 年《健康和社会医疗法》废除了基础医疗信托与战略卫生局，取而代之的是临床委员组。2013 年，医疗基金启动，旨在改善健康和社会医疗的整合。2014 年，《医疗法》通过，旨在控制自费支出（HSPM，2015）。

基本医疗是通过英格兰的基本医疗信托（PCTs）、威尔士当地的医疗组织、苏格兰的健康委员会以及北爱尔兰的基本医疗合作伙伴提供的。PCTs 在地理上分配了社区卫生服务的责任，其中生活在特定地理区域的每个人都被分配到特定的 PCT。典型的 PCT 负责 50 000～250 000 名患者（Dixon 和 Robinson，2002）。PCTs 的运作独立于当地卫生部门，由消费者主导的董事会管理。完善的 PCTs 有自己的预算分配，用于基础医疗和基于医院的服务。在这方面，PCTs 的作用类似于美国的管理式医疗组织。

2013 年，大约有 83% 的英国卫生支出用于公共领域（国家统计局，2015）。私人支出主要涉及药品和其他医疗产品以及私人医院照护。尽管拥有全国医疗保健体系，但仍有 10.9% 的英国人口拥有私人医疗保险（Arora 等，2013）。

英格兰、苏格兰、威尔士和北爱尔兰都在用自己的医疗保健方法。英格兰在朝着去中心化、加强内部市场和本地化的决策制定方向发展（HSPM，2015）。苏格兰和威尔士在瓦解内部市场并集权。苏格兰在建立公共基金支持的全民医疗保健，而英格兰却在强调私人合作伙伴和内部竞争。英国的成本上升是由于设施改善、技术革新、老龄化、人口增长、慢性病人群上升、医疗质量愈发被重视、消费者更有力且信息更充分以及诊疗方法创新（Deloitte，2017）。

2014 年，英格兰 NHS 制订了 5 年前瞻计划，它概括了解决医疗体系面临最紧急挑战的策略（英格兰国民医疗卫生服务，2015）。这项计划着重强调了预防、服务整合和以病人为中心的医疗。它所列策略和模型的目标有整合基本医疗和急性医疗系统、建立多学科社区提供方和促进急性医疗的合作。这些模型在未来几年会重新设计医疗服务，并改变医疗服务的管理、筹资和规范方式。

以色列

1995 年，以色列建立了一个基于德国 SHI 模式的全民医疗覆盖体系，通过雇主税和个人的收入贡献提供资金。当《国民健康保险法》（NHI）于 1995 年生效时，它为所有以色列公民提供强制性保险。成年人需缴纳健康税。一般税收收入作为健康税收入的补充，政府将其根据人头公式分配给各种医疗计划。每年政府决定从一般税收收入中向 NHI 捐款多少。2013 年，公共资金占 NHI 收入的 60%，其余的来自个人的共付、补充医疗保险和健康产品的销售（Rosen，2016）。

健康计划（或疾病基金）提供基本医疗保健服务包，并禁止歧视那些已经存在疾病的人。最近的改革为儿童提供了心理健康和牙科服务（WHO，2015）。人头计算公式为基金提供了内在激励措施，可以接纳更多的老年人和慢性病患者。改革允许存在多种健康计划（今天有四种相互竞争的非营利性疾病基金），以促进基金之间的竞争，而不是依赖单一支付系统，它基于竞争会带来更好的医疗质量，并提高对患者需求的响应能力的假设。该计划还出售私人医疗保险作为基本服务包的补充。普遍认为，该系统提供了高标准的服务（Rosen 等，2016）。

由于存在受规范的医疗保险计划间的竞争，以色列拥有着高效的医疗卫生服务体系，该国用严厉的法规控制着医院的床位数、其可及又高质量的基本医疗和其对 EHRs 的依赖（WHO，2015）。2014 年，卫生部制定了国家医疗信息交换政策，以在所有一般医院、医疗保险计划和其他提供方之间分享临床患者数据。目前的挑战包括对于私人资金越来越高的依赖（它会影响公平性和效率）、扩大公共筹资和改善公共系统效率的需求、减小医疗不平等以及与测量和改善医院医疗质量、降低手术等候时间和加强绩效比较以及数据传播有关的目标（WHO，2015）。

日本

自 1961 年以来，日本通过两项主要的医疗保险计划为其公民提供全民保险：（1）以德国 SHI 计划为蓝本的以雇主为基础的制度；（2）国家医疗保险计划。一般来说，大型雇主（员工人数超过 300 人）都有自己的医疗保险计划。近 2 000 家私营非营利性医疗保险协会为大公司管理保险。规模较小的公司要么联合起来提供私人医疗保险，要么属于政府管理的计划。日工、海员、农业工人、自营职业者和退休人员都受到国家医疗保险计划的保护。个人雇员支付大约 8% 的工资作为保险费，并获得大约 90% 的医疗服务费用，但存在一些限制。家属获得的覆盖率略低于90%。雇主和国家政府补贴私人保险费。覆盖范围是全面的，包括牙科服务和批准的处方药，患者可以自由选择他们的提供者（Matsuda，2016）。提供者按照政府设定的服务收费标准得到报酬，并且几乎无法控制报销额（Ikegami 和 Anderson，2012）。

过去几年日本发生了多个医疗政策问题。首先，自 2002 年以来，一些商业领头者和经济学家督促日本政府解禁公共与私人混合支付医疗服务，他们认为私人保险应被允许支付那些未受公共保险覆盖的医疗服务（即包括新技术和药品的服务）。日本医疗协会和卫生、劳动和福利部的意见反对这些提议，认为这样的政策会让富人获利，造成医疗可及性上的不均。尽管混合支付并未被解禁，首相小泉纯一郎还是在 2004 年扩大了现有新技术的"特别授权系统"，以允许私人保险支付特定的未受公共保险覆盖的技术（Nomura 和 Nakayama，2005）。

另外一项日本医院的政策进步是增加了住院医疗服务报销系统的使用，该系统被称为"诊断—操作组合"（DPCs）。在 DPCs 下，医院每天根据每个疾病和治疗获得费用，无论提供的检查和治疗是什么，该费用仅与病人的住院天数成比例。理论上，DPCs 系统会激励医院变得更加高效（Nomura 和 Nakayama，2005）。

过去几年日本的经济停滞导致控制国家医疗成本的压力越来越大（Ikegami 和 Campbell，2004）。2005 年，日本实施了长期照护（LTC）提供方面的改革构想，以控制这个快速增长的医疗成本。该政策要求长期照护机构的住户支付房间和食物的费用，且为需求较低的老年人提供了新的预防性福利。向养老院住户收取住房和食物费用是对过去政策的背离，促进了老年人的制度化（Tsutsui 和 Muramatsu，2007）。

尽管总体上很成功，但日本的医疗和长期护理系统就像美国一样也面临可持续性问题，包括服务的成本和需求的上升。日本政府在考虑寻求几种选择：预防性服务，鼓励以社区为基础的服务，提高税收、保费和费用。2011 年，日本实施了以全面社区医疗模型为中心的改革。该模型保证了长期照护、医疗或医院医疗、预防性医疗、住院照护机构和有老年人居住的社区的"生命支持"（或法律服务）的可及性。关注预防医疗和服务巩固将可能影响医疗人口，并进而减少昂贵服务的使用。

近期，日本的医疗改革引入了全科医师（GP）和家庭医师（FP）系统。从 2017 年开始，日本基础医疗协会将施行一个训练医生成为合格的 GP/FP 医师的项目（Takamura，2015）。通过允许日本基础医疗协会实施该项目，日本政府的目的不仅是提高受系统训练的 GP 和 FP 的数量，也是为了通过预防医疗和基本医疗维持良好的社区医疗服务，提高健康效果，并减少医疗费用。由 GP/FP 改革而出现的挑战包括把 GP 和 FP 放到哪（诊所或是医院）的疑问，目前提供基本医疗的专科医师会怎样被影响，以及日本的患者和广大民众是否会接受 GP/FP 文化。

新加坡

1984 年之前，新加坡有英国风格的 NHS 项目，医疗卫生服务主要由公共部门提供，资金来自普通税收。此后该国设计了一个自主和竞争的体系。新加坡通过一个需要强制性私人出资而政府出资很少的政策实现了全民保险覆盖。这个被称为医疗储蓄计划（Medisave）。要求每个工作者，包括自营业者，将个人收入的一部分存入个人医疗储蓄账户。雇主必须匹配与雇员交费相同的金额。以下两种目的可以取出：（1）支付医院服务和某些特定的昂贵医师服务；（2）购买政府资助的医疗保险计划，即重大疾病保障（MediShield），以防范灾难性（重大、昂贵）的疾病。对于基本和常规的服务来说，民众需要自己负担。政府资助 38%，自费支出非常高（Salkeld，2014）。无法承担医疗费用的人将会获得政府救助（Hsiao，1995）。2002年，政府引入了老年保障（ElderShield），支付老年人和需要长期护理的重度残疾患者的医疗费用（新加坡卫生部，2007），按服务付费制度在新加坡被广泛使用（McClellan 和 Kessler，1999）。

2006 年，卫生部推行了慢性病管理项目。2011 年 11 月，这个项目覆盖了 10 种慢性病，包括精神疾病。超过 700 个 GP 诊所和 GP 团体受到卫生部支持向患者提供全面的慢性病管理服务。该项目下，患者可以使用他们的 Medisave 账户或家人的账户来支付门诊服务（新加坡卫生部，2012）。

新加坡未来可能面对的挑战包括调整共付比例，避免患者因此不去寻求可能降低他们患上慢性病风险的基础医疗和预防性服务。总体上说，新加坡面对的挑战是在老龄化带来的慢性病患病率上升的情况下保证积极的健康结果并控制成本（Tan 等，2014）。

发展中国家

拥有世界 85% 人口的发展中国家，其占世界总医疗支出的比例只有 11%——尽管他们承担着世界上 93% 的疾病负担。世界上 6 个发展中地区包括东亚及太平洋地区、欧洲（主要是东欧）及中亚地区、拉丁美洲及加勒比地区、中东及北非地区、南亚地区和撒哈拉以南非洲地区。在这些地区中，最后两个资源最少，健康负担最重。按人头基础计算，工业化国家有发展中国家 6 倍的医院数量和 3 倍的医师数量。发展中国家中，有私人资金的人能找到相当不错的医疗服务。不幸的是，大部分人口只能依靠有限的政府服务，这些服务通常按照西方标准看质量都存在疑问。普遍来看，人均收入高的国家政府筹资的医疗服务也相应会多（Schieber 和

Maeda，1999）。

发展中国家正朝着全民医疗保险覆盖前进，以减少由于医疗支出造成的贫困、并改善健康和提高医疗可及性（Lagomarsino 等，2012）。发展中国家的医疗改革趋势包括提高政府资助医疗保险的投保率、扩大福利涵盖范围、降低自费支出和提高政府在医疗支出中的出资比例。成功达到千年发展目标（世界范围的有时限的量化目标，旨在解决多维度的极端贫困，如收入贫困、饥饿、疾病、缺少足够的庇护，同时改善性别不平等、教育和环境可持续发展）的国家已经使用了一整套全面的策略以减少母婴死亡率，改善医疗筹资，解决劳动力问题，并提高医疗质量（Ahmed 等，2016）。

►► 全球医疗挑战和改革

发达国家和发展中国家之间在医疗和健康状态上存在巨大的差距。例如，在 2014 年，全球预期寿命为 71.4 岁，但是非洲地区仅为 60 岁（WHO，2016）。同年，婴儿死亡率全球为每千名新生儿 2 例，非洲为每千名新生儿 110 例。在孕妇医疗、技术人员辅助分娩可及率和药物可及性上同样存在巨大差异。

很多国家医疗卫生服务的低质量和低效率（尤其是穷人主要的医疗服务来源，公共部门提供的服务）已经成为这些国家决策制定者面临的严重问题（Sachs，2012）。这个问题与自费成本上升和大量无保险者问题一起，促使很多国家政府实施了医疗改革。很多中低收入国家在朝着全民医疗保险覆盖努力（Lagomarsino 等，2012）。即便如此，国际医疗援助仍然在许多发展中国家发挥着重要作用。全球医疗援助金已从 2000 年的 100 亿美元上升到 2010 年的 270 亿美元（Sachs，2012），但由于全球经济萧条，在 2011 年又开始下降［经济合作与发展组织（OECD），2012］。

从 1999 年开始，比尔和梅琳达盖茨基金会（2017）已向全球医疗卫生服务项目投资了 50 亿美元。该基金会的关注点是医疗的协调性、对国家医疗系统的强化以及建立整合的医疗服务系统。受资助的项目包括社区医疗工作者项目、信息技术以及对数据系统的投资。从 2010 年到 2015 年，USAID 投入了 500 亿美元强化全球的医疗服务体系。美国机构建立了一个计划以维持进步，从 2015 年到 2019 年，会强化六个医疗系统职能：（1）医疗人力资源；（2）医疗筹资；（3）医疗治理；（4）医疗信息；（5）医疗产品、疫苗和技术；（6）服务提供（USAID，2015）。该项目的最终目标是强化这些服务体系，使它们能帮助获得积极的健康结果并为全民医疗保险覆盖创造环境。

▶▶ 系统的框架

体系或系统由一组相互关联且相互依赖的逻辑协调部分组成，旨在实现共同目标。尽管美国卫生服务提供结构的各种功能组成部分最多只是松散地协调，但可以使用系统模型来识别主要组成部分。这里使用的系统框架有助于人们理解美国的医疗卫生服务结构的基础，并提供了各种组成部分的逻辑安排，展示从输入到输出的过程。这种安排的主要元素为系统输入（资源）、系统结构、系统过程和系统输出（结果）。此外，系统展望（未来方向）是动态系统的必要特征。该系统框架被用作组织本书随后章节的概念基础（见图1-5）。

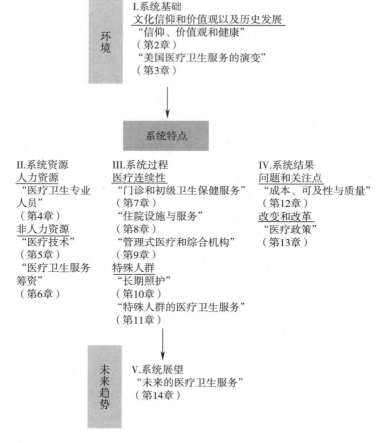

图1-5 系统模型和相关章节

系统基础

目前的医疗保健体系并非出自偶然。历史、文化、社会和经济因素可解释其目前的结构。这些因素也会影响形成新趋势和发展的力量，以及阻碍变革的因素。题为"信仰、价值观和健康"以及"美国医疗卫生服务的演变"的章节讨论了系统的基础。

系统资源

如果不部署必要的人力和非人力资源，任何卫生服务提供机制都无法实现其主要目标。人力资源包括直接参与向患者提供医疗服务的各类工作人员。这些人员——医生、护士、牙医、药剂师，其他经过博士培训的专业人员以及众多类别的专职医疗人员——通常与患者直接接触。许多辅助工作人员（如计费和收款代理、营销和公共关系人员以及建筑维护员工）往往在提供医疗保健方面发挥重要但间接的支持作用。医疗经理需要来管理各种类型的医疗保健服务（"医疗卫生专业人员"章节）。非人力资源包括医疗技术和医疗服务筹资（分别在对应标题的章节中讨论）。

资源与获得医疗服务密切相关。例如，在美国的某些农村地区，由于某些类别的卫生专业人员短缺，可及性受到限制。技术的发展和传播也决定了人们可以获得的医疗保健水平。为医疗保险提供资金和向医疗服务提供者的报销额会间接影响可及性。

系统过程

系统资源影响基础设施的发展和变化，例如，医院、诊所和疗养院，他们对于不同的医疗过程至关重要。大多数医疗服务是在非机构环境中提供的，主要与称为门诊治疗的过程相关（"门诊和初级卫生保健服务"章节）。例如，医院、疗养院和康复机构提供的机构卫生服务主要是住院服务（"住院设施与服务"章节）。管理式医疗和综合机构（在相同标题的章节中讨论）代表了在筹资（包括支付和保险）和医疗服务提供上的根本变化。长期护理的特殊机构和社区环境也已发展（在相同标题的章节中讨论）。应提供服务，以满足某些弱势群体的特殊需求（"特殊人群的医疗卫生服务"章节）。

系统结果

系统结果指的是围绕医疗服务系统能够实现或未实现的主要目标的关键问题和

关注点，以便向整个国家提供符合某些既定质量标准的具有成本效益的医疗服务。系统模型的前三个要素在实现这一目标方面发挥着关键作用。可及性、成本和质量是评估医疗服务系统（"成本、可及性与质量"章节）成功与否的主要结果标准。有关这些标准的问题和关注引发了通过医疗政策（"医疗卫生政策"章节）改革该系统的广泛举措。

系统展望

动态的医疗系统必须具有前瞻性。从本质上讲，在预期的社会、经济、政治、技术、信息、生态、人类文化和全球变革力量方面，它必须预测将会实现的为人所需的系统的结果（"未来的医疗卫生服务"章节）。

►► 总结

美国有一个独特的医疗卫生服务体系。它的基本特征是其各子系统的拼凑。它提供医疗服务，是基于私人和公共筹资，通过私人医疗保险和公共保险计划，后者的计划是针对特殊群体的。与流行的观点相反，美国的医疗卫生服务不受自由市场原则的约束，充其量只是一个不完美的市场。然而，与国家医疗卫生服务体系的情况一样，该体系不受单一实体的支配或控制。

世界上没有一个国家拥有完美的医疗保险体系，大多数拥有国家医疗保险计划的国家也存在不同规模的私营部分。由于资源的限制，即使在提供全民医疗保险的国家，全民保险覆盖仍然是一个理论概念。由于资源稀缺以及这些国家对医疗服务的强烈潜在需求，世界上的发展中国家也面临严峻挑战。

医疗管理者必须了解医疗卫生服务体系如何运作和发展。这种理解可以帮助他们在医疗体系的宏观环境中保持正确的战略地位。系统框架提供了一种组织完善的方法来理解美国医疗卫生服务体系的各个组成部分。

►► 测试题

专业术语

可及性（access）

道德风险（moral hazard）

四职能模型（quad-function model）

行政成本（administrative costs）

国民健康保险（national health insurance，NHI）

医疗费用报销（reimbursement）

平衡账单（balance bill）

国民卫生系统（national health system，NHS）

单一付费制度（single-payer system）

防御性医疗（defensive medicine）

需要（demand）

社会医疗保险（socialized health insurance，SHI）

自由市场（free market）

打包定价（package pricing）

参与标准（standards of participation）

总额预算（global budgets）

虚拟供方（phantom providers）

体系（system）

医疗卫生改革（health care reform）

保险费成本分摊（premium cost sharing）

第三方（third party）

健康计划（health plan）

初级保健（primary health care）

没有医疗保险的人（uninsured）

管理式医疗（managed care）

供方（provider）

全民享有（universal access）

医疗补助计划（Medicaid）

供方诱导需求 provider-induced demand

全民医疗保险（universal coverage）

医疗保险计划（Medicare）

使用率（utilization）

复习题

1. 为什么在美国医疗卫生服务体系中成本控制仍然是一个难以完成的目标?

2. 医疗卫生服务体系中的两个主要目标是什么?

3. 美国医疗卫生服务体系的四职能模型中,每一种职能在医疗卫生服务体系中分别扮演什么角色?

4. 雇主通过购买保险计划给员工提供健康福利的主要原因是什么?

5. 尽管有公费医疗保险和私人医疗保险计划,为什么还有一些美国居民仍然没有医疗保险?

6. 什么是管理式医疗?

7. 为什么美国医疗卫生服务市场被认为不完善?

8. 讨论保险在医疗卫生服务体系的中介作用。

9. 谁是美国医疗卫生服务体系的主要参与者?这些参与者自身利益矛盾的积极和消极影响分别是什么?

10. 政府在美国医疗卫生服务体系中扮演什么重要角色?

11. 医疗卫生服务的管理者和政策制定者理解医疗卫生服务体系的复杂性为什么如此重要?

12. 国家医疗保险和国家医疗卫生服务体系的区别是什么?

13. 什么是社会医疗保险?

14. 请回顾《平价医疗法》,它的主要目标是什么?

►► 参考文献

Ahmed, S. M., et al. 2016. Cross-country analysis of strategies for achieving progress towards global goals for women's and children's health. *Bulletin of the World Health Organization* 94, no. 5: 351-361.

Akaho, E., et al. 1998. A proposed optimal health care system based on a comparative study conducted between Canada and Japan. *Canadian Journal of Public Health* 89, no. 5: 301–307.

Altman, S. H., and U. E. Reinhardt. 1996. Introduction: Where does health care reform go from here? An uncharted odyssey. In: *Strategic choices for a changing health care system*. S. H. Altman and U. E. Reinhardt, eds. Chicago, IL: Health Administration Press. pp. xxi–xxxii.

Altman, S. H., and S. S. Wallack. 1996. Health care spending: Can the United States control it? In: *Strategic choices for a changing health care system*. S. H. Altman and U. E. Reinhardt, eds. Chicago, IL: Health Administration Press. pp. 1–32.

American Association of Colleges of Pharmacy. 2017. *Academic pharmacy's vital statistics*. Available at: http://www.aacp.org/about/Pages/Vitalstats.aspx. Accessed April 2017.

American Dental Association. 2017. *Education*. Available at: http://www.ada.org/en/science-research/health-policy-institute/dental-statistics/education. Accessed April 2017.

Arora, S., et al. 2013. *Public payment and private provision: The changing landscape of health care in the 2000s.* Nuffield Trust. Available at: https://www.nuffieldtrust.org.uk/research/public-payment-and-private-provision-the-changing-landscape-of-health-care-in-the-2000s. Accessed February 2017.

Association of American Medical Colleges. 2017. *2016 data book.* Available at: https://www.aamc.org/data/databook/tables/. Accessed April 2017.

Australian Government. 2011. *Improving primary health care for all Australians.* Canberra, Australian: Commonwealth of Australia. Available at: http://www.g21.com.au/sites/default/files/dmdocuments/ImprovingPHCforallAustralians.pdf. Accessed April 2017.

Australian Government, Department of Health. 2016. *Department of Health annual report 2015-16.* Canberra, Australia: Commonwealth of Australia. Available at: http://www.health.gov.au/internet/main/publishing.nsf/Content/annual-report2015-16. Accessed February 2017.

Australian Institute of Health and Welfare. 2017. *Australia's health system.* Available at: http://www.aihw.gov.au/australias-health/2016/health-system/. Accessed April 2017.

Barber, S. L., et al. 2013. The reform of the essential medicines system in China: A comprehensive approach to universal coverage. *Journal of Global Health* 3, no. 1: 10303.

Barua, B., et al. 2016. *The sustainability of health care spending in Canada.* Vancouver, Canada: Fraser Institute.

Bill and Melinda Gates Foundation. 2017. *Integrated delivery strategy system.* Available at: http://www.gatesfoundation.org/What-We-Do/Global-Development/Integrated-Delivery. Accessed February 2017.

Blumel, M., and R. Busse. 2016. *The German health care system.* The Commonwealth Fund. Available at: http://international.commonwealthfund.org/countries/germany/. Accessed February 2017.

Blumenthal, D., and W. Hsiao. 2005. Privatization and its discontents: The evolving Chinese health care system. *New England Journal of Medicine* 353, no. 11: 1165–1170.

Brown, L. D., and V. E. Amelung. 1999. "Manacled competition": Market reforms in German health care. *Health Affairs* 18, no. 3: 76–91.

Brownie, S., et al. 2014. Australian health reforms: Enhancing interprofessional practice and competency within the health workforce. *The Journal of Interprofessional Care* 28, no. 3: 252–253.

Canada Minister and Attorney General. 2016. *Canada Health Act.* Available at: http://laws-lois.justice.gc.ca/eng/acts/c-6/. Accessed April 2017.

Canadian Institute for Health Information. 2012. *National health expenditure trends, 1975 to 2012.* Ottawa, ON: The Institute. Available at: https://secure.cihi.ca/free_products/NHEXTrendsReport2012EN.pdf. Accessed December 2013.

Centers for Medicare and Medicaid. 2015. *National health expenditures 2015 highlights.* Available at: https://www.cms.gov/research-statistics-data-and-systems/statistics-trends-and-reports/nationalhealthexpenddata/downloads/highlights.pdf. Accessed February 2017.

Church, J., and P. Barker. 1998. Regionalization of health services in Canada: A critical perspective. *International Journal of Health Services* 28, no. 3: 467–486.

Cohen, R. A., et al. 2016. *Health insurance coverage: Early release of estimates from the National Health Interview Survey, January–March 2016.* National Center for Health Statistics. Available at: http://www.cdc.gov/nchs/nhis/releases.htm. Accessed February 2017.

Deloitte. 2017. *2017 global health care sector outlook: Making progress against persistent challenges.* Available at: https://www2.deloitte.com/global/en/pages/life-sciences-and-healthcare/articles/global-health-care-sector-outlook.html. Accessed February 2017.

DeVore, S. 2014. *The changing health care world: Trends to watch in 2014.* Available at: http://healthaffairs.org/blog/2014/02/10/the-changing-health-care-world-trends-to-watch-in-2014/. Accessed May 2016.

Dickson, G. 2016. Health reform in Canada: Enabling perspectives for health leadership. *Healthcare Manage Forum* 29, no. 2: 53–58.

Dixon, A., and R. Robinson. 2002. The United Kingdom. In: *Health care systems in eight* countries: *Trends and challenges*. A. Dixon and E. Mossialos, eds. London, UK: European Observatory on Health Care Systems, London School of Economics & Political Science. pp. 103–114.

Feldstein, P. J. 1993. *Health care economics*. 4th ed. New York, NY: Delmar.

Granovsky, D. 2016. A new government: A new open and collaborative era? *Canadian Nurse* 112, no. 1: 15–18.

Hall, J. 1999. Incremental change in the Australian health care system. *Health Affairs* 18, no. 3: 95–110.

Health Canada. 2013. Available at: http://laws-lois .justice.gc.ca/eng/acts/C-6/index.html. Accessed July 2013.

Health Council of Canada. 2013. *Progress report 2013*. Available at: http://www.healthcouncilcanada .ca/rpt_det.php?id=481. Accessed July 2013.

Health Resources and Services Administration (HRSA). 2015. *2015 health center data: Health center program grantee data*. Available at: https://bphc.hrsa.gov/uds/datacenter.aspx. Accessed February 2017.

Health Systems and Policy Monitor (HSPM). 2012. *Health systems in transition (HiT) profile of Canada*. Available at: http://www.hspm .org/countries/canada22042013/livinghit .aspx?Section=6.1%20Analysis%20of% 20recent%20reforms&Type=Section. Accessed April 2017.

Health Systems and Policy Monitor (HSPM). 2015. *United Kingdom*. Available at: http://www.hspm .org/countries/england11032013/countrypage .aspx. Accessed May 2016.

Health Systems and Policy Monitor (HSPM). 2016. *Country page: Germany*. Available at: http:// www.hspm.org/countries/germany28082014 /countrypage.aspx. Accessed February 2017.

Healy, J. 2002. Australia. In: *Health care systems in eight countries: Trends and challenges*. A. Dixon and E. Mossialos, eds. London, UK: European Observatory on Health Care Systems, London School of Economics & Political Science. pp. 3–16.

Hemenway, D., and D. Fallon. 1985. Testing for physician-induced demand with hypothetical cases. *Medical Care* 23, no. 4: 344–349.

Hsiao, W. C. 1995. Medical savings accounts: Lessons from Singapore. *Health Affairs* 14, no. 2: 260–266.

Hsu, S. 2015. *China's health care reforms*. Available at: http://thediplomat.com/2015/05/chinas-health -care-reforms/. Accessed May 2016.

Ikegami, N., and G. F. Anderson. 2012. In Japan, all-payer rate setting under tight government control has proved to be an effective approach to containing costs. *Health Affairs* 31, no. 5: 1049–1056.

Ikegami, N., and J. C. Campbell. 2004. Japan's health care system: Containing costs and attempting reform. *Health Affairs* 23: 26–36.

Impact of Obamacare on coverage. 2016. *Congressional Digest* 95, no. 3: 7–32.

Kaiser Family Foundation. 2017. *Current status of state Medicaid expansion decisions*. Available at: http://kff.org/health-reform/slide/current-status -of-the-medicaid-expansion-decision/. Accessed February 2017.

Lagomarsino, G., et al. 2012. Moving towards universal health coverage: Health insurance reforms in nine developing countries in Africa and Asia. *Lancet* 380, no. 9845, 933–943.

MacPhee, S. 1996. Reform the watchword as OECD countries struggle to contain health care costs. *Canadian Medical Association Journal* 154, no. 5: 699–701.

Matsuda, R. 2016. The Japanese health care system, 2015. In: *International profiles of health care systems, 2015*. E. Mossialos, M. Wenzl, R. Osborn, and D. Sarnak, eds. New York, NY: The Commonwealth Fund. pp. 107–114. Available at: http://www.commonwealthfund.org/~/media /files/publications/fund-report/2016/jan/1857 _mossialos_intl_profiles_2015_v7.pdf. Accessed February 2017.

McClellan, M., and D. Kessler. 1999. A global analysis of technological change in health care: The case of heart attacks. *Health Affairs* 18, no. 3: 250–257.

National Health Services England. (2015). Five Year Forward View: Time to deliver. Available at: https://www.england.nhs.uk/wp-content/uploads /2015/06/5yfv-time-to-deliver-25-06.pdf. Accessed February 2017.

Naylor, C. D. 1999. Health care in Canada: Incrementalism under fiscal duress. *Health Affairs* 18, no. 3: 9–26.

Nomura, H., and T. Nakayama. 2005. The Japanese healthcare system. *BMJ* 331: 648–649.

Office of National Statistics. 2015. *Expenditure on healthcare in the UK, 2013*. Available at: https://

socialwelfare.bl.uk/subject-areas/services
-activity/health-services/ons/176574dcp171766
_399822.pdf. Accessed April 2017.

Organization for Economic Cooperation and Development (OECD). 2012. *Development: Aid to developing countries falls because of global recession*. Available at: http://www.oecd.org/newsroom/developmentaidtodeveloping countriesfallsbecauseofglobalrecession.htm. Accessed April 2017.

Parente, S. T., and R. Feldman. 2013. Micro-simulation of private health insurance and Medicaid take-up following the U.S. Supreme Court decision upholding the Affordable Care Act. *Health Services Research* 48, no. 2 Pt 2: 826–849.

Podger, A. 1999. Reforming the Australian health care system: A government perspective. *Health Affairs* 18, no. 3: 111–113.

Rodin, J., and D. de Ferranti. 2012. Universal health coverage: The third global health transition? *Lancet* 380, no. 9845: 861–862.

Rosen, B. 2016. The Israeli health care system, 2015. In: *International profiles of health care systems, 2015*. E. Mossialos, M. Wenzl, R. Osborn, and D. Sarnak, eds. New York, NY: The Commonwealth Fund. pp. 87–95. Available at: http://www.commonwealthfund.org/~/media /files/publications/fund-report/2016/jan/1857 _mossialos_intl_profiles_2015_v7.pdf. Accessed February 2017.

Rosen, B., et al. 2016. Israel: Health system review. *Health Systems in Transition* 17, no. 6: 1–243.

Sachs, J. D. 2012. Achieving universal health coverage in low-income settings. *Lancet* 380, no. 9845: 944–947.

Salkeld, G. 2014. *Creating a better health system: lessons from Singapore*. The Conversation. Available at: http://theconversation.com/creating -a-better-health-system-lessons-from -singapore-30607. Accessed May 2016.

Santerre, R. E., and S. P. Neun. 1996. *Health economics: Theories, insights, and industry studies*. Chicago, IL: Irwin.

Schieber, G., and A. Maeda. 1999. Health care financing and delivery in developing countries. *Health Affairs* 18, no. 3: 193–205.

Singapore Ministry of Health. 2007. *Eldershield experience 2002-2007*. Available at: https://www.moh.gov.sg/content/dam/moh_web /Publications/Information%20Papers/2007 /ESH_Experience_2002-2007.pdf. Accessed April 2017.

Singapore Ministry of Health. 2012. *Medisave for Chronic Disease Management Programme (CDMP) and vaccinations*. Available at: http://www.moh.gov.sg/content/moh_web/home /policies-and-issues/elderly_healthcare.html. Accessed December 2013.

Takamura, A. 2015. The present circumstance of primary care in Japan. *Quality in Primary Care* 23, no. 5: 262.

Tan, K. B., et al. 2014. Monitoring and evaluating progress towards universal health coverage in Singapore. *PLoS Medicine* 11, no. 9: e1001695.

Thorlby, R., and S. Arora. 2016. The English health care system, 2015. In: *International profiles of health care systems, 2015*. E. Mossialos, M. Wenzl, R. Osborn, and D. Sarnak, eds. New York, NY: The Commonwealth Fund. pp. 49–58. Available at: http://www.commonwealthfund.org/~/media /files/publications/fund-report/2016/jan/1857 _mossialos_intl_profiles_2015_v7.pdf. Accessed February 2017.

Tsutsui, T., and N. Muramatsu. 2007. Japan's universal long-term care system reform of 2005: Containing costs and realizing a vision. *Journal of the American Geriatrics Society* 55: 1458–1463.

Uberoi, N., et al. 2016. *Health insurance coverage and the Affordable Care Act, 2010-2016. ASPE Issue Brief*. Washington, DC: Office of the Assistant Secretary for Planning and Evaluation.

USAID. 2015. *USAID's vision for health systems strengthening: 2015-2019*. Available at: https://www.usaid.gov/what-we-do/global-health /health-systems/usaids-vision-health-systems -strengthening. Accessed February 2017.

U.S. Census Bureau. 2012. *The 2012 statistical abstract*. Available at: https://www2.census .gov/library/publications/2011/compendia /statab/131ed/2012-statab.pdf. Accessed April 2017.

Wagstaff, A., et al. 2009. China's health system and its reform: A review of recent studies. *Health Economics* 18: S7–S23.

Willcox, S. 2001. Promoting private health insurance in Australia. *Health Affairs* 20, no. 3: 152–161.

Wolinsky, F. D. 1988. *The sociology of health: Principles, practitioners, and issues*. 2nd ed. Belmont, CA: Wadsworth.

World Health Organization (WHO). 2014. Germany: Health system review. *Health Systems in Transition* 16, no. 2. Available at: http://www.euro.who.int/__data/assets/pdf _file/0008/255932/HiT-Germany.pdf?ua=1. Accessed May 2016.

World Health Organization (WHO). 2015. Israel: Health system review. *Health Systems in Transition* 17, no. 6. Available at: http://www.euro .who.int/__data/assets/pdf_file/0009/302967 /Israel-HiT.pdf. Accessed May 2016.

World Health Organization (WHO). 2016. *World health statistics 2016.* Available at: http://www .who.int/gho/publications/world_health _statistics/2016/en/. Accessed February 2017.

Yip, W., and W. C. Hsiao. 2008. The Chinese health system at a crossroads. *Health Affairs* 27: 460–468.

Yip, W., and A. Mahal. 2008. The health care systems of China and India: Performance and future challenges. *Health Affairs* 27: 921–932.

Yip, W. C., et al. 2012. Early appraisal of China's huge and complex health-care reforms. *Lancet* 379, no. 9818: 833–842.

Zhu, C. 2015. *Healthy China 2020.* Singapore: People's Medical Publishing House.

第一部分

体系建设原则

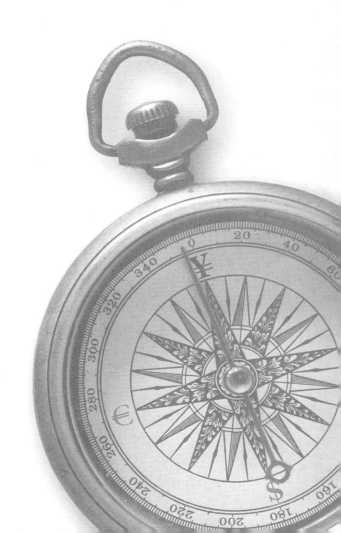

第 2 章　信念、价值观和健康

学习目标

- 了解健康和疾病的概念、风险因素以及促进健康和预防疾病的作用
- 根据《平价医疗法》总结疾病预防的必要条件
- 了解公共卫生概况及其在美国和全球范围内健康保护的扩展作用
- 探索健康的决定因素以及与健康有关的措施
- 了解美国人类文化价值观及其对医疗服务体系的影响
- 对比评估医疗服务的社会公正和市场公平理论
- 探索个人与人群健康的整合

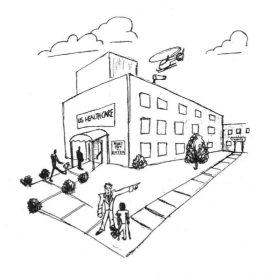

"这就是市场正义制度，社会正义在那里。"

▶▶ **简介**

从经济学视角看，治疗性药物似乎在健康改善中产生递减回报，同时增加了医疗支出（Saward 和 Sorensen，1980）。人们逐渐认识到社会在促进健康和预防疾病、残疾和过早死亡等方面的好处。然而，由于社会价值观和信仰普遍侧重于治疗疾病而不是促进健康，因此进展缓慢。健康定义及评估措施反映了类似的倾向。本章提出了一种平衡健康和医疗的方法，尽管完全实现这种理想面临困难和挑战。美国卫生与人类服务部（DHHS）自 1980 年以来实施了《10 年健康人群倡议》（10 - year *Healthy People initiatives*），其修辞是强硬的，可操作的策略和可持续的资金是薄弱的。

美国文化在奠定国家医疗保健体系基础方面具有重要影响，该体系仍然以私人为主。这一主题从本章开始即讨论，并继续在美国卫生服务的演变章节中讨论，建立国家医疗保健体系时的错误举措将在文化信仰和价值观的背景下讨论。

本章利用市场正义和社会公平的对比理论，进一步探讨卫生服务分配的公平性问题。美国医疗卫生服务体系包含这两个原则，二者在某些方面是互补的，而在其他领域可能产生冲突。

▶▶ **对管理者和决策者的意义**

本章涵盖的内容对卫生服务管理人员和决策者有以下几点启示：

- 人口的健康状况对卫生服务利用产生巨大影响，规划卫生服务必须遵循人口和健康的发展趋势，朝着减少疾病和残疾的方向努力。

- 应使用健康、健康决定因素和健康风险评估的基本含义来设计教育、预防和治疗措施。人们越来越重视基于社区对人口健康的贡献来评估卫生保健组织的有效性。本章讨论的概念可以指导管理人员实施最有价值的社区项目。

- 管理者和决策者可以使用健康状况和资源利用的量化标准评估现有项目的充分性和有效性，进而制定新策略、衡量进展情况，停止无效服务。

▶▶ 健康的基本概念

健康

在美国，健康和医疗保健的概念受医疗模式的约束，即生物医学模型。医疗模式将健康定义为没有疾病，这意味着当一个人没有疾病症状且不需要医疗时即为最佳健康状态。但是，它不是真正意义的健康。这种健康观强调临床诊断和医疗干预，不包括疾病预防和健康促进。因此，当使用"卫生保健"（health care delivery）这一术语时，实际上指的是治疗（medical care delivery）。

医学社会学家进一步将健康定义为个人履行其预期的社会角色和任务时的最佳能力状态，如工作、上学和家务劳动（Parsons，1972）。无法（不愿意）发挥其社会角色的人被认为是患者。这个概念似乎还不够充分，尽管患有疼痛，咳嗽，感冒和其他类型的暂时性疾病，包括精神窘迫，许多人仍然坚持履行其社会义务。然而，有一些人即使身体健康也会逃避社会责任。

急诊医学学会提出的健康定义强调健康的身体和精神，即"促进实现个人和社会目标的身心健康状态"（Ethics Committee，Society for Academic Emergency Medicine，1992）。这种健康观强调生理和情感协调一致的重要性。

世卫组织（1948）将健康定义为"身体、心理和社会适应能力的完整状态，而不仅仅是没有疾病或虚弱"。作为一种生物心理社会模式，世卫组织的定义特别将社会适应能力确定为健康的第三维度。例如，拥有社会支持网络与生活压力、自尊和社会关系呈正相关。相反，许多研究表明，社会隔离与更高风险的不健康和死亡率相关（Pantell 等，2013）。

世卫组织还将医疗卫生服务系统定义为以促进、恢复或维持健康为目的的所有活动（McKee，2001）。正如本章所指出的，卫生保健（health care）的含义不仅仅是医疗保健（medical care），医疗保健应当被定义为可以改善一个人健康和福利的各种服务。

在过去几十年里，人们对整体健康的兴趣越来越浓厚，强调人在各个方面的幸福。整体医学试图将个人作为一个整体来对待（Ward，1995）。例如，诊断和治疗应考虑围绕疾病起因的精神、情感、心灵、营养、环境和其他因素（Cohen，2003）。除了生理、心理和社会方面，整体健康将精神层面纳入第四要素（见图2-1）。越来越多的美国和其他国家的医学文献证明，一个人的宗教信仰和精神力对发病率和死亡率的治疗效果。世卫组织（2003）和其他机构编制的一些政策文件也反映了精神力作为医疗保健的一部分的重要性。

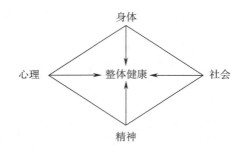

图 2-1　整体健康的四个维度

在文献回顾中，Chida 等（2009）得出结论，宗教行为/精神力与减少所有原因的死亡和心血管疾病死亡有关。参加正规宗教活动的心脏病患者具有显著的存活优势（Oman 等，2002）。宗教和精神信仰已经显示出对一个人生理、心理和社会适应能力有积极影响。许多研究表明宗教行为与保护性健康行为之间存在正向关系（Chida等，2009）。一些宗教团体在烟草使用、饮酒和饮食方面提倡健康的生活方式。文献研究发现这些社区的癌症风险降低（Hoff 等，2008）。精神寄托是帮助人们应对疾病的重要的内在资源。例如，在密歇根大学进行的一项研究发现，接受癌症治疗的妇女中有 93% 表示它们的宗教生活帮助它们维持了希望（Roberts 等，1997）。很多患者希望他们的医生考虑他们的精神需求，近半数的人表示希望医生与他们一起祷告（如果他们可以的话）（Post 等，2000）。

精神经常与个人的宗教信仰、价值观、道德观和经历联系在一起。广义而言，它被描述为生存的目的和意义，希望并愿意活下去、信仰、一个人与上帝的关系（Marwick，1995；Ross，1995；Swanson，1995）。衡量精神健康的临床量表包括是否相信有一股大于自己的力量、生活的目的、信仰、天意、祈祷、冥想、团体崇拜、宽恕的能力和感激生命（Hatch 等，1998）。

此外，还有几项正式评估帮助医生满足患者的精神需求。其中一个工具是愿望谈话（HOPE Questions），它使医生能够与患者谈论精神力，从而获得有关患者对医疗服务和信仰的重要信息（Anandarajoh 和 Hight，2001）。

尊重患者的价值观和信仰越来越被医学界认为是医疗照护文化的重要方面。越来越多的医学院和继续教育课程提供医学精神力方面的课程（Fortin 和 Barnett，2004）。此外，联合委员会（2003）建议医疗机构将评估患者的精神信仰和行为作为常规护理的一部分。

美国精神病学会宗教和精神病学委员会发布了一份声明，强调维护患者宗教/

精神信仰的重要性。2013 年，宗教或精神问题在最新一版《精神障碍诊断和统计手册》（第五版）中首次被列为诊断类别（DSM－5）。整体健康法还暗示需要将替代疗法纳入主流医学模型。

▶▶ 生活质量

生活质量一词被用来评价一个人在与医疗保健系统的接触期间和之后，对生活的满意度。这个词有两种用法。首先，是对医疗服务体验的满意度指标。如舒适因素、尊重、隐私、安全、独立程度、决策自主权以及对个人喜好的关注，这些因素被视为患者在任何类型的医疗服务期间都可以索求的权利。其次，可以指一个人对生活的总体满意度以及对健康的自我认知，尤其是在一些医疗干预之后。其含义是，理想的医疗过程和成功结果将对个人的功能、履行的社会角色和义务产生积极的影响，并带来满足感和自我价值感。

▶▶ 危险因素和疾病

疾病的发生不仅涉及单一因素。例如，仅仅存在结核杆菌并不意味着感染者会发展成肺结核。其他因素也可能对疾病的发展至关重要（Friedman，1980），如贫困、过度拥挤和营养不良。追踪风险因素——引起特定疾病或负面健康状况的可能性——需要广泛的方法。

有关疾病发生的一个常用解释（特别是传染病）有三个维度，即流行病学三角模型（见图 2－2）。首先，宿主是得病的有机体——通常指的是人。与宿主相关的因素包括遗传基因、免疫力水平、健康状况以及个人习惯和行为。其次，宿主致病必存病因，尽管病因存在并不能确定疾病发生。在前面的例子中，结核杆菌就是结

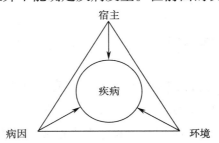

图 2－2　流行病学三角模型

核病的病因。病因的其他例子包括化学、辐射、香烟烟雾、饮食失调和营养不良症。最后，环境，是宿主的外部环境，包括环境的物质、社会、文化和经济方面。例如卫生、空气污染、人类文化信仰、社会公平、社会规范和经济状况。环境因素起着调节作用，可以增强或减少对疾病的易感性。由于这三个因素相互作用而产生疾病，疾病预防工作应侧重于减轻或消除所有与三个因素相关的风险因素。

行为风险因素

某些个人行为和个人生活方式是疾病的重要风险因素。例如，吸烟已被确定为美国可预防疾病和死亡的主要原因，因为它显著增加心脏病、中风、肺癌和慢性肺病的风险（DHHS，2004）。药物滥用、体育锻炼不足、高脂肪饮食、不负责任地使用机动车辆以及不安全的性行为是常见的行为风险因素。表 2-1 显示了具有选择行为风险的美国人口的百分比。

表 2-1   美国行为风险人口百分比

行为风险	人口百分比（%）	年份
酒精（12 岁及以上）	52.7	2014
大麻（12 岁及以上）	8.4	2014
可卡因使用情况（12 年级）	1.0	2014
可卡因使用情况（10 年级）	0.6	2014
可卡因使用情况（8 年级）	0.5	2014
吸烟（18 岁及以上）	16.8	2014
高血压（20 岁及以上）	30.4	2011—2014
超重和肥胖（20 岁及以上）	69.5	2011—2014
血清胆固醇（20 岁及以上）	12.1	2011—2014

注：数据是基于美国 12 岁及以上非制度化人口样本的家庭访谈。

资料来源：National Center for Health Statistics（NCHS）.2016. *Health*，*United States*，2015. Hyattsville，MD：Department of Health and Human Services. pp. 2，192，194，202，216.

急性、亚急性和慢性疾病

疾病可分为急性、亚急性或慢性疾病。急性病症是相对严重、偶发性（持续时间短）、通常可以治疗和恢复的。治疗一般在医院提供。急性情况的例子是突然肾功能衰竭或心肌梗死（心脏病发作）。亚急性病症是急性病不太严重的阶段。它可能是急性后的状况，需要出院后继续治疗。比如呼吸机和头部创伤护理。慢性病是一种持续存在的病，并不严重，但通常不可逆转。通过适当的医疗治疗可以控制慢性病，但如果不加以治疗，病情可能会导致严重的甚至危及生命的健康问题。慢性病的例子是高血压、哮喘、关节炎、心脏病和糖尿病。慢性病的影响因素包括种族、文化和行为因素以及社会和自然环境，如本章后面所述。

慢性病已成为导致死亡和残疾的主要原因。几乎 50% 的美国人至少患有一种慢性疾病［Robert Wood Johnson Foundation（RWJF），2010］，每 10 例死亡中有 8.7 人因慢性疾病导致死亡，心脏病和癌症占所有死亡人数的近 50%（WHO，2011）。1/4 的人死于心血管疾病，虽然心脏病在很大程度上是可以预防的，但与这种疾病相关的负担仍在增长。

大约一半美国人至少有一个主要的临床危险因素：高密度脂蛋白（LDL）胆固醇、高血压或吸烟［Centers for Disease Control and Prevention（CDC），2011］。其他主要的危险因素包括不运动、糖尿病和肥胖（Kannel 和 Abbott，1984）。

癌症是美国第二大死因，每年有超过 150 万人被诊断为癌症（Xu 等，2016）。最常见的癌症类型是乳腺癌、前列腺癌、肺癌和结肠癌（CDC，2016a）。虽然具体风险因素因癌症的类型而异，一般包括家族史、年龄、接触致癌物、饮食、肥胖和烟草使用。

截至 2016 年，超过 2 900 万美国人患有糖尿病，8 600 万人处在糖尿病前期——一种增加 2 型糖尿病风险的健康状况（CDC，2016b）。糖尿病的主要危险因素是肥胖。

慢性病对经济的影响很大，包括医疗费用和劳动力损失。医疗保健费用中约有 71% 用于慢性疾病（Gerteis 等，2014）。例如，2012 年已明确诊断的糖尿病的估算成本是 2 450 亿美元，包含降低生成率的 690 亿美元。处方药、医院住院护理和糖尿病用品的高成本促成了与该疾病相关的医疗费用高达 1 760 亿美元（American Diabetes Association，2013）。心脏病和中风的经济负担也很高，给美国经济带来每年大约 2 070 亿美元的医疗服务费用、药物费用和劳动力损失（Mozaffarian 等，2016）。总体来说，心血管疾病每年带来估计 3 170 亿美元的直接和间接成本。在美国，癌症的直接医疗花费是每年大约 880 亿美元。由于人口的增长和老龄化、生存的改善和照护成本的上升，这种疾病的经济负担预计将在未来显著增加（Yabroff 等，2011）。

造成美国人口慢性疾病的原因主要有三个：

● 新的诊断方法、医疗流程和药物明显改善了急性疾病的治疗，提高了存活率和寿命，其结果是越来越多的人罹患慢性病。随着人口老龄化和预期寿命延长，慢性病患病率会持续上升。

● 筛查和诊断在范围、频率和准确性等方面已经扩大和提高（RWJF，2010）。

● 生活方式，如高盐和高脂肪饮食以及久坐不动都是导致慢性病的风险因素。

影响慢性病最常见风险因素可以预防，预防措施包括改变生活方式。增加预防措施和降低胆固醇和高血压，预防心脏疾病和中风是个挑战（Franco 等，2011）。

在美国，肥胖和糖尿病的患病率在过去几年有所增加，部分原因是食物消费和技术进步，减少了劳动密集型职业的能量消耗（Caballero，2007；Finkelstein等，2005；Franco等，2009）。国家和地方卫生部门在制定健康促进预算时面临挑战。在大多数州和地方项目中，患有慢性病的人已经减少或消除（Johnson等，2011）。在大多数卫生保健机构，慢性疾病诊治没有标准或缺少整合（Bauer等，2014；Maylahn等，2013）。

疾病预防控制中心在加强公共卫生机构和私人医疗服务机构的联系，以预防慢性疾病和改善人口健康。为了实现这个目标，2009年《美国复苏与再投资法》为此拨款6.5万亿美元，DHHS提出了社区预防工作（CPPW）的倡议，其目标是"减少危险因素、预防或延缓慢性疾病、促进儿童和成人健康、促进社区积极与可持续的健康变化"（DHHS，2010a）。截至2013年6月，社区预防工作目标已实现73%（CDC，2013a）。社区预防工作在全国范围内增加了获得健康食物和饮品的环境，创造了城市的自行车道、支持了步行道路的发展、提供了学校日常体育活动的指导方针以增加体育锻炼的机会。该计划通过增加无烟区和扩大戒烟服务降低了二手烟的暴露。此外，社区预防工作提高了当地改善公共卫生干预的能力，开发支持公共卫生的产品，并指导项目的发展，以更好地支持长期的社区卫生服务。据估计，如果这些健康改善在干预期外持续在社区开展，将减少14 000人的死亡，到2020年24亿美元的医疗保健费用将被避免（Khavjou等，2014）。

►► 健康促进和疾病预防

健康促进和疾病预防计划建立在三个主要方面：

• 评价与寄主、病因、环境相关的风险因素及其健康后果的过程，通常被称为健康风险评估；只有知道风险因素及其健康后果，才能制定干预措施，帮助人们采取更健康的生活方式。

• 抵消关键风险因素的干预措施主要包括两种方法：（1）针对采取健康生活方式的目标行为矫正；（2）治疗性干预措施。

• 正如本章后面所讨论的，充足的公共卫生和社会服务包括所有与卫生相关的服务，旨在最大限度地降低风险因素及其负面影响，从而预防疾病，控制疾病暴发并控制传染因子的传播。

有许多途径可以激励个人改变可能导致疾病、残疾或死亡的行为。可以通过针对特定高风险人群的健康教育和激励措施来改善行为。以吸烟为例，健康促进的目的在于通过一系列措施促使人群改变其知识、态度和行为来戒烟。它还包括减少广告和其他促进尼古丁成瘾的环境诱因，以及财政激励和逆向激励。例如，较高的卷烟税已被用来阻止香烟的购买。

治疗性干预的预防有三个领域：一级预防、二级预防和三级预防。一级预防指为减少未来疾病发展的可能性而开展的活动（Kane，1988）。其目的是在疾病发生前抑制疾病的发展或消极的健康状况。例如，治疗性干预包括社区卫生举措，通过健康教育等措施以帮助患者戒烟和开展锻炼计划，以及防止诸如肺癌和心脏病等情况。工作场所的安全培训和实践可以减少严重的安全事故。产前保健可以降低婴儿死亡率。除了清洁水之外，免疫接种对预防儿童疾病和降低死亡率比任何其他公共卫生干预都有更大的影响（Plotkin 和 Plotkin，2012）。洗手、食品冷藏、垃圾收集、污水处理和保护供水源也是初级预防的一个例子（Timmreck，1994）。有许多事件强调食品安全和适当的烹饪可以防止潜在的致命事件爆发，如大肠杆菌引起的各类事件。

二级预防是指疾病的早期发现和治疗。健康筛查和定期健康检查是主要措施。例如，筛查高血压、癌症和糖尿病在早期治疗方面起到了重要作用。二级预防的主要目的是阻止疾病或损伤发展成损害或残疾（Timmreck，1994）。

三级预防指的是预防病情恶化，减少疾病的不良作用，防止进一步发展为疾病、损伤或残疾的干预措施。例如，经常转床的病人可以预防压疮，康复治疗可以防止永久性残疾，医院和疗养院的感染控制措施旨在预防医源性疾病（即由医疗保健过程引起的疾病或伤害）。

如表 2 - 2 所示，1991 年至 2013 年期间，预防、早期发现和治疗措施显著降低了癌症死亡率。这一下降是自 20 世纪 30 年代记录以来的首次持续下降。

表 2 - 2　　　　　　1991—2013 年美国癌症死亡率年度下降百分比　　　　　　单位：%

癌症的类型	1991—1995 年	1994—2003 年	1998—2007 年	2001—2010 年	2009—2013 年
所有癌症	3.0	1.1	1.4	1.5	1.5
乳腺癌	6.3	2.5	2.2	2.2	1.9
宫颈癌	9.7	3.6	2.6	1.5	0.8
卵巢癌	4.8	0.5	0.8	2.0	2.1
前列腺癌	6.3	3.5	3.1	2.7	3.6

资料来源：National Center for Health Statistics，Centers for Disease Control and Prevention，National Cancer Institute，SEER Cancer Statistics Review，1975 - 2010；National Cancer Institute. 2016. *State cancer profiles*. Available at：https：// statecancerprofiles. cancer. gov/recenttrend/index. php.

▶▶ 根据《平价医疗法》预防疾病

预防和健康在《平价医疗法》（ACA）中受到很大重视。实施 ACA 以后，1.37

亿万美国人，包括 2 850 万名儿童，获得了免费的预防性服务的保障（计划与评估部长助理室，2015）。

其他的 ACA 倡议包括预防和公共卫生基金（PPHF）用于国家预防工作，旨在改善治疗效果和提高治疗质量（美国公共卫生协会，2013）。外科医生办公室制定了一项国家预防战略鼓励联邦、州、部落、地方和地区政府之间的合作；商业、工业和其他私营部门合作；慈善组织；社区和信仰组织；和每个美国人之间一同合作通过预防改善健康（国家疾病预防委员会，2011）。

举一个联邦主导的减少慢性疾病的实例，疾病预防控制中心建立了全国糖尿病预防计划（NDPP）。2012 年，六家组织收到了 675 万美元，用于发展与大量糖尿病前期患者建立伙伴关系（CDC，2013b，2013c）。通过 NDPP，全国范围内的组织在医疗机构、诊所、药房、健康中心、工作场所和其他社区中心提供糖尿病预防生活方式计划。这些组织也致力于提高人们对生活方式改变的认识。组织鼓励健康专业人士指导糖尿病前期患者转变生活方式。该计划还提高了雇主的重视，其中一些雇主现在为生活方式改变计划提供保险覆盖，从而对雇员更有利。NDPP 正在努力确保质量和标准化的报告、监测和评估项目的有效性（CDC，2016c）。

2011 年，联邦基金将 1 000 万美元用于建立和评估全面的工作场所健康计划（DHHS，2011b）。从 2014 年开始，小型企业将获得 2 亿美元的健康补助资金，以鼓励形成健康计划和员工健康激励（Anderko 等，2012）。2015 年，有 4 680 万名员工在提供健康计划的公司工作。虽然工作场所健康计划是多样化的，并且在提供活动和服务方面有所不同，但它们都需要得到健康的保障和预防疾病以获得联邦资金的支持。2015 年，在提供健康福利的公司中，50% 的公司提供健康福利计划，用于戒烟、体重控制、营养和其他生活方式或行为辅导（Mattke 等，2013）。健康促进活动，如定点疫苗接种、生物指标筛查、健身福利以及工作场所健康食品的选择也是常见的。大多数提供健康计划的工作场所都提供了筛查和干预的服务组合。这些计划已被证明，每 1 美元花费在这个项目上能节省 3 美元的医疗费用，并减少旷工（Baicker 等，2010）。

►► 公共卫生

公共卫生对受益者公众来说仍然知之甚少。对于一些人来说，公共卫生形成了一个庞大的社会企业或福利体系的概念。对另一些人来说，这个术语还处在个人医疗服务范畴中。公共卫生的另一个概念可以应用于健康相关问题的一整套知识和技术（Turnock，1997）。但是，这些想法都没有充分反映公共卫生是什么。

医学研究所（1988）提出，公共卫生的使命是实现"确保人们健康条件的社会利益"。公共卫生涉及社会广泛关注的促进整个社会最佳健康状况的问题。它包括运用科学知识来抵抗任何可能危害大众健康和安全的威胁。由于其范围广泛，绝大多数公共卫生工作都是由政府机构进行的，例如美国的疾病预防控制中心。

医学实践与公共卫生之间有三大主要区别：

第一，医学关注个体患者——诊断症状、治疗和预防疾病，缓解疼痛和痛苦，维持或恢复正常功能。相反，公共卫生侧重于人群（Shi 和 Johnson，2014）。

第二，现代医学的重点是疾病的生物学原因以及治疗和疗法的发展。相反，公共卫生侧重于：（1）确定环境、社会和行为风险因素以及可能威胁人们健康和安全的新兴或潜在风险；（2）实施全人群干预措施，以尽量减少这些风险因素（Peters 等，2001）。医学着眼于疾病的治疗和健康的恢复。公共卫生涉及预防疾病和抵抗可能对人类健康产生消极影响的各种活动。公共卫生活动的范围从提供营养指导到通过加强交通安全的法律。例如，公共卫生包括向公众和卫生专业人员及时传播关于重要卫生问题的信息，特别是当传染病对大部分人群构成潜在威胁时。第三，与提供医疗服务相比，公共卫生涉及更广泛的专业人员。医疗部门包括医生、护士、牙医、治疗师、社会工作者、心理学家、营养学家、健康教育者、药剂师、实验室技术人员、卫生服务管理员等。除了这些专业人士之外，公共卫生还涉及卫生专家、流行病学专家、统计学专家、工业卫生学专家、环境卫生专家、食品和药物检查员、毒理学专家和经济学专家等专业人员（Lasker，1997）。

健康保护与环境健康

健康保护是公共卫生的主要功能之一。在 19 世纪 50 年代，John Snow 成功地将伦敦霍乱爆发的风险追溯到宽阔的街道水泵（Rosen，1993）。从那时起，环境健康就专门用于防止疾病通过水、空气和食物传播（Schneider，2000）。环境健康学以及其他公共卫生措施在 20 世纪中期有助于降低传染病的风险。例如，在 1900 年，肺炎、肺结核和痢疾是美国的三大杀手（CDC，1999）。现在不再是这种情况（见表 2 - 3）。随着 20 世纪的快速工业化，由于化学品、工业废物、传染性废物、辐射、石棉和其他有毒物质对健康造成严重危害，环境健康面临新的挑战。在 21 世纪，化学、生物和核试剂在恐怖分子和邪恶国家手中，已经成为一种新的环境威胁。

表 2 – 3   2014 年死亡的主要原因

死因	死亡数	百分比（%）
所有原因	2 626 418	100. 0
心脏疾病	614 348	23. 4
恶性肿瘤	591 699	22. 5
慢性下呼吸道疾病	147 101	5. 6
意外伤害	136 053	5. 2
脑血管疾病	133 103	5. 1
阿尔茨海默病	93 541	3. 6
糖尿病	76 488	2. 9
流感和肺炎	55 227	2. 1
肾炎，肾病综合征和肾病	48 146	1. 8
自杀	42 773	1. 6

资料来源：National Center for Health Statistics （NCHS）. 2016. *Health*, *United States*, 2015. Hyattsville, MD: Department of Health and Human Services. p. 107.

全球流行病期间的健康保护

随着时间的推移，公共卫生已成为一项复杂的全球事业。它的主要目标是在没有全球合作的情况下实现各种新老威胁的人口健康和安全目标。流感是全球范围内最常见的传染病，每年影响 300 万到 500 万人，导致 25 万到 50 万人死亡（Thompson 等，2009）。它每年在全球爆发。

禽流感的全球威胁也引发了公共卫生应对措施。疾病预防控制中心启动了一个网站，致力于教育公众有关禽流感的信息、传播途径以及过去和现在的疫情。该网站包含卫生专业人员、旅游业、家禽业、国家卫生部门以及可能暴露于禽流感的人的具体信息（CDC，2007）。

虽然有几种流感病毒存在，但目前在人类中传播的是 H1N1 和 H3N2（WHO，2016a）。2009 年 4 月墨西哥出现新型 H1N1 流感病毒后，美国卫生官员预测并准备应对流感大爆发，并且扩大了公共卫生体系的应对能力。该病毒影响到美国的每一个州，由于抗病毒药物不可用，美国人得不到保护。自那时起，全球一直在努力建立协作网络以交流信息并遏制全球流行病（WHO，2013）。

冠状病毒被认为在引起成年人感冒中占很大比例（国家疾病委员会，2015）。严重急性呼吸综合征（SARS）和中东呼吸综合征（MERS）冠状病毒爆发分别发生在 2003 年和 2012 年，但两株冠状病毒具有特别严重的健康影响。在 2003 年，SARS 作为一种伴随发烧和肺炎或其他呼吸道疾病症状的传染性疾病——从中国蔓延到加拿大。在世界范围内有超过 8 000 人受到这种传染病的影响（CDC，2012）。MERS 仍然在中东的部分地区出现。自从 2012 年 27 个国家报告了 MESR 病例以来，总共 1 888 个案例中 670 例死于这种疾病（WHO，2016b）。

世卫组织（2016c）公布的《2016 年世界疟疾报告》提供了全球流行病和疟疾死亡率的估计。2015 年，全世界估计有 21 200 万疟疾病例和 429 000 例疟疾死亡。病例主要分布在非洲（90%），其次是东南亚（7%）。2010 年到 2015 年，全球疟疾的发病率下降 21%，死亡人数下降 29%。

世卫组织（2016d）公布的《全球结核病（TB）报告》提供了目前世界范围内结核病流行的估计。在 2015 年，全世界估计有 1 040 万结核病例。60% 的病例在 6 个国家得到证实：印度、印度尼西亚、中国、尼日利亚、巴基斯坦和南非。多耐药结核病例尤其麻烦，在 2015 年有 48 000 例新增病例，另有 10 万新的利福平耐药结核病例。在 2015 年，估计有 140 万人由于结核病死亡。然而，2000 年到 2015 年，结核病的死亡率下降了 22%，结核病治疗在全球范围内避免了 4 900 万人死亡。即便如此，目前结核病仍是全球死亡的 10 大原因之一。

预防艾滋病，检查和治疗所有人。《2016 年进展报告》，是一项世卫组织报告（2016e），提供了全球人类免疫缺陷病毒（HIV）/获得性免疫缺陷综合征（AIDS）流行病的估计。截至 2015 年，全世界共有 3 750 万人感染 HIV/AIDS；同年，110 万人死于 AIDS 相关疾病。这一死亡率是 2 年来 HIV/AIDS 死亡人数最少的。流行病负担在撒哈拉以南的非洲最大，截至 2017 年，估计有 2 550 万人患有这种疾病（占全世界艾滋病毒携带者的 70%）。在 2015 年，这个地区的 8 万人死于 HIVS/AIDS。大约 66% 的新 HIV 感染也发生在这个地区。截至 2016 年 6 月，全球 1 820 万感染艾滋病毒的人接受了延长寿命的抗逆转录病毒疗法（ART），相比之下，2010 年有 750 万人，2000 年有少于 100 万人。此外，获得抗逆转录病毒疗法以防止 HIV 从母婴传播正在增加，2010 年以来新生儿中新的 HIV 感染率下降了 50%。

虽然有些类型的肝炎更为严重（如乙肝和丙肝），这种感染的所有变体都是病毒性的，并且存在于全球人群中。据估计，4 亿人至少受到一种类型的病毒性肝炎的感染，每年新增 600 万到 1 000 万的感染人群。总的来说，全球每年大约有 140 万人死于肝炎（GBD，2013；Mortality 和 Causes of Death Collaborators，2015；Jacobsen 和 Wiersma，2010）。乙型肝炎每年约造成 686 000 人死亡，估计有 2.4 亿是该病慢性感染。在撒哈拉以南非洲和东亚，5% 到 10% 的人口感染慢性乙型肝炎；在中东和印度，估计 2% 到 5% 的人口被慢性肝炎感染。大约 13 000 万到 15 000 万的人有慢性丙型肝炎，每年 70 万人死于相关肝病。非洲、中亚和东亚是受丙型肝炎影响最严重的区域。

最新爆发的埃博拉病毒，始于 2013 年 12 月，结束于 2016 年 4 月，在非洲有超过 28 000 例病例，其中 11 000 人死亡（WHO，2016f）。最近埃博拉疫情最严重的国家——几内亚、塞拉利昂和利比里亚——都在西非。现在疫情已经结束，目前的重点是准备和预防未来的流行病（WHO Ebola Response Team 等，2016）。2016 年 12 月，科学家报道了实验性埃博拉疫苗有非常好的效果（Henao - Restrepo 等，2017）。这是第一种预防这种病毒感染的疫苗，估计是 70% 到 100% 有效。

▶▶ 美国的健康保护和准备

自从 2001 年 9 月 11 日的"9·11"恐怖事件发生以来，美国开启了健康保护的新篇章。2002 年 6 月，布什总统签署了《2002 年公共卫生安全和生物恐怖主义防备反应法》，为保护美国人的健康和安全作出了努力。随后，2002 年《国土安全法》创建了国土安全部（DHS）并要求对国家资源进行重大调整，其首要任务是帮助防止、防范和应对美国的任何恐怖主义行为。它还提供了更好的举措来遏制对粮食和水供应的攻击；保护国家重要的基础设施（如核设施）；并追踪美国各地的生物材料。生物恐怖主义一词包括使用化学、生物和核剂对众多的平民造成伤害。

现在，健康保护和准备工作涉及应对任何自然或人为威胁的大规模行动。处理这些威胁需要进行大规模的准备，其中包括为联邦、州和地方各级的医疗、公共卫生、紧急护理和民防机构工作人员提供适当的工具和培训。它要求国家采取举措来制定对策，例如新疫苗、强大的公共卫生基础设施以及众多机构之间的协调。它也需要一个基础设施来处理大量的伤员和传染病患者的隔离设施。必须通过信息系统将医院、公共卫生机构和民防联系在一起。遏制感染因子，如天花，需要迅速发现、治疗、隔离并有组织地保护未受感染的人群。快速清理、疏散受影响的人群以及将受害者转移到医疗机构需要详细的计划和后勤保障。

21 世纪，美国面临几种重大的自然灾害，如 2005 年的卡特里娜飓风，2012 年的桑迪飓风和 2013 年的俄克拉何马州龙卷风，以及 2013 年 4 月 15 日发生的波士顿马拉松爆炸事件等人为伤亡事故。健康保护和准备工作正在不断努力重新启动举措，如 2006 年《预防大流行病和各种危害法》（PAHPA），也授权新的助理秘书长准备和响应（ASPR）在 DHHS 内部呼吁建立四年一度的国家卫生安全战略（NHSS）。美国疾病预防控制中心制定了"国家生物监测人类健康战略"，涵盖六个优先领域：电子健康信息交流、电子实验室信息交换、非结构化数据、综合生物监测信息、全球疾病检测与合作以及生物监测工作队伍。根据 DHHS 于 2009 年制定的

"国家卫生安全战略"，"2020 健康国民"将重点放在四个重要领域，其总体目标是"提高国家预防能力，准备、应对和从重大健康事件中恢复的能力"：官方发布关于公共卫生紧急情况信息的时间，指定人员应对紧急情况的时间，实验响应网络（LRN）实验室，以及在各州制定事后报告和改进计划的时间（DHHS，2010b）。一份进展报告显示，大多数州和地区都具有强大的生物实验室能力和容量，LRN 中近 90% 的实验室可以全天候使用（CDC，2010b）。

2011 年，健康警报网络（HAN）成立，这是一个旨在促进与健康威胁（包括生物恐怖主义）有关的沟通、信息和远程学习的全国性计划（DHHS，2011a）。该网络建成后，将连接各地方卫生部门以及生物恐怖主义准备和响应的其他组成部分，如实验室和国家卫生部门。

准备工作的关键概念之一是应急能力，定义为"医疗机构或系统扩大其运作范围以达到安全应对病人大量异常涌入的能力"（Bonnett 和 Peery，2007）。最初的反应是在当地的医疗机构，如医院进行。扩大医院应急能力的策略包括：早日让病情稳定的病人出院、取消选择性手术操作和入院、私人病房改为双人房、重新开放禁区、修订 12 小时灾害转移工作人员的时间、召回下班的人员，并建立临时外部庇护所（Hick 等，2004）。

如果地方级别的响应变得过载或无能力，则需要启动第二级灾难响应：社区级的应急能力。合作区域规划需要通过区域医疗设施网络共享人员和供应品（Hick 等，2004）。社区一级灾害规划的一个重要方面是侧重于该地区的运输物流。该地区救护车的数量和在事件期间获取这些资源的能力对于为危重患者提供适当照护至关重要（Kearns 等，2013）。

救灾的最后一层涉及国家灾难医疗系统（NDMS）下的联邦援助，实际上可以追溯到 20 世纪 80 年代，旨在应对大量的军事伤亡。灾害医疗救援队（DMATs）是NDMS 的一个重要组成部分，可以直接应对被覆盖社区的需求。DMATs 配备训练有素的人员（包括医疗和辅助服务），配备帐篷、水过滤器、发电机和医疗用品（Stopford，2005）。

技术的发展为灾害准备的进展作出了重大贡献。例如，美国正在使用新的信息和通信技术来简化各种组织之间的应急反应。社交媒体越来越多地被用作政府、社区和组织在灾难准备中的一种工具（例如，事件检测、灾后个人连接、准备和接收防灾信息、警告、信号）（Houston 等，2015）。

尽管取得了进展，美国的备灾工作仍然分散且资金不足。例如，定期对系统中的设备和用品进行审查、轮换、更换和升级仍然是一项挑战（Cohen 和 Mulvaney，2005）。鉴于制度和地方结构的不同，在尊重地方政府的同时，很难制定明确客观的标准和方法（Nelson 等，2007）。其他挑战包括在紧急情况下留住高素质的员工，缺乏足够的资金和资源来提供教育和培训机会（Walsh 等，2015）。

►► 健康决定因素

健康决定因素是影响个人和人群健康的主要因素。了解健康决定因素对于改善健康和长寿所必须实施的积极干预措施是必要的。

Blum 的健康决定因素模型

1974 年，Blum（1981）提出了一个"健康环境"模型，后来被称为"健康的力场和健康范式"。Blum 提出了四项有助于健康和幸福的主要投入（"力场"）：环境、生活方式、遗传和医疗保健。在思考个人或人群健康状况时必须同时考虑所有这些因素。换句话说，没有单一的途径来改善健康，因为健康决定因素以复杂的方式相互作用。因此，改善健康需要多管齐下。

Blum 健康决定因素模型中的四个楔形代表四个主力场。每个楔形的大小表示其相对重要性。最重要的力场是环境，其次是生活方式和遗传，医疗保健对健康和幸福的影响最小。Blum 模型还解释了四大力量在更广泛背景下的运用，受国家人口特征、自然资源、生态平衡、人类满意度和文化体系等广泛的国家和国际因素的影响。在这些因素中，还可以包括卫生保健服务系统的类型。在美国，大多数医疗卫生服务支出致力于治疗，而不是首先预防那些产生健康问题的因素。

环境

环境因素包括物质、社会经济、社会政治和社会文化层面。物理环境因素包括空气污染、食物和水污染物、辐射、有毒化学物质、废物、疾病媒介、安全危害和栖息地改变。

社会经济状态（SES）与健康之间的关系可以解释为受教育程度较高的人也有较高收入的普遍可能性。特定地理区域的贫富差距越大，该地区人口的健康状况可能越差。较大的收入差距造成社会不和谐，以及更大的社会心理压力，并因此导致健康状况较差（Wilkinson，1997）。例如，社会和谐的特点是一个宜人的社会环境中，人们互相信任和参与社区活动——与更低的总体死亡率和更好的健康状况相关（Kawachi 等，1997，1999）。即使是拥有国家健康保险项目的国家，如英国、澳大利亚、丹麦和瑞典，根据社会经济状态，健康方面的差距在持续扩大（Pincus 等，

1998）。还发现收入不平等和初级保健可用性之间的联合关系与个人自我评估健康状况显著相关（Shi 等，2002）。

生活方式

生活习惯因素，也被称为行为危险因素，在本章前面章节进行了讨论。本节提供了一些生活方式因素是如何与健康相关的实例。研究表明，饮食在当今的大多数健康问题中扮演着重要的角色。心脏病、糖尿病、中风和癌症是与饮食选择有直接联系的一些疾病。在世界各地，许多癌症的发病率和死亡率正在上升。然而，研究清楚地表明，癌症是可预防的。研究人员估计，30% 到 50% 的癌症发生和 30% ~ 35% 的癌症死亡与饮食有关（世界癌症研究基金会和美国研究所，2007）。目前的研究还表明，富含水果、蔬菜和低脂乳制品的饮食，以及饱和脂肪和总脂肪的减少，可以大大降低血压（参见 DASH 饮食推荐计划，来自 DHHS 2006）。

增加运动和身体锻炼是一种潜在的有用的、有效的和可接受的降低结肠癌风险（Macfarlane 和 Lowenfels，1994）和大多数其他健康问题的方法。吸烟和饮酒也是影响健康的重要生活方式因素。除了增加肺癌的风险外，吸烟会增加 2 ~ 4 倍冠心病和中风的风险（DHHS，2014）。一半的癌症死亡和将近一半的癌症诊断都可以通过健康的生活方式来改变，包括不吸烟、适度饮酒、保持健康的体重和有规律的运动（Song 和 Giovannucci，2016）。

遗传

遗传因素使个体易患某些疾病。虽然癌症不是完全遗传的，例如，当身体的健康基因失去抑制恶性生长的细胞能力或其他遗传过程停止正常工作时，癌症就会发生（Davis 和 Webster，2002）。虽然人们对他们的遗传结构几乎一无所知，但他们的生活方式和行为会对后代产生重大影响。最后，基因治疗的进展保持了治疗各种遗传或获得疾病的希望。

医疗保健

尽管生活方式、环境和遗传三个因素在决定健康方面很重要，但医疗保健仍然是健康的关键决定因素。尽管如此，根据 Blum 的说法，医疗保健是决定健康和幸福的最不重要的因素，但美国更多地关注医学研究和新医学研究技术的开发，而不是其他三个因素。值得注意的是，在西医现代化和医疗卫生服务支出扩大之前，死亡率明显下降。

初级保健的可用性可能是收入不平等影响人群健康水平的一种方式。Shi 及其同事（Shi 和 Starfield，2001；Shi 等，1999）的研究表明，除了收入不平等之外，获得初级保健的机会与降低死亡率、提高预期寿命以及改善出生结果显著相关。获得初级保健包括获取和使用预防性服务，这可以预防疾病或在较早、更容易治疗的阶段检测疾病。在美国，那些生活在初级保健医生与人口比例较高的州的人群更有可能比生活在比例较低的州的人群的健康状况要好（Shi 等，2002）。

健康决定因素的当代模型

当代健康模型建立在扩展的 Blum 健康决定因素框架之上。例如，Dahlgren 和 Whitehead（2006）提出的模型指出年龄、性别和基因构成是固定因素，但其他因素可以改变并积极影响人群健康。虽然个人生活方式因素可能有益于健康或损害健康，但更广泛的社会、经济、文化和环境条件往往对个人和人群健康有更大的影响。

另一个模型由 Ansari 及其同事（2003）提出，一个健康社会决定因素的公共健康模型，其中决定因素被分为四大类：社会决定因素、医疗保健系统、疾病诱发行为和健康效果。

世界卫生组织健康问题社会决定因素委员会（2008）总结说："人们出生、生活和工作的社会条件是个人健康状况的最重要决定因素"（Satcher，2010）。WHO 模型为理解社会经济和政治背景、结构决定因素、中介决定因素（包括物质环境、社会环境情况、行为和生物因素、社会和谐和医疗保健）提供了一个概念框架。对健康公平和幸福感的影响作为健康结果来衡量（见图 2-3）。

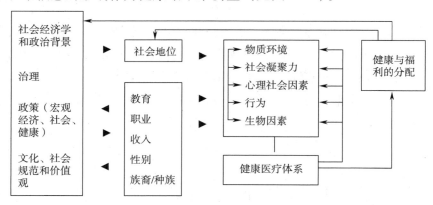

资料来源：Reproduced from Centers for Disease Control and Prevention（CDC）. 2010a. *Establishing a Holistic framework to reduce inequities in HIV*, *viral hepatitis*, *STDs*, *and tuberculosis in the United States*. Available at：https：// www.cdc.gov/socialdeterminants/docs/SDH - White - Paper - 2010. pdf. Accessed April 2017. Modified from Solar, O., and A. Irwin；World Health Organization（WHO）. 2010. *A conceptual framework for action on the social determinants of health*. *Social Determinants of Health Discussion Paper 2*（*Policy and Practice*）. Geneva，Switzerland：WHO.

图 2-3　世界卫生组织健康问题社会决定因素委员会概念框架

CDC 和 DHHS 等美国政府机构认识到了解决健康不平等的必要性。疾病预防控制中心国家艾滋病毒/艾滋病中心、病毒性肝炎、性病和结核病预防中心采用世卫组织健康决定因素框架，作为其行动指南。

▶▶ 与健康有关的测量指标

某些量化措施通常用于测量健康、健康状况和医疗服务的利用情况。定义健康及其范畴的方法有助于形成对未来的展望，客观的方法对于准确评估各种方案以及指导未来的规划活动方面发挥着关键作用。然而，衡量健康的客观方法相当有限，心理健康比身体健康更难以量化和衡量，对社会和精神健康的客观评估更加模糊。

人群概念适用于人群健康，它来自统计学和流行病学学科。"人群"一词不限于描述总人口，尽管通常以这种方式使用，但该术语也适用于确定的亚群，例如年龄组、婚姻类别、收入水平类别、职业类别、种族/族裔群体、患有常见疾病的人群、处于某一风险类别的人群，或某个国家某个社区或地理区域的人群。研究亚群的主要优点是它有助于将健康问题的存在追溯到确定的群体。这样做可以避免在大多数人的有利统计数据中隐藏少数群体的严重问题。通过查明某些明确定义的群体的健康问题，可以用最有效的方式部署有针对性的干预措施和新的政策举措。

身体健康测量

身体健康状况通常通过发病率（疾病和残疾）和死亡率来解释。此外，自我感知的健康状况是健康和幸福的常用指标，因为它与很多客观的健康状况指标高度相关。通过这项措施，受访者被要求将他们的健康在优秀、非常好、良好、一般或不佳中进行选择评估。自我感知的健康状况也是患者就诊的良好预测指标，包括一般的医疗和心理健康咨询。

寿命

预期寿命，即预测一个人将活多久，被广泛用作评价健康状况的基本指标。两种常见的指标是出生时的预期寿命（见表 2-4）和 65 岁时的预期寿命。这些措施由国家卫生统计中心（NCHS）等政府机构精确估计和发布。美国人口普查局（2016）预测美国的预期寿命将从 2014 年的 78.8 岁增加到 2050 年的 84.1 岁。

表 2 – 4　　　　　　　2002 年、2007 年和 2014 年美国出生时的预期寿命

年份	总数	男性	女性
2002	77.0	74.4	79.6
White	77.5	74.9	80.1
Black	72.2	68.7	75.4
2007	78.1	75.5	80.6
White	78.5	76.0	80.9
Black	73.8	70.3	77.0
2014	78.8	76.4	81.2
White	79.0	76.7	81.4
Black	75.6	72.5	78.4

资料来源：National Center for Health Statistics （NCHS）. 2016. *Health. United States*, 2015. Hyattsville, MD：Department of Health and Human Services. p. 95.

发病率

发病率或疾病（如癌症或心脏病）的测量值表示为新发生病例数和有危险人群总数的占比。处于危险中的人群包括同一社区或人群中可能患有疾病或病症的所有人（Smith，1979）。

发病率和患病率是两个被广泛使用的病例数的测量指标，用来描述疾病分布状态。

发病率计算在一定时间内（如一个月或一年）发生在风险人群中的新病例数（Smith，1979；见公式 2 – 1）。发病率描述了在特定时间内疾病对特定患者的影响。发病率在估计病程较短的情况下尤其有用。发病率下降意味着健康促进和疾病预防工作的成功，因为它们可以预防新病例（Ibrahim，1985）。发病率上升可能意味着即将发生流行病。

发病率 = 特定期间的新病例数/危险人群总数　　　　　　公式 2 – 1

患病率衡量特定人群中特定时间点的总病例数（见公式 2 – 2）。患病率可用于描述病程相对较长的疾病的严重程度。患病率降低表明通过实施治疗方案缩短了病程（Ibrahim，1985）。

患病率 = 特定时间点患某病的新旧病例数/特定人群总数　　公式 2 – 2

计算比率通常为分数，需要将分数除以代表一个已定义的人群人口总数，为了使这些分数具有意义和可解释性，它们被乘以 100（得到一个百分比），1 000（得到每 1 000 人的比率），10 000（得到每 10 000 人的比率）或者 10 的更高倍数。

残疾

疾病和伤害可能导致临时性或永久性，以及部分或全部残疾。虽然发病的概念

包括残疾以及疾病，但还是有特定的残疾测定。一些常见的测量是卧床天数、工作或上学缺勤天数、活动受限的天数。所有测量都是针对特定时间段，比如一年。

老年人中最常用的身体残疾测量指标之一是日常生活活动（ADLs）量表。ADLs 识别残疾人可能需要的个人护理的需求。取决于残疾的程度，个人护理需求可以采取适应性策略，由另一个人如家庭成员提供照顾或在护理机构获得照顾。因此，ADLs 量表适用于评估在社区居住和在机构居住的残疾人。Katz 和 Akpom（1979）开发的经典 ADL 量表包括六项基本活动：饮食、洗澡、穿衣、上厕所、梳洗、行走。为了评估居住在社区里的成人残疾情况，通常使用改进的卡兹量表。它由七个项目组成（Ostir 等，1999）。这些项目中的五种——饮食、洗澡、穿衣、上厕所、行走——已从原卡兹量表中保留下来。额外的两项是梳洗和步行 8 英尺。因此，修正的量表包括自我照护和活动能力项目。

另一种常用的身体机能测量是工具性日常生活能力（IADLs）量表。这一量表衡量在社区中独立生活所必需的活动，例如使用电话、驾车或单独乘坐公共汽车或出租车、购物、准备餐点、做简单家务、服药、处理财务、做繁重家务、走楼梯、没有帮助情况下走路半英里。IADLs 通常需要比 ADLs 要求更高的认知功能，因此，不是纯粹功能障碍的身体检查。IADL 量表衡量对自给自足很重要的活动的功能水平，如独立生活能力。

死亡率

死亡率作为人口健康指标，有不同的计算形式。粗死亡率是指总人口死亡率，它不特定于任何年龄组人群或疾病类别人群（见公式 2 - 3）。

$$粗死亡率 = 总死亡数（通常为 1 年）/总人口\qquad 公式 2 - 3$$

因为死亡率因种族、性别、年龄和疾病或病症类型而不同，所以计算特定死亡率也很有必要。（Dever，1984）。特定死亡率的例子是特定年龄死亡率（见公式 2 - 4）和特定原因死亡率（见公式 2 - 5）。特定年龄死亡率提供了一个人在特定年龄组中死亡风险（或概率）的衡量。特定原因的死亡率提供了一个衡量因特定原因而死亡的风险（或概率）的指标。

$$特定年龄死亡率 = 某一年龄段内的死亡人数/该年龄段的总人数$$

$$公式 2 - 4$$

$$特定原因死亡率 = 特定疾病死亡人数/总人数\qquad 公式 2 - 5$$

婴儿死亡率（见公式 2 - 6）是反映母亲和孩子在整个怀孕和出生过程中的健康状况的指标。它也反映了产前和产后照护的水平（Timmreck，1994）。

$$婴儿死亡率 = 出生后不满 1 周岁死亡人数/同期的活产人数\qquad 公式 2 - 6$$

人口变化

除了衡量疾病和死亡率之外，随着时间的推移，人口构成的变化对规划健康服务很重要。人口变化涉及三个组成部分：出生、死亡和迁徙（Dever，1984）。例如，老年人迁往南部和西南部各州需要在这些州规划充分的退休和长期护理服务。寿命也是决定人口变化的重要因素。例如，较低的死亡率、较低的出生率和较长的寿命共同表示人口老龄化。这一节将介绍出生和迁徙的测定。

出生

出生率和生育率是与出生相关的两个指标。出生率可用于评估出生对人口变化的影响，并以粗出生率（见公式2－7）衡量。

$$粗出生率 = 活产数（通常在1年以内）/总人口数 \qquad 公式2-7$$

生育率是指人口繁殖的能力（见公式2－8）。生育率是一个比出生率更精确的衡量，因为生育率与有生育能力人口的实际出生数有关。

$$生育率 = 活产数（通常在1年以内）/15\sim44岁女性人数 \qquad 公式2-8$$

移民

移民是指在特定地理区域之间人口的地理移动，并涉及永久居住地的变化。净移民率（见公式2－9）定义了移民（境内移民）和移民外迁（移出境外）造成的人口变化（Dever，1984）。这个比率在特定的时期内计算，例如1年，2年，5年等。

$$净移民率 = （移民人数 - 移出境外人数）/总人口数（在特定时期内）$$

$$公式2-9$$

心理健康测量

心理健康测量不如衡量死亡率和发病率客观，因为心理健康往往包含无法观察到的感受。相反，身体功能反过来可以在行为和表现上反映心理健康状况，可以更容易被观察到。因此，更恰当地衡量心理健康是指评估而非衡量。心理健康可以通过出现某些症状来评估，包括心理生理和心理症状。心理生理的例子，比如低能量、头痛和胃部不适。心理症状的例子是紧张抑郁和焦虑。对自己心理状态的自我评估也可用于心理健康评估。自我评估可以通过自我报告的心理困扰、焦虑、抑郁和心理健康的频率和强度开展。

社会健康测量

社会健康测量超越个人，涵盖了生活各个方面的社会联系程度，如家庭生活、工作生活和社区生活。布雷斯洛（1972）试图从四个方面衡量社会健康状况：（1）基于教育程度的可雇佣性、职业地位和工作经历；（2）婚姻满意度；（3）社交性，由亲密朋友和亲属的数量决定；（4）社区参与，包括参加宗教服务、政治活动和组织成员。

社会健康状况有时通过社会交往和社会资源进行评估。社会交往是根据一个人在特定时间内参加的社交联系或社交活动的数量来评估的。例如走亲戚和朋友，以及参加社交活动，如会议、野餐或其他郊游活动的。社会资源指的是可以依赖的社会接触，如亲戚、朋友、邻居和宗教协会的成员。社会交往可以被观察到，并且它们代表了这两个类别中更为客观的方面；然而，社交接触测量的一个批评是他们自己专注于事件和活动，很少考虑是如何亲身体验活动。与社会交往不同，社交资源不能被直接观察，最好通过询问个人直接问题来衡量。评估问题包括这些人是否可以依靠他们的社交联系来获得切实的支持和需要的陪伴，以及他们是否感到受到照顾、爱戴和被需要。

精神健康测量

在个人、社会和文化背景下，精神健康可以有各种各样的内涵。这种变化使得提出衡量精神层面的标准化方法变得非常困难。一般社会也有精神健康测量的实践，其中包括人们对幸福的自我认知、宗教经历，以及他们参与祷告和宗教活动的程度。

现在有大量的精神测量工具可供选择。精神评估的一般方法与任何特定的宗教或实践无关，因此不需要详细了解任何特定的宗教传统（Draper，2012）。通用量表的一个例子是由 Vella – Brodrick 和 Allen（1995）开发的《心理、身体及精神健康量表》，它评估例如精神干预的项目，包括从事冥想、瑜伽或祈祷；冥想或祈祷内心安宁的时间；冥想或祈祷的频率；宗教信仰；关于伦理和道德问题的讨论或阅读等。通过对精神测量工具进行综合分析，其主要内容涵盖精神状况、精神健康、精神需求、精神应对等维度（Monod 等，2011），但其用途主要局限于临床研究。

卫生服务利用率的测量

利用率指的是卫生保健服务的消费和卫生保健服务的使用程度。利用率测量可以用来确定人口中的哪些人接受或不接受某些类型的医疗服务。医疗保健提供者（例如医院）可以了解其服务的使用程度。利用率测量可以帮助管理者决定是否应该增加或消除某些服务，健康计划者可以确定计划是否有效地到达目标人群。例如，管理者能使用这些测量来确定需要多少张病床来满足特定人群的急诊照护需求（Pasley 等，1995）。因此，利用率测量在规划医疗服务提供能力方面起着关键作用。利用率测量太多以至于无法在此全部涵盖，只提供了一些通用的测量（见公式 2 – 10 至公式 2 – 16）。

利用率测量的粗略估计

初级保健服务的获得率 = 特定年份特定人群中咨询初级保健提供者的人数/人口总数

（此测量通常以百分比表示，即分数乘以 100%）　　　　公式 2 – 10

初级保健服务的利用率 = 特定年份特定人群的初级保健就诊次数/人口总数

（此测量通常表示为每人每年的就诊次数）　　　　公式 2 – 11

利用率测量的具体估计

特定服务的利用率 = 使用特定服务的特定目标人群中的人数/目标人群数

（所得到的分数乘以 100%，1 000‰，或更高的 10 的倍数以便于解释结果）

公式 2 – 12

特定住院服务的利用率 = 住院天数/人口数量

（所得到的分数乘以 100%，1 000‰，或更高的 10 的倍数以便于解释结果）

公式 2 – 13

特定机构利用率的测量

平均每日留院人数 = 特定时间段内的实际占用总床日数/同一时间段内的日历天数

公式 2 – 14

病床使用率 = 特定时间段内实际占用总床日数/同一时间段的可用床位总数

公式 2 – 15

或

平均每日留院人数/实际床位总数

（此测量以百分比表示，即该分数乘以 100%）

平均住院日＝在特定时间段内实际占用总床日数/在同一时间段内服务的患者总数

公式 2 - 16

全球健康测量

全球监测各种人群健康状况的变化需要使用"经过验证的"全球卫生指标。全球健康指标可分为直接衡量指标（如疾病，死亡，服务使用）和间接衡量指标（如社会发展，教育和贫困指标）；这些指标也分别被称为近端和远端指标。通过描述获得的教育水平和获得安全饮用水和卫生设施的人口统计数据，可以将一个国家比较准确地归类为拥有高、中或低疾病负担人口（Larson 和 Mercer，2004）。

世卫组织（2015）汇编了超过 100 项广泛反映关键公共卫生问题的指标。通常使用的预期寿命和死亡率指标包括 60 岁时的预期寿命、出生时的健康预期寿命、婴儿和 5 岁以下儿童的死亡率和成人死亡率。病因特异性死亡率是收集选定的传染性和非传染性疾病数据。卫生服务指标反映了人们接受重要健康干预的程度。这些服务包括未经满足的计划生育需求、产前保健覆盖率，住院分娩率、疫苗接种覆盖率以及儿童常见疾病的预防和治疗覆盖率。报告与死亡率和发病率增加相关的危险因素的指标也很重要。为了评估腹泻病传播的风险，重要的是要知道没有安全供水和卫生保健的百分比。在家庭中使用固体燃料是家庭污染的一个代理指标。糖尿病、高血压和肥胖的患病率都预示着心血管疾病和几种癌症的发生风险。

全球健康的间接指标包括与劳动力、基础设施、医疗技术和设备有关的卫生系统指标，以及政府卫生支出。影响健康的主要人口和社会经济因素包括小学入学率、贫困人口出生率、人口规模、出生率、死亡率、总生育率和人均国民总收入。

►► 人类—文化信念和价值观

价值体系指导社会成员界定该社会的理想状态。据观察，即使在美国这样复杂和高度分化的社会，其社会层面也具有相对完善的制度化共同价值体系（Parsons，1972）。虽然这种观点可能仍然存在，但美国社会现在有几个不同的亚文化群体，由于来自世界各地的移民不断涌入，这些亚文化群体的规模不断扩大。目前的卫生服务扎根在美国人民所支持的传统信仰和价值观，信仰和价值体系支配着医疗保健提供者的培训和总体定位、医疗服务设置的类型、资源的融资和分配以及获得医疗保健的方式和程度。

美国文化中普遍存在的信仰和价值观概述如下：

（1）美国强烈地相信科学的进步和科学方法在医学中的应用，这种信仰主要在管理美国医疗保健的医疗模式方面发挥了作用。因此，美国在医疗方面一直处于领先地位。这些发展对卫生服务提供有着很大的影响：

a. 他们增加了对最新治疗方法的需求，并提高了患者对治疗的期望。

b. 医疗专业人员一直专注于临床干预措施，而卫生和替代疗法整体没有得到足够的重视。

c. 卫生保健专业人员经过培训，专注于身体症状而不是疾病的潜在原因。

d. 诊断和治疗与疾病预防的整合一直滞后。

e. 大部分研究工作集中在医疗技术的发展上，更少的资源用于保护和增强健康和福祉。

f. 使用最新技术的医学专家受到更高的尊重，并且比全科医生的收入更高。

g. 医疗保健服务机构（如医院）的可用性往往通过对先进技术的获得来评估。

h. 尽管生物医学在生物医学模式中占据了中心位置，但心理健康的诊断和治疗还处于较低的地位。

i. 生物医学模式忽视了健康的社会和精神因素。

（2）美国一直是资本主义的拥护者。由于对资本主义的强烈信念，医疗保健在很大程度上被视为经济利益（或服务），而不是公共资源。

（3）资本主义文化促进企业家精神和自我决定。因此，获得卫生服务的个人能力在很大程度上决定了卫生保健的生产和消费（如将生产哪些服务，在哪里提供，以何种数量以及谁将获得这些服务）。一些关键的影响是：

a. 主要通过私人医疗保险提供高端医疗服务组成第一级，那些有公共保险的人属于第二级，未参保者组成第三级。

b. 贫困社区和富裕社区之间，以及农村和城市之间的服务类型有明确的区别。

c. 个人主义文化强调个人健康而不是人口健康。因此，医疗实践的目标是保持个人健康，而不是让整个社区保持健康。

d. 社会上最贫困的阶层——穷人、老年人、残疾人和儿童——引发了医疗补助（Medicaid）、医疗保险（Medicare）和儿童健康保险计划（CHIP）等公共计划的制定。

（4）美国医疗保健服务是以自由企业的原则和对政府的普遍不信任为导向的，这使得医疗保健大部分都在私人手中。因此，公共卫生职能与私人医疗行为之间也存在分离。

医疗保健的公平分配

经济资源的稀缺性是一个重要的经济概念。从这个角度看，医疗保健可以被看作一种经济利益。关于应该如何使用稀缺的医疗保健资源出现了两个基本问题：（1）应该生产多少医疗保健？（2）如何分配医疗保健？第一个问题涉及在整体经济中与所有其他商品和服务有关的卫生服务的适当组合。如果生产更多的医疗保健，社会可能有很少的资源生产一些其他物品，例如食物、衣服和交通运输工具。第二个问题更影响个人。它涉及谁可以接受哪种类型的医疗保健服务，以及如何限制服务的使用。

社会必须认为医疗保健的生产、分配和消费是公平的。没有哪个社会找到一种完全公平的分配有限经济资源的方法。实际上，任何资源分配方法都会造成一些不平等。因此，不同社会试图根据该社会所接受的一些指导原则来分配资源。这些原则根深蒂固在一个社会的价值观和信仰体系中。人们认识到，并不是每个人都能接受医学科学所提供的一切。

公平公正的医疗保健分配具有概念性和实践性差异。因此，正义理论需要解决医疗保健分配问题（Jonsen，1986）。尽管各种道德原则可以用于指导有关个人医疗保健公平公正分配的决策，但公平提供医疗保健服务的关注有两个截然不同的理论——市场正义和社会正义。

市场正义

市场正义的原则将医疗保健的公平分配归因于自由经济中的市场力量。医疗保健服务及其福利根据人们的支付意愿和能力进行分配（Santerre 和 Neun，2010）。换句话说，人们有权购买他们重视的商品和服务；他们将通过自己合法的努力获得财富来购买这些有价值的商品和服务。这是大多数商品和服务在自由市场中的分配方式，这也意味着自由市场给人们一些他们没有赚到的东西在道德上和经济上都是错误的。

美国医疗卫生服务系统概述一章讨论了自由市场的几个特征。那些市场特征是根据市场正义原则分配医疗保健服务的先决条件。应该补充的是美国的医疗保健不是在自由市场上交付的；而是在准市场中交付。因此，市场正义原则仅部分适用于美国的医疗保健服务体系。根据市场正义分配医疗保健是基于以下关键假设：

- 医疗保健像任何其他经济产品或服务一样，其分配和消费由自由市场供求力量决定。

- 个人对自己的健康负责。从成就回报中可以自由获得各种经济产品和服务，包括医疗保健。自己健康最佳，整个社会利益达到最大化（Ferguson 和 Maurice，1970）。

- 人们在决定购买保健产品和服务时作出理性选择。Grossman（1972）提出，健康也是一种投资商品——换句话说，人们认为购买医疗服务是一种投资。例如，投资在减少病假日时有货币回报，使额外的时间用于生产活动，如谋生或让生活变得更愉快和充实时，它可以在效用方面获得回报。

- 与医生协商后，人们知道对他们最好的安排是什么，这意味着人们对医生有一定程度的信任，并且医患关系还在持续。

- 市场在政府干预最小的情况下效果最佳。换句话说，市场而不是政府可以以最有效和公平的方式分配医疗资源。

根据市场正义，医疗保健的生产取决于消费者愿意和能够以现行市场价格购买多少。因此，价格和支付能力支配了人们消费的医疗服务的数量和类型。没有保险的人和缺乏足够收入来支付私人健康的人面临获得医疗保健的障碍。获得医疗保健的这种限制被称为需求方配给，或"按支付能力配给"（Feldstein，1994）。在一定程度上，通过慈善服务可以克服未投保人面临的障碍。

表2-5总结了市场正义制度下的关键特征及其影响。市场正义强调个人而不是集体要对健康负责。它提出了市场而非政府是解决社会健康问题的答案。

表2-5   市场正义与社会正义的比较

市场正义	社会正义
特征	
●将医疗保健视为经济利益	●将医疗保健视为社会资源
●医疗服务体系的自由市场假设	●需要政府积极参与医疗服务体系
●假设市场更公平地分配卫生资源	●假定政府更公平地分配卫生资源
●由市场需求决定卫生保健的生产和分配	●由中央计划确定的医疗资源分配
●医疗服务根据人们的支付能力进行分配	●支付能力对接受医疗服务无关紧要
●获得医疗服务被视为对个人努力和成就的经济奖励	●平等享有医疗服务被视为基本权利
影响	
●对个人负责	●健康的集体责任
●基于个人购买力的收益	●每个人都有权获得基本的一揽子福利
●对集体利益有限的义务	●对集体利益有强烈义务
●强调个人健康与福祉	●社区福祉取代个人
●社会问题的私人解决方案	●社会问题的公共解决方案
●基于支付能力的配给	●计划配给医疗保健

社会正义

社会正义观念与资本主义和市场正义的原则基本不一致。"社会正义"一词在19世纪由资本主义批判者提出，用来形容"好社会"（Kristol，1978）。根据社会正义原则，医疗保健公平分配是一项社会责任，通过政府管理医疗保健的生产和分配来实现。社会正义将医疗保健视为社会福利，而不是经济福利，应该由所有公民缴费，不管个人支付能力如何。表2-5总结了社会正义的主要特征和含义。加拿大人和欧洲人很久以前就达成了共识，医疗保健是一种社会福利（Reinhardt，1994）。公共卫生也有社会正义取向（Turnock，1997）。在社会正义制度下，由于缺乏资金而无法获得医疗服务被认为是不公平的。因此，公平分配医疗保健必须基于需要，而不仅仅基于购买能力（需求）。医疗保健的需要由患者或卫生专业人员确定。

社会正义原则基于以下假设：

- 医疗保健与其他商品和服务不同，应当基于需要而不是支付能力来支配。

- 要共同承担健康责任，促进健康是社会责任，个人无法控制某些环境因素，如经济不平等、失业或不卫生的条件。

- 社会有维护集体利益的责任。社会福祉优于个人福祉。不健康的人是社会的负担。例如，携带致命感染的人对社会构成威胁。大家都有责任通过为个人提供医疗保健促进社会健康，这对大家都有益。

- 政府（非市场）可以通过中央计划更好地决定生产多少医疗保健，以及如何在所有公民中分配。

就像在医疗保健中不存在真正市场正义一样，真正的社会正义也不存在。没有任何社会能够为其所有公民提供无限量的医疗服务（Feldstein，1994）。政府可能为所有人提供保险，但随后必须设法限制某些医疗服务的可用性。例如，在社会正义下，政府决定如何分配技术，谁可以获得某些昂贵的高科技服务，尽管基本服务可能面向所有人。政府负责供应方配给，这也简称计划配给或非定量配给。在社会正义系统中，政府使用"健康计划"一词来限制医疗服务的提供，尽管有限的资源通常比市场正义系统下的情况更为分散。正因为有必要对医疗保健进行定量分配，所以一个国家的公民可以得到普遍覆盖，但不能普及。即使被覆盖的个人有医疗需求，根据所需卫生服务的性质，个人可能必须等到服务可用时才能得到。

美国健康服务体系的正义

在一个准市场或不完善的市场中，如美国医疗服务市场，同时存在市场正义和社会正义两个原则。在一些领域，二者是相辅相成的，在其他领域，两者存在冲突。

对于有雇主健康保险的大多数中产阶级美国人（市场正义）和拥有公共医疗保险、医疗补助和CHIP的特定弱势群体（社会正义）来说，这两种相对的原则互为补充。被保险人群主要通过私人医生和私人机构（市场正义）获得医疗卫生服务。财政支持的县市医院、公共卫生诊所和社区卫生服务中心可以为未参保的人提供服务（社会正义）。

当美国医疗资源分布不均及初级保健医生普遍缺乏时，市场正义和社会正义原则会产生冲突（在医疗服务专业人员章节讨论）。因此，尽管有公共保险，许多医疗补助计划覆盖的患者也很难及时获得服务，特别是在农村和城市中心地区，部分原因是公共项目支付的费用低，相比之下，私人支付相对较高。

市场正义的限制

当分配不平等对社会影响不大的时候，市场正义原则在经济物品分配中发挥着良好的作用。例如，基于个人的成功，人们生活在不同大小和类型的家庭中，驾驶不同类型的汽车，并将钱花在各种各样的事物上。在其他情况下，某些资源的分配会对社会产生更广泛的影响。在这些领域里市场正义存在严重的局限性：

- 市场正义原则无法解决人们关心的重大问题。诸如犯罪、文盲和无家可归等普遍存在的社会问题会严重削弱社会和谐。事实上，美国已经认识到这些问题，并通过社会正义制订了方案。通过增加警察保护、公共支持的教育以及为许多穷人和老人提供补贴住房来解决问题。卫生保健是一个重要的社会问题，因为它不仅影响到人的生产力和成就，而且还提供基本的人格尊严。

- 市场正义并不总是能保护社会。个人健康问题会对社会造成负面影响，因为不健康并不总是局限于个人。比如艾滋病的流行，说明一个社会如何因最初仅影响少数亚人群的疾病而面临严重风险。与清洁的空气和水类似，从长远来看，医疗保健是一种社会问题，可以避免可预防疾病和残疾带来的负担，这种负担最终会由社会广泛承担。

- 市场正义在医疗卫生服务方面效果不佳。一方面，过去不断增长的经济和繁荣并没有显著减少没有保险的美国人数量。另一方面，经济下滑期间没有保险的人数增加。例如，在2007—2009年的经济衰退期间，500万美国人失去了就业医疗保险（Holahan，2011）。

►► 个体与群体健康的整合

人们已经认识到，医院急性病治疗、生物医学研究和高科技并未显著改善人群的健康状况。因此，医学模式应该与疾病预防、健康促进和初级卫生保健模式相结合，才能够显著改善健康。社会总是需要现代科学技术来治疗疾病，但健康促进和初级保健可以预防和延缓大多数疾病、残疾和过早死亡。综合方法将改善人口的整体健康状况，提高人们的生活质量并保护医疗资源。

医疗服务系统面临的真正挑战是将医疗和健康模式纳入整体健康环境。例如，"渥太华健康促进宪章"提到关怀、整体性和生态学是制定促进健康战略的基本问题（de Leeuw，1989）。"整体论"和"生态学"是指复杂关系存在于个体间、医疗卫生服务体系及物理、社会、文化和经济环境因素中。此外，越来越多的研究指出，精神层面必须纳入综合模型。

卫生保健服务系统面临的另一个同样重要的挑战是关注个人和人群健康结果。健康的本质是复杂的，身体、心理、社会和精神层面之间的相互关系并不清楚。将这种多层面的健康框架转化为有效配置以实现更好的个人和社区健康的具体行动是卫生保健系统面临的最大挑战之一。

为了使综合方法变为现实，美国必须解决公共卫生机构、医院和其他卫生保健提供者的卫生支出削减和服务协调问题。特别是社区医院对其所在社区的健康状况应当负有越来越多的责任。为了完成这个任务，医院必须首先对它们的社区进行健康评估。这种评估提供了当地人口健康的状况，卫生保健提供者能解决的具体需求。这些评估可以帮助确定应该优先干预以改善人口健康状况或解决与群体内某些亚人群有关的关键问题的干预措施。

健康国民举措

自1980年以来，美国已经实施了10年计划，概述了在每个10年期间要完成的某些关键的国家健康目标。这些目标是由在美国外科医生总局领导下的国家组织联合体制定的。这些计划中的第一个计划的国家目标是到1990年，减少所有年龄组中的过早死亡以及减少65岁以上人群的平均疾病天数提供了国家目标。

对该计划的最终审查得出的结论是，除青少年外，所有年龄组的过早死亡都已发生积极变化，但老年人的疾病没有减少。然而，这次审查为随后的十年计划的制定和修改目标奠定了基础（Chrvala 和 Bulger，1999）。

健康公民2000：国家健康促进和疾病预防目标确定了到2000年将实现的三个主要目标：（1）增加美国人健康生活时长；（2）减少健康差距和照护的浪费；（3）促进个人对健康的责任，以及改善基本服务的获取。从广义上讲，这些服务包括医疗保健、预防性服务、健康促进以及改善教育、生活方式、就业和住房的社会政策（见图2-4）。根据最后的评论，健康公民2000的主要成就包括：超过了减少冠心病和癌症死亡的目标；实现了乳房X线检查、暴力死亡、烟草相关死亡以及AIDS和梅毒发病率的指标；几乎达到婴儿死亡率和儿童血铅水平下降增加的目标；在减少特殊人群健康差异方面取得一些进展。

《渥太华宪章》建议通过社会公共政策和社区行动实现健康目标。一个综合的方法也需要建立一个新的模式来培训医疗保健专业人员与社区形成伙伴关系（Henry，1993）。与社区合作也反映在社区健康评估和健康公民倡议中。社区健康评估是

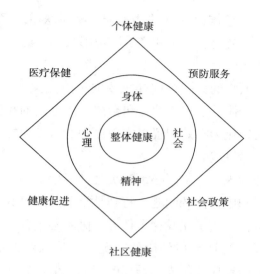

图 2 - 4 整体健康整合模型

一种用于对当地或州一级人群进行广泛评估的方法。为了整合个人和社区健康，评估最好通过与社区成员和地方当局的合作进行（DHHS，1992）。

2010 健康公民：健康社区的健康公民延续了早期的传统，作为改善 21 世纪头十年美国公民健康状况的工具。它侧重于两个广泛的目标：（1）提高健康生活质量和年数长度；（2）消除健康差距。它通过强调社区伙伴（企业、地方政府、公民、专业人士和宗教组织）作为有效代理人改善当地社区健康的作用，比以前的举措更进了一步（DHHS，1998）。最终报告显示，23% 的目标已达到或超过，国家在48% 的目标方面取得了进展。具体而言，出生时的预期寿命、预期健康状况良好或好转多年以及预期的没有活动限制的年份都得到改善。虽然许多目标已经实现或正在改善，但特定慢性病的预期年龄减少了，减少健康差距的目标也尚未实现。健康差距目标中的大约 80% 没有改变，甚至在另外 13% 的目标中有所增加（NCHS，2012）。因此，人口群体中慢性病和健康差距的减少仍然存在挑战。

健康公民 2020

2010 年启动的"健康公民 2020"（DHHS，2010b）有五项使命：（1）确定全国性健康改善重点；（2）提高公众对健康、疾病和残疾的决定因素和发展机会的认识和理解。（3）提供可在国家、州和地方各级使用的可衡量的目标。（4）由最佳的证据和知识推动多个部门参与并采取行动。（5）确定关键的研究和数据收集需求。其四大首要目标是：

- 获得高质量、更长的寿命，免于可预防的疾病、残疾、伤害和过早死亡。

- 实现健康公平，消除差距，改善所有群体的健康状况。
- 创造促进人人健康的社会和物质环境。
- 提高生活质量，健康发展和健康行为。

这些总体目标符合早期健康公民倡议的传统，但特别强调健康的决定因素。

图 2-5 展示了实现 2020 健康公民总体目标的行动模式。该模型表明，干预措施（即政策、计划、信息）在四个层面影响健康决定因素：（1）个人；（2）社会、家庭和社区；（3）生活和工作条件；（4）广泛的社会、经济、文化、健康和环境条件。结果将通过评价、监测和评估来证明，结果的传播将为未来的干预提供反馈。

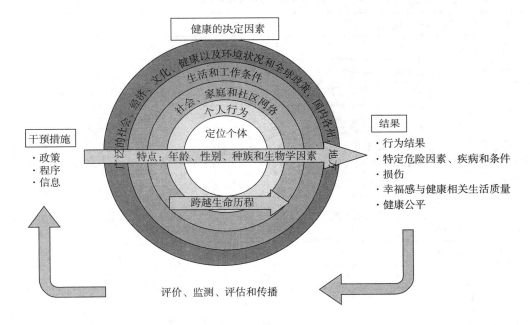

Courtesy of Department of Health and Human Services（DHHS）. 2008. *The Secretary's Advisory Committee on National Health Promotion and Disease Prevention Objectives for* 2020. 2008. *Phase Ireport：Recommendations for the framework and format of Healthy People* 2020. *Section IV. Advisory Committee findings and recommendations.* Available at：http：//www. healthypeople. gov/2010/hp2020/advisory/phasei/sec4. htm. Accessed April 2017.

图 2-5　实现美国健康公民 2020 大目标的行动模式

健康公民 2020 与以前的健康公民倡议不同，它将多个新主题纳入了其目标列表，如青少年健康、基因组学、全球健康、健康传播与健康信息技术以及健康的社会决定因素。健康公民 2020 的 42 个主题中有 13 个新主题（见表 2-6）。

健康公民 2020 措施

健康公民 2020 建立四个基本的健康措施来监控实现目标的进展。基础卫生措施包括一般健康状况、健康相关生活质量和幸福感、健康决定因素和差异。一般健康状况的测量包括预期寿命、健康预期寿命、潜在寿命损失、身心不健康的天数、自我评估的健康状况、活动受限和慢性病患病率。健康相关生活质量和幸福感的测量包括身体、心理和社会健康相关的生活质量、幸福感/满意度和参与共同活动。健康公民 2020 将健康的决定因素定义为"个人、社会、经济和影响健康状况的环境因素，健康的决定因素包括生物学、遗传学、个人行为、健康服务等，人们出生、生活、学习、玩耍、工作和年龄的环境。"差异和不平等的度量包括基于人种/种族、性别、身心能力和地理位置的健康状况差异（DHHS，2010b）。

表 2-6 　　　　　　　　　　健康公民 2020 主题领域

1. 获得卫生服务	22. 艾滋病毒
2. 青少年健康①	23. 免疫和传染病
3. 关节炎、骨质疏松症和慢性背部疾病	24. 伤害和暴力预防
4. 血液疾病和血液安全	25. 女同性恋、男同性恋、双性恋和跨性别健康①
5. 癌症	26. 孕产妇、婴儿和儿童健康
6. 慢性肾病	27. 医疗产品安全
7. 痴呆症，包括阿尔茨海默病	28. 心理健康和精神障碍
8. 糖尿病	29. 营养和体重状况
9. 残疾与健康	30. 职业安全与卫生
10. 儿童早期和中期	31. 年长的成年人①
11. 教育和社区方案	32. 口腔健康
12. 环境卫生	33. 身体活动
13. 计划生育	34. 准备①
14. 食品安全	35. 公共卫生基础设施
15. 基因组学①	36. 呼吸系统疾病
16. 全球健康①	37. 性传播疾病
17. 健康传播与健康信息技术	38. 睡眠健康①
18. 医疗保健相关感染①	39. 健康的社会决定因素①
19. 与健康有关的生活质量和福祉①	40. 物质滥用
20. 听力和其他感觉或交流障碍	41. 烟草使用
21. 心脏病和中风	42. 愿景

①新区域带有下划线。

　　整体健康也是健康公民 2020 的重要话题。整体健康的测量主要集中在两个方面：（1）测量美国整体疾病的减少，包括疟疾和结核病（TB）；（2）测量"支持国际卫生条例检测和遏制新出现的健康威胁的整体能力"（DHHS，2010b）。这些指标包括世界范围内的全球疾病检测（GDD）区域中心的数量、全球 GDD 项目培训的公共卫生专业人员的数量以及 GDD 项目建立或改进的诊断测试的数量（DHHS，2010b）。

健康公民 2020 的成绩

正在进行的审查集中在卫生保健系统如何努力实现其制定的目标（健康国民 2020，2014）。将这些正在进行的研究结果与 10 年前开始时的基线数据进行比较，以确定是否已经有了充分的进展。

总的来说，健康公民 2020 包含 42 个主题领域，超过 1 200 个目标。被称为领先健康研究（LHI）的 26 个目标用于跟踪主动性的进展并传达高度优先的健康问题。在 26 个 LHIs 中，4 个指标达到或超过其健康公民 2020 指标，10 个有所改善，8 个显示出很少或不可察觉的变化，3 个恶化。还有一个指标只有基线数据可用。

从数据来看，卫生服务准入指标在这方面的变化不大。虽然 ACA 下的医疗保险比例有所增加，但尚未达到 100% 的目标。同样，获得普通照护提供者的机会也有所增加，但尚未达到"健康公民 2020"的目标。

许多用于临床预防服务的 LHIs 显示出改善。接受结肠直肠癌筛查的成年人、控制血压的高血压成人和接受推荐疫苗的儿童百分比均显著增加，向健康公民 2020 目标迈进（Egan 等，2014）。相比之下，糖尿病患者血糖控制不佳的比例没有显著改善。

一些环境质量指标不仅符合其健康公民 2020 的目标，且实际上有所超过。根据不健康日的数量和严重程度评估空气质量的变化，空气质量指数，达到了目标。同样，降低暴露于二手烟的儿童百分比的目标也实现了。

到目前为止，受伤和暴力事件的 LHIs 进展良好。伤害死亡人数减少了 43%，谋杀率下降了 13%，两者均达到了健康公民 2020 目标。

母婴健康 LHIs 显著改善，婴儿死亡和早产儿总数几乎达到了健康公民 2020 目标。相反，心理健康的 LHIs 似乎明显比基线时的情况糟糕。自杀率增加了 7%，并且患有严重抑郁发作的青少年的百分比增加了近 10%。

营养、体力活动和肥胖的 LHIs 变化不大。成人、儿童和青少年肥胖的比例都增加了 4% 到 5%，尽管这些变化没有统计学意义。有一项前景很好的进展，即符合联邦体育活动指南的成年人比例增加了 13%，超过了健康公民 2020 目标。

在口腔健康方面，LHIs 正在远离目标，过去一年中进行牙科就诊的儿童、青少年和成年人的比例下降了 6%。相比之下，生殖和性行为的 LHIs 在健康和社会决定因素方面有一些进展。药物滥用指标参差不齐。虽然使用酒精或非法药物的青少年人数有所减少，但成年人酗酒的比率并没有变化。青少年吸烟的患病率略有下降，整体吸烟率显著下降约 12% 。

►► 总结

医疗保健的提供主要由医疗模式驱动，其强调疾病而不是健康。需要采取全面的健康理念，同时将医疗保健与预防和健康促进工作结合起来，以显著改善美国人的健康状况。这种方法需要个人对自己的以健康为导向的行为负责，还需要社区伙伴关系来改善个人和社区的健康状况。了解健康的决定因素，提供健康教育、社区健康评估和促进比如健康公民这样的国家举措，对于实现这些目标至关重要。2010 年启动的美国"健康公民 2020"在继续实现改善健康和消除健康差距的目标。公众健康越来越受到重视，因为人们越来越认识到其在健康保护、环境健康以及防备自然灾害和生物恐怖主义方面的作用。此外，公共卫生现已成为整体范围的问题。

健康及其决定因素的各个方面，以及在预防、健康促进、健康保护和平等领域的持续倡议都是复杂的工作，需要大量财政资源。客观的衡量标准在评估各种方案的成功以及指导未来规划活动方面发挥着关键作用。

市场正义与社会正义的对比理论解决了对公平获得医疗服务的广泛关注。提供全民覆盖的国家已经采用了社会正义的原则，政府为医疗服务提供资金并决定这些服务的分配。但是，由于没有哪个国家能够为所有公民提供无限量的医疗保健，供应方配给变得不可避免。美国医疗保健系统的许多特点都可以追溯到美国文化背后的信仰和价值观。在市场正义下，并非所有公民都有健康保险，这种现象称为需求方配给。

►► 测试题

专业术语

日常生活活动（activities of daily living，ADLs）
急性状态（acute condition）
代理人（agent）
生物恐怖（bioterrorism）

病例（cases）

慢性病（chronic condition）

社区健康评估（community health assessment）

粗率（crude rates）

需求方配给（demand–side rationing）

移民（emigration）

环境（environment）

环境健康（environmental health）

流行病（epidemic）

生育能力（fertility）

卫生保健（health care）

健康决定因素（health determinants）

健康风险评价（health risk appraisal）

宿主（host）

医源性疾病（iatrogenic illnesses）

移民（immigration）

发病率（incidence）

工具性日常生活能力量表（instrumental activities of daily living，IADLs）

预期寿命（life expectancy）

市场正义（market justice）

医学模式（medical model）

迁移（migration）

发病率（morbidity）

死亡率（mortality）

出生率（natality）

计划配给（planned rationing）

风险人口（population at risk）

流行率（prevalence）

一级预防（primary prevention）

公共卫生（public health）

生活质量（quality of life）

危险因素（risk factors）

二级预防（secondary prevention）

社会交往（social contacts）

社会正义（social justice）

社会资源（social resources）

亚急性状态（subacute condition）

供给方配给（supply – side rationing）

应急能力（surge capacity）

三级预防（tertiary prevention）

利用（utilization）

复习题

1. 健康风险评估在健康促进和疾病预防中的作用是什么？

2. 健康促进和疾病预防可能需要行为改变和治疗干预。

3. 根据对医疗卫生服务体系的影响，讨论本章介绍的健康定义。

4. 公共卫生的主要目标是什么？

5. 从医疗服务体系的角度讨论个人生活质量的重要性。

6. 自"9·11"事件发生以来，美国为应对潜在的自然灾害和人为灾害采取了哪些"备灾"措施？并评估其有效性。

7. Blum 模型指出了健康的四个关键决定因素。讨论它们对医疗保健体系的影响。

8. 在医疗保健系统中，传统的身体和心理健康问题的解决方法的主要原因是什么？

9. 讨论影响医疗服务体系的美国社会的主要文化信仰和价值观，以及它们如何塑造医疗服务体系。

10. 简要描述市场正义和社会正义的概念。这两个原则以何种方式相互补充以及它们在美国医疗服务系统中以何种方式发生冲突？

11. 描述市场正义和社会正义系统如何配给医疗保健。

12. 你认为健康公民倡议中规定的目标在多大程度上可以实现美国综合性卫生保健服务的愿景？

13. "健康公民2020"与以前的"健康公民"倡议有什么不同？

14. 卫生保健管理者和决策者如何使用健康状况和服务利用的各种措施？请说明你的答案。

15. 使用下表中的数据：

a. 计算 2005 年和 2010 年的粗出生率。

b. 计算 2005 年和 2010 年的粗死亡率。

c. 计算 2005 年和 2010 年的癌症死亡率。

d. 回答以下问题：

i. 2005 年至 2010 年期间婴儿死亡率是否有所提高？

ii. 你可以得出关于这个人群变化的结论吗？

iii. 在这一人群中预防心脏病死亡是否成功？

人口	2005 年	2010 年
总计	248 710	262 755
男性	121 239	128 314
女性	127 471	134 441
白人	208 704	218 086
黑人	30 483	33 141
活产婴儿数量	4 250	3 840
婴儿死亡人数（出生至 1 年）	39	35
死亡总人数	1 294	1 324
心脏病死亡人数	378	363
死亡人数癌症	336	342

参考文献

American Diabetes Association. 2013. Economic costs of diabetes in the U.S. in 2012. *Diabetes Care* 36: 1033–1046.

American Public Health Association. 2013. *Prevention and Public Health Fund allocations.* Available at: https://www.hhs.gov/open/prevention/fy2013-allocation-pphf-funds.html. Accessed April 2017.

Anandarajah, G., and E. Hight. 2001. Spirituality and medical practice: Using the HOPE questions as a practical tool for spiritual assessment. *American Family Physician* 63, no. 1: 81–89.

Anderko, L., et al. 2012. Promoting prevention through the Affordable Care Act: Workplace wellness. *Preventing Chronic Disease* 9: E175.

Ansari, Z., et al. 2003. A public health model of the social determinants of health. *Sozial und Präventivmedizin (Social and Preventive Medicine)* 48, no. 4: 242–251.

Baicker, K., et al. 2010. Workplace wellness programs can generate savings. *Health Affairs (Millwood)* 29, no. 2: 304–311.

Bauer, U. E., et al. 2014. Prevention of chronic disease in the 21st century: Elimination of the leading preventable causes of premature death and disability in the USA. *Lancet* 384: 45–52.

Blum, H. L. 1981. *Planning for health.* 2nd ed. New York, NY: Human Sciences Press.

Bonnett, C., and B. C. Peery. 2007. Surge capacity: A proposed conceptual framework. *American Journal of Emergency Medicine* 25: 297–306.

Breslow, L. 1972. A quantitative approach to the World Health Organization definition of health: Physical, mental, and social well-being. *International Journal of Epidemiology* 4: 347–355.

Caballero, B. 2007. The global epidemic of obesity: An overview. *Epidemiology Review* 29: 1–5.

Centers for Disease Control and Prevention (CDC). 1999. Achievements in public health, 1900–1999: Control of infectious diseases. *Morbidity and Mortality Weekly Report* 48, no. 29: 621–629.

Centers for Disease Control and Prevention (CDC). 2007. *Avian influenza (bird flu)*. Available at: http://www.cdc.gov/flu/avian/. Accessed January 2007.

Centers for Disease Control and Prevention (CDC). 2010a. *Establishing a holistic framework to reduce inequities in HIV, viral hepatitis, STDs, and tuberculosis in the United States*. Available at: https://www.cdc.gov/socialdeterminants/docs /SDH-White-Paper-2010.pdf. Accessed April 2017.

Centers for Disease Control and Prevention (CDC). 2010b. Office of Public Health Preparedness and Response. *Public health preparedness: Strengthening the nation's emergency response state by state*. Available at: https://www.cdc.gov /phpr/publications/2010/phprep_report_2010 .pdf. Accessed April 2017.

Centers for Disease Control and Prevention (CDC). 2011. *Million Hearts: Strategies to reduce the prevalence of leading cardiovascular disease risk factors—United States, 2011*. Available at: https:// www.cdc.gov/mmwr/preview/mmwrhtml /mm6036a4.htm. Accessed April 2017.

Centers for Disease Control and Prevention (CDC). 2012. *SARS basics fact sheet*. Available at: http://www.cdc.gov/sars/about/fs-SARS.html. Accessed October 2013.

Centers for Disease Control and Prevention (CDC). 2013a. *Community based interventions: Brief executive summary*. Available at: https:// www.cdc.gov/nccdphp/dch/programs /communitiesputtingpreventiontowork/pdf /community-based-interventions-executive -brief-update.pdf. Accessed April 2017.

Centers for Disease Control and Prevention (CDC). 2013b. *National Diabetes Prevention Program*. Available at: https://www.cdc.gov/diabetes/pre vention/index.html. Accessed April 2017.

Centers for Disease Control and Prevention (CDC). 2013c. *National Diabetes Prevention Program: Find a program near you*. Available at: https:// nccd.cdc.gov/DDT_DPRP/Programs.aspx. Accessed April 2017.

Centers for Disease Control and Prevention (CDC). 2016a. U.S. Cancer Statistics Working Group. *United States cancer statistics: 1999–2013 incidence and mortality web-based report*. Available at: https://nccd.cdc.gov/uscs/. Accessed April 2017.

Centers for Disease Control and Prevention (CDC). 2016b. *Diabetes: Working to reverse the US epidemic*. Available at: https://www.cdc.gov/chronicdisease /resources/publications/aag/pdf/2016/diabetes-aag .pdf. Accessed April 2017.

Centers for Disease Control and Prevention (CDC). 2016c. Facts about the National DPP. Available at: https://www.cdc.gov/diabetes/prevention/facts -figures/facts.html. Accessed April 2017.

Chida, Y., et al. 2009. Religiosity/spirituality and mortality. *Psychotherapy and Psychosomatics* 78: 81–90.

Chrvala, C. A., and R. J. Bulger, eds. 1999. *Leading health indicators for Healthy People 2010: Final report*. Washington, DC: National Academy of Sciences.

Cohen, M. H. 2003. *Future medicine*. Ann Arbor, MI: University of Michigan Press.

Cohen, S., and K. Mulvaney. 2005. Field observations: Disaster medical assistance team response for Hurricane Charley, Punta Gorda, Florida, 2004. *Disaster Management and Response*, 22–27.

Committee on Infectious Diseases, American Academy of Pediatrics; Kimberlin, D., et al. 2015. *Red book: 2015 report of the Committee of Infectious Diseases*. 30th ed. Elk Grove Village, Illinois: American Academy of Pediatrics.

Dahlgren, G., and M. Whitehead. 2006. *European strategies for tackling social inequities in health: Levelling up (part 2). Studies on Social and Economic Determinants of Population Health, No. 3.* Copenhagen, Denmark: World Health Organization. Available at: http://www.euro.who .int/__data/assets/pdf_file/0018/103824 /E89384.pdf. Accessed December 2010.

Davis, D. L., and P. S. Webster. 2002. The social context of science: Cancer and the environment. *Annals of the American Academy of Political and Social Science* 584, 13–34.

De Leeuw, E. 1989. Concepts in health promotion: The notion of relativism. *Social Science and Medicine* 29, no. 11: 1281–1288.

Department of Health and Human Services (DHHS). 1992. *Healthy People 2000: National health promotion and disease prevention objectives*. Boston, MA: Jones and Bartlett.

Department of Health and Human Services (DHHS). 1998. *Healthy People 2010 objectives: Draft for public comment*. Washington, DC: U.S. Government Printing Office.

Department of Health and Human Services (DHHS). 2004. *The health consequences of smoking: A report of the Surgeon General.* Available at: http://www.surgeongeneral.gov/library/smoking consequences/. Accessed December 2010.

Department of Health and Human Services (DHHS). 2006. *Yourguidetoloweringbloodpressure.* Available at: http://www.nhlbi.nih.gov/health/public/heart/hbp/dash/new_dash.pdf. Accessed December 2013.

Department of Health and Human Services (DHHS). 2008. *The Secretary's Advisory Committee on National Health Promotion and Disease Prevention Objectives for 2020. 2008. Phase I report: Recommendations for the framework and format of Healthy People 2020. Section IV. Advisory Committee findings and recommendations.* Available at: http://www.healthypeople.gov/2010/hp2020/advisory/phasei/sec4.htm. Accessed April 2017.

Department of Health and Human Services (DHHS). 2010a. *Summary of the prevention and wellness initiative.* Available at: http://www.cdc.gov/chronicdisease/recovery/docs/PW_Community_fact_sheet_final.pdf. Accessed November 2010.

Department of Health and Human Services (DHHS). 2010b. *Healthy People 2020.* Available at: http://healthypeople.gov/2020. Accessed December 2010.

Department of Health and Human Services (DHHS). 2011a. *National Health Security Strategy 2009.* Available at: http://www.phe.gov/Preparedness/planning/authority/nhss/Pages/default.aspx. Accessed August 2013.

Department of Health and Human Services (DHHS). 2011b. *$10 million in Affordable Care Act funds to help create workplace health programs* [News release]. Available at: http://www.businesswire.com/news/home/20110623005954/en/10-Million-Affordable-Care-Act-funds-create. Accessed April 2017.

Department of Health and Human Services (DHHS). 2014. *The health consequences of smoking—50 years of progress: A report of the Surgeon General.* Atlanta, GA: DHHS, Centers for Disease Control and Prevention, National Center for Chronic Disease Prevention and Health Promotion, Office on Smoking and Health.

Department of Health and Human Services (DHHS). 2017. *2020 Topics and Objectives—Objectives A–Z.* Available at: https://www.healthypeople.gov/2020/topics-objectives. Accessed April 2017.

Dever, G. E. 1984. *Epidemiology in health service management.* Gaithersburg, MD: Aspen.

Draper, P. 2012. An integrative review of spiritual assessment: Implications for nursing management. *Journal of Nursing Management* 20, no. 8: 970–980.

Egan, B. M., et al. 2014. Hypertension in the United States, 1999 to 2012: Progress toward *Healthy People 2020* goals. *Circulation* 130: 1692–1699.

Ethics Committee, Society for Academic Emergency Medicine. 1992. An ethical foundation for health care: An emergency medicine perspective. *Annals of Emergency Medicine* 21, no. 11: 1381–1387.

Feldstein, P. J. 1994. *Health policy issues: An economic perspective on health reform.* Ann Arbor, MI: AUPHA/HAP.

Ferguson, C. E., and S. C. Maurice. 1970. *Economic analysis.* Homewood, IL: Richard D. Irwin.

Finkelstein, E. A., et al. 2005. Economic causes and consequences of obesity. *Annual Review of Public Health* 26: 239–257.

Fortin, A. H., and K. G. Barnett. 2004. Medical school curricula in spirituality and medicine. *Journal of the American Medical Association* 291, no. 23: 2883.

Franco, M., et al. 2011. Challenges and opportunities for cardiovascular disease prevention. *American Journal of Medicine* 124: 95–102.

Franco, M., et al. 2009. Availability of healthy foods and dietary patterns: The Multi-Ethnic Study of Atherosclerosis. *American Journal of Clinical Nutrition* 89: 897–904.

Friedman, G. D. 1980. *Primer of epidemiology.* New York, NY: McGraw-Hill.

GBD 2013 Mortality and Causes of Death Collaborators. 2015. Global, regional, and national age–sex specific all-cause and cause-specific mortality for 240 causes of death, 1990–2013: A systematic analysis for the Global Burden of Disease Study 2013. *Lancet* 385: 117–171.

Gerteis, J., et al. 2014. *Multiple chronic conditions chartbook: 2010 medical expenditure panel survey data.* Rockville, MD: Agency for Healthcare Research and Quality.

Grossman, M. 1972. On the concept of health capital and the demand for health. *Journal of Political Economy* 80, no. 2: 223–255.

Hatch, R. L., et al. 1998. The Spiritual Involvement and Beliefs Scale: Development and testing of a new instrument. *Journal of Family Practice* 46: 476–486.

Healthy People 2020. 2014. Leading health indicators: Progress update. Available at: https://www.healthypeople.gov/2020/leading-health-indicators/Healthy-People-2020-Leading-Health-Indicators%3A-Progress-Update. Accessed April 2017.

Henao-Restrepo, A. M., et al. 2017. Efficacy and effectiveness of an rVSV-vectored vaccine in preventing Ebola virus disease: Final results from the Guinea ring vaccination, open-label, cluster-randomised trial (Ebola Ça Suffit!). *Lancet* 389: 505–518.

Henry, R. C. 1993. Community partnership model for health professions education. *Journal of the American Podiatric Medical Association* 83, no. 6: 328–331.

Hick, J., et al. 2004. Health care facility and community strategies for patient care surge capacity. *Annals of Emergency Medicine, 44,* 253–261.

Hoff, A., et al. 2008. Religion and reduced cancer risk—what is the explanation? A review. *European Journal of Cancer* 44, no. 17: 2573–2579.

Holahan, J. 2011. The 2007–09 recession and health insurance coverage. *Health Affairs* 30, no. 1: 145–152.

Houston, J. B., et al. 2015. Social media and disasters: A functional framework for social media use in disaster planning, response, and research. *Disasters* 39, no. 1: 1–22.

Ibrahim, M. A. 1985. *Epidemiology and health policy.* Gaithersburg, MD: Aspen.

Institute of Medicine, National Academy of Sciences. 1988. *The future of public health.* Washington, DC: National Academies Press.

Jacobsen, K. H., and S. T. Wiersma. 2010. Hepatitis A virus seroprevalence by age and world region, 1990 and 2005. *Vaccine* 28: 6653–6657.

Johnson, N., et al. 2011. *An update on state budget cuts: At least 46 states have imposed cuts that hurt vulnerable residents and the economy.* Washington DC: Center on Budget and Policy Priorities.

Joint Commission on the Accreditation of Healthcare Organizations. 2003. *2003 comprehensive accreditation manual for healthcare organizations: The official handbook.* Chicago, IL: Joint Commission.

Jonsen, A. R. 1986. Bentham in a box: Technology assessment and health care allocation. *Law,* *Medicine, and Health Care* 14, no. 3–4: 172–174.

Kane, R. L. 1988. Empiric approaches to prevention in the elderly: Are we promoting too much? In: *Health promotion and disease prevention in the elderly.* R. Chernoff and D. A. Lipschitz, eds. New York, NY: Raven Press. pp. 127–141.

Kannel, W. B., and R. D. Abbott. 1984. Incidence and prognosis of unrecognized myocardial infarction: An update on the Framingham Study. *New England Journal of Medicine* 311: 1144–1147.

Katz, S., and C. A. Akpom. 1979. A measure of primary sociobiological functions. In: *Sociomedical health indicators.* J. Elinson and A. E. Siegman, eds. Farmingdale, NY: Baywood. pp. 127–141.

Kawachi, I., et al. 1997. Social capital, income inequality, and mortality. *American Journal of Public Health* 87: 1491–1498.

Kawachi, I., et al. 1999. Social capital and self-rated health: A contextual analysis. *American Journal of Public Health* 89: 1187–1193.

Kearns, R., et al. 2013. Disaster planning: Transportation resources and considerations for managing a burn disaster. *Journal of Burn Care and Research* 35, e21–e32.

Khavjou, O. A., et al. 2014. Collecting costs of community prevention programs: Communities Putting Prevention to Work Initiative. *American Journal of Preventive Medicine* 47, no. 2: 160–165.

Kristol, I. 1978. A capitalist conception of justice. In: *Ethics, free enterprise, and public policy: Original essays on moral issues in business.* R. T. De George and J. A. Pichler, eds. New York, NY: Oxford University Press. pp. 57–69.

Larson, C., and A. Mercer. 2004. Global health indicators: An overview. *Canadian Medical Association Journal* 171, no. 10: 1199–1200.

Lasker, R. D. 1997. *Medicine and public health: The power of collaboration.* New York, NY: New York Academy of Medicine.

Macfarlane, G. J., and A. B. Lowenfels. 1994. Physical activity and colon cancer. *European Journal of Cancer Prevention* 3, no. 5: 393–398.

Marwick, C. 1995. Should physicians prescribe prayer for health? Spiritual aspects of well-being considered. *Journal of the American Medical Association* 273, no. 20: 1561–1562.

Mattke, S., et al. 2013. *Workplace wellness study: Final report.* Santa Monica, CA: RAND Health. Available at: https://www.dol.gov/sites/default/files/ebsa/researchers/analysis/health-and-welfare/workplacewellnessstudyfinal.pdf. Accessed April 2017.

Maylahn, C., et al. 2013. Health departments in a brave New World. *Preventing Chronic Disease* 10: E41.

McKee, M. 2001. Measuring the efficiency of health systems. *British Medical Journal* 323, no. 7308: 295–296.

Monod, S., et al. 2011. Instruments measuring spirituality in clinical research: A systematic review. *Journal of General Internal Medicine* 26, no. 11: 1345–1357.

Mozaffarian, D., et al. 2016. Executive summary: Heart disease and stroke statistics—2016 update: A report from the American Heart Association. *Circulation* 133: 447–454.

National Cancer Institute. 2016. *State cancer profiles.* Available at: https://statecancerprofiles.cancer.gov/recenttrend/index.php.

National Center for Health Statistics (NCHS). 2012. *Healthy People 2010 final review.* Hyattsville, MD. Available at: http://www.cdc.gov/nchs/healthy_people/hp2010/hp2010_final_review.htm. Accessed August 2013.

National Center for Health Statistics (NCHS). 2016. *Health, United States, 2015.* Hyattsville, MD: Department of Health and Human Services.

National Prevention Council. 2011. *Nation prevention strategy: America's plan for better health and wellness.* Washington, DC: U.S. Department of Health and Human Services.

Nelson, C., et al. 2007. Assessing public health emergency preparedness: Concepts, tools, and challenges. *Annual Review of Public Health* 28: 1–18.

Office of the Assistant Secretary for Planning and Evaluation. 2015. *The Affordable Care Act is improving access to preventive services for millions of Americans.* Available at: https://aspe.hhs.gov/pdf-report/affordable-care-act-improving-access-preventive-services-millions-americans. Accessed April 2017.

Oman, D., et al. 2002. Religious attendance and cause of death over 31 years. *International Journal of Psychiatry and Medicine* 32: 69–89.

Ostir, G. V., et al. 1999. Disability in older adults 1: Prevalence, causes, and consequences. *Behavioral Medicine* 24, no. 4: 147–156.

Pantell, M., et al. 2013. Social isolation: A predictor of mortality comparable to traditional clinical risk factors. *American Journal of Public Health* 103, no. 11: 2056–2062.

Parsons, T. 1972. Definitions of health and illness in the light of American values and social structure. In: *Patients, physicians and illness: A sourcebook in behavioral science and health.* 2nd ed. E. G. Jaco, ed. New York, NY: Free Press. pp. 97–117.

Pasley, B. H., et al. 1995. Excess acute care bed capacity and its causes: The experience of New York State. *Health Services Research* 30, no. 1: 115–131.

Peters, K. E., et al. 2001. *Cooperative actions for health programs: Lessons learned in medicine and public health collaboration.* Chicago, IL: American Medical Association.

Pincus, T., et al. 1998. Social conditions and self-management are more powerful determinants of health than access to care. *Annals of Internal Medicine* 129, no. 5: 406–411.

Plotkin, S. L., and S. A. Plotkin. 2012. A short history of vaccination. In: *Vaccines.* 6th ed. S. A. Plotkin, W. A. Orenstein, and P. Offit, eds. Philadelphia, PA: W. B. Saunders. pp. 1–13.

Post, S. G., et al. 2000. Physicians and patient spirituality: Professional boundaries, competency, and ethics. *Annals of Internal Medicine* 132, no. 7: 578–583.

Reinhardt, U. E. 1994. Providing access to health care and controlling costs: The universal dilemma. In: *The nation's health.* 4th ed. P. R. Lee and C. L. Estes, eds. Boston, MA: Jones and Bartlett. pp. 263–278.

Robert Wood Johnson Foundation (RWJF). 2010. *Chronic care: Making the case for ongoing care.* Available at: http://www.rwjf.org/pr/product.jsp?id=50968. Accessed April 2017.

Roberts, J. A., et al. 1997. Factors influencing the views of patients with gynecologic cancer about end-of-life decisions. *American Journal of Obstetrics and Gynecology* 176: 166–172.

Rosen, G. 1993. *A history of public health.* Baltimore, MD: Johns Hopkins University Press.

Ross, L. 1995. The spiritual dimension: Its importance to patients' health, well-being and quality of life and its implications for nursing practice. *International Journal of Nursing Studies* 32, no. 5: 457–468.

Santerre, R. E., and S. P. Neun. 2010. *Health economics: Theory, insights, and industry studies.* Mason, OH: South-Western Cengage Learning.

Satcher, D. 2010. Include a social determinants of health approach to reduce health inequities. *Public Health Reports* 4, no. 25: 6–7.

Saward, E., and A. Sorensen. 1980. The current emphasis on preventive medicine. In: *Issues in health services*. S. J. Williams, ed. New York: John Wiley & Sons. pp. 17–29.

Schneider, M. J. 2000. *Introduction to public health*. Gaithersburg, MD: Aspen.

Shi, L., and J. Johnson, eds. 2014. *Public health administration: Principles for population-based management*. 3rd ed. Burlington, MA: Jones & Bartlett Learning.

Shi, L., and B. Starfield. 2001. Primary care physician supply, income inequality, and racial mortality in U.S. metropolitan areas. *American Journal of Public Health* 91, no. 8: 1246–1250.

Shi, L., et al. 1999. Income inequality, primary care, and health indicators. *Journal of Family Practice* 48, no. 4: 275–284.

Shi, L., et al. 2002. Primary care, self-rated health, and reduction in social disparities in health. *Health Services Research* 37, no. 3: 529–550.

Smith, B. C. 1979. *Community health: An epidemiological approach*. New York, NY: Macmillan. pp. 197–213.

Solar, O., and A. Irwin; World Health Organization (WHO). 2010. *A conceptual framework for action on the social determinants of health. Social Determinants of Health Discussion Paper 2 (Policy and Practice)*. Geneva, Switzerland: WHO.

Song, M., and E. Giovannucci. 2016. Preventable incidence and mortality of carcinoma associated with lifestyle factors among white adults in the United States. *JAMA Oncology* 9: 1154–1161.

Stopford, B. 2005. The National Disaster Medical System: America's medical readiness force. *Disaster Management and Response*, 53–56.

Swanson, C. S. 1995. A spirit-focused conceptual model of nursing for the advanced practice nurse. *Issues in Comprehensive Pediatric Nursing* 18, no. 4: 267–275.

Thompson, W. W., et al. 2009. Estimates of US influenza-associated deaths made using four different methods. *Influenza and Other Respiratory Viruses* 3: 37–49.

Timmreck, T. C. 1994. *An introduction to epidemiology*. Boston, MA: Jones and Bartlett.

Turnock, B. J. 1997. *Public health: What it is and how it works*. Gaithersburg, MD: Aspen.

U.S. Census Bureau. 2016. *An aging world: 2015 international population reports*. Available at: https://www.census.gov/content/dam/Census /library/publications/2016/demo/p95-16-1.pdf. Accessed February 2017.

Vella-Brodrick, D. A., and F. C. Allen. 1995. Development and psychometric validation of the mental, physical, and spiritual well-being scale. *Psychological Reports* 77, no. 2: 659–674.

Walsh, L., et al. 2015. Building health care system capacity to respond to disasters: Successes and challenges of disaster preparedness health care coalitions. *Prehospital Disaster Medicine* 30, no. 2: 112–122.

Ward, B. 1995. Holistic medicine. *Australian Family Physician* 24, no. 5: 761–762, 765.

WHO Ebola Response Team et al. 2016. After Ebola in West Africa: Unpredictable risks, preventable epidemics. *New England Journal of Medicine* 375, no. 6: 587–596.

Wilkinson, R. G. 1997. Comment: Income, inequality, and social cohesion. *American Journal of Public Health* 87: 1504–1506.

World Cancer Research Fund, and American Institute for Cancer Research (AICR). 2007. *Food, nutrition, physical activity, and the prevention of cancer: A global perspective*. Washington DC: AICR. Available at: http:// www.aicr.org/assets/docs/pdf/reports/Second _Expert_Report.pdf. Accessed April 2017.

World Health Organization (WHO). 1948. *Preamble to the constitution*. Geneva, Switzerland: WHO. Available at: http://www.who.int/governance/eb /who_constitution_en.pdf. Accessed April 2017.

World Health Organization (WHO). 2003. *WHO definition of palliative care*. Geneva, Switzerland: WHO.

World Health Organization (WHO). 2008. *Closing the gap in a generation: health equity through action on the social determinants of health. Report from the Commission on Social Determinants of Health*. Geneva, Switzerland. WHO. Available at: http://www.who .int/social _determinants/thecommission/finalreport/en /index.html. Accessed April 2017.

World Health Organization (WHO). 2011. *Noncommunicable diseases country profiles*. Available at: http://www.who.int/nmh/countries/usa_en.pdf. Accessed August 2013.

World Health Organization (WHO). 2013. *Pandemic influenza preparedness framework*. Available at:

http://www.who.int/influenza/resources/pip_framework/en/. Accessed August 2013.

World Health Organization (WHO). 2015. *World health statistics. Part II: Global health indicators.* Available at: http://www.who.int/gho/publications/world_health_statistics/EN_WHS2015_Part2.pdf. Accessed April 2017.

World Health Organization (WHO). 2016a. *Recommended composition of influenza virus vaccines for use in the 2017 southern hemisphere influenza season.* Available at: http://www.who.int/influenza/vaccines/virus/recommendations/2017_south/en/. Accessed January 2017.

World Health Organization (WHO). 2016b. *MERS-CoV global summary and risk assessment.* Geneva, Switzerland: WHO.

World Health Organization (WHO). 2016c. *World malaria report.* Geneva, Switzerland: WHO.

World Health Organization (WHO). 2016d. *Global Tuberculosis Programme: Global tuberculosis report 2016.* Geneva, Switzerland: WHO.

World Health Organization (WHO). 2016e. *Prevent HIV, test and treat all: WHO support for country impact: Progress report 2016.* Geneva, Switzerland: WHO.

World Health Organization (WHO). 2016f. *Fact sheet: Ebola virus disease.* Available at: http://www.who.int/mediacentre/factsheets/fs103/en/. Accessed January 2017.

Xu, J., et al. 2016. *Deaths: Final data for 2013. National Vital Statistics Reports.* Atlanta, GA: Centers for Disease Control and Prevention.

Yabroff, K. R., et al. 2011. Economic burden of cancer in the United States: Estimates, projections, and future research. *Cancer Epidemiology, Biomarkers, & Prevention* 20: 2006–2014.

第3章　美国医疗卫生服务的演变

学习目标

- 了解美国医疗卫生服务体系的历史
- 理解美国精神卫生的历史
- 为什么该体系在 20 世纪初成为国家医疗保险改革的阻碍
- 从历史视角看待《平价医疗法》
- 评估新医疗改革带来的前景

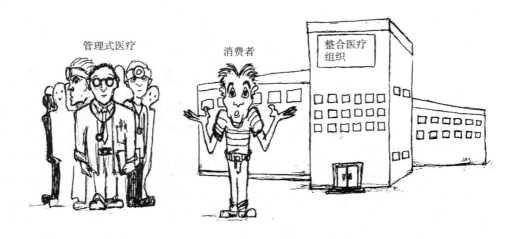

管理式医疗　　消费者　　整合医疗组织

市场在哪里？

▶▶ **简介**

　　美国医疗卫生服务提供方式与欧洲不同，美国医疗卫生服务体系受到其文化价值观、社会、政治和经济的影响。本章讨论这些力量如何在塑造目前的医疗卫生服务结构及推动其发展中发挥作用。由于社会、政治和经济背景不是一成不变的，其改变为医疗卫生服务体系带来一定的活力。然而，文化信仰和价值观随着时间的推移保持相对稳定，影响国家医疗卫生服务计划，一些系统改革的倡议一直未能取得重大进展，各种力量的相互作用导致了某些妥协，且随着时间的推移逐渐发生变化。自 1935 年以来，美国从以私营企业为主转变为由私营企业和公共部门共同作用，针对不同人群构建医疗卫生服务体系。

　　20 世纪初，随着生物医学科学的进步，美国医学成为一个专业实体，医疗卫生服务一直是一个成长型行业。医学科学技术的发展（在第 5 章中讨论）在塑造美国医疗卫生服务方面发挥了关键作用，也影响医学教育、卫生服务提供的替代环境的增长以及医疗的公司化。在许多方面，医疗服务已经变成全球的事业。

　　本章追溯了医疗卫生服务演变的历史阶段，每个阶段都有重大的结构性变化。第一个阶段是 18 世纪中期到 19 世纪末期的前工业化时代；第二阶段是 19 世纪末期到 20 世纪末期的后工业时代；第三阶段是 20 世纪末期到 21 世纪的公司化时代，医疗公司化对卫生服务的全球化起着重要作用。

　　在奥巴马时期，医疗改革在美国政治占据中心地位。2010 年通过的《平价医疗法》（ACA）给美国医疗服务带来质变，但大多数内容还没有兑现。特朗普总统对美国公民承诺，医疗改革的时代还在继续，但会朝着不同方向转变，这可能是特朗普竞选成功的主要原因之一。

　　实践出真知。本章将追溯医疗怎样从一种脆弱且不安全的交易，转变为独立、受高度尊重和有利可图的职业的过程。公司化发展对医疗实践产生了重大影响，并且损害了医生原有的自主权。ACA 中提出的加强政府法规和监督，可能会给医疗组织和医生造成更多的运营限制和财务限制。表 3 – 1 简要介绍了美国医疗服务的历史沿革。

表 3 – 1	美国医疗卫生服务体系的演变	
科学和技术的发展		
18 世纪中期至 19 世纪末期	19 世纪末期至 20 世纪末期	20 世纪末期至 21 世纪
● 公开进入医疗实践	● 医学科学基础	● 公司化
● 激烈的竞赛	● 城市化	– 管理型医疗

续表

科学和技术的发展		
18 世纪中期至 19 世纪末期	19 世纪末期至 20 世纪末期	20 世纪末期至 21 世纪
• 弱势和无组织的职业	• 现代医院的兴起	− 组织的整合
• 养成训练	• 医疗组织的兴起	− 医生自主权的稀释
• 未开发的医院	• 医学训练改革	• 全球化
• 救济院和隔离病院	• 许可	− 全球远程医疗
• 药房	• 医学专业化	− 医疗旅游
• 精神病院	• 公共卫生发展	− 美国医疗保健海外投资
• 私人支付服务费	• 社区心理健康	− 专业人才的迁移
• 服务需求低	• 工人报酬的产生	− 全球健康
• 私立医学院只提供普通教育	• 私人保险的兴起	• 医疗改革时代
	• 全民健康保险失败	− 《平价医疗法》
	• 医疗救助和医疗保险	− 新改革的前景
消费者主权	专业优势	政府和企业的主导地位
信仰、价值观/社会、经济和政治限制		

►► 前工业时代的医疗服务

从殖民时代到 20 世纪初，美国医学科学、临床实验研究和医学教育落后于英国、法国和德国。伦敦、巴黎和柏林作为主要研究中心蓬勃发展，但美国人忽视基础科学研究，更加重视应用科学（Shryock，1966），强调自然史和保守常识（Stevens，1971）。因此，美国医学实践具有强烈的美国特征，而非专业特征。因为没有医疗保险，医疗服务只有通过私人购买，提供者之间相互竞争，由消费者决定提供者是谁。因此，消费者拥有医疗服务市场主权。

在美国前工业阶段，医学在很大程度上仍然被作为无关紧要的商业交易的五大原因如下：医疗实践陷入混乱；医疗程序很原始；缺少组织核心；医疗需求不稳定；医学教育不规范。

混乱的医疗实践

早期医学实践被视为商业交易而不是一种专业，不需要严格的教育、临床实践、住院医师培训、委员会考试或许可，而如今没有这些资质即不能行医。在南北战争结束时（1861—1865 年），"任何有兴趣成为医生的人都可以行医，市场需求决定谁将在该领域取得成功"（Hamowy，1979）。例如，神职人员经常将医疗服务和宗教职责结合起来。受过良好教育的牧师或政府官员的医学知识比当时的医生更多（Shryock，1966）。裁缝、理发师、商人，以及从事众多其他行业的人，也出售草药处方、秘方、酊剂或泻药。助产士、顺势疗法医师和自然主义者也可不受限制地开展医学活动。理发店外面有象征着鲜血和绷带的红白条纹杆子，这里的理发师即可担任外科医生，使用相同的刀片剪头发、刮胡须、为病人放血。因为教派之间的激烈冲突，这个医学多元化的时代被 Kaptchuk 和 Eisenberg（2001）称为"战区"。1847 年，美国医学协会（AMA）成立了，其主要目的是区分正规医学实践和"非正规者"（Rothstein，1972）。

在缺乏起码的医疗培训标准的情况下，经过培训和未经培训的人进入私人诊所都相对容易，因而引发了激烈的竞争。医学作为一种职业是脆弱和无组织的。因此，当时医生职业所获得的声望、影响力和收入也相对较低。许多医生从事第二职业，从医收入不足以供养家庭，大多数医生在 19 世纪中期处于中产阶级的底端（Starr，1982）。1830 年，有 6 800 名医生主要为上层阶级服务（Gabe 等，1994）。直到 1870 年，医学教育才得以改革，并且相关的许可法在美国通过。

原始医疗手术

19 世纪中期，医疗服务更多地基于原始医学传统而非科学。在没有诊断工具的情况下，用"摄入和输出"理论解释所有疾病（Rosenberg，1979）。人们认为，疾病需要从体内排出。因此，放血、使用催吐剂（诱导呕吐）和利尿剂（增加排尿），以及用灌肠和泻药清洗肠道是临床治疗的常用形式。

1799 年，乔治·华盛顿喉咙发炎，医生给他放了血。其中一位主治医生认为需要切口打开气管，但没有实施。放血很可能削弱了华盛顿的抵抗力，历史学家一直在争论医疗是否加速了他的死亡（Clark，1998）。

当时的手术是很有限的。麻醉尚未发展、防腐技术尚不清楚，没有听诊器和 X 射线、临床温度计，没有显微镜了解病理。医生主要依靠五种感官和经验来诊断和治疗。在大多数情况下，医生的技术专长可能不如母亲、祖父母或社区中经验丰富的邻居。

没有核心组织

19 世纪 80 年代之前，美国的医院还没有广泛发展。在费城、纽约、波士顿、辛辛那提、新奥尔良和圣路易斯等大城市中，一些私人住宅被租赁建造或开发了一些隔离院。然而，19 世纪前的法国和英国都已经开始扩张综合医院（Stevens，1971）。

在欧洲，医疗专业人员与医院密切相关，医学科学取得新进展，受到社会的极大关注。而美国医院在医疗实践中只占很小的一部分，大多数医院通过照顾穷人、无家可归的人或外出旅行的人提供社会福利。

救济院和隔离院

救济院也称为贫民院，是医院和养老院的原型。贫民院源于英国伊丽莎白公共慈善制度——《济贫法》。美国第一家贫民院于 1660 年在波士顿成立（Wagner，2005）。救济院主要通过向贫困人群供给食物和住所来提供一般福利。因此，救济院的主要功能是照管，照顾病人是偶然性的。因为有些居民不可避免地会生病，并会在毗邻的医务室接受治疗。救济院是非专业机构，接收各种贫困和有需要的人：老人、孤儿、疯子、病人和残疾人。因此，这种早期的医院型机构主要是为了照顾贫困的家庭，因为他们本身的家庭无法照顾他们。

另一类即隔离院（主要位于海港），由地方政府管理，以控制感染霍乱、天花、伤寒或黄热病等传染病的人。隔离院主要功能是隔离患有传染病的人，避免其在城市居民中传播。这些机构是传染病和结核病医院的前身。

医务室

医务室是独立于医院的门诊诊所，为无力支付的人提供免费照护。城市工人及其家庭往往依赖这种慈善事业（Rosen，1983）。

1786 年从费城开始，医务室逐渐扩散到其他城市。作为私人机构，其资金源于遗赠和自愿资助。主要功能是提供基本医疗照护并向门诊病人分发药物（Raffel，1980）。希望获得临床经验的年轻医生和医科学生成为这些医务室以及医院病房的微薪或无薪兼职人员（Martensen，1996），他们在为穷人提供服务时也获得诊断和治疗各种病例的经验。后来，随着专业医学以及教学和研究的实践被转移到医院，许多医务室逐渐被医院门诊部门吸收。门诊或门诊护理部门成为大型医院内提供专业咨询服务的重要场所（Raffel，1980）。

精神病院

精神卫生服务被视为州和地方政府的责任。那时很少有人知道是什么导致了精神疾病或如何治疗。一些精神病患者被限制在救济院内，各州为患有无法治愈的慢性精神疾病的患者建立了收容所。1770 年，第一个收容所在弗吉尼亚州的威廉斯堡建立。1752 年，在费城成立的宾夕法尼亚医院的地下室被用作精神病院。服务员运用生理和心理的技术，努力使患者恢复某种程度的理性思考，如放血、强迫呕吐以及热和冰冷浴的技术。

1894 年和第一次世界大战之间，国家通过的相关关怀法案使精神病患者的财务责任集中在各州政府。地方政府利用这个机会将所有患有精神疾病的人，包括需要受抚养的老年公民，送到州收容所。由于过度拥挤和资金不足，公共收容所的照护质量迅速恶化（U. S. Surgeon General，1999）。关于后续改革会在本节"精神卫生服务"部分讨论。

可怕的医院

直到 19 世纪 50 年代，美国医院才与欧洲医院类似。早期医院的条件很恶劣，卫生条件差，通风不足，护士技术不熟练和缺乏训练，经常出现不卫生的做法，有"死亡屋"形象。19 世纪 70 年代，欧洲和美国医院患者死亡率约为 74%（Falk，1999）。人们由于可怕的原因非个人选择被送进医院，中产阶级和上层阶级的成员不会进入这些场所。

不稳定的需求

美国在工业化前的社会以乡村社区为主，专业服务需求很低，大部分医疗服务由非医生提供。最有能力的医生位于人口较多的社区（Bordley 和 Harvey，1976）。在农村小社区中，人们有着很强的自力更生精神。家庭和社区习惯于用代代相传的民间疗法治病。人们通常会查阅出版的书籍和小册子，提供有关家庭疗法的建议（Rosen，1983）。

医生受经济条件的限制，许多家庭无力支付医疗费用。有两个因素导致专业医疗的高成本，即运输的间接成本和就诊路程的"机会成本"（即本来可以用于更有成效事情的时间价值），很可能超过医生费用的直接成本。对于一个农民来说，进入城镇 10 英里的就诊路程意味着误工一天。假设医生行驶 5～10 英里，路程费用可能是看病费用的四到五倍。因此，大多数家庭只有在非常危急和严重的情况下才会去请医生（Starr，1982）。

私人执业和按服务项目付费（对每种类型的服务单独计费）的支付方式嵌入美国医疗服务。与医生类似，牙医是私人执业，以收费服务（PFFS）为生，因为公众对牙齿健康的关注很少，他们的生意并不兴旺（Anderson，1990）。

低标准的医学教育

1800—1850 年，医学培训主要通过与执业医师（被称为导师）的个人学徒关系获得，而不是通过大学教育。许多指导者本身训练不足，特别是在基础医学方面（Rothstein，1972）。到1800年，只有四所小型医学院在美国开办：费城学院（其医学院成立于1756年，后来成为宾夕法尼亚大学）、国王学院（其医学院成立于1768年，后来成为哥伦比亚大学），哈佛医学院（1782年成立）和达特茅斯学院的盖泽尔医学院（始于1797年）。

美国在后来开始大量建立医学院，一方面是为提高专业地位和声望，另一方面是为增加收入。医学院的经营成本低廉，通常有利可图，由四个或更多医生组成教师团队，一个教室、一个解剖场所以及授予学位的法律授权，医生同会与当地大学合作使用课堂设施，学费完全满足运营费用（Rothstein，1972）。医学教育变得更加可及且不受限制，大量男性进入医疗实践（Hamowy，1979），甚至医学院毕业生数量超过学徒制的医生，医学博士（MD）学位成为医生的能力标准。医学院的数量在1800—1820年增加了两倍，在1820—1850年又增加了两倍，1850年达到42家（Rothstein，1972）。医学院培养逐渐取代学徒培训。

与欧洲医学院不同，美国的医学教育在科学培训方面严重不足。医学院没有实验室，临床观察和实践也不是课程的一部分。相比之下，欧洲医学院，特别是德国很强调基于实验室的医学研究。例如，在柏林大学，教授应该进行研究和教学，并由国家支付费用。在美国，由当地职业医生直接教授，教育和培训的设备十分不足。与欧洲医学院中医学教育由政府资助和监管不同的是，美国的医学院设立了自己的标准（Numbers和Warner，1985）。在美国，医学院的"一学年"通常只持续4个月，毕业只需要2学年。此外，美国医学院学生习惯性地在第二年重复第一年所学习的相同课程（Numbers和Warner，1985；Rosner，2001）。医生希望学校保持盈利的愿望也导致标准低以及缺乏严谨性。人们担心，医学教育的更高标准会导致入学人数下降，这可能迫使学校破产（Starr，1982）。

▶▶ 后工业时代的医疗服务

在后工业化时期，美国医生在保留私人执业行医和抵制国家卫生保健政策方面非常成功。医生为投保病人提供科学技术先进的服务，形成了规范化的医疗行业，获得了权力、声望和经济回报。值得注意的是，大部分变革发生在内战之后。战后，社会和科学的变革伴随着农业经济向产业资本主义发展而转化。战争中使用的批量生产的技术被用于和平时期工业生产，铁路连接东部和西部海岸小镇成为城市（Stevens，1971）。

这一时期出现制度化的医疗服务。雇主担任了一个重要角色，为雇员提供工伤和职业疾病赔偿，这连同其他经济因素考虑，从根本上促进了私人医疗保险的增长。尽管国家医疗保健立法尝试失败了，但医疗成本的上升还是促使国会为社会弱势群体创建了公共项目，如医疗保险和医疗救助。

专业主权的成长

20 世纪 20 年代，医师职业能力和地位得到巩固。第一次世界大战期间和之后，医生收入急剧增长，成为真正的职业。当然，这并不是一蹴而就的。工业化、城市化、科技发展、依赖性、社会自治和社会组织、执业者和教育改革等因素相互作用，使医学从脆弱、不安全、孤立的贸易逐渐转变为颇具权力和威望的行业。这个转变源自以下 7 个因素：城市化；科学和技术；制度化；依赖性；自治和组织；执业许可；教育改革。

城市化

城市化在一定程度上增加了人们对付费服务的依赖和相关技能的发展。首先，它疏远了家庭和邻里关系，部分地替代了家庭照料。其次，电话、汽车的普及、铺设道路减少了时间和旅行的机会成本，咨询医生和咨询医疗服务变得更加实惠。城市发展吸引了越来越多的美国人到不断壮大的城镇和城市。在 1840 年，只有 11% 的美国人口在城市生活，到 1900 年，美国的城镇化率增长到 40%（Stevens，1971）。

从家访到转变为办公室执业的趋势也在这段时间兴起（Rosen，1983）。医生们大量搬到城镇以便更接近他们不断增长的市场，与病人更好地接近，这样使医生能在给定时间内看到更多的病人。而在 1850 年，医生们平均每天只看 5 到 7 名病人，在 20 世纪 40 年代早期以前，医疗从业人员的平均病人负荷上升到每天 18 至 22 例（Starr，1982）。

科学和技术

表 3 - 2 总结了突破性的医学科学发现，如细菌学、手术、麻醉、免疫学和诊断技术等方面的进展，连同新药推广系列的扩大，给医学的合法性和复杂性给予了曙光，而且医学科学的治疗效果得到了广泛的认可。

表 3 - 2	开创性的医学发现

- 麻醉的发现有助于推进手术的实践。氧化亚氮（笑气）在 1846 年左右首次在牙医 Horace Wells 拔牙中用作麻醉剂。1846 年，麻省总医院首次成功使用了手术用麻醉剂。在发现麻醉之前，医生使用强烈剂量的酒精来减轻感觉。能在最短的时间内进行肢体截肢等手术的外科医生会受到高度赞赏

续表

- 1847 年左右，在维也纳一家医院执业的匈牙利医生 Ignaz Semmelweis 实施了洗手政策。因此，无菌技术诞生了。Semmelweis 受分娩后妇女的产褥热死亡率高困扰。虽然此时疾病的细菌理论尚不清楚，但 Semmelweis 推测，产褥热与医生在分娩前不洗手和解剖后不洗手的常见做法之间可能存在联系。Semmelweis 的预感是正确的

- Louis Pasteur，一位法国科学家，在 1860 年左右通常被认为是疾病和微生物学的细菌学理论的先驱。巴斯德展示了灭菌技术，例如煮沸以杀死微生物和不吸入空气以防止污染

- 英国外科医生 Joseph Lister 经常被称为抗菌手术之父。Lister 在 1865 年左右使用碳酸洗涤伤口并在手术过程中普及化学抑制感染（防腐）

- 诊断和成像的进步可以追溯到 1895 年由德国物理学教授 Wilhelm Roentgen 发现的 X 射线。放射学成为第一个基于机器的医学专业。美国一些首批 X 射线治疗和射线照相培训学校吸引摄影师和电工成为 X 射线医生（来自发明者的名字）

- 苏格兰科学家 Alexander Fleming 在 1929 年发现了青霉素的抗菌特性

当先进的技术知识成为从事职业所必不可少的条件，同时专业服务的优点被广泛认可时，对该行业更广泛的接受和对该服务的合法化需要同时产生。文化权威是指由于专业成员卓越的知识和专业技术，公众对专业成员判断的普遍接受和依赖（Starr，1982）。文化权威将医疗职业在普通人的眼里合法化。医学科技进展赋予医疗行业的合法性，因为医疗实践不再局限于当前的能力范畴。

科技进步需要医生提高疾病诊断和治疗能力。如果没有专门的培训，提升这些技能就不可能实现。以科学为基础的医疗使得大众对医疗服务的需求增加，这些服务不可能通过家庭和邻居提供。

随着医疗决策能力的提升，医生的文化权威进一步加强。例如，医生决定一个人是否应该被送往医院或护理院以及应该被照护多长时间，是否应该进行手术或保守治疗，以及应该开哪些药物。医生的决定对其他供应商和非供应商都有深远的影响。医生的判断和意见甚至可以影响一个人治疗以外的生活。例如，应许多雇主要求，医生经常评估就业人员就业前的健康状况。医生评估工伤赔偿案件中的伤残者和受伤者的受伤程度。职工带病休假和回归工作也需要得到医生的授权。医疗索赔的偿付金额也需要医生的评估。其他医疗保健专业人员，如护士、治疗师和营养师，也应当听从医生的命令进行治疗。因此，无论在人生病或残疾时，还是身体健康时，医生的决定也在更大层面上管束着人们的生活。

制度化

医疗技术进步与医护人员专业化使得先进治疗成为可能，这种需要资源聚集（Burns，2004）。正如欧洲一样，美国医院成为医疗核心，协调周围的医疗服务组织。医院作为医学科学、实践与职业化的中心，医生和医院发展成为一种共生

关系。从经济上看，医院为了保持病床使用率，越来越依赖医生，即使他们不是医院的雇员，医院也必须竭尽全力让医生满意，以加强医生在专业上的决策地位。反之，医生可以对医院政策施加影响。史无前例地，医院开始按照现代科学企业发展，顺从医生的工作模式和公众的期望。尤其是外科手术的扩张，对医院、医生和公众都有深远的影响。医院增加了专门的设施和工作人员，医师和外科医生必然经常使用这些设施，而这些医生早期很少依赖医院进行手术（Martensen，1996）。

直到 19 世纪 90 年代末，美国医院得以扩张且与医疗服务更直接相关。截至 20世纪 30 年代末，医院常因无法预防、治愈或感染而发生病人死亡事件。尽管有这些问题，但由于大量移民涌入美国大城市使得医院仍呈现扩张趋势（Falk，1999）。医院数量从 1875 年的几十家暴增到 1900 年的 4 000 多家（Anderson，1990），1913年扩大到 5 000 多家（Wright，1997）。

依赖性

病人依赖医学专业人员的判断和协助。病人寻求医疗帮助的期望越来越高，继而病人被要求遵守医疗指示。这种医疗依赖取决于：（1）确认一个人的疾病状态；（2）合法休假，如工作或上学；（3）提供出色的医疗服务，使人恢复健康并回归其社会角色。配合医师的文化权威，当危重病人从家里转移到医院或手术中心时，对医生和手术产生了依赖性。

一旦医生权威被合法化，他们的影响领域会扩大到医疗保健的方方面面。例如，制定禁止个人使用非医生处方药物的法律。医疗保险依据医生诊断理赔。因此，保险受益者依赖医师决定才获得保险费用。居民对初级保健医生（守门者）的依赖性越来越强，只有通过他们才能转诊到专科医院。

自治和组织

很长一段时间，医生能够脱离医院和保险公司控制的能力是美国医学的一个突出特点。医院和保险公司本可以聘请医生，受聘的医生却受到医学界的严厉抨击，并被迫放弃了这种做法。在一些州，法院规定企业不能聘用无医学执业证书的医生执业，这被称作"企业实践主义"（Farmer 和 Douglas，2001）。独立于公司控制的私人企业家精神把美国医生、医院和保险公司的关系放在了一个令人羡慕的战略地位。但后来，正规医疗机构在抵御外部实体控制方面处在有利地位。

美国医学会（AMA）成立于 1847 年，但其在前半个世纪中几乎没有影响力。其成员少且没有常设组织，而且资源匮乏，在进入国家和州医学协会之前并没有获得真正的实力。作为组织改革的一部分，1904 年 AMA 开始关注医学教育（Bordley

和 Harvey，1976），成为常规医学从业者的主要拥护者。一方面，AMA 强调提高病人护理质量、保护不知情的消费者免于被"庸医"和"骗子"欺骗；另一方面，推进其成员的职业化、声望和财务福利。AMA 大力推进国家医疗卫生许可相关法律建设，法律规定取得执业执照的医生必须从正规的医学院毕业。医生们在医学协会的协调一致的活动被统称为组织化医疗，使他们有别于个体医师在市场竞争中不协调行为（Goodman 和 Musgrave，1992）。

执业许可

19 世纪 70 年代，设立医疗执业法令，医疗许可审批成为美国各州政府的职能（Stevens，1971）。1896 年，26 个州颁布了《医疗许可证法》（Anderson，1990），授予医师执照和升级医学院校标准。首先，授权许可证需要一所医学院的文凭。然后，如果他们不能完成学习计划，候选人的资格可能被拒绝（Starr，1982）。

通过许可和医学院校标准的升级，医生获得了在医学实践中明确的垄断（Anderson，1990）。早期《医疗许可法》有利于保护医生免受潜在进入者的竞争威胁。医生们主导医学实践。随着生物医学获得了政治和经济的基础，生物医学团体开始从医疗社会中驱逐其他提供者，如顺势医疗论者、理疗师和脊椎按摩师；禁止与他们专业合作，并鼓励检举无牌执业的医疗服务提供商（Rothstein，1972）。1888 年，在一个划时代的最高法院的判决中提到，禁止任何人在"不具备必要的学习和技能的资格"的前提下实践（Haber，1974）。19 世纪 80 年代后期和 90 年代，许多州修订了法律，要求所有候选人必须持有医学学位且通过考试才能执业（Kaufman，1980）。

教育改革

医学教育改革始于 1870 年左右，医学院开始成为大学的附属。1871 年，哈佛医学院在大学新校长查尔斯·艾略特的领导下，彻底改革了医学教育制度。学期从 4 个月延长到 9 个月，而医学教育的学制从 2 年增加到 3 年。效仿欧洲模式，设立实验室和临床学科，如化学、生理学、解剖学和病理学被纳入了课程。

1893 年，约翰·霍普金斯大学在德国人威廉·韦尔奇的领导下开设了医学院，率先深化医学教育改革，医学教育第一次成为研究生课程，它的入学要求是大学学位而非高中文凭。约翰·霍普金斯医学院实验室设备精良，且拥有全职基础科学课程师资及教学医院（Rothstein，1972）。约翰·霍普金斯医学院的标准成为美国医学教育的标杆，此后一些不能达标的私人学校陆续倒闭了。

美国医学院协会（AAMC）成立于 1876 年，由 22 所医学院组成（Coggeshall，1965）。后来，AAMC 为医学教育设定了最低标准，包括 4 年课程，但其提议没有得到生效。

1904 年，协会成立了医学教育委员会，在调研中发现仅有 50% 的学校可以提供合格的培训。医学院协会没有公布其调查结果，但获得了来自卡耐基基金会的帮助，以医学院评级方式促进"教学升级"（Goodman 和 Musgrave，1992）。卡耐基基金会任命亚伯拉罕·弗莱克斯纳调查位于美国和加拿大两个地区的医学学校，1910 年出版的弗莱克斯纳调查报告建议实施标准化教育，这一观点被专业人员和公众广泛接受，不符合拟议标准的学校被迫关闭。医学院校毕业生的 AMA 再认证的法律也随即出台（Haglund 和 Dowling，1993）。

高等研究生教育成为医学培训的组成部分，进一步促使该行业的权威化与合法化，并确立了其自主权。史蒂文斯（1971）指出，美国医学在 1890—1914 年的专业化趋于成熟，这是教育改革的直接结果。

医学专业

专业化已成为美国医学的一个重要标志，专业化可能导致专业人员的过度供给，在一定程度上从体制角度解释了美国初级保健难以发展的原因。在美国，强调专业化但缺乏合理的医疗保健协调。

在英国，医学界分为在社区工作的全科医生（GPs）从业者和在医院担任顾问的专科医生。这样的分层在美国医学中尚未发展起来。美国的初级保健医师（PCPs）制度不像英国，病人可直接从全科医生转诊专科医生。在英国，全科医生处于一个关键的中介位置，由其协调其他医疗服务系统。因此，美国缺乏这样一个健康守门员和协调者的角色。20 世纪 90 年代初，健康维护机构（HMOs）具有守门员的雏形，开始与全科医生联系，基于全科医生的推荐向专科医生转诊，这在美国医学实践中取得了突出地位。

精神医疗保健的改革

在 20 世纪末，对精神疾病的科学研究和治疗即神经病理学才刚刚开始。1946 年，基于精神教育和研究，根据《国家精神健康法》，联邦才开始资助此项目，促进国家精神研究所于 1949 年创立。总统哈里·杜鲁门签署了这项法案，以回报二战中饱受精神之苦的老兵们［国家心理健康计划协会（NASMHPD），2014］。同时，一些报告和研究透露了州立精神研究所的物资匮乏和滥用情况。1955 年，精神研究行动呼吁在全国范围内开始研究精神和相关问题。这个任务被分配给精神疾病和健康联合委员会，该委员会在 1960 年做了一个详尽的《精神健康行动报告》。

1963 年，肯尼迪总统呼吁从机构关怀转化为社区服务，让有精神疾病的人们回归美国人的主流生活（Kennedy，1963）。这些因素促成了一个信念，即精神疾病的治疗和早期社区干预对于防止住院治疗是有效的（Grob，2005）。而且，精神卫生系统的改革家们认为，长期的机构治疗存在疏忽、无效甚至有害的治疗（U. S. Surgeon General，1999）。

20 世纪 60 年代，社区心理健康的概念诞生了，去机构化成为心理健康改革的主要推动力。到目前为止，已经有了治疗精神病和抑郁症的新药。国家精神卫生研究所（NIMH）在倡导以社区为导向的护理取代禁闭庇护方面发挥了主导作用（Grob，2005）。1963 年，肯尼迪总统签署了《社区精神卫生中心法》，支持"社区护理"和"去机构化"的联合政策。根据该法，联邦资金可用于建立社区精神卫生中心，联邦资金第一次被授予用于各州的心理健康治疗（Ramsey，2011）。该政策的变化引领了社区精神卫生服务时代和国家精神病医院，成为美国精神卫生保健系统的核心（NASMHPD，2014）。

从 1970 年到 2002 年，公立精神病院的床位从每 10 万人 207 张床减少到 20 张（Foley 等，2006）。1999 年，美国最高法院关于奥姆斯特德诉洛杉矶案的决定，进一步促进了去机构化运动，该法指示美国各州在适当时向精神病患者提供社区服务。今天，州精神病院仍然为患有严重和持续性精神疾病的人提供长期治疗（Patrick 等，2006）。

1994 年左右，国家控制用于社区精神卫生服务的资金，2012 年精神保健住院治疗的人仅占住院人数的 6%（Substance Abuse 和 Mental Health Services Administration，2013），占国家精神卫生基金的 23%（NASMHPD，2014）。相比之下，在 20 世纪 50 年代中期，住院治疗约占州和地方精神卫生保健资金的 84%（Fein，1958）。在实现如此显著成果的过程中，残疾人和低收入人群的资助计划，主要是老年人遗属和残疾人的社会保障、补充保障收入和住房补贴，医疗保险、医疗救助和私人保险计划覆盖了精神保健服务，发挥了关键作用（Glied 和 Frank，2016）。因此，在美国，精神卫生保健成为联合社会和卫生政策的一个链条。

1996 年通过和 2008 年修订的《精神健康平等法》，以解决保险对精神和身体健康的平等覆盖问题。1996 年的法律没有强制精神卫生，主要侧重于保险支付的年度限额的平等，并允许免除某些特定费用的上限。2008 年法律禁止精神疾病和身体健康治疗的报销差异，修订了以前的法律，这些规定也适用于药物滥用（Goodell，2014）。然而，这两项法律都为精神保健治疗留下了漏洞。

21 世纪《治疗法》在美国参议院搁置了一年半，最终由国会通过并于 2016 年 12 月由奥巴马总统签署。除其他举措外，该法律决定提供资金改善患有严重精神疾病的人群的医疗服务，减少阿片类药物的使用，推进治疗阿尔茨海默症的研究

（Major provisions of the 21st Century Cures Act，2017）。

公共卫生的发展

从历史上看，美国公共卫生实践集中在卫生法规、流行病学研究和卫生统计等方面。以商业和工业为目的的城市发展、在人口稠密地区不卫生的生活条件、不恰当的污水和垃圾的处理方法、有限的获得清洁用水的机会、长时间的被剥削和在不安全的地方工作导致了霍乱、天花、伤寒、肺结核、黄热病和其他疾病的周期性流行。这种疾病的暴发给保护公众利益造成了困难。例如，1793 年由于黄热病的破坏性爆发，国家首都必须迁出费城。这种流行病促使该市在同年建立了第一个卫生委员会。1850 年，莱缪尔·沙特克在马萨诸塞州阐述了发展公共卫生系统的蓝图，沙特克还呼吁建立国家和地方卫生部门。

1873 年，霍乱的威胁促使纽约市卫生署开始解决城市里恶劣的卫生问题。此前，1832 年和 1848—1849 年的霍乱疫情席卷了美国各城镇，在几个星期之内发生数以万计的伤亡（Duffy，1971）。1900 年，传染性疾病对社会构成了最大的健康威胁。公共卫生的发展在遏制人群感染上起到了主要作用。同时，广泛的公共卫生措施和更好的医疗服务降低了死亡率，增加了预期寿命。

1900 年，大多数州都有卫生部门，负责各种公共卫生工作，如卫生检查、传染性疾病控制、运行国家实验室、生命统计、健康教育、食物与水的管理（Turnock，1997；Williams，1995）。后来，公共卫生扩大了职能，填补了医疗保健系统的空白。这些职能主要限于儿童免疫、照顾母婴、公立学校的健康检查和计划生育。联邦政府拨款支持州政府和地方政府针对药物滥用、心理健康和社区预防服务方面的实质性改革方案（Turnock，1997）。

由于私人医生怀疑政府会使用健康委员会控制医生供应和管制私人医学实践，公共卫生仍然与私人行医分开（Rothstein，1972）。由于害怕政府干预导致失去自治权利、个人收入减少，公共卫生和私人医疗实践之间始终有一道隔离墙。在这种二分法下，医学集中于个人身体健康，公共卫生集中在整个人群和社区健康上，两者之间的合作主要限于要求公共卫生部门、私人执业者报告传染病病例，如性传播疾病、人体免疫机能缺陷病毒（HIV）感染和后天性免疫缺陷综合征（AIDS），以及诸如西尼罗河病毒和其他类型的感染等病例的爆发。

退伍军人保健服务

一战后不久，政府开始提供医院服务，如果退伍军人无力支付私人医疗服务费用，政府为他们提供服务以治疗服役导致的残疾和非服役导致的残疾。一开始，联邦政府与私立医院签订了服务合同，随着时间的推移，退伍军人事务部建立了自己的医院、门诊诊所和养老院。

工人补偿的诞生

1914 年，在美国启动的第一个广覆盖的医疗保险是工人赔偿计划（Whitted，1993），即工伤和职业病的保险。其理论基础是针对工作地事故和与职业相关的疾病，即工厂风险。换言之，无论是谁的过错，雇主都要承担治疗职业伤害和职业病的全部费用。最初的赔偿涉及因工伤和职业病而丧失的工资，后来增加了为幸存者支付医疗费用和死亡津贴。一些改革者认为，从目前趋势看，美国人已经认同强制实施工伤保险，因此也可以说服他们强制实施医疗保险。本质上，工人的工伤保险是政府资助全民医保的试点。然而，私人医疗保险的增长以及其他关键问题，阻止了国家卫生保健计划建议的实施。

私人健康保险的兴起

与政府资助的强制医疗保险相反，私人健康保险属于自愿健康保险。自 19 世纪 50 年代开始，已有一些仅限于人身伤害的私人保险。到 1900 年，医疗保险覆盖因生病和暂时残疾而造成的收入损失（Whitted，1993）；后来，又覆盖了手术费用，重点仍然放在收入损失上，这基本还是属于残疾保险，不是真正意义的医疗保险（Mayer 和 Mayer，1984）。

如本书随后详细阐述的，技术、社会和经济因素对医疗保险提出了全覆盖的需求。然而，私人强调的经济条件、医疗行业的自身利益，以及保险企业的成功趋势，促使私人健康保险在美国社会立足。二战后的经济发展，为美国基于就业关系建立医疗保障福利制度奠定了基础。

技术、社会和经济因素

20 世纪初的医疗保险发展是技术、社会和经济进步的产物。从技术角度来看，新的和更好的治疗方法创造了良好的治疗价值，医疗服务已经变得个人化和社会化，医疗服务需求越来越大。从经济角度来看，人们无法预测未来的医疗需求，也不能预测成本。简而言之，科技进步刺激了医疗服务需求，也加大了成本，更加需要通过保险分散金融风险。

早期综合保险政策

1911 年，保险公司开始覆盖大量工业人口，通常涉及人寿保险、意外事故和疾病以及护理服务。一些工业和铁路公司建立了自己的医疗计划，包括特定的医疗福利，如几个工会和互助团体。然而，自愿健康保险的总量是很少的（Stevens，1971）。

经济必要性与贝勒计划

1929 年底开始的大萧条，迫使医院从慈善捐赠转为向病人收取费用。患者不仅要面临疾病后的收入损失，还增加了医疗费用的债务。医院也需要受到保护以免受经济不稳定的影响（Mayer 和 Mayer，1984）。在经济大萧条时期，医院入住率下降，捐赠和捐助收入急剧下降，慈善机构的患者负担几乎翻了两番（Richardson，1945）。

1929 年，Justin F. Kimball 在得克萨斯达拉斯贝勒大学医院为公立学校教师开设了医院保险计划，现代医疗保险蓝图随之建立。Kimball 招收了超过 1 200 名教师，他们每月支付 50 美分用于最多 21 天的医院照护。几年之内，发展成为全国蓝十字保险计划（Raffel，1980）。起初，其他独立医院复制贝勒计划并开始提供单一医院计划，不久之后由一个以上的医院联合提供社区服务的模式流行起来，他们为消费者提供了选择医院的权利。一旦医院同意提供服务，即获得按月支付的固定资金。从本质上说，这是医院服务的预付计划。预付计划是一种契约安排，提供者必须向一组成员（或注册者）提供所有需要的医疗服务，以换取预先确定的固定月费。这个概念后来被管理式医疗所采用。

成功的民间非营利企业：蓝十字计划

1933 年，明尼苏达州的医院第一次使用"蓝十字计划"（Blue Cross）这个名字（Davis，1996）。美国医院协会（AHA）支持医院计划，并将这些计划统一到蓝十字网络的协调机构（Koch，1993；Raffel，1980）。蓝十字计划是非营利的，他们没有股东利润分配，只承担医院费用，不侵犯私人医生的领域（Starr，1982）。

后来，计划控制权转移到一个独立的机构——蓝十字委员会，后来成为蓝十字协会（Raffel，1980）。1946 年，蓝十字计划在 43 个州服务了 2 000 多万会员。该计划被广泛采用，1940—1950 年，健康保险覆盖美国人口从 9% 增加到 57%（Anderson，1990）。

医生自治——蓝盾的诞生

私人自愿医疗保险已获得 AMA 的认可，但仅覆盖医院护理费用。鉴于 AMA 的立场，1939 年第一个由加州医学协会启动的支付医生费用的蓝盾计划由此诞生了（Raffel，1980）。通过支持医院保险和积极制定医疗服务计划，承诺将私人医疗保险作为分散疾病财务风险的手段，并确保其自身利益不会受威胁。

从医疗行业的角度来看，自愿医疗保险与收费服务的个体医生，被认为是医疗保险的理想特征（Stevens，1971）。在蓝盾运动中，医生主导董事会制定发展计划，在很大程度上对国家医疗保险的挑战作出回应。此外，这些计划也符合医管局给医生保留医疗事权的规定（Raffel 和 Raffel，1994）。

医院和医生的联合覆盖

虽然蓝十字和蓝盾独立开发，在财务上和组织上均有区别，但他们经常联合工作，扩大对医院和医生覆盖率（Law，1974）。1974 年，纽约保险监督会批准了纽约的蓝十字和蓝盾计划的合并计划（Somers 和 Somers，1977），类似的合并已在大多数州发生。如今，蓝十字和蓝盾计划在双蓝协会的保护下，在美国和其他国家运营。

营利性保险公司最初对蓝十字计划表示怀疑，对于加入医疗保险市场采取观望态度。他们的担忧是没有可用的精算信息来预测损失。几年之内，由于蓝十字计划的成功，商业保险公司才开始提供医疗保险。

以就业为基础的医疗保险

1916—1918 年期间，包括纽约和加利福尼亚在内的 16 个州立法机构试图颁布法令，规定雇主提供医疗保险，但这些努力都没有成功（Davis，1996）。随后，三项主要事件促使美国雇主参加私人医疗保险：一是为了控制第二次世界大战期间的高通胀，国会冻结了工资。作为回应，许多雇主开始向其工人提供医疗保险，而不是增加工资。二是在 1948 年，美国最高法院裁定包括健康保险在内的员工福利是工会管理谈判的合法内容，健康保险随后成为战后员工福利的永久组成部分[（Health Insurance Association of America，HIAA），1991]。三是在 1954 年，国会修改了《内部税收法》，对雇主支付的医疗保险不征税。在经济价值上，雇主支付医疗保险相当于因免税获得额外工资，从而激励人们参与雇主医疗保险福利计划。

以雇佣关系为基础的医疗保险迅速扩大。在 20 世纪 50 年代后期，经济快速发展，雇主开始提供更广泛的福利，这导致医疗保险诞生，以防止长期或灾难性的疾病或伤害（Mayer 和 Mayer，1984）。私人医疗保险成为美国提供医疗卫生服务的主要手段。

20 世纪 90 年代国家卫生保健倡议的失败

1883—1912 年期间，从德国开始的强制性疾病保险遍及整个欧洲，被看作是防止工伤事故的伴生产物。在美国，美国劳工法协会（AALL）主要负责并成功推动了工人补偿计划。一些社会学者和劳工领袖是 AALL 的重要成员，其议程是通过政府行动推动社会改革。由于它成功地带来了工人补偿，AALL 率先推动建立了一个政府为普通人群提供的医疗保险制度（Anderson，1990）。它也支持由前总统西奥多·罗斯福领导的进步运动，西奥多·罗斯福在 1912 年以社会改革为自己的主张再次竞选总统。作为一个也许是全国性的强制医疗保险的政治赞助者，罗斯福被伍德罗·威尔逊击败了，但是全国医疗保险的进步运动并没有消亡。

AALL 通过吸引社会和经济关注继续努力建立国家健康保险模式。改革者认为，国民医疗保险将减轻贫困，因为疾病通常会给个别家庭带来工资损失和高额医疗费用。改革者还认为，国民医疗保险将通过减少疾病、延长寿命和减少工业不满的原因来促进经济效率（Starr，1982）。当时，AMA 的领导层公开表现出对国家计划的支持，AALL 和 AMA 组成了统一战线以确保立法。1917 年 15 个州引入了《标准医疗保险法》（Stevens，1971）。

强制性医疗保险处在研究和酝酿阶段时，潜在的反对者不理会它，一旦法案被提交州立法机构，反对者就表示强烈反对。最终证明，AMA 的支持只是表面上的。美国多次尝试通过国家医疗保险立法均遭失败的主要原因分为四大类：政治不足、制度差异、意识形态差异和税收厌恶。

政治不足

当西欧国家开始实施国家卫生计划时，德国和英国正经历着危及政治稳定的劳工动乱，社会保险被视为获得工人忠诚度和抵御政治威胁的手段。美国的情况完全不同，社会保险对政治稳定没有意义。与欧洲国家不同，美国政府高度分散，对经济或社会福利几乎没有直接监管。尽管国会早在 1798 年就建立了一个商船船员强制医疗保险制度，但这是一项例外措施。① 与健康和福利有关的事项通常留给州政府和地方政府，而这级政府则尽可能地发动私人的和自愿的行动。

1917 年，美国进入第一次世界大战，反德情绪给医疗保险运动带来了政治打

---

① 重要的海港，如波士顿，经常面临着应对海员的疾病或伤害的挑战。国会颁布了一项法律，要求每月从美国船只上的海员的工资中扣除 20 美分，以支持商船医院（Raffel 和 Raffel，1994）。

击。美国政府谴责德国的社会保险，称其为普鲁士威胁，与美国的价值观不符（Starr，1982）。

在通过强制性医疗保险法律的努力在加利福尼亚州和纽约州失败后，AALL 因明显失败而对强制性医疗保险失去了兴趣。1920 年，AMA 的众议院批准了一项决议，谴责由政府监管强制性医疗保险（Numbers，1985）。该决议的主要目的是巩固医疗专业性，防止政府干预医学实践。

制度差异

德国和英国建立了互惠基金，为工作人口提供疾病保险。自愿疾病基金在美国的发展程度低于欧洲，美国人对医疗保险的兴趣和熟悉程度较低。更重要的是美国医院主要是私营医院，欧洲的医院主要由政府运营（Starr，1982）。

在美国，国家筹资和支付机制与私人机构提供的医疗服务不一致。例如，AALL 的强制性医疗保险建议被医学界个别成员视为对其私人诊所构成威胁，将医疗专业人员的主要收入来源从个体患者转移到政府支付（Anderson，1990）。任何可能侵蚀费用支付系统并让私人医学实践由强大的第三方（特别是政府）控制的努力都会遭到反对。

保险业担心失去从残疾保险、医疗保险和丧葬保险①所得的收入（Anderson，1990）。制药行业担心政府通过垄断买家来削减其利润，零售药剂师担心医院会在政府运营的国家医疗保健计划下建立自己的药店（Anderson，1990）。雇主们也认为这些建议违背了他们的利益。美国企业发言人拒绝了国家医疗保险将提高生产力和效率的论点。这似乎具有讽刺意味，但工会，特别是美国劳工联合会当时也谴责强制性医疗保险。工会领导人担心政府会转移他们提供社会福利的合法角色，从而削弱工会在工作场所的影响力。有组织的劳工是当时规模最大、实力最强的利益集团，缺乏他们的支持被认为是国家医疗保险建议失败的主要原因（Anderson，1990）。

意识形态差异

在美国的经验中，个人主义和自我决定、对政府的不信任，以及依赖私人部门解决社会问题，被视为是典型的美国价值观。信仰和价值观代表了美国中产阶级的情绪，他们的支持对于任何基础广泛的医疗改革都是必要的。相反，在国家苦难时期，如大萧条时期，一致的需要可能促使社会福利计划的合法化，如富兰克林·罗

---

① 入院的病人需要支付一笔押金，如果他们去世，医院就不必支付丧葬费（Raffel 和 Raffel，1994）。因此，许多人从保险公司购买丧葬政策。

斯福时代的新政计划，即提供养老金和失业津贴的社会保障立法。

在 20 世纪 40 年代早期，在罗斯福总统任期内，国会提出几项关于国民医疗保险的法案，但都未能通过。最值得注意的是 1943 年的瓦格纳—穆雷—丁吉尔法案（Wagner – Murray – Dingell bill，以该法案的国会赞助商命名），然而，第二次世界大战将国家的注意力转移到其他问题上，由于没有总统的积极支持，该法案悄然消亡（Numbers，1985）。

1946 年，哈里·杜鲁门成为第一位呼吁全国医疗保健计划的总统（Anderson，1990）。与为工人阶级提出计划的进步人士不同，杜鲁门提出了单一医疗保险计划，覆盖所有社会阶层。在总统的要求下，瓦格纳—穆雷—丁吉尔法案被重新起草和提出，AMA 强烈反对该计划，AHA 等其他利益集团也反对它。此时的私人医疗保险已经扩大。公众对瓦格纳—穆雷—丁吉尔法案的初步反应是积极的，当政府控制的医疗计划与私人保险相比时，民意调查显示，只有 12% 的公众支持在社会保障里纳入医疗保险（Numbers，1985）。

在这个冷战时代①，任何引入国民医疗保险的尝试都被贴上社会主义医疗制度的耻辱标签，这一标签已经成为政府医疗保险扩张或私人执业行为的代名词。共和党人在 1946 年控制了国会，因此制定全民医疗保险的任何提案都被搁置了。令人惊讶的是，杜鲁门于 1948 年再次当选总统，他承诺如果民主党重新执政则将建立国民医疗保险体系（Starr，1982）。由于担心该结果不可避免，AMA 向每位成员征收 25 美元，从而获得了 350 万美元的资金（Anderson，1990），这在当时是一大笔钱。AMA 聘请了惠特克和巴克斯特的公关公司，仅在 1949 年就花费了 150 万美元，开展了美国历史上最昂贵的游说活动之一。该运动将国家医疗保险与共产主义直接联系起来，最终将"社会主义医疗制度"的理念牢牢植入公众心中。到 1952 年，共和党德怀特·艾森豪威尔当选总统，他有效结束了对国民医疗保险的辩论。

税收厌恶

美国人普遍支持政府帮助困难人群支付医疗费用的想法。然而，大多数美国人不赞成增加自己的税收来支付这种照护。这种不情愿也许是 1993 年医疗改革失败的原因。

在 1991 年竞选总统期间，州长比尔·克林顿将卫生体系改革作为一项重大的竞选问题。从 20 世纪 40 年代哈里·杜鲁门（Harry Truman）发表倡议以来，总统候选人就没有如此大胆的尝试。在 1991 年 11 月的宾夕法尼亚州参议院选举中，民主党人哈里斯·沃福德对共和党人理查德·索恩伯格的胜利发出了一个明确的信

---

① 冷战是指第二次世界大战后美国与前苏联两大阵营之间的竞争和对峙。

号，即国家医疗保健计划的时机可能已经成熟。沃福德呼吁国民医疗保险得到了宾夕法尼亚州中产阶级的广泛支持。其他州的选举结果对健康改革问题没有那么具有决定性，但各种公众民意调查似乎表明，医疗保健成本上升是许多人关注的问题。在这种背景下，比尔·克林顿和总统乔治·布什提出了医疗改革建议。

克林顿总统在 1992 年就职后，将卫生体制改革作为首要任务。他的妻子希拉里·克林顿被任命为国家卫生改革工作组的领导角色。一项复杂的立法，《卫生安全法》于 1993 年 11 月出台，但在第一年内就在国会中夭折了。

政策专家和舆论领袖就出了什么问题进行了辩论。克林顿计划失败的一些根本原因无疑是历史性的，正如本章前述的那样。一位经验丰富的政治观察家杰姆斯·J. 摩根（James J. Mongan）表示，国会的改革辩论不是关于医疗服务的扩展，而是关于提出服务的融资。避免增加税收优先于扩大医疗保险覆盖面并导致克林顿医疗改革计划的消亡（Mongan，1995）。

医疗保险与医疗救助制度的建立

1965 年是美国卫生政策的一个重大转折点。在这之前，私人医疗保险是医疗保健的唯一可广泛使用的支付来源，它主要提供给中产阶级的美国人和他们的家庭。许多老年人、失业者和穷人不得不依靠他们自己的资源，或者依靠医院和个人医生的慈善事业。通常，当要提供慈善照顾时，私人付款人会被收取更多的费用来弥补差异，这种做法被称为成本转移或交叉补贴。1965 年，国会通过了《社会保障法》的修正案，并建立了医疗保险和医疗救助计划。在美国历史上，政府第一次为两个弱势群体——老年人和穷人支付部分医疗费用（Potter 和 Longest，1994）。

在关于如何保护公众免受医疗服务成本上升和反对全民医疗保险的争论中，有一件事已经很清楚了，即不欢迎政府干预，因为它涉及大多数美国人如何接受医疗保健。例外的是对弱势群体和弱势阶层提供服务。65 岁及以上的老年人是另一个在 20 世纪 50 年代开始受到关注的群体，大多数穷人和老年人负担不起医疗服务费用的增加。此外，由于这些人群的健康状况明显比一般人群差，所以他们需要更高水平的医疗卫生服务。尤其是老年人，较年轻人群有较高的发病率和患病率。据估计，只有不到一半的老年人口被私人医疗保险覆盖。到这时，日益增长的老年中产阶级成为了政治上的积极力量。

1957 年，阿姆·弗兰德（Aime Forand）在国会提交的一项法案为老年人的社会保障福利提供必要的医院和疗养院护理提供了动力（Stevens，1971）。作为回应，AMA 进行了大规模的活动，将政府保险计划描绘成对医患关系的威胁。该法案被搁置，全国各地的公众听证会得到民众强烈支持，将这个问题推上了国家议程

（Starr，1982）。一项妥协的立法即《医疗救助法》（公法 86—778），也被称为《克尔米尔斯法》于 1960 年生效。根据该法，联邦政府拨款给各州，救助没有保险的低收入老年人享有医疗服务（Anderson，1990）。由于该计划需要基于个人收入调查，将资格限制在低于预定收入水平的人群，因此遭到自由国会代表的反对，他们将其称为是老年人的耻辱（Starr，1982）。在 3 年内，该计划被宣布无效，因为许多州没有实施（Stevens，1971）。1964 年，老人、遗属和残疾人医疗保险成了约翰逊总统伟大的社会计划的重中之重。

在医疗保险的辩论中，AMA 制定了自己的"老年护理"提案，要求联邦政府计划补贴医院和医生服务。代表约翰·伯恩斯（John W. Byrnes）介绍了另一项名为"更好照顾"的提案，提出老年人缴纳部分保费，其余部分由政府补贴，包括税收抵免和减免医疗保险费的征税。最后，达成了一个三层计划，即医疗保险 A 部分和 B 部分，或 1965 年社会保障修正案第 28 条，为老人、遗属和残疾人提供医疗保险。根据弗兰德的最初法案，政府为老人、遗属和残疾人提供医疗保险的提案为医疗保险 A 部分。伯恩斯通过政府保险覆盖医生账单的提案为医疗保险 B 部分。根据各州的财政状况，将克尔联邦计划的联邦拨款基金扩展到各州，即 1965 年社会保障修正案第 19 条的医疗救助。医疗救助基于州的个人收入调查结果给予救助，扩展到所有年龄组，不仅是贫困老年人（Stevens，1971）。

医疗保险和医疗救助反映了不同的传统。医疗保险得到广大基层群众的支持，它附属于社会保障，没有阶级差别，而医疗救助被指责占用了公共福利。医疗保险有统一的国家标准，医疗救助在各州有不相同的规定。医疗保险允许医生平衡账单，向病人收取超出计划费用的钱以弥补差额；相反，医疗救助则禁止平衡计费，为此医生很少参与（Starr，1982）。至今许多医生拒绝接受医疗救助的病人，因为政府支付他们的费用较低。

毫无疑问，在医疗保险和医疗救助计划生效后不久，国家的医疗服务支出开始上升，公共支出与卫生服务的私人支出有关（Anderson，1990）。国家卫生支出（NHE）从 1960 年到 1965 年增长了 50%，从 1965 年到 1970 年增长了 78%，从 1970 年到 1975 年增长了 71%。同样，1955 年、1960 年和 1965 年稳定在 25% 的国家卫生支出，1970 年增加到国家卫生支出的 36.5%，1975 年增加到国家卫生支出的 42.1%（根据人口普查局的数据，1976）。

公共卫生机构的监管作用

随着公共医疗保险和医疗救助计划的扩大，政府的监管权力越来越多地侵犯了私营部门。因为政府为这两个项目提供资金，但服务由私营部门提供。在联邦政府制订参与医疗保险计划的标准后，各州制定了与医疗救助计划相关的法规。这些法规经常重叠，联邦政府授权各州对监管合规情况进行监督。结果，分配给州公共卫生机构的监管权力急剧增加。因此，大多数医疗机构都要接受公共卫生机构的年度审查，这是由联邦和州政府授权给他们的。

▶▶ 公司化时代的医疗保健

早期发展

如前所述，公司的医疗实践，即营利性公司提供医疗服务，在历史上被法律禁止，被称为医学中的"商业主义"。然而，AMA 认识到在偏远地区的某些行业（如铁路、采矿和木材公司）需要雇用或与执业医师签订合同。早在 1882 年，北太平洋铁路公司就开始向员工直接提供医疗服务。

在 20 世纪早期到中期，医疗卫生服务发生了变化。具有实践经验的医生被召集起来进行团体实践。梅奥诊所，始于 1887 年，位于明尼苏达州的罗切斯特，成为将专家整合到团体实践计划的主要实体，它具有一定的经济优势，如费用和收入的分担。家庭从业人员加入，许多团体开始提供多专业服务，这些创新导致团体预付费计划的形成。

团体预付费计划开始向员工团体收取按资计费的安排，这些团体提前支付固定月费并接受综合服务。预付费团体实践计划首先在美国一些大城市市场流行起来。AMA 反对这样的计划，华盛顿的团体健康协会（始于 1937 年在华盛顿特区）因违反《舍曼反托拉斯法》被判犯有限制贸易罪。这一裁决可能对其他预付费集团计划的发展铺平道路。例如，从 1974 年开始的纽约的 HIP 健康计划是最成功的项目之一，它通过家庭医生和专家有组织的医疗小组提供全面的医疗服务（Raffel，1980）。同样地，从 1942 年开始，凯撒医疗集团（Kaiser–Permanente），在西海岸发展起来。

在 20 世纪的后期开始出现公司，某些行业、团体实践和人头费计划开始雇用医生，由此播下了管理型医疗实践的种子。

1973 年的 HMO 法

1973 年的《健康维护机构法》（HMO 法）在尼克松政府期间通过，旨在通过联邦资助刺激 HMOs 的增长（Wilson 和 Neuhauser，1985），以预付医疗作为传统按服务付费的替代方案，刺激健康计划间的竞争，提高医疗效率，控制医疗费用支出增长速度。HMO 法要求，如果在他们的地理区域是可用的，则拥有 25 名或更多员工的雇主可以提供 HMO 替代计划，目标是到 1976 年创建 1 700 个 HMOs，以招募 4 000 万名成员（Iglehart，1994）。最终，HMO 法未能实现这一目标。到 1976 年只有 174 个 HMOs，覆盖人数达 600 万（公共卫生服务，1995）。雇主没有认真对待 HMO 选项，并继续提供按服务付费的保险，直到他们的医疗保险费用在 20 世纪 80 年代开始快速增长。

医疗服务的公司化

到 21 世纪初，美国的商业环境主张发展大公司。同时，全球通信、交通、医疗、信息技术和国际贸易也取得了巨大的进步，医疗卫生服务受到这些变革的影响。

在许多方面，管理式医疗组织（MCOs）与大型保险公司难以区分。管理式医疗的上升趋势巩固了需求巨大的购买力。为了抵消这种不平衡，供应商开始巩固他们的地位，更大的、综合性的医疗服务机构开始形成。除了门诊、长期护理和专业康复之外，许多大型医院已成为大型卫生系统的一部分。

在越来越多的公司主导的医疗服务领域，个体医生一直在努力维护他们的自治权。为了解决生存问题，许多医生通过大诊所稳定业务，与医院形成了战略伙伴关系，或者开办自己的专科医院，越来越多的医生选择成为医院和其他医疗公司的雇员。

公司化把市场力量从个人转移到公司，消费者占据主导地位的时代即结束。

▶▶ 医疗全球化

从社会和经济的角度来看，全球化是 21 世纪的另一个特征。全球化即指各种形式的跨国的经济活动，是跨国运动和货物、服务、人与资本的交换，公司化、交通和电信一直是全球化的关键促成因素。

从卫生服务跨境角度来看，马奇尼克（Mutchnick）和他的同事（2005）确定了四种不同的经济关系模式：

● 通过远程医疗实现跨境信息交换和某些服务的传递。例如，远程放射学（远距离放射图像的电子传输）现在使美国医生能够将放射图像传输到澳大利亚，并在第二天对其进行解释和报告（McDonnell，2006）。病理学和放射学的远程医疗咨询服务正在由美国约翰·霍普金斯医院等尖端的美国医疗机构提供给世界其他地区。

● 消费者出国旅行接受选择性、非紧急医疗护理，即医疗旅游。美国疾病控制和预防中心（CDC，2012）估计，每年有多达 75 万名美国居民出国接受医疗和牙科护理。专业医院，如印度的阿波罗（Apollo）连锁店和泰国的康民国际医院，为外国人提供最先进的医疗设施，费用仅为美国或欧洲相同程序的一小部分。美国以外的医生和医院具有明显的竞争优势：合理的医疗事故成本、最低监管和较低的劳动力成本。由于这些效率，印度专科医院可以以美国医院十分之一的成本进行高质量的肝脏移植（Mutchnick 等，2005）。一些医疗保险公司也开始为其承保会员寻求更便宜的选择，以便在海外获得某些昂贵的服务。相反，其他国家的贵宾和有钱人到美国的多专科中心，如梅奥诊所，接受高度专业化的服务。

● 对外商直接投资医疗机构使外国公民受益。例如，美国公司 Chindex International 在中国提供医疗设备、用品和医疗服务。Chindex 的联合家庭医疗照护在北京、上海和广州提供服务。

● 卫生专业人员转移到服务需求高、经济条件更好的国家。例如，来自其他国家的护士正在移居美国和英国，以缓解这些国家现有的人员短缺。来自发展中国家的医生的迁移有助于缓解发达国家服务不足地区的一些短缺问题。来自印度尼西亚的医护人员出于同样的原因移居日本（Shinohara，2016）。

还可以增加三个方面的全球化医疗保健：

● 美国公司已经越来越多地扩大海外业务。美国的医疗保险公司必须为这些外籍员工制订福利计划。根据对 87 家保险公司的调查，即使在有全民医疗保险的国家，医疗保健也成为世界上最受欢迎的雇员福利之一。此外，海外医疗费用的增长速度比一般经济中的通货膨胀率快（Cavanaugh，2008）。因此，医疗服务的成本效益正在成为世界范围内的主要挑战。

● 其他国家需要美国提供医疗服务。美国供应商，如约翰·霍普金斯医院、克利夫兰诊所、梅奥诊所、杜克大学医疗中心，以及其他一些医疗机构，现在正在各个发展中国家提供医疗服务。

● 经济全球化带动了全球健康学科——努力保护整个国际社会免受对人们健康的威胁，并为全世界人口提供具有成本效益的公共卫生和临床服务。人们普遍认识到，任何国家都不能孤立于世界其他地方而确保本国人民的健康（DeCock 等，2013）。

医疗保健领域的跨境合作在增加，主要是由全球医疗保健预算限制引发的。例如，美国和日本正在合作开发和测试医疗设备（Uchida 等，2013）。印度阿波罗集团在其位于印度加尔各答的阿波罗格伦伊格尔斯医院向孟加拉国、尼泊尔、不丹和缅甸的患者出口远程医疗服务。美国 Health Services America 和 Medstaff International 结成合作伙伴，提供从哈萨克斯坦 Karaganda Oblast 中心到该地区的远程诊断和远程会诊，以及账单、临床和行政记录等文件、医疗过程的编码和保险索赔处理（Smith 等，2009）。

全球化也产生了一些负面影响。当专业人员离开这些国家时，发展中国家付出了代价，这些国家缺乏训练有素的专业人员。这些国家的疾病负担往往大于发达国家，医生流出只会使这些国家无法为其本国人口提供足够医疗服务的情况加剧（Norcini 和 Mazmanian，2005）。随着发展中国家变得更加繁荣，它们的民众趋向于西方生活方式，也会产生负面的健康后果，如机动车辆的使用增加，导致缺乏体育锻炼；饮食的改变，增加了发展中国家的慢性疾病（如心脏病和糖尿病）的患病率。

全球化也带来一些新的健康威胁。一个国家出现的疾病可以迅速蔓延到其他国家。如今艾滋病、乙型肝炎和丙型肝炎感染已遍布全球。

►► 医疗改革时代

如前所述，在全美范围内改革医疗保健系统的努力已经过时了。在 2010 年通过的 ACA 是一项大胆的任务，旨在实现重大改革。然而，在特朗普总统任期内，各种迹象表明 ACA 可能会很短命。

《平价医疗法》的通过

2010 年 3 月 21 日，美国众议院以 219∶212 的相近投票通过。《患者保护和平价医疗法》，由总统巴拉克·奥巴马（Barack Obama）于 2 天后签署成为法律。一周后即 3 月 30 日，总统签署了 2010 年《医疗保健与教育和谐法》，修订了第一部法律的某些条款，主要是通过税收增加额外收入来支付扩大的医疗服务费用。这两部法律构成了后来的《平价医疗法》的主要特征，通常被称为奥巴马医改法。在国会中，没有一位共和党人投票支持这些法律法规。

ACA 成功通过的六大因素如下。第一，民主党不仅拥有总统职位，还拥有国会两院的多数席位。在奥巴马担任总统的初期即自信地表示，这是"我们曾经有过的最好的改革机会"（White House，2009）。第二，民主党是否打算将医疗改革作为一项两党合作的努力仍存在疑问，但尽管共和党仍存在异议，他们对行政和立法部门的控制还是使他们有很大的权力推动医疗改革。公共选择①最初包括在该法案中，

———————————

① 公共选择，即指以政府资助的保险计划作为私人保险的替代品。

但由于共和党和民主党立法者的反对而被撤销了。第三，国会对其改革法的审议是闭门进行的，美国公众几乎没有参与，也很少了解该法，反对者无法对 ACA 的具体方面提出质疑。第四，拟议医疗改革的好处被夸大，使其对公众更具吸引力。2009 年 8 月 8 日，在国家电视讲话中奥巴马声称他的改革将"保护人们免受不公平的保险行为，为每个美国人提供优质、可靠的保险，以降低困难家庭、企业和预算的成本上升"（White House，2009）。在同一个讲话中总统说："在我们寻求的改革之下，如果你喜欢你的医生，你可以保留医生；如果你喜欢你的医疗保健计划，你可以保留你的医疗保健计划。"重复多次将该计划"出售"给美国公众。奥巴马也可能创造了全民覆盖的幻想，通过声明"虽然改革对 4 600 万没有医疗保险的美国人来说是必不可少的，也将为数以亿计的人提供更多的稳定性和安全性"（White House，2009）。不幸的是，最终版本 ACA 没有完全达到那些崇高的目标。第五，ACA 赢得了主要医疗服务行业代表的支持，甚至 AMA 不情愿地承诺支持这项立法，扭转其对主要医疗改革提案的传统立场。第六，在克林顿总统任期之后，白宫由共和党人布什掌控。在他 8 年任期的一半时间里，国会两院均由共和党控制。布什关注渐进式改革，届时美国很大一部分人口没有任何医疗保险。在美国陷入严重的经济衰退期，奥巴马却将医疗改革作为首要任务，并将改革建议与未来经济的增长和繁荣联系在一起，结果证明这是一个成功的战略（White House，2009）。

ACA 不完整的遗产

在 ACA 的主要计划生效之前，ACA 在减少无医疗保险人数方面取得了部分成功，2013 年这一数字为 4 300 万。根据 ACA，约有 1 700 万未参保人员获得了医疗保险（Carman 等，2015）。弗林（Frean）及其同事（2016）分析了 2014 年法律主要条款生效时的覆盖范围。他们报告说，最大收益归功于医疗救助（Medicaid），尽管如此，当时只有约一半的州选择扩大医疗救助①计划以纳入符合 ACA 资格的人。而医疗救助计划占 ACA 覆盖率增长的 60%，另外 40% 是归因于基于收入调查的联邦补贴②，这使得低收入个人能够购买新政府建立的医疗保险交易所的保险③。

该法律的另一个特点是个人授权，要求美国所有合法居民要么拥有法律指定的"最低基本保险范围"或支付罚款税。Frean 及其同事（2016）发现，整体覆盖率

---

① 美国最高法院在 2012 年 6 月 28 日作出决定，ACA 对所有州扩大医疗救助计划的要求受到了打击。扩大或不扩大医疗救助计划成为每个州的选择。最终，有 31 个州和哥伦比亚特区根据 ACA 扩大了医疗救助计划。

② 这一联邦补贴以税收抵免形式的补贴向收入在联邦贫困线（FPL）100% 至 400% 之间的人提供。2014 年，FPL 的 100% 是年收入为 23 850 美元的四口之家。

③ 交易所（也称为市场）由州或联邦政府建立。私人保险公司在这些交易所出售健康保险。

因这项强制措施而上升。事实上，许多人选择支付罚款而不是购买医疗保险，因为相对于罚款费用，保险费用很高。此外，ACA 对雇主担保的保险的影响基本上为零。

综上所述，奥巴马医改的主要受益者是新的合格的医疗救助受益人和那些通过交易所获得足够的联邦补贴购买保险的人。奥巴马医改确实帮助了低收入人群获得医疗保险，但是仍然有大量美国人没有被覆盖。2016 年，仍有约 2 400 万工作年龄的成年人没有保险。这些没有保险的成年人大部分陷入贫穷。年轻（19～34 岁）且受雇于小企业，缺乏负担能力是不通过交易所购买医疗保险的主要原因（Collins 等，2016）。因此，法律标题中"负担得起"的标签对许多美国人来说是一种误称。

虽然保险覆盖是大多数报告中关注的焦点，但获得医疗卫生服务（即可及）的能力对评估项目成功更有价值。最近的一份报告得出结论，由于 ACA 获得保险的人数很多，他们也可以获得定期的护理和体检。作者告诫说，ACA 下医疗救助登记人数大量增加，可能会加大供给与医疗救助的系统压力（Kirby 和 Vistnes，2016）。实际上，扩大获得服务的机会主要来自医院急诊科（EDs）和社区卫生中心（CHCs）的护理（Goozner，2015）。因此，ACA 没有回应过度拥挤的 EDs 问题。此外，并非所有低收入的美国人都可以使用 CHCs，因为这些中心在美国分布不均。然而，ACA 使患有既往疾病的人能够获得医疗保险，年轻人（26 岁以下）能够跟随父母计划获得保险。

不幸的是，许多美国人没有从 ACA 中受益，一些人还失去了优势。对于美国中产阶级中的很大一部分人来说，ACA 的精神被未被满足的期望所破坏。很多美国人发现，他们现有的医疗保险不符合 ACA 的新规定，很多人收到保险公司的取消通知。这些人通常别无选择，只能通过政府的交易所购买保险。

2013 年，国会预算办公室（CBO）预计，2016 年将有 2 400 万人通过交易所购买私人保险，到 2016 年只有 1 200 万人（CBO，2016），且不清楚为什么不受欢迎。值得注意的是，在交易所以外销售的符合 ACA 标准的计划带来了更高的溢价（Mc-Cue 和 Hall，2015），这降低了它们对消费者的吸引力。

2016 年末是 ACA 生存的转折点。总统选举恰逢保费大幅上涨，通过交易所购买保险的消费者减少，基准计划的平均保费增长率为 25%，在某些州超过 50%。此外，三家最大的美国保险公司 Aetna、United Health 和 Humana 宣布停止在大多数交易所出售医疗保险，因此有几个州在交易所中发现自己只有一家保险公司（Muchmore，2016a）。由于担心交易所解体，奥巴马呼吁让最初未在 ACA 通过的"公共选择"生效，进行更多的政府干预，鼓励选择不扩大医疗救助的 19 个州行动起来（Muchmore，2016b）。至今仍有一些评论家认为，ACA 医疗保险市场改革在交易所内外发挥了预期作用（McCue 和 Hall，2015）。

新改革的前景

2016 年 11 月，唐纳德·特朗普在总统选举中获胜，震惊了权威人士和民意测验人员。但他的声音引起美国中产阶级的共鸣，尽管人们对他的候选资格表示强烈反对。他承诺增长经济和保障国家边界，还承诺"废除并取代奥巴马医改"。相比之下，他的对手希拉里·克林顿提议将奥巴马医改转变为单一支付的国家医疗体系，政府将成为人民医疗保健的主要保险公司和支付者。自从法律实施以来，在亨利·凯撒（Henry J. Kaiser）家庭基金会的民意调查中，对 ACA 持赞成意见的人和反对意见的人几乎各占一半。2016 年 10 月，民意调查显示双方数量均分。同样的民意调查也显示，小型雇主的情况在 ACA 下会更糟。对于大多数家庭来说，ACA 没有什么影响，但是 29% 的人说他们情况更差了，只有 19% 的人认为他们的状况更好（Kirzinger 等，2016）。在国会两院的大多数共和党人中，特朗普总统在医改中开辟了新的篇章。

特朗普政府的卫生和公共服务部部长是整形外科医师汤姆·普莱斯（Tom Price），在担任新职位之前担任众议院预算委员会主席。普莱斯对 ACA 进行了激烈的批评，并被指派负责废除 ACA，以一个政府较少参与的卫生保健项目取代它。虽然政治环境可能显得有利，但这项任务并非易事。改革可能会经过许多调整和波折之后才出现，这在美国政策制定中并不是什么新鲜事。

虽然在撰写本书时的情况尚不明确，但可以根据 2016 年大选以来在若干领域的观察，从五个主要方面推测完全取代 ACA 的前景。第一，ACA 非常复杂，其功能牢固地扎根于美国的医疗服务体系，完全取代 ACA 将是一项艰巨的任务。第二，ACA 的任何重大变化都将受到国会民主党人的强烈反对。第三，美国媒体不太可能无偏见地报道方案的变更及其对保险范围和获得医疗保健的可能影响。第四，ACA 支持者的公开抗议会使得信息更加扭曲。第五，法院废除这项立法将面临挑战，可能比 ACA 颁布的情况更复杂。美国最高法院可能再次成为新法律的最终裁决者。

虽然 ACA 的反对者和支持者都会遇到很多障碍，但改变是不可避免的。在 2017 年 1 月 20 日，特朗普总统宣誓就职后数小时就签署了他的第一份行政命令："放弃、推迟、批准豁免或延迟执行该法对州或税收、法律、惩罚施加的财政负担个人、家庭、医疗保健提供者、患者、健康保险、医疗服务接受者、购买者、健康保险、医疗器械产品或制造商增加药事有监管负担的任何规定或要求。"（Bernstein，2017）事实上，在这项行政命令颁布之后，ACA 对不参加医疗保险的个人的处罚被叫停了。

虽然这只是一小步，但国会将负责制定和通过一项改革法案。在审议 ACA 期间，共和党立法者在四个方面与民主党人达成了一致意见（Talev 等，2009），这很可能以某种形式纳入新的改革法案：（1）所有美国人无论先前条件如何，均可以获得医疗保险；（2）小企业应当与大公司和工会以同样的价格获得医疗保险；（3）政府应向无力购买保险的人提供某种形式的援助；（4）医疗保险公司应为预防性健康行为提供奖励。

▶▶ 总结

美国医疗保健发展历时约 150 年，从原始医疗服务的提供，到跨越国界的小型和大型医疗公司提供的先进技术服务，已经走过了漫长的道路。大萧条时期认识到并解决了对医疗保险的需求。因环境条件不一致，与政府资助医疗保险的发源地欧洲不同，美国医疗保险从私人开始。1965 年，在遇到社会、政治和经济危机的情况下，美国将政府资助的医疗保险和医疗救助两个计划纳入《老遗残社会保障法》。从那时起，小规模的、渐进式的改革不断发生，这比大规模改变更容易被接受。

从历史上看，基于传统的美国信仰和价值观，很难形成对医疗服务融资和提供方面发起根本性变革的强大社会力量。ACA 并未在美国人之间就如何与民众的基本价值观和道德规范达成共识。它的宗旨是帮助低收入的美国人获得医疗保险，却给中产阶级带来了更大的经济负担。废除和取代 ACA 是特朗普总统的竞选承诺之一。但是，真正废除 ACA 还具有很多挑战和存在许多障碍。

▶▶ 测试题

专业术语

救济院（almshouse）

平衡账单（balance bill）

成本转移（cost shifting）

交叉补贴（cross – subsidization）

文化权威（cultural authority）

按服务付费（fee for service）

守门人（gatekeeping）

全球健康（global health）

全球化（globalization）

收入调查（means test）

医疗救助（Medicaid）

医疗旅游（medical tourism）

医疗保险（Medicare）

组织化医学（organized medicine）

A部分（Part A）

B部分（Part B）

隔离病院（pesthouse）

预付计划（prepaid plan）

社会医疗保险（socialized medicine）

权利第18条（Title XVIII）

权利第19条（Title XIX）

自愿健康保险（voluntary health insurance）

复习题

1. 为什么医学专业化在美国的起步晚于一些西欧国家？

2. 为什么医学在前工业时代具有国内而非专业的特征？城市化是如何改变的？

3. 哪些因素可以解释为什么在工业化前时代对专业医师服务的需求不足？科学医学和技术是如何改变的？

4. 综合医院的出现是如何加强医师的专业主权的？

5. 讨论医学专业文化和合法权威背景下的依赖关系。医学教育改革在激发专业权威方面发挥了什么作用？

6. 在20世纪后期，有组织的医疗行业如何保持商业公司、保险公司和医院的控制权？

7. 一般而言，技术、社会和经济因素如何产生对健康保险的需求？

8. 第二次世界大战期间的哪些条件是支持美国以雇主为基础的健康保险？

9. 讨论如下问题，特别是（a）组织化医学、（b）中产阶级和（c）美国的信仰和价值观的作用，为什么在美国引入国民健康保险的努力是不成功的？

10. 在推行国民健康保险方面有哪些缺陷，导致医疗保险和医疗救助制度的通过？

11. 为什么老年人和穷人被视为弱势群体，需要为他们制订政府资助的特别方案？

12. 讨论政府在医疗保健供给和融资中的作用，特别是公共卫生和私人医疗之间的区别。

13. 解释合同和预付费的实践如何成为当今管理式医疗计划的原型。

14. 讨论当前医疗保健组织化的主要方式。

15. 在卫生服务全球化的背景下，本章讨论了哪些主要的经济活动？

16. 从医疗保险的角度来看，《平价医疗法》的主要成就是什么？

▶▶ 参考文献

Anderson, O. W. 1990. *Health services as a growth enterprise in the United States since 1875*. Ann Arbor, MI: Health Administration Press.

Bernstein, L. 2017. *Trump's executive order to repeal Obamacare could go further than critics suggest.* KEPR tv.com. Available at: http://keprtv.com/news/nation-world/trumps-executive-order-to-repeal-obamacare-goes-further-than-critics-suggest. Accessed February 2017.

Bordley, J., and A. M. Harvey. 1976. *Two centuries of American medicine 1776–1976.* Philadelphia, PA: W. B. Saunders.

Bureau of the Census. 1976. *Statistical abstract of the United States, 1976.* Washington, DC: U.S. Department of Commerce.

Burns, J. 2004. Are nonprofit hospitals really charitable? Taking the question to the state and local level. *Journal of Corporate Law* 29, no. 3: 665–683.

Carman, K. G., et al. 2015. Trends in health insurance enrollment, 2013–2015. *Health Affairs* 34, no. 6: 1044–1048.

Cavanaugh, B. B. 2008. Building the worldwide health network. *Best's Review* 108, no. 12: 32–37.

Centers for Disease Control and Prevention (CDC). 2012. *Medical tourism: Getting medical care in another country.* Available at: http://www.cdc.gov/Features/MedicalTourism. Accessed July 2013.

Clark, C. 1998, October 20. A bloody evolution: Human error in medicine is as old as the practice itself. *The Washington Post*, Z10.

Coggeshall, L. T. 1965. *Planning for medical progress through education.* Evanston, IL: Association of American Medical Colleges.

Collins, S. R., et al. 2016. *Who are the remaining uninsured and why haven't they signed up for coverage?* Washington, DC: Commonwealth Fund.

Congressional Budget Office (CBO). 2013. *CBO's February 2013 estimate of the effects of the Affordable Care Act on health insurance coverage.* Available at: https://www.cbo.gov/sites/default/files/51298-2013-02-ACA.pdf. Accessed November 2016.

Congressional Budget Office (CBO). 2016. *Federal subsidies for health insurance coverage for people under age 65: Tables from CBO's March 2016 baseline.* Available at: https://www.cbo.gov/sites/default/files/51298-2016-03-HealthInsurance.pdf. Accessed November 2016.

Davis, P. 1996. The fate of Blue Shield and the new blues. *South Dakota Journal of Medicine* 49, no. 9: 323–330.

DeCock, K. M., et al. 2013. The new global health. *Emerging Infectious Diseases* 19, no. 8: 1192–1197.

Duffy, J. 1971. Social impact of disease in the late 19th century. *Bulletin of the New York Academy of Medicine* 47, no. 7: 797–811.

Falk, G. 1999. *Hippocrates assailed: The American health delivery system.* Lanham, MD: University Press of America.

Farmer, G. O., and J. H. Douglas. 2001. Physician "unionization": A primer and prescription. *Florida Bar Journal* 75, no. 7: 37–42.

Fein, R. 1958. *Economics of mental illness*. New York, NY: Basic Books.

Foley, D. J., et al. 2006. Highlights of organized mental health services in 2002 and major national and state trends. In: *Mental health, United States, 2004*. R. W. Manderscheid and J. T. Berry, eds. Washington, DC: U.S. Government Printing Office. pp. 200–236.

Frean, M., et al. 2016. Disentangling the ACA's coverage effects: Lessons for policymakers. *New England Journal of Medicine* 375, no. 17: 1605–1608.

Gabe, J., et al. 1994. *Challenging medicine*. New York, NY: Routledge.

Glied, S, and R. G. Frank. 2016. Economics and the transformation of the mental health system. *Journal of Health Politics, Policy and Law* 41, no. 4: 541–558.

Goodell, S. 2014. Health policy brief: Mental health parity. *Health Affairs*. Available at: http://healthaffairs.org/healthpolicybriefs/brief_pdfs/healthpolicybrief_112.pdf. Accessed February 2017.

Goodman, J. C., and G. L. Musgrave. 1992. *Patient power: Solving America's health care crisis*. Washington, DC: Cato Institute.

Goozner, M. 2015. Medicaid's enduring pay problem. *Modern Healthcare* 45, no. 22: 24.

Grob, G. N. 2005. Public policy and mental illnesses: Jimmy Carter's Presidential Commission on Mental Health. *Milbank Quarterly* 83, no. 3: 425–456.

Haber, S. 1974. The professions and higher education in America: A historical view. In: *Higher education and labor markets*. M. S. Gordon, ed. New York, NY: McGraw-Hill.

Haglund, C. L., and W. L. Dowling. 1993. The hospital. In: *Introduction to health services*. 4th ed. S. J. Williams and P. R. Torrens, eds. New York, NY: Delmar. pp. 135–176.

Hamowy, R. 1979. The early development of medical licensing laws in the United States, 1875–1900. *Journal of Libertarian Studies* 3, no. 1: 73–119.

Health Insurance Association of America (HIAA). 1991. *Source book of health insurance data*. Washington, DC: Health Insurance Association of America.

Iglehart, J. K. 1994. The American health care system: Managed care. In: *The nation's health*. 4th ed. P. R. Lee and C. L. Estes, eds. Boston, MA: Jones and Bartlett. pp. 231–237.

Kaptchuk, T. J., and D. M. Eisenberg. 2001. Varieties of healing 1: Medical pluralism in the United States. *Annals of Internal Medicine* 135, no. 3: 189–195.

Kaufman, M. 1980. American medical education. In: *The education of American physicians: Historical essays*. R. L. Numbers, ed. Los Angeles, CA: University of California Press. pp. 7–28.

Kennedy, J. F. 1963. Message from the President of the United States relative to mental illness and mental retardation. *American Journal of Psychiatry* 120, no. 8: 729–737.

Kirby, J. B., and J. P. Vistnes. 2016. Access to care improved for people who gained Medicaid or marketplace coverage in 2014. *Health Affairs* 35, no. 10: 1830–1834.

Kirzinger, A., et al. 2016. *Data note: Americans' opinions of the Affordable Care Act*. Available at: http://kff.org/health-reform/poll-finding/data-note-americans-opinions-of-the-affordable-care-act. Accessed November 2016.

Koch, A. L. 1993. Financing health services. In: *Introduction to health services*. 4th ed. S. J. Williams and P. R. Torrens, eds. New York, NY: Delmar. pp. 299–331.

Law, S. A. 1974. *Blue Cross: What went wrong?* New Haven, CT: Yale University Press.

Major provisions of the 21st Century Cures Act. 2017. *Congressional Digest* 96, no. 2: 2, 32.

Martensen, R. L. 1996. Hospital hotels and the care of the "worthy rich." *Journal of the American Medical Association* 275, no. 4: 325.

Mayer, T. R., and G. G. Mayer. 1984. *The health insurance alternative: A complete guide to health maintenance organizations*. New York, NY: Putnam.

McCue, M. J., and M. A. Hall. 2015. *Comparing individual health coverage on and off the Affordable Care Act's insurance exchanges*. Washington, DC: Commonwealth Fund.

McDonnell, J. 2006. Is the medical world flattening? *Ophthalmology Times* 31, no. 19: 4.

Mongan, J. J. 1995. Anatomy and physiology of health reform's failure. *Health Affairs* 14, no. 1: 99–101.

Muchmore, S. 2016a. ACA exchanges to reopen amid political, pricing pressures. *Modern Healthcare* 46, no. 44: 4.

Muchmore, S. 2016b. Obama calls for public option, more subsidies to improve ACA. *Modern Healthcare* 46, no. 43: 2.

Mutchnick, I. S., et al. 2005. Trading health services across borders: GATS, markets, and caveats. *Health Affairs* 24, web suppl. 1: W5-42–W5-51.

National Association of State Mental Health Program Directors (NASMHPD). 2014. *The vital role of state psychiatric hospitals.* J. Parks and A. Q. Radke, eds. Alexandria, VA: NASMHPD.

Norcini, J. J., and P. E. Mazmanian. 2005. Physician migration, education, and health care. *Journal of Continuing Education in the Health Professions* 25, no. 1: 4–7.

Numbers, R. L. 1985. The third party: Health insurance in America. In: *Sickness and health in America: Readings in the history of medicine and public health.* J. W. Leavitt and R. L. Numbers, eds. Madison, WI: University of Wisconsin Press.

Numbers, R. L., and J. H. Warner. 1985. The maturation of American medical science. In: *Sickness and health in America: Readings in the history of medicine and public health.* J. W. Leavitt and R. L. Numbers, eds. Madison, WI: University of Wisconsin Press.

Patrick, V., et al. 2006. Facilitating discharge in state psychiatric institutions: A group intervention strategy. *Psychiatric Rehabilitation Journal* 29, no. 3: 183–188.

Potter, M. A., and B. B. Longest. 1994. The divergence of federal and state policies on the charitable tax exemption of nonprofit hospitals. *Journal of Health Politics, Policy and Law* 19, no. 2: 393–419.

Public Health Service. 1995. *Health United States, 1994.* Washington, DC: Government Printing Office.

Raffel, M. W. 1980. *The U.S. health system: Origins and functions.* New York, NY: John Wiley & Sons.

Raffel, M. W., and N. K. Raffel. 1994. *The U.S. health system: Origins and functions.* 4th ed. Albany, NY: Delmar.

Ramsey, D. D. 2011. Evolution of mental health organizations in the United States. *Journal of Global Health Care Systems* 1, no. 3: 1–11.

Richardson, J. T. 1945. The origin and development of group hospitalization in the United States, 1890–1940. *University of Missouri Studies XX,* no. 3.

Rosen, G. 1983. *The structure of American medical practice 1875–1941.* Philadelphia, PA: University of Pennsylvania Press.

Rosenberg, C. E. 1979. The therapeutic revolution: Medicine, meaning, and social change in nineteenth-century America. In: *The therapeutic revolution.* M. J. Vogel, ed. Philadelphia, PA: University of Pennsylvania Press. pp. 3–25.

Rosner, L. 2001. The Philadelphia medical marketplace. In: *Major problems in the history of American medicine and public health.* J. H. Warner and J. A. Tighe, eds. Boston, MA: Houghton Mifflin. pp. 80–89.

Rothstein, W. G. 1972. *American physicians in the nineteenth century: From sect to science.* Baltimore, MD: Johns Hopkins University Press.

Shinohara, C. 2016. Health-care work in globalization: News reports on care worker migration to Japan. *International Journal of Japanese Sociology* 25, no. 1: 7–26.

Shryock, R. H. 1966. *Medicine in America: Historical essays.* Baltimore, MD: Johns Hopkins Press.

Smith, R. D., et al. 2009. Trade in health-related services. *Lancet* 373, no. 9663: 593–601.

Somers, A. R., and H. M. Somers. 1977. *Health and health care: Policies in perspective.* Germantown, MD: Aspen Systems.

Starr, P. 1982. *The social transformation of American medicine.* Cambridge, MA: Basic Books.

Stevens, R. 1971. *American medicine and the public interest.* New Haven, CT: Yale University Press.

Substance Abuse and Mental Health Services Administration. 2013. *Behavioral health, United States, 2012.* Rockville, MD: Department of Health and Human Services.

Talev, M., et al. 2009, September 9. Obama offers compromises to get health care bill passed. *McClatchy Newspapers.* Available at: http://www.mcclatchydc.com/news/politics-government/article24554320.html. Accessed November 2016.

Turnock, B. J. 1997. *Public health: What it is and how it works.* Gaithersburg, MD: Aspen. pp. 3–38.

Uchida, T., et al. 2013. Global cardiovascular device innovation: Japan-U.S.A synergies. *Circulation Journal* 77, no. 7: 1714–1718.

U.S. Surgeon General. 1999. *Mental health: A report of the Surgeon General. Overview of mental health services.* Available at: http://www.surgeongeneral.gov/library/mentalhealth/chapter2/sec2.html. Accessed February 2011.

Wagner, D. 2005. *The poorhouse: America's forgotten institution.* Lanham, MD: Rowman & Littlefield.

White House, Office of the Press Secretary. 2009. *Weekly address: President Obama calls health insurance reform key to stronger economy and improvement on status quo.* Available at: https://obamawhitehouse.archives.gov/realitycheck/the-press-office/weekly-address-president-obama-calls-health-insurance-reform-key-stronger-economy-a. Accessed June 2017.

Whitted, G. 1993. Private health insurance and employee benefits. In: *Introduction to health services.* 4th ed. S. J. Williams and P. R. Torrens, eds. New York, NY: Delmar. pp. 332–360.

Williams, S. J. 1995. *Essentials of health services.* Albany, NY: Delmar. pp. 108–134.

Wilson, F. A., and D. Neuhauser. 1985. *Health services in the United States.* 2nd ed. Cambridge, MA: Ballinger.

Wright, J. W. 1997. *The New York Times almanac.* New York, NY: Penguin Putnam.

第二部分

体系资源

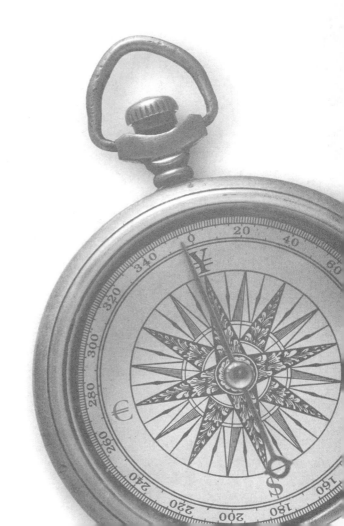

第4章　医疗专业人员

学习目标

- 了解各类医疗专业人员，熟悉各类人员的培训过程、执业要求和执业环境，掌握初级保健服务和专科服务的差别，并了解造成两者不平衡的主要原因
- 了解美国医生人员分布情况，理解造成医生人员分布不均的主要原因
- 学习《平价医疗法》缓解初级保健服务短缺和促进医疗保险发展的主要举措
- 辨别中层提供商的作用
- 理解专职医疗人员的作用
- 了解医疗管理者的作用和资格要求
- 评估全球医疗服务人力资源的挑战

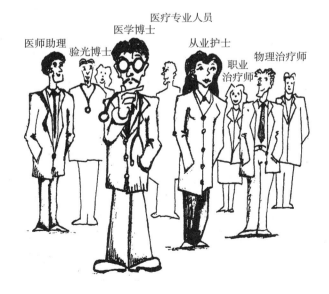

"嗯……他们都开始像我了。"

125

▶▶ 简介

美国医疗服务系统是全国最大且最有权力的雇主，雇员人数超过全国总人力资源的3%。2014年，美国GDP的17.1%是由医疗服务系统贡献的（世界银行，2014）。从2007年12月开始，美国经济发生衰退，许多领域的工作量相应减少，但医疗服务领域的岗位数量仍然呈现逐年增长趋势。随着美国人口老龄化的不断加剧，医疗服务需求将继续增长。美国人力资源统计部预测，2014—2024年，医疗专业人员数量将增长19%，同期全美国的就业人数增长只有6.5%。

在所有劳动群体中，医疗专业人员接受的教育是最好的，也是最多样化的。目前几乎所有的医疗从业者都有属于他们自己的专业协会，本章节最后的附录4-A列出了美国所有的专业协会组织。

医疗专业人员在不同的医疗机构/组织中工作，比如医院、管理式医疗组织（MCOs）、养老院、精神卫生研究所、保险公司、药厂、门诊、社区卫生服务中心、健康移动中心、精神卫生机构、临床医学院、医生诊所、实验室、器官捐献中心、专业健康组织、医科大学、专职医疗人员和研究机构。医院雇佣了最多的医疗专业人员（40.6%），其次是护理和照护中心（10.4%），再次是医生办公室和诊所（9.4%）（见表4-1）。

表4-1 受雇于不同卫生服务场所的卫生服务专业人员

场所	2000年		2016年	
	人员数量（千人）	占比（%）	人员数量（千人）	占比（%）
所有雇员	136 891	100.0	151 436	100.0
所有医疗专业人员	12 211	100.0	15 442	100.0
医生办公室和诊所	1 387	11.4	1 611	9.4
牙科医生办公室和诊所	672	5.5	897	5.2
脊柱神经医生办公室和诊所	120	1.0	135	0.8
验光医生办公室和诊所	95	0.8	133	0.8
其他医生办公室和诊所	143	1.2	297	1.7
门诊中心	772	6.3	1 603	9.3
居家照护服务	548	4.5	1 495	8.7
其他医疗机构	1 027	8.4	1 417	8.2
医院	5 202	42.6	6 990	40.6
养老院	1 593	13.0	1 786	10.4
没有护理的养老村	652	5.3	846	4.9

资料来源：Division of Labor Force Statistics, U. S. Bureau of Labor Statistics. 2017. *Labor force statistics from the current population survey*. Available at：https：//www.bls.gov/cps/cpsaat18.htm. Accessed April 2017.

医疗专业人员数量和种类增加的原因主要有：人口数量和结构的变迁、科学研究和技术的进步、疾病谱的改变、医疗服务筹资方式的改变和医疗服务传递方式的变化。医学技术日新月异，医学设备越来越复杂，基于计算机技术的先进信息系统（ISs）不断面世，医疗专业人员必须不断学习如何使用这些新技术与新设备。越来越细化的医学分工，催生了许多不同种类的医疗专业人员。疾病谱从以急性病为主变为现在的以慢性病为主，随着预防医学的地位不断提高，因此产生了大量的接受过专业训练的，可以解决人类行为风险因素的初级医疗保健人员。《平价医疗法》（ACA）的出台，扩大了美国医疗保险的覆盖率，也增加了对医疗专业人员的需求。

本章大致介绍了在不同医疗机构/组织工作的各类医疗专业人员，并探讨不同医疗专业人员的培训过程、执业要求、主要职责、实际工作场景和一些特殊的关键注意事项。其中医生是最重要的，因为医生在医疗服务系统中起主导作用。同时，在推动美国初级医疗服务系统的建设中，中层提供商的作用越来越重要，并得到越来越多人的认可。

►► 医生

医生是医疗服务系统中的核心角色，他们评估患者健康状况、诊断异常，并制订出精准的治疗方案。有些医生在医学院或医学研究所工作，他们致力于寻找更好的、更新的治疗和控制疾病的方法，还有很多医生专注于疾病预防。

美国所有州都要求医生必须拥有执照才能执业。获得执照的条件有：从可以授予医学博士（MD）学位或者骨科医学博士（DO）学位的医学院校毕业；顺利通过由美国医生考试委员会或者美国骨科医生考试委员会举办的美国医生执照考试；完成带教实习或高级专科住院实习（Stanfield 等，2011）。住院实习是指在某个专科的在职带薪训练方式的研究生医学教育。通常，全程在一家医院完成。在申请时长为 2~6 年的高级专科住院实习之前，大部分的 DO 医生通常需要在毕业后完成一个 12 个月的轮转实习。

目前，美国的执业 MD 医生和 DO 医生数量正在缓慢平稳增长，从 1950 年的每万人口 14.1 位医生增长到 2013 年的每万人口 29.4 位医生（见表 4 - 2）。在美国 172 所医学院校中，141 所院校开设对抗医学课程并授予医学博士学位，31 所院校开设骨科医学课程并授予骨科医学博士学位（国家卫生统计数据，2016）。

表 4 - 2　　　　　　　　美国不同类型的执业医生数量和每万人口医生数量　　　　　单位：位

年份	所有执业医生数量	医学博士数量	骨科医学博士数量	每万人口执业医生数量
1950	219 900	209 000	10 900	14.1
1960	259 500	247 300	12 200	14.0
1970	326 500	314 200	12 300	15.6
1980	427 122	409 992	17 130	19.0
1990	567 610	539 616	27 994	22.4
1995	672 859	637 192	35 667	25.0
2000	772 296	727 573	44 723	27.0
2010	865 342	794 862	70 480	27.2
2013	936 844	854 698	82 146	29.4

资料来源：National Center for Health Statistics. 1996. *Health*, *United States*, 1995. Hyattsville, MD：U. S. Department of Health and Human Services. p. 220；National Center for Health Statistics. 2002. *Health*, *United States*, 2002. Hyattsville, MD：U. S. Department of Health and Human Services, p. 274；National Center for Health Statistics. 2006. *Health*, *United States*, 2006. Hyattsville, MD：U. S. Department of Health and Human Services, p. 358；National Center for Health Statistics. 2016. *Health*, *United States*, 2015. Hyattsville, MD：U. S. Department of Health and Human Services, p. 283.

MDs 医生和 DOs 医生的相同点和不同点

MDs 医生和 DOs 医生均使用药物治疗和手术治疗，二者的主要区别是他们对疾病治疗的价值观和方法选择上存在巨大差异。DOs 医生从事的骨科医学强调人类身体是由肌肉和骨骼共同组成的，如骨关节和组织的矫正。DOs 医生设计疾病治疗方案时，往往会加上预防性治疗手段，在治疗的同时考虑饮食、环境等因素对患者肌体自然抵抗力的影响作用。相比较而言，DOs 医生通常使用较为温和的治疗手段。相反，MDs 医生接受对抗医学的教育与训练，对抗医学认为疾病治疗是对抗疾病伤害的积极干预手段。在实际操作中，MDs 医生可能也会在实施对抗治疗的同时使用预防医学的治疗手段，尤其是全科 MDs 医生。

在美国的执业医生中，骨科医生约占 8.8%（美国骨科医生协会，2013）；约有 48% 的 MDs 医生和超过 50% 的 DOs 医生在初级医疗保健机构工作（国家卫生统计数据，2016）。

全科医生和专科医生

DOs 医生大部分是全科医生，MDs 医生大多数是专科医生。在美国，初级医疗保健医生（PCPs），也称全科医生（Rich 等，1994），需要学习家庭医学、全科医学、普通内科、儿科等课程。绝大多数的 PCPs 提供疾病预防服务（如健康体检、免疫接种、乳房 X 射线检查、巴氏涂片检查）和治疗常发但病情较轻的疾病。发病率较低，或需要复杂诊断和治疗手段的疾病往往在全科医生初步诊断评估后，转诊到专科医生。

非初级全科的医生被称为专科医生。专科医生必须获得某一专科领域的资格认证，通常需要额外接受几年高级住院培训，之后还需要几年专科实践。最终成为国家认证的专科医生之前，还需要通过全国专科医生考试。展览4-1列出了美国常见的专科医生类型和简要介绍。专科医生按医生的功能作用分为6大类：（1）普外科；（2）各医学专科；（3）妇产科；（4）各种类型的外科；（5）医院放射科、麻醉科、病理科；（6）精神病学科。按专业划分的专科医生种类和简介见表4-3。

展览4-1　　　美国常见的专科医生类型定义和简介

变态反应症专科医生	治疗由变态反应或免疫系统引起的症状或疾病
麻醉医生	在手术中，利用特殊药物或气体使患者失去意识
心脏专科医生	治疗与心脏相关的疾病
皮肤病学专家	治疗与皮肤相关的感染、增生、损伤等问题
急诊医生	在急诊部工作，治疗非常紧急的疾病和突发情况，如车祸
家庭医生	以家庭为单位，随时准备处理家庭易发生的各类疾病
全科医生	与家庭医生类似，通过检查患者，帮患者预约影像检查，根据检查结果进行诊断并治疗
老年医学医生	专门关注老年人的健康问题
妇科医生	专门关注女性生殖系统的健康问题
内科医生	治疗身体内部器官相关的疾病，如肺、血液、肾脏和心脏的疾病
神经病学医生	治疗中枢神经系统紊乱的疾病，在必要的情况下，利用各种检查手段协助诊断疾病
产科医生	关注女性怀孕、生产、产褥期、婴儿照护等相关问题
肿瘤科医生	关注肿瘤和癌症的诊断和治疗
眼科医生	治疗与眼睛相关的疾病和损伤
耳鼻喉科医生	专门关注耳朵、鼻子和喉咙等相关疾病的诊断与治疗
病理学医生	关注疾病的特征、诱因和进展情况
儿科医生	关注从刚出生的婴儿到青春期的青少年的健康问题
预防医学医生	包括职业病、公共卫生和全科预防医学的治疗方法
精神病学医生	帮助患者摆脱精神、心理方面的疾病，维持患者的精神与心理健康
放射科医生	利用X光射线和放射物质，对疾病进行诊断和治疗
外科医生	通过在患者身上实施外科手术等治疗手段，以实现修复损伤部位、矫正畸形部位、提升健康的作用
普通外科医生	使用许多各式各样的手术，手术难度通常比较低
神经外科医生	关注脑、脊髓、神经系统的外科手术
矫形外科医生	关注骨、关节的修复
整形外科医生	修复身体畸形或受伤的部位
心胸外科医生	关注胸部的外科手术，如肺部和心脏的手术
泌尿科医生	关注男性和女性泌尿系统方面的疾病，还关注男性的性功能和生殖系统

资料来源：Stanfield，P. S.，et al. 2012. *Introduction to the health professions.* 6th ed. Burlington，MA：Jones & Bartlett Learning.

表 4 – 3   按美国医学教育的活动和地点分类的医生

医学教育的活动和地点	人数（人）	占比（%）	分布（%）
医生（活跃）①	854 698	100.0	
医学教育的地点			
美国医学院校毕业的医生	636 707	74.5	
国际医学院校毕业的医生	217 991	25.5	
活动			
患者照护	809 845	100.0	
在医生办公室的执业操作	600 863	74.2	100.0
全科医学和家庭医学的执业操作	80 240		13.4
心血管疾病	17 657		2.9
皮肤科	9 910		1.6
胃肠科	11 322		1.9
内科	120 439		20.0
儿科	58 719		9.8
肺部疾病	8 870		1.5
普通手术	25 024		4.2
妇产科	34 780		5.8
眼科	16 331		2.7
矫形外科	20 013		3.3
耳鼻喉科	8 136		1.4
整形外科	6 414		1.1
泌尿外科手术	8 563		1.4
麻醉科	33 218		5.5
放射诊断学	18 203		3.0
急诊医学	23 414		3.9
神经病学	11 762		2.0
病理，解剖/临床	10 481		1.7
精神病学	26 696		4.4
放射科	7 527		1.3
其他专科	43 144		7.2
在医院的执业操作	208 982	25.8	100.0
住院医生和实习生	117 203		56.1
医院全职员工	91 779		43.9

①包括不活跃、不分类和表述不清的。

资料来源：National Center for Health Statistics. 2016. *Health*, *United States*, 2015. Hyattsville, MD：U. S. Department of Health and Human Services. p. 283.

工作场所和执业模式

医生在不同场所按照规定进行实习和执业，有些在医院当实习住院医生或者医生，有些在联邦政府机构、公共卫生部、社区、移动健康中心、学校、监狱等公共场所工作。然而，大部分医生选择在自己办公室接待患者。如今，越来越多的医生以合作方或领薪雇员的身份在医院和各种门诊机构工作，如团体执业、独立的日间照护诊所、影像诊断中心等。

2012 年美国国家卫生统计中心的医生完成日间居家照护的数据显示，完成次数最多的是全科医学和家庭医学领域，排名第二的是内科，排名第三是儿科（见图 4 - 1）。统计医生每星期照护患者小时数发现，妇科和产科的时间是最长的，甚至超过外科医生花费的时间。外科医生人均净收入是最高的。妇科和产科不合理的医疗保险费用和手术费用是最高的。

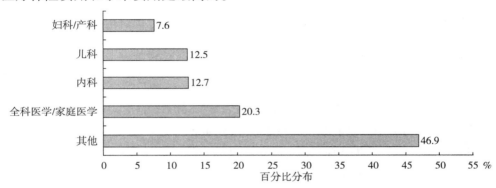

资料来源：National Center for Health Statistics. 2016. *Health*，*United States*，2015. Hyattsville，MD：U. S. Department of Health and Human Services. pp. 268 - 269.

图 4 - 1　按医生专业分类的医生日间居家照护次数分布图（2012 年）

初级保健和专科照护

初级保健和专科照护的主要区别在于对患者提供服务的时间、重点和范围不同。本节归纳了 5 个要点：

● 按时间顺序来看，初级保健是患者最先得到的照护，也被认为是进入医疗服务系统的开端。当需要专科照护时，往往发生在初级医疗保健之后。

● 在管理式医疗环境下，整合了各医疗服务功能，PCPs 担任"健康守门人"的角色，包括有效控制医疗成本、提高医疗资源利用率和合理分配稀缺医疗资源。在"健康守门人"的诊疗模式中，专科照护的患者全部来自 PCPs。

- 初级保健是纵向的、按时间顺序进行的，贯穿了患者疾病治疗的全过程，包括寻找疾病原因和协调治疗期间所有活动，如初步诊断、治疗、转诊、会诊、疾病监控和疾病归因。在患者疾病诊疗过程中，PCPs 是患者的健康建议者和健康倡导者，PCPs 的协调作用在慢性疾病的长期照护中显得格外重要。专科照护是分散的，与初级医疗保健相比，专科照护聚焦病疾点、治疗强度大。

- 初级保健将患者看成一个整体，专科照护关注患者肌体某一器官或某一特定的疾病。患者经常同时患有多种疾病，一种疾病还会引起其他多种合并症。治疗合并症需要平衡患者肌体各方面，根据身体状况的改变作出调整。此外还需要监测药物和疾病的相互作用效果。专科照护更倾向于关注疾病本身、器官和系统，或者疾病的进展情况，一旦患者发生并发症，要将患者转送不同专科医生处接受不同专科治疗，这是目前 PCPs 在医疗协调上所面临的最大挑战。

- 初级保健医生和专科医生的培训内容十分不同。前者需要在急诊部培训很长时间，并需要非常熟悉收治患者的健康状况。专科医生的主要培训地点是住院部，以便接触最先进的医学技术。

住院医生角色的扩展

20 世纪 90 年代中期以来，美国越来越多的住院医疗照护由住院医生提供，住院医生是专门为住院患者提供照护的医生（Schneller，2006），他们与患者在住院前通常没有任何关系。应当说，是患者的初级保健医生委托住院医生在患者住院期间给予照护，患者出院后重新由他的初级保健医生照护（Freed，2004）。美国目前约有 44 000 位住院医生（美国人力资源部统计数据，2015b）。

医院里住院医生数量受到医院行政部门、健康维护组织（HMOs）和各医学协会（降低医疗成本、提高医疗效率、不影响医疗质量）和患者满意度的需求的影响。已有研究证明，住院医生可以实现这些目标（Wachter，2004），住院医生的出现消除了 PCPs 最初的担忧，以往 PCPs 要陪同在住院患者身边。关于住院医生的争论焦点从开始的医疗质量和效率转到后来的医生技能的优化和职责的扩展（Sehgal 和 Wachter，2006）。2009 年，美国医院医学委员会（ABHM）成立，它是美国专科医生委员会（ABPS）的分支，是医院医学认证的唯一委员会。

与传统医院医生相比，住院医生有许多优点。他保证有专门人员随时应对紧急医疗危机、管理各类检查、回答患者家属的询问，减少了治疗时间、提高了出院效率，促进医院医生有更多的时间与患者、家属、患者的 PCPs 的沟通（White 和 Glazier，2011）。有研究证明，住院医生照护与平均住院日、医疗质量、患者满意度、住院费用的改善有密切关系（Chen 等，2013；Coffman 和 Rundall，2005；Goodwin

等，2013；White 和 Glazier，2011）。

►► 医疗专业人员的执业、培训和供给

有研究表明，不同医生对待同一疾病的治疗方式和医嘱差别很大。如今，一方面医学新技术快速增长，越来越多的治疗手段可供医生选择；另一方面，医疗费用随之持续增加，威胁到医疗服务系统的可利用性；这要求医生们作出平衡性选择，给医生执业带来了疑惑。为此，标准临床指南的出台和更新得到医生的大力支持，这些指南将使临床决策变得更加容易并能提高医疗质量（在成本、可及性和质量章节提及）。然而，也有人对这些指南的适用性、灵活性、客观性提出了质疑。尽管指南适用的条件越来越多，但是多种状况联合（如并发症）的指南数量仍然很少。此外，许多最被广泛接受的临床指南中的推荐疗法存在较大的灵活性，但这也使得判断医生提供的照护是否符合指南的难度很大（Garber，2005）。此外，慢性疾病和并发症的易变性给以疾病为中心的治疗模式带来了新的挑战（Starfield，2011）。更好的照护模式，如慢性病医疗模式，需要以病人为中心，给予长期、协作、循证、数据支持的照护，这可以促进医患互动和患者自我管理（Coleman 等，2009）。

医学培训

医学生的教育基金主要来自美国国家医疗保险计划。该计划为培训住院医生实习生的教学医院提供定额资金，但政府不会明确规定住院医生实习生的具体培训内容。内科医生或外科医生按照其培训计划范围，提供相应的内科或外科医疗服务，这些培训资金由国家医疗保险计划通过研究生直接医学教育（DGME）和间接医学教育（IME）支付。DGME 的支付额抵消了与医生培训直接相关的一部分费用（如住院医生的薪酬和奖金、带教医生的薪酬和奖金）。教学医院依靠 IME 支付的费用维持最先进的医院设施设备（如一级创伤中心）和专科照护（如先进的肿瘤中心），这些对医疗专业人员的培训和维持社区居民的健康都是必不可少的（美国医学院协会，AAMC，2014）。

目前，美国医学生培训以医院培训为主，因此导致美国专科医生远多于初级保健医生的不良结果。同时，美国医疗服务系统逐渐向以初级保健为中心的方向发展。居民慢性疾病患病率的增加，进一步揭示了以急性干预为主的美国医学生培养模式的缺陷。初级医疗保健医生的培训需要再次聚集在以患者为中心的照护（在门诊和初级医疗卫生服务章节提及）、普通内科和长期临床经验。

医疗专业人员的供给

由于医学生教育由政府税收支持，美国医生数量正持续平稳增长（见表 4-2、图 4-2）。例如，在 2009 年，每 10 万人口拥有 273 位医生（美国人口普查局，2012）。然而，美国医生总数量的增长主要是专科医生数量的增加。2014 年，低于 75 岁的执业医生数量为 782 200 人，预计到 2025 年，该数字将增加到825 200 人（AAMC，2016）。

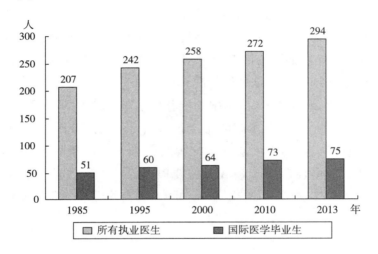

资料来源：National Center for Health Statistics. 2016. *Health*，*United States*，2015. Hyattsville，MD：U. S. Department Of Health and Human Services. p. 282.

图 4-2 美国医生的供给 [包括国际医学毕业生（IMGs），每十万人口，1985—2013 年]

由于大量居民加入医疗保险，目前初级保健设施设备无法满足新增加的医疗需求，初级保健医生也供不应求（Schwartz，2011）。预计到 2025 年，再增加 52 000 位 PCPs 才能满足居民的健康需求（Petterson 等，2012），可是初级保健医生数量还在减少（AAMC，2016）。最近发布的医生人力资源报告预测，到 2025 年，美国初级保健医生数量缺口将在 14 900 人至 35 600 人。此外，医生退休也会对供给造成巨大影响，预计 10 年后美国将有超过 1/3 的执业医生年龄超过 65 岁（AAMC，2016）。

2013 年，ACA 基金提供了 1 200 万美元用于 2013—2014 学年培养 300 多位初级保健医生和住院医生；21 个州的 32 所教学中心得到了这笔资金（美国卫生与人类服务部，DHHS，2013a）。ACA 还为儿科、心理健康、普通外科（该科医生已公认短缺）提供贷款，贷款的条件是向医疗服务欠缺的地区（MUAs）提供医疗专业人员。除此之外，法律授权同意增加培养老年医学医生和行为医学医生的数量，并对在 MUAs 工作的外科医生给予一定的奖励（美国国会研究所，2017）。但是，这些激励手段的效果在短期内很难看到。

医生分布不均

医生分布不均是指医生数量或者医生类型不足或过剩，无法将当地居民健康状况维持在最佳水平。短缺或过剩都是不令人满意的，会导致居民医疗费用支出增加，却没有得到满意的健康结果。目前，美国正面临医生地理分布不均和专科医生分布不均的困境。

医生地理分布不均

最讽刺的是，除了个别大都市出现医生供过于求的现象，其他地区（常住人口少于 50 000 人）均出现了医生供不应求的现象。非大都市地区平均每 10 万人口拥有 39.8 位 PCPs，而大都市地区平均每 10 万人口拥有 53.3 位 PCPs（国家卫生统计中心，2014）。农村地区尤其缺乏足够数量的专科医生和初级医疗保健医生，但是与非农村地区相比，他们所患疾病更加严重、年纪更大、收入更低。在美国，19.3% 的人口居住在农村地区，但住在农村地区的医生只有 11.4%（国家卫生统计中心，2014）。

美国卫生与人类服务部将这些在初级医疗保健、牙科和心理健康服务领域缺乏医疗服务提供者的城镇或农村地区、人口团体、医疗或其他公共设施定义为医疗专业人员短缺的地区（HPSAs）。2016 年底，美国共有 6 626 个初级医疗保健 HPSAs，5 493 个牙科 HPSAs 和 4 627 个心理健康 HPSAs（DHHS，2013b）。

一些联邦政府项目被证实在缓解边远地区初级保健服务供给短缺方面取得了一定的成效（在特殊群体的医疗服务章节中有提及）。例如，国家军队医疗服务项目承诺，未来会给予在医疗服务不足地区提供服务者奖励金；移民和社区卫生服务中心项目通过获得联邦政府的资金支持，向比较穷和医疗服务不足的地区提供初级医疗保健服务；资金还支持一些初级医疗保健服务培训项目和地区健康教育中心项目。

专科医生分布不均

除了医生在地理上分布不均，美国的初级保健医生和专科医生也存在失衡现象。约有 47.7% 的医生在初级保健机构工作，52.3% 是专科医生（Kaiser 家族基金会，2016）。在其他工业化国家，专科医生占比为 25%～50%（OECD，2016）。

图 4-3 显示了美国 PCPs 的供给变化趋势。从 1949 年开始，执业 PCPs 比例持续下降，并在近年来处于历史最低点。从事初级医疗保健工作的医生数量也逐年减少。一篇文献提到，只有 21.5% 的内科三年级住院实习医生未来理想的工作是当一名普通内科医生，绝大部分住院实习医生将其作为次优职业计划（West 和 Dupras，2012）。此外，有 1/6 的普通内科医生因为不满意内科医生的工作而中途辞职，或因转去内科的分支学科而离开（Bylsma 等，2010）。美国国际医学毕业生（IMGs）数量的增加，在一定程度上缓解了美国 PCPs 数量的短缺。

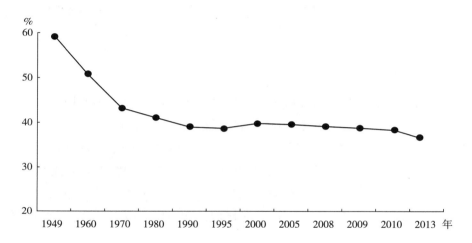

资料来源：National Center for Health Statistics. 2016. *Health United States*，2015. Hyattsville，MD：U. S. Department of Health and Human Services. p. 284.

图 4-3　美国初级保健全科医生占总医生百分比的趋势变化图

医学技术增长是专科医生数量增长的主要驱动因素。以往的医疗通常以疾病和专科服务为中心。尤其是专科医生愈发依赖先进的医学设备诊断和治疗疾病。大多数拥有最新医学设备和技术的医院都朝着拥有各类专科的临床医学中心发展，雇佣许多专科医生。此外，医学生也进一步被吸引进入亚专科领域，因为这些专科培训是围绕医学技术开展的。由此导致初级保健医生和专科医生的数量差别越来越大。

与 PCPs 相比，专科医生薪酬普遍更高，这是导致专科医生过剩的主要原因。近年来，美国医疗保险偿付系统已开始增加 PCPs 的支付比重，但专科医生和全科医生收入差异仍然巨大（见表 4-4）。此外，专科医生工作时间更规律，在公众和同僚中的威望更高（Rosenblatt 和 Lishner，1991；Samuels 和 Shi，1993），更高的地位和声望也使得专科医生可以预先使用新医疗技术，无疑这些因素都会影响医学生的职业选择。

表 4 - 4 　　　　　　　　美国各类医生平均年收入比较（2016 年 5 月）　　　　　单位：美元

麻醉医生	269 600
家庭医生和全科医生	200 810
普通内科医生	201 840
妇产科医生	234 310
普通儿科医生	184 240
精神病学医生	200 220
普通外科医生	252 910
其他医生和外科医生	205 560

资料来源：U. S. Bureau of Labor Statistics. 2017. *Occupational employment and wages—May* 2016. Available at：https：//www. bls. gov/oes/current/oes _ stru. htm. Accessed April 2017.

　　将美国医疗专业人员按人种和民族分类，表 4 - 5 展示了所有登记在册的医学生按人种分类的职位选择。结果表明，在医疗领域各职位之间的人种和民族分布有一定的差异，有些少数民族的职位选择集中在技术难度较低的岗位。

表 4 - 5 　　　所有登记在册的医学生的职位选择（按人种分类，2008—2009 年）　　　单位：%

人种	对抗医学	骨科医学	牙科医生	药师
所有人种	100. 0	100. 0	100. 0	100. 0
白人，非西班牙系	61. 7	70. 0	59. 9	58. 9
黑人，非西班牙系	7. 1	3. 5	5. 8	6. 4
西班牙人	8. 1	3. 7	6. 2	4. 1
美国印第安人	0. 8	0. 7	0. 7	0. 5
亚洲人	21. 7	17. 1	23. 4	22. 1

资料来源：National Center for Health Statistics. 2012. *Health*，*United States*，2011. Hyattsville，MD：U. S. Department of Health and Human Services. p. 355.

　　美国医学教育主要根据医学专科进行组织，由各个医学领域和学科的权威和领导者控制着。美国医学教育非常重视科技、高强度操作和三级照护设施设备，这些内容对医学生的吸引力大于初级保健的基础领域。

　　全科医生和专科医生的失衡带来一些不良后果。过多专科医生使用过多的高强度、昂贵的和侵入式的医疗服务，造成医疗费用支出持续快速增长的后果（Greenfield 等，1992；Rosenblatt，1992；Schroeder 和 Sandy，1993；Wennberg 等，1993）。患者直接向专科医生寻求医疗照护，比先接受初级保健的效用低，初级保健在疾病发生并发症之前就进行了干预（Starfield，1992；Starfield 和 Simpson，1993）。初级医疗保健水平越高，居民总死亡率和心脏/肿瘤疾病死亡率越低（Shi，1992，

1994）。PCPs 是少数民族、穷人、不发达地区居民的医疗照护服务最主要的提供者
（Ginzberg，1994；Starr，1982）。PCPs 是缩小各地居民健康差距的主要推手（Lee
等，2016；Shi 等，2013）。然而，最缺乏 PCP 的地区恰恰是经济最不发达的地区。

▶▶ 国际医学毕业生（IMGs）

　　IMGs 占美国常住人口的比例呈平稳上升趋势（见图 4 - 2），IMGs 占美国执业
医生的比例的增长趋势更加明显（见图 4 - 4），约占美国执业医生的 25.5%（国家
卫生统计中心，2016），据统计，有超过 217 000 位 IMGs 在美国执业（国家卫生统
计中心，2016）。大概有 25% 的高级专科住院医生由 IMGs 担任（外国医学毕业生
教育委员会，2015）；同时，越来越多的 IMGs 成为家庭医学执业机构的住院实习医
生（Kozakowski 等，2016）。1995 年这一比例只有 6.3%，2015 年这一比例增加到
11.3%（Boulet 等，2006；Kozakowski 等，2016）。内科医学医生有 51% 是 IMGs，
儿科医生有 7% 是 IMGs，精神病学医生有 4.5% 是 IMGs（外国医学毕业生教育委员
会，2015）。

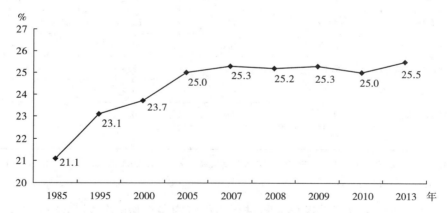

资料来源：National Center for Health Statistics. 2016. *Health*，*United States*，2015. Hyattsville，MD：
U. S. Department of Health and Human Services. p. 283.

图 4 - 4　国际医学毕业生医生占美国所有执业医生的百分比

▶▶ 牙科医生

　　牙科医生诊断和治疗与牙齿、牙龈、口腔内组织相关的问题，所有牙科医生必
须获得执照才能收治病人。获得执照的条件是：从获得认证并能授予牙外科博士

（DDS）学位或牙科医学博士（DMD）学位的牙科院校毕业，并成功通过理论知识考试和实际操作考试。美国有些州还要求，牙科医生在获得执照之前必须完成类似专科医生培训和实习（Stanfield 等，2012）。

美国牙科协会（ADA）认可 9 类专科领域：畸形牙齿矫正（直齿）、口腔和上颚面的手术（在口和颌进行手术）、口腔和上颚面的放射学（制作并判读口和颌影像图）、儿童牙科（专门为儿童提供的牙科服务）、牙周疾病（治疗牙龈）、假牙修复术（替换人造假牙或者补牙）、牙髓疾病（根管治疗法）、牙科公共卫生健康（社区牙科健康）、口腔病理学（口腔疾病）。牙科医生数量的增长得益于医学技术的进步，包括牙科种植技术、激光引导手术正颌手术（在下颚骨和颌部位做手术）矫正恢复面部形状与功能、新复合金属运用于假体的制造、基于“患者自身组织再生”的新骨移植材料技术等新材料和新工具。

许多牙科医生致力于龋齿和牙龈疾病的预防工作，包括定期清洗患者牙齿，教育患者注意口腔卫生。有时候牙科医生诊断患者的牙科疾病后，治疗时需要专科医生协助。牙科医生通常受雇于牙科诊所，提供预防性的、定期性的牙科照护。

口腔卫生员在牙科诊所提供预防性牙科照护服务，日常工作为清洁牙齿和教育患者培养正确的口腔护理习惯。口腔卫生员需要获得执照才能执业。执照要求包括：从获得认证的牙科卫生院校毕业，顺利通过全国理论考试和州/地区临床考试。许多州还要求口腔卫生员必须通过牙科卫生操作层面的考试。

牙科医生助理主要的工作职责是收治患者的准备工作、检查工作和治疗工作。牙科医生助理虽然不需要执照，但是需要经过正式、规范的培训并获得有效资格认证或学位证书。牙科助理的日常工作就是协助牙科医生，听从牙科医生的指示。

牙科诊所有单人执业的，也有团队执业的。严格来说，牙科诊所通常是私人经营的，牙科医生常常需要完成许多经营任务，如人员招聘、资金筹集、购买材料、租契事宜和工作时间安排。也有些牙科医生受雇于私人公司，他们在临床操作中心、零售药店、牙科特许经销店等场所工作。牙科医生团队能提供更低的价格和更高的工作效率，但数量增长缓慢。联邦政府也会雇佣牙科医生，通常是在医院、临床医学中心的退伍军人部和美国公共卫生服务中心。2015 年牙科医生平均年收入为 173 860 美元（美国人力资源部统计数据，2017）。

雇员牙科保险的出现增加了雇员的牙科照护需求，该保险为雇员支付牙科照护费用。随着人口数量增加，牙科医生的需求会持续增加，特别是对牙科照护需求较高的老年人。随着居民逐渐认可“牙科照护能够维持良好的健康状况”这一观点，对牙科照护的意识逐年增强。牙科照护需求还受其他方面的影响，比如化妆品和口腔美容学的广泛传播，牙科医疗保险计划的流行。牙科照护逐渐纳入许多公费项目，如从“头”开始的老人医保、社区和移民健康中心、母亲和婴儿照护。

►► 其他医务人员

药师

药师的传统职责是按照医生、牙科医生、足部医生的处方分发药物，并向医生就正确选择药物和使用方式上提供建议。美国所有州都要求药师必须有执照才能行使药剂师的职责。获得药师执照的要求是：毕业于受认证的药科院校，获得药科硕士或药科博士（Pharm D）学位，成功通过州药师考试，完成规定的实习要求和任务（Stanfield 等，2012）。从 2005 年开始，药科硕士学位逐渐被淘汰，需要 6 年高等教育的 Pharm D 逐渐成为药师的标准学历。2015 年药师平均年收入为 120 270 美元（美国人力资源部统计数据，2017）。

尽管大多数药师的主要职责是分发药物和提供用药方面的建议，但有些药师转行成为专科医生。例如，药物疗法是指主要使用药物治疗患者疾病，这种疗法与药师密切相关。营养支持药师关注营养疗法中的药品准备和营养要求。放射药师，也称核药师，利用放射性的药品诊断和治疗患者疾病。

大部分药师在固定薪酬职位和社区药房工作，这些岗位有些是个人独立拥有的，有些是国家药店、廉价商店、连锁药店的岗位。药师也可以受雇于医院、MCOs、居家照护机构、临床医学中心、政府健康服务协会或制药公司。近几十年来，药师的职责不断扩展，从最开始的准备药物和按处方分发药物，到现在的药物介绍与教育、特殊药物管理、药物相互作用研究、专利药物的替代药物等。1990年，《综合预算调节法案》出台，要求药师必须告知消费者所购买的药物信息和副作用。药师教育和咨询的角色在广义上被称作药学照护。美国政府药物教育委员会（现称为药物教育资格委员会，1992）将药物照护定义为：这是药师积极发挥其药学知识的一种执业方式，该模式可以充分保障患者利益；药师通过检查医生开具的处方，调整药物选择，通过找出影响患者用药的影响因素，制定出最合适的药物处方；药师与其他医疗专业人员合作，共同与患者沟通并承担直接的责任，以达到最理想的治疗效果。药学照护模式涉及高级药物学知识、临床技能和独立判断能力。为了使接受药物疗法的患者有最好的预后，该模式需要药师与其他医疗专业人员共同分担责任风险，包括患者健康状况、生命质量和患者满意度（Helper 和 Strand，1990；Schwartz，1994；Strand 等，1991）。医生经常与药师商讨，确认和防止药物潜在的相互作用问题，解决实际发生的药物相互作用问题（Morley 和 Strand，

1989）。最近研究也证明，药师提供的药物管理服务对患者有益，尤其是那些患有多种慢性疾病或需要复杂用药方案的患者（Carter 等，2012；Rafferty 等，2016）。

▶▶ 其他博士级医疗专业人员

除了医生、牙科医生和一些药师以外，有一些医疗专业人员接受了博士教育，包括验光医生、心理学医生、足病医生和脊柱神经医生。

验光医生提供眼科服务，包括检查、诊断、矫正视力相关的疾病。验光医生也必须有执照才能执业。获得执照的要求是：拥有验光博士（OD）学位，并通过州理论考试和执业操作考试。大部分的验光医生独立工作或以团队的形式工作，少数验光医生在政府机构、眼镜店、视力照护中心等地方工作，他们主要是拿固定薪水的雇员。

心理学医生为患者提供心理健康方面的照护服务。心理学医生必须获得执照或资格认证方可执业，获得执照的要求是：最高认证学位必须是心理学学位，比如哲学博士（PhD）或者心理学博士（PsyD），博士就读年数不得少于 5 年，并成功通过美国全国心理学医生专业考试。心理学医生工作领域比较广泛，如临床、咨询、发展、教育、设计、个人、体验式、工业、心理测量、修复、学校和社会领域。

足病医生治疗有足部疾病或畸形的患者，包括进行手术、开药及正确的器械和监督理疗。足病医生需要拥有执照才能执业。获得执照的要求是：完成获得资格认证课程并得到足病医学学位，通过国家足病医学考试协会的全国性考试。大部分的足部医生在私人场所执业，但仍有部分受雇于健康服务组织。

脊椎推拿治疗师用整脊手法（用手）、理疗和营养咨询来治疗患者。他们通常帮助有神经、肌肉和血管障碍的病人。整脊照护是基于人体是自愈组织的理念；因此，整脊医师不会开药或做手术。整脊医师必须获得执照才能执业。获得执照的要求包括完成获得认证的课程、得到四年期的整脊医师学位并通过州整脊考试。大部分整脊医师独立工作或以团队的形式工作。

护理博士学位包括护士执业操作博士（DNP）、护理学博士（DNS）和护理哲学博士（PhD）（Ericksen，2016）。DNS 和 PhD 学位是以科学研究为主，而 DNP 则强调病人照护和护理执业操作（Ericksen，2016）。获得博士学位的人员通常会选择成为护理教育教授或护理研究人员（Ericksen，2016）。也有许多获得博士学位的人员最终选择成为一名从业护士、临床护理专家、护士麻醉师、认证的护士助产士（美国护理学院协会，AACN，2014）。

▶▶ 护士

护士是医疗专业人员中数量最多的群体。护士职位自第一次世界大战之后在医院中逐渐发展起来，主要吸引女性应聘。此前，超过70%的护士在私人场所工作，如患者家中、私人付费医院。一战后，护士照护的优点显而易见，在医院工作的护士迎来了发展高峰。第二次世界大战后，联邦政府大力支持护士教育，先后出台了一系列法律，如1964年通过的《护士培训法》、1968年《健康人力资源法》和1971年《新护士培训法》。虽然联邦政府大力支持护士教育，但是州政府的财政补贴是当地护士院校最主要的经济来源。

护士是患病和受伤病人最主要的照护者，护士为病人提供了生理、心理和情感的照护。美国所有州都要求护士必须持有执照方可执业，护士可同时在多个州执业，只要通过该州的相关考试或其执照在该州通过认证。获得执照的要求包括：从受认证的护理院校毕业，并通过全国护士考试。

护理教育主要有两种非博士学位的护士学位，分别是注册护士和执业护士。注册护士（RNs）必须获得护理学士学位（ADN），或完成护理毕业课程，或获得护理学士学位（BSN）。ADN课程由社区大学和专科院校开设，需要花费2~3年的时间。护理毕业课程现由少数几家医院自行开设，需要花费2~3年的时间。BSN课程由学院和大学开设，需要花费4~5年的时间（Stanfield等，2012）。执业护士（LPNs），在某些州也称持牌执业护士（LVNs），必须完成经州批准的护理执业课程和通过国家护理理论考试。大部分的护理执业课程只需花费1年的时间，包括理论学习和临床实习。护士管理者监管其他护士，如RNs监管LPNs。

与其他医疗专业人员一样，护士工作的场所也是千差万别。除此之外，护士还可以在居家照护中心、医院照护中心、长期照护中心工作，有些私人护士还会在病人家中工作。护士常根据其工作场所进行分类，如有医院护士、长期照护护士、公共卫生护士、私人护士、诊所护士、职业健康或工业护士。

随着门诊类型和数量的快速增长（在门诊和初级医疗保健服务章节提及），现在美国医院和养老院收治的患者比以前收治的患者病情要重。这也意味着更多的患者需要居住在这些医疗机构，同时也需要更多的医疗照护。因此，护患比也随之增加，护士的工作也变得更加忙碌；RNs也有越来越多的机会从事支持性工作，比如个案管理、实用性评审、质量保证、预防咨询等，这些支持性工作增加了患者的护理需求。

2004年至2014年，全职（FTE）RN的人数增长到345 200人（美国医院协会，2016）。注册护士是美国人数最多的职业，2016 年已有超过 285 万的 RNs 人均年收入 72 180 美元（美国人力资源部统计数据，2017）。根据未来护士的需求情况，预计到 2030 年将会有 918 232 位 RNs（Juraschek 等，2012）。为了使护士职业更加有吸引力，医疗服务协会需要采取一系列激励措施，包括建立吸引新护士的激励方案、在现有基础上提高护士薪酬和待遇水平、引进更加灵活的工作时间安排、对继续教育的护士给予奖学金补助、在工作场所提供儿童日托服务。

全国范围性的初级医疗保健人员的短缺促进了高级护理拓展计划的开展，ACA 提到要分配 3 000 万美元用于支持执业护士和认证的护士助产士开展学术培训项目。ACA 的这笔资金主要用于支付教师和学生的住宿费用和生活费用。

►► 高级执业护士

高级执业护士（APN）是指学历和临床经验要求都比 RN 要高的护士。APNs 按专业领域可分成四种（Cooper 等，1998）：临床护理专家（CNSs）、注册护士麻醉师（CRNAs）、从业护士（NPs）、认证的护士助产士（CNMs）。NPs 和 CNMs 也可归类为医疗服务中层提供者，并在下节详细介绍。APNs 不是直接医疗服务提供者，APNs 与其他医疗专业人员合作协商，共同完成专业照护工作；APNs 还承担患者和护士教育工作，收集临床科研项目数据，参加正在开展的质量管理项目、临床路径、个案管理和护理标准的制定（Grossman，1995）。

CNSs 和 NPs 在医院、初级医疗保健中心等场所工作。CNS 在医院急诊部的工作是：经过允许调取患者健康和病历档案，经过患者允许完成患者体格检查记录单，调整静脉输注率，疼痛管理，复苏管理，移除心导管，预约实验室检查和影像检查。一般来说，CNSs 没有处方权，然而 NPs 在美国许多州拥有处方权。CRNAs 在手术中行使麻醉管理职能；CNMs 的职责是在婴儿出生前、中、后期，接生婴儿、照护母亲和保证刚出生婴儿的健康。

美国各个州对 APN 的要求各不相同，但通常来说，成为一名 APN 普遍要求获得护理学位或者获得高级专科实习认证。

►► 预备医师

预备医师（MLPs）是指那些在临床领域执业的临床医疗专业人员，其职能类似医生，但没有 MD 或 DO 学位。MLPs 接受的临床技能培训少于医生但多于 RNs。

在很多情况下 MLPs 可以代替医生，但 MLPs 并没有能力完成初级保健的全部工作，也无法应付医生专业技能所处理的复杂情况（Cooper 等，1998）。20 世纪 60 年代末期，MLP 才被正式提出并得到确认，随后被证实 MLPs 可以提高初级保健的可及性，尤其是在偏远地区。

MLPs 包括医生助理（PAs）、NPs 和 CNMs。随着医疗保险覆盖率的扩大，美国人口数量的增长，对 MLPs 的需求也随之增加（Jacobson 和 Jazowski，2011）。截至 2014 年，NPs 数量增长速度为 6.9%/人，医生数量增长速度仅为 3.4%/人（国家卫生统计中心，2016）。2015 年约有 20 000 名 NPs 和 PAs 毕业，2006 年只有 11 200 名 MLPs 毕业（美国医院协会，2016）。

受过良好培训的 MLPs 的职责是弥补医生短缺，应对人口老龄化，提高美国医疗服务系统的可及性。其中，NPs 在医疗服务系统中承担了重要职责。MLPs 能够替代医生提供许多初级保健服务。大量实验证明，由 MLPs 提供的初级保健服务的质量可与医生媲美，许多重要的照护结果数据均无差异，如死亡率、再次入院率、患者健康状况提高度（Agarwal 等，2009；Evangelista 等，2012；Kuo 等，2015；Laurant 等，2009）。此外，患者调查报告中最满意的照护服务往往是由 MLPs 提供的（Evangelista 等，2012；Golden，2014）。

从业照护人员

美国护士协会（ANA）将从业照护人员（NPs）定位为，完成规定课程，能够胜任比 RNs 更广泛照护工作的专业人士[①]。NPs 是 MLPs 中人数最多的一个群体。2016 年，美国约有 150 230 位 NPs（美国人力资源部统计数据，2017）。NPs 培训课程包括促进健康的所有主题、疾病预防、健康教育、健康咨询、疾病管理。NPs 根据患者健康档案，协助患者预约合适的身体检查项目，评估患者健康状况，诊断、治疗和管理患者急性疾病和慢性疾病（AACN，2014）。

美国每年有 6 000 多名新 NPs 在 373 所护理院校接受培训（AACN，2016）。NPs 的培训过程也是资格认证过程（至少接受 9 个月培训），或者是硕士学位的攻读（2 年全日制学习）过程。每个州 NPs 执照的获取方法和条件各不相同，承担的工作职责也各不相同。大部分 NPs 在毕业之后或者研究生阶段需要实习，必须在照护中心完成临床照护实习。NPs 资格认证考试由美国护士认证中心、美国从业护士学会、专科护士协会联合举办。

NPs 和 PAs 培训和执业方向的最大不同有以下几点：NPs 培训和执业的重点

---

① 译者注：也称健康管理师。

是健康促进和健康教育，PAs 的重点是以疾病为中心的医学模式（Hooker 和 McCaig，2001）。NPs 有帮助患者了解自身健康状况和维持健康的责任。NP 按其工作领域分类，包括儿科、家庭、成年人、精神病学和老年人。美国许多州明确规定了 NPs 的职责范围，NPs 可以独立提供医疗照护，不需要接受监管。NPs 还可以通过医疗照护提供者的身份，直接向老遗残医保计划和穷人医疗救助计划申请获得补偿。

医生助理

美国医生助理学会（1986）将医生助理（PAs）定义为医疗照护团队成员。在监管医生的指导下，从事一些协助性的医疗照护工作，PAs 与医生具有相互依赖的关系。2014 年，美国约有 94 400 个适合 PAs 工作的岗位（美国人力资源部统计数据，2015c）。

PAs 只允许在监管医生的指令下执业，监管医生可以在场或不在场。PAs 主要提供的服务为评估、监控、诊断、治疗、咨询和转诊（Fitzgerald 等，1995）。美国大部分州都允许 PAs 有处方权。

2017 年，美国有 218 个 PA 培训项目，登记入册的项目数量正在平稳增长（医生助理教育认证审查委员会，2017）。PA 项目包括本科学位、学位证明、副学士学位、硕士学位或博士学位，这些项目平均时长为 26 个月（Hooker 和 Berlin，2002）。PAs 执业认证由国家医生助理认证委员会认证许可。

认证的护理助产士

RNs 额外接受认证的护理助产士课程培训后，即可成为认证的护理助产士（CNMs）。培训课程包括接生程序、母亲和婴儿照护、患者状况评估（Endicott，1976）。CNMs 接生婴儿，为家庭提供怀孕计划，提供孕期教育，管理妇产科照护，协助妇产科医生提供产前和产后照护。CNMs 由美国护理助产士联盟（ACNM）认证，专门为正常准妈妈提供照护服务。CNMs 将不正常或高风险孕妇转诊给妇科医生，或与妇科医生共同提供照护服务。在美国，大约有 39 个 ACNM 认证的护理助产士教育项目（ACNM，2017）。

在美国，护理助产士不像在欧洲被认为是妊娠管理的核心角色（Wagner，1991）。在美国孕妇生产过程中，医生通常需要在现场参与指导，大部分都是产科医生。然而，有证据表明，在低风险生产中，CNMs 更倾向于不使用技术工具检测或监护分娩过程。CNMs 的病人被电子化监控、诱导分娩和硬膜外麻醉的概率更低。

低剖腹产率和少使用医疗资源的影响涉及住院日、手术室费用、麻醉人员的使用（Rosenblatt 等，1997）。

►► 辅助医务人员

辅助医疗是指基于广义医疗领域的专业分类，辅助医务人员包括技师、助理、治疗师和技术专家等。这些专业人员接受专科培训，可以补充医生和护士的工作。根据某些州的法律规定，特定的专业人员可以独立执业。

20 世纪初，医务人员包括医生、护士、药师、验光医生。随着医学科学知识不断扩展，医疗照护变得越来越复杂，医生很难抽出时间与患者交流，同时发现学习新技术的能力也很有限，由此催生了其他专业人员的成长，用以补充医生和护士能力不足的需求。

《公共卫生服务法》第 701 节将辅助医务人员定义为：接受获得认证的、副学士学位的、本科学位的、硕士学位的、预博士学位的医疗专科服务相关的培训，即教授医疗照护服务的培训，包括疾病或不适的诊断、衡量和预防，饮食习惯和营养支持，修复和管理健康。

专职医务人员主要分两大类：技师/助理和治疗师/技术专家。展览 4 - 2 列出了美国专职医务人员的主要类型。

展览 4 - 2　　　　　　　　　　**专职医务人员的主要类型**

活动协调员	配镜师
听力师	药剂师
心血管技师	物理治疗师
细胞学技师	物理治疗师助理
牙医助理	医生助理
膳食营养管理员	放射技师
运动生理学技师	文体治疗师
组织学技师	注册营养师
实验室技师	注册病案管理师
法律服务援助者	呼吸治疗师
病案技师	呼吸治疗技师
医学技术专家	社会服务协调者
精神病学工作者	社会工作者
核药师	语言治疗师
职业理疗师	语言治疗师助理
职业理疗师助理	

早期资料提到，这些专业人员的工作职责是根据其获得的学位认证而决定的，比如有些医疗专职人员是副学士学位，有些是硕士学位。一般来说，技师和助理需要完成不超过 2 年的副学士学位项目，他们受治疗师和技术专家的监管，以保证他们按计划实施治疗方案。技师和助理包括物理治疗师助理（PTAs）、认证的治疗师助理（COTAs）、医学实验室技师、放射技师和呼吸治疗技师。

技术专家和治疗师需要接受更高级的培训，他们的职责是评估患者状况，诊断疾病并制订治疗计划。许多技术专家和治疗师是独立执业的，美国许多州的技术专家和治疗师可以自行决定是否实施物理治疗，而不需要获得患者医生的同意或转诊申请。美国许多州也允许职业理疗师和语言治疗师不需要经过医生转诊直接收治患者。

理疗师

物理治疗师（PTs）为患有运动技能障碍的患者提供照护服务。物理治疗师的教育计划由物理治疗师教育认证委员会设计制定。截至 2017 年，美国一共有 236 个物理治疗师教育计划。准确来说，只有本科以上学位的物理治疗师项目才能得到审核认证。硕士学位项目时间一般为 2 ~ 3 年，博士学位项目一般为 3 年。PTs 获得执照的要求是：通过国家物理治疗师考试或通过州管理的类似考试（物理治疗师教育认证委员会，2017）。

职业理疗师（OTs）帮助全年龄段居民在日常生活和工作环境中提高执行任务的能力。OTs 实行一对一服务，治疗患者精神上、身体上、发育上、心理上的疾病。执业理疗师必须获得硕士以上学位。2015 年，职业理疗师教育认证委员会审核认证了 171 个硕士学位项目或本硕连读硕士学位项目、15 个博士学位项目（ACOTE，2017）。

语言治疗师治疗患者语言问题，听力师治疗患者听力问题。美国语言与听力协会审核认证语言治疗师和听力师的执业资格。

其他辅助医务人员

医学营养学专职医疗人员包括营养师、营养学专家和膳食营养技师，他们根据人体可吸收的营养标准制订饮食计划，保证摄入足够的营养。营养与饮食学会的营养登记委员会负责营养师的登记入册。

验光师的工作职责是检查顾客视力并匹配合适的眼镜或隐形眼镜，他们由美国验光师协会和国家隐形眼镜检验员审核认证。

社会工作者帮助患者和家属解决长期患病、受伤和保费偿付等相关问题。美国社会工作者的学历要求是副学士学位和硕士学位。

还有许多项目是由美国医学协会的辅助医疗教育和认证委员会审核认证的，包括以下专业人员：

- 麻醉医生助理
- 心血管技师
- 生物工艺学家（显微镜下研究人体细胞的变化）
- 超声医学诊断学家（使用超声波诊断技术）
- 电反应诊断技师（观察记录脑部和神经系统的电信号过程）
- 急诊技术人员（在入院前的场所为患有急性病或受伤患者提供紧急照护）
- 组织学技师/技术专家（分析血液、组织和体液）
- 医学助理（在医生诊所提供一些管理和临床服务）
- 医学插画家
- 医学实验室技师
- 病案管理员（管理医院病案室）
- 病案技师（整理分类病案）
- 医学技术人员（完成实验室检查）
- 核医学技术人员（操作放射影像诊断设备，使用放射性药物协助诊断疾病）
- 眼科技师
- 生命支持师（操作生命支持呼吸机和心肺循环机等设备）
- 放射技师（操作放射影像诊断设备，如 X 射线、计算机断层扫描、核磁共振成像、乳房 X 射线照相术）
- 呼吸治疗师和技师（治疗患者呼吸错乱问题）
- 血库专业技术人员
- 外科医生助理
- 手术技术专家（手术室准备工作，患者手术前准备工作）

有些辅助医务人员执业不需要执照，他们常常在工作中学习技能。但他们的工作职责比较受限，主要是协助其他医疗专业人员提供照护服务。比如，营养师助理帮助营养师或营养技师提供营养照护服务；心电图（ECG）技师操作心电图仪器；验光矫正师包括验光师和验光师助理，提供与视力相关的基本照护服务；健康教育者为个人或团队提供健康、疾病和疾病预防等相关的教育；精神病学家/精神病学技师为患有精神疾病或精神障碍的患者提供照护服务；卫生保健师通过收集实验室分析数据和检验设备的样本数据，制定公共卫生规则。这些专业人员通过认证、注册和培训项目，也在越来越多地积极探索其职业专属的认证资格。

随着美国人口老龄化加剧，疾病治疗手段的选择越来越多，将需要更多的辅助医务人员。未来家庭保健助理的需求越来越大，更多的人会在传统医疗机构以外寻求医疗照护。未来 LPNs/LVNs 和药学技师的数量也会明显增加，2015 年约有 117 300 人，预计到 2024 年将增长到 34 700 人（美国人力资源部统计数据，2015c）。

辅助医务人员是美国医疗服务系统重要的组成部分。他们专门从事与预防、健康维护、急性病和慢性病管理、行为健康问题等领域的工作，为千万居民提供了综合性的、以患者为中心的照护服务。有研究证明，辅助医务人员在医疗照护中发挥了积极作用，提高了居民就医的可及性、供给量和服务效率，并降低了医疗服务费用（美国社区大学协会，2014；Beazoglou 等，2012；Post 和 Stoltenberg，2014）。

▶▶ 医疗管理者

医疗管理者在各类提供医疗服务的机构或协会工作，包括高层、中层和基层的医疗机构管理者。高层管理者主要负责领导和制定决策，他们与政府机构联系密切（在住院场所和服务章节提及），并负责制订其任职机构长期发展规划；对机构日常运营、临床工作和财务结果负责。中层管理者负责某一医疗服务部门，如门诊、手术、护理中心，他们也可以是某一独立部门的领导，如诊断中心、营养中心、康复中心、社会服务部、环境服务部或病案室。中层管理者的工作职责包括制订和协调主要工作计划、人力资源管理分配、指导和监管、运营和财务管理。中层管理者常常需要掌握外界和内部变化并迅速作出反应，创造效益，并顺应医疗服务系统的改变生产新产品和新服务。基层管理者的作用类似于中层管理者助理，他们监管临床工作者，提高工作效率。

医学中心和医疗服务合作组织是最难管理的部门。领导者常常会面临一些二择一的挑战，如医院财务和医保支付改革，如何在医保支付减少的条件下运营医院；为没有保险的患者提供医疗照护；进一步提高医疗质量、负责社区居民健康状况；将医保支付和个人支付带来的偶然影响分开，应对新政策的不确定性，在竞争环境中优化配置、以最高道德标准创新管理机制，促进机构发展。

医疗管理课程通常在本科学位或硕士学位课程中开展，这些课程由不同学位构成。开展这些学术课程的机构包括医学院、公共卫生学院、公共管理学院、商业管理学院和专职健康科学学院等。本科学位课程主要培养基层管理者，中层或高层管理者通常需要接受硕士学位课程。医疗管理者最常见的学位是健康管理硕士（MHA）、健康服务管理硕士（MHSA）、商业管理硕士（MBA，偏向健康服务管理）、公共卫生硕士（MPH）和公共管理硕士（或者公共事务；MPA）。受公共卫生教育委员会（CEPH）审核认证的公共卫生院校在 MHA（或者 MHSA）和 MPH 项目中培养医疗管理者的作用十分重要（CEPH，2017）。然而，与 MPH 项目相比较，MHA 项目需要通过学习更多课程完善商业管理技能（理论管理知识和实际应用管理技能）和数据分析技能，数据分析技能是管理现代医疗服务协会的重要技能。医疗管理者的培训课程设置是亟需解决的问题（Singh 等，1996）。

MHA 的一个例外是养老院管理者课程。养老院管理者课程很容易受政府执照规则的影响。尽管养老院管理者执照是 20 世纪 60 年代中期设立的，但直到近期政府才赞成正式成立本科或专科学位。通过国家考试协会的长期照护管理者（NAB）国家考试，是成为养老院管理者的基本要求。然而，每个州对颁发执照的学历要求各不相同。尽管有不到 1/3 的州仍然要求养老院管理者的最低学历是本科学位以下，但是越来越多的执业养老院管理者的最低学历都是本科学位以上。造成这一问题的原因是大部分州只规定了大部分医疗管理者的一般学历要求，而没有针对长期照护管理者的学历要求。一般学历要求并不能保证养老院管理者具备所有的管理技能（Singh 等，1997）。然而，不同院校开展了不同的养老院管理者培训项目。

►► 全球医疗专业人员的挑战

2006 年世界卫生组织（WHO）年报提到，有 57 个国家正面临医疗专业人员短缺危机，每万人口拥有的医疗专业人员数少于 23 人。这些国家大部分是经济不发达国家，集中位于非洲撒哈拉沙漠以南的地区。这份报告还指出，目前缺少医生、助产师、护士等医疗专业人员共计 430 万人（WHO，2006）。

另一份 WHO（2005）出版物提出，急性病向慢性病转变对医疗专业人员的需求产生了变化，因为治疗慢性疾病需要不同的医疗资源与技能。慢性疾病患病率全球范围性的攀升，促使医疗专业人员需要做到以患者为中心，提高与患者沟通技巧，保证患者安全和医疗质量，定期监测患者生命体征，使用先进科学技术，并从人口学的视角实施照护（WHO，2005）。

2004 年出版的一份 WHO 报告提到，日益老龄化的医疗专业人员对医疗服务提出了越来越高的要求。人员退休或离职寻求待遇更高的工作趋势无可避免，但是没有足够多的年轻医疗专业人员或者接受充分专业培训的医疗专业人员来补充这些空缺。更严重的是，国际医疗专业人员的加入加剧了区域不平衡（WHO，2014a）。

在欧洲，即使人均医生数量持续增加，仍然无法充分满足人口老龄化对医疗照护需求的快速增加（Lang，2011）。此外，专科医生多于全科医生、护士、物理治疗师和职业理疗师，加重了医务人员短缺问题（Lang，2011）。

2030 年，美国老年人口数量是 2005 年的两倍（医学研究所，2008）。人口老龄化的趋势毫无疑问会导致医疗专业人员的老龄化。对于患者而言，美国希望能够有更多的人加入老年医学专业人员团队中，并保留现有的老年专科医生服务。

非 MD 医疗专业人员数量的增加在一定程度上可能会弥补一些短缺（Riegel 等，2012）。有证据表明非 MDs 参与慢性疾病预防和管理越来越多。例如，将非 MDs 纳入多学科医疗服务团队已成为改善高危人群高血压控制率的有效策略（Brownstein 等，2007；Fleming 等，2015；Sookaneknun 等，2004；Walsh 等，2006）。非 MDs 在提供医疗照护服务时发挥了积极作用，尤其是慢性疾病患者的照护；在他们的照护下，患者保持定期预约诊查，严格遵守规定的治疗方案，降低疾病风险，增加患者自我监控管理能力和服药依从性（Roark 等，2011）。

一个日渐突出的全球性公共卫生问题是发展中国家的医疗专业人员移民到美国、英国、加拿大和澳大利亚。例如，IMGs 占了美国医生总数的 25%，包括在国外医学院校就读的美国人（外国医学毕业生教育委员会，2015）。为了解决医疗专业人员移民的问题，WHO 制定了关于国际招聘医疗专业人员的全球业务准则，其中包括了各国在发展和招聘国际医疗专业人员时应该遵循的原则和标准（WHO，2014b）。

- 承诺帮助解决国家面临的医疗专业人员短缺的问题，通过他们的努力来改善和支持国家医疗专业人力资源
- 共同资助科学研究，ISs 监控国际医疗专业人员的移民状况，并制定出基于证据的政策法规
- 各州承诺尽可能先满足本国医疗专业人员的就业需求，包括采取一系列手段计算、保留和维持本国的医疗专业人力资源
- 保证国际医疗专业人员的工作权益，保证他们能够获得与在国内接受培训的医疗专业人员相同的待遇

国际医疗专业人员的迁徙被另一趋势所抵消：医疗旅游（见美国医疗服务的演变章节）。近几十年来，医疗旅游行业得到了长足发展，世界各地的医疗机构吸引了全世界的患者。到美国医疗旅游的患者数量平稳增长，外出者（来美国治疗疾病的患者）数量增加了一倍，进入者（美国人出国治疗疾病）从 21 世纪初的少数人到现在增长了 9 倍（Chambers，2015）。每年有大约 0.5% 的航空旅客进入美国是为

了治疗疾病，人数在 100 000 ~ 200 000 人（Chambers，2015）。外国患者选择到美国接受治疗，通常是因为美国拥有最先进的医疗技术。2011 年，前往美国接受治疗的外国患者主要来自加勒比海地区、欧洲和中美洲，分别占总人数的 44%、24% 和 10%（美国商务部，2011）。出国接受治疗疾病的美国人大约占全球医疗旅游患者的 10%。美国商务部调查数据显示，每年约有 15 万 ~ 32 万美国旅客将医疗旅游作为其出国的目的，占美国出境旅客总人数的 0.2% ~ 0.6%（美国商务部，2011）。美国人选择医疗旅游的最大目的是节省医疗费用。

医疗旅游市场有望进一步增长，对患者来源国家和目的国家都产生了深远的经济影响。医疗旅游产生的经济收益机会包括：对本国医疗服务系统产生了潜在的竞争压力，可能有助于降低本国医疗服务系统的医疗服务费用。更重要的是，医疗旅游可以成为国际交流的重要渠道，除了可以增加旅游收入外，还可以特别增加该国医疗服务的收入。来源于国内的一些医疗服务系统甚至会与离岸医疗旅游机构建立合作关系，以减少本国过度等待患者的名单，并降低医疗服务总费用（OECD，2011）。

▶▶ 总结

美国医疗专业人员是国内就业人数最多的群体之一。这些医疗专业人员的发展正在面临人口结构变化趋势、科学研究的发展、医学技术的进步、流行病学的变化趋势、医疗保险筹资方式变化、医疗服务供给环境变化的影响和挑战。

医生在美国医疗服务供给中发挥了关键作用，尽管美国在医生类型和地理分布上都存在配置不合理的问题。因为人口老龄化、慢性疾病的负担日益加重、参加医疗保险人数增加，目前医疗专业人员短缺的问题在未来将长期存在，尤其是 PCPs 的短缺。美国已出台实施了许多政策法规和项目，用于解决医生专业不均衡和分配不当的问题。这些政策法规和项目包括医疗服务管理、针对适当奖励的补偿措施、在医疗服务供给不足地区开展针对性的项目、医学院校课程的改变、医学培训项目筹资方式的改变、更合理的转诊制度。

除了医生以外，许多其他医疗专业人员也为美国医疗服务供给作出了重大贡献，包括护士、牙科医生、药师、验光师、精神病学医生、足病医生、整脊医师、中层医疗提供者和其他辅助医疗人员。这些医疗专业人员需要接受不同层级的专业培训，在不同医疗服务场所工作，发挥为医生提供协助作用和替代医生工作的作用。

医疗管理者在领导医疗服务机构时面临新的挑战，应对这些挑战需要改革目前的教育培训项目，为医疗服务系统各个部门培养出足够的管理者。

▶▶ 测试题

专业术语

高级执业护士（advanced practice nurse，APN）

健康联盟（allied health）

专职医疗人员（allied health professional）

对抗医学（allopathic medicine）

分配不均（maldistribution）

从业护士（nurse practitioners，NPs）

职业理疗师（occupational therapists，OTs）

验光医生（optometrists）

骨科医学（osteopathic medicine）

认证的护士助产士（certified nurse-midwives，CNMs）

脊柱神经医生（chiropractors）

并发症（comorbidity）

牙科医生助理（dental assistants）

口腔卫生员（dental hygienists）

医药保健（pharmaceutical care）

药师（pharmacists）

物理治疗师（physical therapists，PTs）

医生助理（physician assistants，PAs）

足病医生（podiatrists）

初级保健（primary care）

牙科医生（dentists）

护理博士学位（doctoral nursing degrees）

全科医生（generalists）

职业护士（licensed practical nurses，LPNs）

心理学家（psychologists）

注册护士 （registered nurses，RNs）

居民 （residency）

专科医生 （specialists）

专科照护 （specialty care）

复习题

1. 描述医疗专业人员的主要类型（医生、护士、牙科医生、药师、医生助理、从业护士、认证的护士助产士），介绍他们的职责、培训内容、执业要求和执业场所。

2. 哪些因素与美国医疗专业人员的发展有关？

3. 初级医疗保健与专科照护的主要区别是什么？

4. 美国医生人力资源的地理分布为什么不均衡？

5. 美国初级医疗保健和专科照护为什么存在不均衡？

6. 解决美国医生分配不均衡的有关问题，有哪些举措已经或可以被使用？

7. 中层提供者是谁？他们在医疗服务供给中扮演着什么角色？

8. 一般来说，谁是专职医疗人员？他们在医疗服务供给中扮演着什么角色？

9. 简要描述医疗管理者的角色和职责。

▶▶ 参考文献

Agarwal, A., et al. 2009. Process and outcome measures among COPD patients with a hospitalization cared for by an advance practice provider or primary care physician. *PLoS One* 24, no. 11: e0148522.

American Academy of Physician Assistants. 1986. *PA fact sheet*. Arlington, VA: Author.

American Association of Colleges of Nursing (AACN). 2014. *Your guide to graduate nursing programs*. Available at: http://www.aacn.nche.edu /publications/brochures/GradStudentsBrochure .pdf. Accessed July 2016.

American Association of Colleges of Nursing (AACN). 2016. *2015-2016 enrollment and graduations in baccalaureate and graduate program in nursing*. Available at: http://www .aacn.nche.edu/leading-initiatives/research-data /employment16.pdf. Accessed February 2017.

American Association of Community Colleges. 2014. *Facts about allied health professionals*. Available at: http://www.aacc.nche.edu/Resources /aaccprograms/health/Documents/rn_lpn_facts .pdf. Accessed February 2017.

American College of Nurse-Midwives (ACNM). 2017. *Midwifery education programs*. Available at: http://www.midwife.org/Education-Programs -Directory. Accessed April 2017.

Accreditation Council for Occupational Therapy Education (ACOTE). 2017. *Occupational therapists accredited programs*. Available at: http://www .aota.org/Education-Careers/Find-School.aspx. Accessed April 2017.

American Council on Pharmaceutical Education (ACPE). 1992. *The proposed revision of accreditation standards and guidelines.* Chicago, IL: National Association of Boards on Pharmacy.

American Hospital Association. 2016. *2016 trend watch chartbook.* Available at: http://www.aha.org/research/reports/tw/chartbook/2016/table5-5.pdf. Accessed February 2017.

American Osteopathic Association. 2013. *Osteopathic medical profession report.* Available at: http://www.osteopathic.org/inside-aoa/about/aoa-annual-statistics/Documents/2013-OMP-report.pdf. Accessed February 2017.

Association of American Medical Colleges (AAMC). 2014. *Graduate medical education: Training tomorrow's physician workforce.* Available at: https://www.aamc.org/download/386374/data/07252014.pdf. Accessed February 2017.

Association of American Medical Colleges (AAMC). 2016. *The complexities of physician supply and demand: Projections from 2014 to 2025.* Available at: https://www.aamc.org/download/458082/data/2016_complexities_of_supply_and_demand_projections.pdf. Accessed February 2017.

Beazoglou, T. J., et al. 2012. Expanded function allied dental personnel and dental practice productivity and efficiency. *Journal of Dental Education* 76: 1054–1060.

Boulet, J. R., et al. 2006. The international medical graduate pipeline: Recent trends in certification and residency training. *Health Affairs* 25, no. 6: 469–477.

Brownstein, J. N., et al. 2007. Effectiveness of community health workers in the care of people with hypertension. *American Journal of Preventive Medicine* 32: 435–447.

Bylsma, W. H., et al. 2010. Where have all the general internists gone? *Journal of General Internal Medicine* 25, no. 10: 1020–1023.

Carter, S. R., et al. 2012. Patients' willingness to use a pharmacist-provided medication management service: The influence of outcome expectancies and communication efficacy. *Research in Social and Administrative Pharmacy* 8, no. 6: 487–498.

Chambers, A. 2015. *Trends in U.S. health travel services trade.* USITC Executive Briefing on Trade. Available at: https://www.usitc.gov/publications/332/executive_briefings/chambers_health-related_travel_final.pdf. Accessed February 2017.

Chen, L. M., et al. 2013. Hospitalist staffing and patient satisfaction in the national Medicare population. *Journal of Hospital Medicine* 8, no. 3: 126–131.

Coffman, J., and T. G. Rundall. 2005. The impact of hospitalists on the cost and quality of inpatient care in the United States: A research synthesis. *Medical Care Research and Review* 62, no. 4: 379–406.

Coleman, K., et al. 2009. Evidence on the chronic care model in the new millennium. *Health Affairs 28*, no. 1: 75–85.

Commission on Accreditation in Physical Therapy Education. 2017. Physical therapist programs. Available at: http://www.capteonline.org/Programs/Developing/PT/. Accessed April 2017.

Congressional Research Service. 2017. *Discretionary spending under the Affordable Care Act (ACA).* Available at: https://fas.org/sgp/crs/misc/R41390.pdf. Accessed February 2017.

Cooper, R. A., et al. 1998. Current and projected workforce of nonphysician clinicians. *Journal of the American Medical Association* 280, no. 9: 788–794.

Council on Education for Public Health (CEPH). 2017. *ASPH graduate training programs.* Available at: http://ceph.org/accredited/. Accessed January 2017.

Division of Labor Force Statistics, U.S. Bureau of Labor Statistics. 2017. *Labor force statistics from the current population survey.* Available at: https://www.bls.gov/cps/cpsaat18.htm. Accessed April 2017.

Educational Commission for Foreign Medical Graduates. 2015. IMG performance in the 2015 match. Available at: http://www.ecfmg.org/news/2015/03/27/img-performance-in-the-2015-match/. Accessed February 2017.

Endicott, K. M. 1976. Health and health manpower. In: *Health in America: 1776–1976.* Health Resources Administration, U.S. Public Health Service. DHEW Pub. No. 76616. Washington, DC: U.S. Department of Health, Education, and Welfare: pp. 138–165.

Ericksen, K. 2016. *Nursing credentials 101: From LPN & LVN to BSN & DNP.* Available at: http://www.rasmussen.edu/degrees/nursing/blog/nursing-credentials-101-from-lpn-lvn-bsn-dnp/. Accessed July 31, 2016.

Evangelista, J. A., et al. 2012. Pediatric nurse practitioner managed cardiology clinics: Patient satisfaction and appointment access. *Journal of Advanced Nursing* 68, no.10: 2165–2174.

Fitzgerald, M. A., et al. 1995. The midlevel provider: Colleague or competitor? *Patient Care* 29, no. 1: 20.

Fleming, S., et al. 2015. Self-screening and non-physician screening for hypertension in communities: A systematic review. *American Journal of Hypertension* 28, no. 11: 1316–1324.

Freed, D. H. 2004. Hospitalists: Evolution, evidence, and eventualities. *Health Care Manager* 23, no. 3: 238–256.

Garber, A. M. 2005. Evidence-based guidelines as a foundation for performance incentives. *Health Affairs* 24, no. 1: 174–179.

Ginzberg, E. 1994. Improving health care for the poor. *Journal of the American Medical Association* 271, no. 6: 464–467.

Golden, J. R. 2014. A nurse practitioner patient care team: Implications for pediatric oncology. *Journal of Pediatric Oncology Nursing* 31, no. 6: 350–356.

Goodwin, J. S., et al. 2013. Variation in length of stay and outcomes among hospitalized patients attributable to hospitals and hospitalists. *Journal of General Internal Medicine* 28, no. 3: 370–376.

Greenfield, S., et al. 1992. Variation in resource utilization among medical specialties and systems of care. *Journal of the American Medical Association* 267, no. 12: 1624–1630.

Grossman, D. 1995. APNs: Pioneers in patient care. *American Journal of Nursing* 95, no. 8: 54–56.

Health Resources and Services Administration (HRSA). 2017. *Designated Health Professional Shortage Areas statistics.* Available at: https://ersrs.hrsa.gov/ReportServer?/HGDW_Reports/BCD_HPSA/BCD_HPSA_SCR50_Qtr_Smry_HTML&rc:Toolbar=false. Accessed April 2017.

Helper, C., and L. Strand. 1990. Opportunities and responsibilities in pharmaceutical care. *American Journal of Hospital Pharmacy* 47, no. 3: 533–543.

Hooker, R. S., and L. E. Berlin. 2002. Trends in the supply of physician assistants and nurse practitioners in the United States. *Health Affairs* 21, no. 5: 174–181.

Hooker, R. S., and L. F. McCaig. 2001. Use of physician assistants and nurse practitioners in primary care, 1995–1999. *Health Affairs* 20, no. 4: 231–238.

Institute of Medicine. 2008. *Retooling for an aging America: Building the health care workforce.* Available at: http://www.nationalacademies.org/hmd/reports/2008/retooling-for-an-aging-america-building-the-health-care-workforce.aspx. Accessed April 2017.

Jacobson, P. D., and S. A. Jazowski. 2011. Physicians, the Affordable Care Act, and primary care: Disruptive change or business as usual? *Journal of General Internal Medicine* 26, no. 8: 934–937.

Juraschek, S. P., et al. 2012. United States registered nurse workforce report card and shortage forecast. *American Journal of Medical Quality* 27, no. 3: 241–249.

Kaiser Family Foundation. 2016. *Total professionally active physicians.* Available at: http://kff.org/other/state-indicator/total-active-physicians. Accessed February 2017.

Kozakowski, S. M., et al. 2016. Entry of US medical school graduates into family medicine residencies: 2015–2016. *Family Medicine* 48, no. 9: 688–695.

Kuo, Y. F., et al. 2015. Potentially preventable hospitalizations in Medicare patients with diabetes: A comparison of primary care provided by nurse practitioners versus physicians. *Medical Care* 53, no. 9: 776–783.

Lang, R. 2011. *Future challenges to the provision of health care in the 21st century. University College London.* Available at: http://www.ucl.ac.uk/lc-ccr/downloads/presentations/R_LANG_COHEHRE_LISBON_PRESENTATION.pdf. Accessed December 2013.

Laurant, M., et al. 2009. The impact of nonphysician clinicians: Do they improve the quality and cost-effectiveness of health care services? *Medical Care Research and Review* 66: 36S–89S.

Lee, D. C., et al. 2016. Insurance-related disparities in primary care quality among U.S. type 2 diabetes patients. *International Journal for Equity in Health* 15, no. 1: 124.

Morley, P., and L. Strand. 1989. Critical reflections of therapeutic drug monitoring. *Journal of Clinical Pharmacy* 2, no. 3: 327–334.

National Center for Health Statistics. 1996. *Health, United States, 1995.* Hyattsville, MD: U.S. Department of Health and Human Services.

National Center for Health Statistics. 2002. *Health, United States, 2002.* Hyattsville, MD: U.S. Department of Health and Human Services.

National Center for Health Statistics. 2006. *Health, United States, 2006.* Hyattsville, MD: U.S. Department of Health and Human Services.

National Center for Health Statistics. 2012. *Health, United States, 2011.* Hyattsville, MD: U.S. Department of Health and Human Services.

National Center for Health Statistics. 2014. *State variability in supply of office-based primary care providers: United States, 2012.* Available at: https://www.cdc.gov/nchs/products/databriefs/db151.htm. Accessed February 2017.

National Center for Health Statistics. 2016. *Health, United States, 2015*. Hyattsville, MD: U.S. Department of Health and Human Services.

Organization for Economic Cooperation and Development (OECD). 2011. *Medical tourism: Treatments, markets and health system implications: A scoping review*. Available at: https://www.oecd.org/els/health-systems/48723982.pdf. Accessed April 2017.

Organization for Economic Cooperation and Development (OECD). 2016. *Health at a glance 2015 database*. Available at: http://stats.oecd.org/index.aspx?DataSetCode=HEALTH_STAT. Accessed February 2017.

Petterson, S. M., et al. 2012. Projecting US primary care physician workforce needs: 2010–2025. *Annals of Family Medicine* 10, no. 6: 503–509.

Post, J. J., and J. L. Stoltenberg. 2014. Use of restorative procedures by allied dental health professionals in Minnesota. *Journal of the American Dental Association* 145, no. 10: 1044–1050.

Rafferty, A., et al. 2016. Pharmacist-provided medication management in interdisciplinary transitions in a community hospital (PMIT). *Annals of Pharmacotherapy* 50, no. 8: 649–655.

Redhead, C. S., and E. D. Williams. 2010. *Public health, workforce, quality, and related provisions in PPACA: Summary and timeline*. Washington, DC: Congressional Research Service.

Rich, E. C., et al. 1994. Preparing generalist physicians: The organizational and policy context. *Journal of General Internal Medicine* 9 (suppl 1): S115–S122.

Riegel, B., et al. 2012. Meeting global needs in primary care with nurse practitioners. *Lancet* 380, no. 9840: 449–450.

Roark, R. F., et al. 2011. The need for transformative innovation in hypertension management. *American Heart Journal* 162, no. 3: 405–411.

Rosenblatt, R. A. 1992. Specialists or generalists: On whom should we base the American health care system? *Journal of the American Medical Association* 267, no. 12: 1665–1666.

Rosenblatt, R. A., et al. 1997. Interspecialty differences in the obstetric care of low-risk women. *American Journal of Public Health* 87: 344–351.

Rosenblatt, R. A., and D. M. Lishner. 1991. Surplus or shortage? Unraveling the physician supply conundrum. *Western Journal of Medicine* 154, no. 1: 43–50.

Samuels, M. E., and L. Shi. 1993. *Physician recruitment and retention: A guide for rural medical group practice*. Englewood, CO: Medical Group Management Press.

Schneller, E. S. 2006. The hospitalist movement in the United States: Agency and common agency issues. *Health Care Management Review* 31, no. 4: 308–316.

Schroeder, S., and L. G. Sandy. 1993. Specialty distribution of U.S. physicians: The invisible driver of health care costs. *New England Journal of Medicine* 328, no. 13: 961–963.

Schwartz, M. 1994. Creating pharmacy's future. *American Pharmacy* NS34: 44–45, 59.

Schwartz, M. D. 2011. Health care reform and the primary care workforce bottleneck. *Journal of General Internal Medicine* 27, no. 4: 469–472.

Sehgal, N. J., and R. M. Wachter. 2006. The expanding role of hospitalists in the United States. *Swiss Medical Weekly* 136: 591–596.

Shi, L. 1992. The relation between primary care and life chances. *Journal of Health Care for the Poor and Underserved* 3, no. 2: 321–335.

Shi, L. 1994. Primary care, specialty care, and life chances. *International Journal of Health Services* 24, no. 3: 431–458.

Shi, L., et al. 2013. Reducing disparities in access to primary care and patient satisfaction with care: The role of health centers. *Journal of Health Care for the Poor and Underserved* 24, no. 1: 56–66.

Singh, D. A., et al. 1996. A comparison of academic curricula in the MPH and the MHA-type degrees in health administration at the accredited schools of public health. *Journal of Health Administration Education* 14, no. 4: 401–414.

Singh, D. A., et al. 1997. How well trained are nursing home administrators? *Hospital and Health Services Administration* 42, no. 1: 101–115.

Sookaneknun, P., et al. 2004. Pharmacist involvement in primary care improves hypertensive patient clinical outcomes. *Annals of Pharmacotherapy* 38: 2023–2028.

Stanfield, P. S., et al. 2012. *Introduction to the health professions*. 6th ed. Burlington, MA: Jones & Bartlett Learning.

Starfield, B. 1992. *Primary care: Concepts, evaluation, and policy*. New York, NY: Oxford University Press.

Starfield, B. 2011. Point: The changing nature of disease implications for health services. *Medical Care* 49, no. 11: 971–972.

Starfield, B., and L. Simpson. 1993. Primary care as part of US health services reform. *Journal of the American Medical Association* 269, no. 24: 3136–3139.

Starr, P. 1982. *The social transformation of American medicine: The rise of a sovereign profession and the making of a vast industry.* New York, NY: Basic Books.

Strand, L. R., et al. 1991. Levels of pharmaceutical care: A needs-based approach. *American Journal of Hospital Pharmacy* 48, no. 3: 547–550.

The Accreditation Review Commission on Education for the Physician Assistant. 2017. *Accredited programs.* Available at: http://www.arc-pa.org/accreditation/accredited-programs/. Accessed April 2017.

U.S. Bureau of Labor Statistics. 2015a. *Employment projections: 2014–24 summary.* Available at: https://www.bls.gov/news.release/ecopro.nr0.htm. Accessed February 2017.

U.S. Bureau of Labor Statistics. 2015b. *Hospitalist: Career outlook.* Available at: https://www.bls.gov/careeroutlook/2015/youre-a-what/hospitalist.htm. Accessed February 2017.

U.S. Bureau of Labor Statistics. 2015c. *Occupational employment and wages—May 2015.* Available at: https://www.bls.gov/ooh/healthcare. Accessed February 2017.

U.S. Bureau of Labor Statistics. 2017. *Occupational employment and wages—May 2016.* Available at: https://www.bls.gov/oes/current/oes_stru.htm. Accessed April 2017.

U.S. Census Bureau. 2012. *Statistical abstract of the United States, 2011.* Washington, DC: Author.

U.S. Department of Commerce, Office of Travel and Tourism Industries. 2011. *Survey of International Air Travelers Program.* Available at: http://travel.trade.gov/research/programs/ifs/index.html. Accessed February 2017.

U.S. Department of Health and Human Services (DHHS). 2013a. *HHS awards $12 million to help teaching health centers train primary care providers.* Available at: http://www.businesswire.com/news/home/20130719005676/en/HHS-awards-12-million-Teaching-Health-Centers. Accessed April 2017.

U.S. Department of Health and Human Services (DHHS). 2013b. *Shortage designation: Health professional shortage areas & medically underserved areas/populations.* Available at: http://www.hrsa.gov/shortage/. Accessed August 2013.

Wachter, R. M. 2004. Hospitalists in the United States: Mission accomplished or work in progress? *New England Journal of Medicine* 350, no. 19: 1935–1936.

Wagner, M. 1991. Maternal and child health services in the United States. *Journal of Public Health Policy* 12, no. 4: 443–449.

Walsh, E., et al. 2006. Quality improvement strategies for hypertension management: A systematic review. *Medical Care* 44: 646–657.

Wennberg, J. E., et al. 1993. Finding equilibrium in U.S. physician supply. *Health Affairs* 12, no. 2: 89–103.

West, C. P., and D. M. Dupras. 2012. General medicine vs subspecialty career plans among internal medicine residents. *Journal of the American Medical Association* 308, no. 21: 2241–2247.

White, H. L., and R. H. Glazier. 2011. Do hospitalist physicians improve the quality of inpatient care delivery? A systematic review of process, efficiency and outcome measures. *BMC Medicine* 9: 58.

White House. 2012. *Fact sheet: Creating health care jobs by addressing primary care workforce needs.* Available at: http://www.whitehouse.gov/the-press-office/2012/04/11/fact-sheet-creating-health-care-jobs-addressing-primary-care-workforce-n. Accessed December 2013.

World Bank. 2014. *Health expenditure, total (% of GDP).* Available at: http://data.worldbank.org/indicator/SH.XPD.TOTL.ZS. Accessed February 2017.

World Health Organization (WHO). 2005. *Preparing a health care workforce for the 21st century: The challenge of chronic conditions.* Available at: http://www.who.int/chp/knowledge/publications/workforce_report.pdf. Accessed December 2013.

World Health Organization (WHO). 2006. *The world health report 2006: Working together for health.* Available at: http://www.who.int/whr/2006/en/index.html. Accessed December 2013.

World Health Organization (WHO). 2014a. *A universal truth: No health without a workforce.* Available at: http://www.who.int/workforcealliance/knowledge/resources/GHWA-a_universal_truth_report.pdf?ua=1. Accessed February 2017.

World Health Organization (WHO). 2014b. *Migration of health workers.* Available at: http://www.who.int/hrh/migration/14075_MigrationofHealth_Workers.pdf. Accessed April 2014.

附录 4 - A

卫生服务组织名单

营养与饮食学会（Academy of Nutrition and Dietetics）

药师教育认证委员会（Accreditation Council for Pharmacy Education）

美国职业护士学会（American Academy of Nurse Practitioners）

美国医生助理学会（American Academy of Physician Assistants）

美国艺术治疗组织有限公司（American Art Therapy Association, Inc.）

美国康复照护协会（American Association for Rehabilitation Therapy）

美国护理学院协会（American Association of Colleges of Nursing）

美国骨科医学协会（American Association of Colleges of Osteopathic Medicine）

美国药学学院协会（American Association of Colleges of Pharmacy）

美国医学助理协会（American Association of Medical Assistants）

美国脊柱神经协会（American Chiropractic Association）

美国急诊医生学会（American College of Emergency Physicians）

美国医疗管理者学会（American College of Health Care Administrators）

美国医疗专业人员学会（American College of Healthcare Executives）

美国护士助产士学会（American College of Nurse - Midwives）

美国舞蹈疗法协会（American Dance Therapy Association）

美国牙科医生助理协会（American Dental Assistants Association）

美国牙科医生协会（American Dental Association）

美国牙科医学教育协会（American Dental Education Association）

美国口腔卫生员协会（American Dental Hygienists' Association）

美国健康照护协会（American Health Care Association）

美国园艺疗法协会（American Horticultural Therapy Association）

美国医院协会（American Hospital Association）

美国运动疗法协会（American Kinesiotherapy Association）

美国医学协会（American Medical Association）

美国医学技师（American Medical Thechnologists）

美国音乐疗法协会（American Music Therapy Association）

美国护士协会（American Nurses Association）

美国职业理疗师协会（American Occupational Therapy Association）

美国验光师协会（American Optometric Association）

美国药师协会（American Pharmacists Association）

美国物理治疗师协会（American Physical Therapy Association）

美国精神病学协会（American Psychiatric Association）

美国心理学协会（American Psychological Association）

美国公共卫生协会（American Public Health Association）

美国注册放射技术专家（American Registry of Radiologic Technologists）

美国医学院校协会（American School Healty Association）

美国临床路径组织（American Society of Clinical Pathology）

美国卫生服务体系药师组织（American Society of Health – System Pharmacists）

美国放射专业人员组织（American Society of Radiologic Technologists）

美国语言与听力协会（American Speech – Language – Hearing Association）

美国娱乐疗法协会（American Therapeutic Recreation Association）

ASCP 国家认证委员会（ASCP Board of Certification）

美国医学大学协会（Association of American Medical Colleges）

验光师学院协会（Association of Schools and Colleges of Optometry）

公共卫生学院协会（Association of Schools and Programs of Public Health）

手术技术协会（Association of Surgical Technologists）

大学健康管理项目协会（Association of University Programs in Health Administration）

足部医学教育协会（Council on Podiatric Medical Education）

工作者教育协会组织（Council on Social Word Education）

国家牙科助理有限公司（Dental Assisting National Board，Inc.）

环境管理协会（Environmental Management Association）

医疗服务筹资管理协会（Healthcare Financial Management Association）

卓越认证研究所（Institute for Credentialing Excellence）

国际社会临床实验室技术（International Society for Clinical Laboratory Technology）

老年人联盟（Leading Age）

国家眼科光学师学会（National Academy of Opticianry）

国家执业护士教育与服务协会有限公司（National Association for Practical Nurse Education and Service，Inc.）

国家药师协会（National Association of Boards of Pharmacy）

国家连锁药店协会（National Association of Chain Drug Stores）

国家急诊医学技术协会（National Association of Emergency Medical Technicians）

国家社会工作者协会（National Association of Social Workers）

国家康复照护协会（National Board for Respiratory Care）

国家足病医学考试委员会（National Board for Podiatric Medical Examiners）

国家娱乐疗法认证委员会（National Council for Therapeutic Recreation Certification）

国家健康环境协会（National Environmental Health Association）

国家护士联盟（National League for Nursing）

国家护士照护联盟（National Nurss – Led Care Consortium）

国家急诊医学技术登记委员会（National Registry of Emergency Medical Technicians）

国家娱乐疗法协会（National Therapeutic Recreation Society）

美国光学配镜协会（Opticians Association of America）

医生助理教育协会（Physician Assistant Education Association）

核医学和分子成像协会（Society of Nuclear Medicine and Molecular Imaging）

第5章 医疗技术

学习目标

- 理解医疗技术在医疗卫生服务供给中的意义和角色
- 领会信息技术和信息学在医疗卫生服务中日益增长的应用
- 探索远程医疗和远程健康的不同之处
- 调查推动技术创新、技术传播和技术利用的因素
- 讨论政府在技术传播中的作用
- 分析技术对国内和全球医疗卫生服务供给各方面的影响
- 研究医疗技术评估的各方面及当前和未来的方向
- 总结医疗改革中医疗技术进步的现状

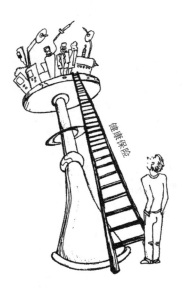

"这就是高科技。"

▶▶ **简介**

Drake 及其同事（1993）将技术称为"医学的福与祸"。一方面，医疗技术是现代文明的一大福音，复杂的诊断程序减少了并发症和残疾并延长了寿命，新药有助于稳定慢性病。另一方面，技术突破需要进行昂贵的研究，一旦投入使用就会产生更多的成本。然而，政策制定者很少关注无限制的技术发展和使用带来的问题。

从历史上看，科技发展对美国后工业时代医疗服务的质变起到了重要作用，新技术的不断涌现改变了医疗服务的许多方面，除了医疗成本膨胀，还引发了其他变化：

• 使得消费者越来越相信最新的就是最好的，增加了人们对新技术的需求和运用。

• 改变了医疗服务组织，以前只能由医院提供的许多专业服务现在可在门诊和家中进行。

• 推动了医学培训和医学实践的范围和内容发展，推动了医学专业化。

• 影响了各种医务人员的地位，比起初级卫生保健和公共卫生，人们更看重专业化。

• 评估正在成为一项日益发展的活动，因为新药物、设备和程序不总是有效安全的，必须使用科学方法评估其有效性和潜在的负面后果。

• 引发了复杂的社会和道德问题，这尚无直接答案。与现代创新有关的社会和道德争议包括以下问题：什么是技术突破实验评估的标的，如何评估其安全性和有效性？谁应该和谁不应该接受高科技干预？生命支持程序应在多大程度上继续下去？如何确保纳米医学等实验技术的安全性和有效性？

全球化也包含着生物医学知识和技术。在发达国家和发展中国家，医生都可以通过医学期刊和互联网获得相同的科学知识。美国现有的大多数药物和医疗器械几乎遍布世界各地。但是，新技术的采用往往因国家而异。即使在发达国家，人们也不总是能够充分地获取最新的高科技疗法。相反，在世界上几乎所有地区，拥有足够手段的人都可以获得最新和最好的医学，无论他们国家的医疗卫生服务体系如何。

本章从多个角度讨论医疗技术。在适当情况下，将其他国家的要点纳入比较目的。

►► 什么是医疗技术

医疗技术是科学知识体系的实际应用，目的是改善健康并提高医疗服务的供给效率。医学科学从其他应用科学的快速发展中受益匪浅，如化学、物理、工程和药理学。例如，物理学的常见应用包括 X 射线技术、乳房 X 线照相术、超声波、激光的使用和磁共振成像（MRI）。化学在药物开发中发挥了关键作用。计算机科学和通信技术使信息技术在医学和远程医疗中得以应用。生物工程运用于外科手术和高级假肢机器人系统的开发中。

纳米医学是尚处于起步阶段的新兴领域，涉及纳米技术在医学上的应用。纳米技术并不局限于单一领域，而是需要学科之间的紧密合作，以便在原子和分子水平上操纵材料——1 纳米是十亿分之一米（Taub，2011）。纳米医学在诊断和治疗方面都具有潜在的应用价值。例如，已经开发出了用于鉴别早期肺癌的筛查实验（Taub，2011）。正在开发纳米粒子作为药物的有效载体可以靶向到达传统药物制剂难以到达的目标身体区域（Thorley 和 Tetley，2013）。医疗技术跨越了医疗卫生服务的许多方面。表 5 – 1 给出了医疗技术的主要应用实例。

►► 信息技术与信息学

信息技术（IT）是指将数据转换为有用信息的过程。IT 涉及确定数据需求，收集适当的数据，存储和分析数据，以及以最终用户所需的格式报告信息。为医疗卫生专业人员、经理、付款人、患者、研究人员和政府提供不同类型的信息以供特定用途使用。

医疗服务组织的 IT 部门在决定采用新信息技术以改善医疗服务供给，提高组织效率和遵守各种法律法规方面发挥着关键作用。医疗服务 IT 包括用于收集、转录和存储临床数据的医疗档案系统；放射学和临床实验室报告系统；用以监测药物使用，避免用药错误，不良反应和药物相互作用的药房数据系统；用于患者、空间（例如手术室）和人员的调度系统；计费和收款的财务系统，材料管理以及组织管理的其他系统（Cohen，2004a）。

表 5 - 1　　　　　　　　　　　　　　　　　　医疗技术的例子

类型	例子
诊断	计算机断层扫描（CT）
	胎儿监护仪
	计算机化心电图
	自动化临床实验室
	磁共振成像
	血压监测仪
生存（拯救生命）	重症监护病房（ICU）
	心肺复苏术（CPR）
	骨髓移植
	肝移植
	自体骨髓移植
疾病管理	肾透析
	起搏器
	经皮冠状动脉腔内成形术（PTCA）
	立体定向扣带回切开术（精神外科）
治愈	髋关节置换术
	器官移植
	碎石机
预防	植入式自动复律除颤器
	小儿骨科修复
	苯丙酮尿症的饮食控制
	免疫疫苗
监测（身体功能，生命体征）	可穿戴的生物传感器
假肢	机电四肢
	人造心脏瓣膜
	人工肾脏
	牙种植体
赋能（协助或扩展医疗专业人员的身体能力）	机器人手术
	射波刀手术[①]
	纳米刀程序[②]
	激光治疗
辅助治疗	某些补充疗法
系统管理	健康信息系统
	远程医疗

续表

类型	例子
设施和临床设置	医院卫星中心
	临床实验室
	亚急性护理单位
	现代家庭健康
组织供给结构	管理式医疗
	综合供给网络

①使用高剂量辐射精确定位以破坏肿瘤的程序。

②一种使用电流破坏肿瘤的微创手术。

资料来源：Rosenthal，G. 1979. Anticipating the costs and benefits of new technology：A typology for policy. In：*Medical technology：The culprit behind health care costs?* S. Altman and R. Blendon，eds. Washington，DC：U. S. Government Printing Office. pp. 77 – 87.

在医疗机构中，IT 应用程序分为三大类（Austin，1992）：

1. 临床信息系统涉及有序的信息处理、存储和检索，以支持患者诊疗与护理的进行。例如，电子病历提供了指导临床决策所需的快速可靠的信息，并及时生成关于医疗质量的报告。计算机化的提供者订单输入（CPOE）使临床医生能够以电子方式将订单传送给接收者，如从医师办公室到药房。绝大多数医院和大多数门诊实践现在使用某种形式的 CPOE（医疗保健研究与质量管理局，AHRQ，2016），旨在提高效率和减少医疗差错。

2. 行政信息系统协助医护人员开展财务和行政支持活动，如工资单、会计、患者账单，材料管理，预算和成本控制以及办公室自动化。在医疗诊所中，可以建立 CPOE 技术与计费系统连接，以通过查明计费代码中的错误来降低被拒绝的索赔。

3. 决策支持系统提供信息和分析工具，以支持管理和临床决策。管理决策支持系统可用于预测患者数量，项目人员配备需要，并安排患者优化利用护理和外科设施。临床决策支持系统（CDSSs）旨在改善临床决策。患者独特的临床数据与计算机化信息库相匹配，软件算法生成患者特异性治疗方案和建议（Haynes 和 Wilczynski，2010）。CDSSs 旨在帮助临床医生作出更好的决策，但并非所有 CDSSs 都能改善医疗服务的供给方式。一项最近的研究表明，只有 58% 的 CDSSs 能够改善照护并改善患者的治疗效果（Medlock 等，2016）。因此，CDSSs 的使用仍存在需要克服的挑战。

卫生信息学被广泛定义为应用信息科学提高医疗服务效率性、准确性和可靠性的学科。卫生信息学超越了 IT 的范围，强调改善医疗服务。例如，设计和评估 CDSSs 的有效性是属于卫生信息学领域的任务。信息学在电子健康记录和远程医疗中也有所运用。

电子健康档案和系统

电子健康档案（EHRs）是一种 IT 应用程序，可以处理与个体患者有关的任何电子存储信息，以便提供医疗保健服务（Murphy 等，1999）。EHRs 取代传统的纸质医疗记录，记录患者的人口学统计信息、问题和诊断、护理计划、病程记录、药物、生命体征和既往病史等。具有基本功能的 EHR 系统应该能够更新患者人口统计数据，查看检查结果，维护问题列表，编制临床记录以及管理处方排序（Decker 等，2012）。

根据医学研究所（2003），完全开发的 EHR 系统包括四个关键功能：持续收集和存储个体患者的健康信息；授权用户对人员和人口级别信息的电子访问；可提供知识和决策支持，提高患者诊疗与护理的质量、安全性和效率；支持有效的医疗保健流程。

EHRs 的优缺点

人们普遍认为，EHR 系统的广泛采用将大大节省医疗服务成本，减少医疗错误并改善健康（Hillestad 等，2005）。研究表明，EHR 系统在正确实施后，可以提高医疗质量，提高时间效率，支持对临床实践指南遵守，并降低用药错误和药物不良反应的风险（Campanella 等，2015）。EHRs 还促进了患者数据的访问，具有可检索性和可携带性。

相反，有人认为，EHRs 已经将重点从以患者为中心转变为制度优先事项，通过文件流程服务于机构利益（而非患者利益），如报销、风险管理、质量和工作效率，以及监管合规。因此，采用 EHRs 还增加了文件记录所需的时间和精力（de Ruiter 等，2016）。

EHRs 和医疗质量

Yanamadala 及其同事（2016）发现 EHRs 与死亡率、再入院率和临床并发症等医疗质量指标之间没有关系。这些研究人员得出结论："到目前为止，我们还没有看到所预期的医院 EHR 系统对患者预后的好处"。

相比之下，在一项针对高风险医院患者的研究中，Furukawa 及其同事（2015）发现，完全电子化 EHRs 的医院中患有心血管疾病、肺炎或接受手术的患者，不良事件的发生率较低。显然，医疗质量是多维的，研究质量的不同代理变量可能产生不同的结果。

Adler – Milstein 及其同事（2015）认为，随着时间的推移，使用 EHRs 的经验（时间相关效应）可能会显示近年来与早年相比的结果有所改善。这些研究人员发现 EHRs 的采用与过程依从性和患者满意度之间存在正相关关系，但和效率没有正相关关系。采用 EHRs 可能会降低门诊治疗住院率，但不会降低慢性健康问题患者的再入院率（Lammers 等，2016）。

总之，到目前为止，EHRs 的潜在好处还没有完全实现，未来研究应更多地阐明这些益处的大小和性质。

互通性

互通性使得可以从电子网络内的许多单独的自动化系统在线访问患者个人记录，从而无须使用诸如信件和传真之类的旧方法在提供者之间共享患者临床信息。例如，医生需要有关检查结果的及时信息。当患者转院时，患者护理的协调变得至关重要。

卫生信息组织

卫生信息组织（HIO）是一个独立的组织，它将医疗服务利益相关者聚集在一个确定的地理区域内，促进这些利益相关者之间的电子信息交流，目的是改善社区的健康状况。这些利益相关者通常不仅包括医疗服务提供者，还包括付款人、实验室，有时还包括公共卫生部门。HIO 由董事会管理，董事会由各利益相关方组织的代表组成。除了管理实际的信息交换外，HIOs 还协助提供商制定信息交换协议，并就应交换哪类信息达成共识。

在美国，提供者组织之间交换健康信息的地方或区域系统得到了支持，而不是国家系统。尽管人们对 HIO 的发展有着广泛的兴趣，HIOs 现仍处于发展的早期阶段。2012 年，29% 的美国医院参加了 HIO（Furukawa 等，2013）。

EHRs 的应用

医生诊所和医院使用 EHRs 的速度都很慢，主要是缺乏资金和投资回报的不确定性（DesRoches 等，2008）。为了促进 EHR 的采用，联邦政府为各类提供者制定了财政激励措施。尽管在提供这些激励措施后，EHR 的使用率显著提高，但并非所有医疗机构都选择实施 EHRs。一方面，采用 EHR 的主要障碍是成本（初始成本和维护成本）、技术问题、技术支持和变革阻力（Kruse 等，2016a）。另一方面，促进采用 EHRs 的主要因素包括效率、医院规模、质量、数据访问、感知价值和信息传递能力（Kruse 等，2016b）。

大型机构购买和实施 EHRs 可能需要长达 2 年才能完成。此外，实施不是一次性事件，而是要经历持续的测试和修改，以使其更有效（Silow – Carroll 等，2012）。

HITECH 法下的财务激励措施

为了加速采用 EHRs，乔治·布什政府期间启动了一些重大的政策举措。这些倡议最终颁布了《医疗信息技术促进经济和临床健康法》（HITECH ACT），该法成为 2009 年《美国恢复和再投资法》（ARRA）的一部分——ARRA 是奥巴马总统就职后不久通过的一个 7 870 亿美元的刺激经济计划。HITECH 法预计拨出 190 亿美元的直接拨款和财政奖励，以促进医院和医生采用 EHRs（Wang 等，2013）。

从 2011 年开始，为了促进卫生信息技术"有意义的使用"，Medicare 和 Medicaid 开始为各自的提供者分别提供高达 44 000 美元和 63 750 美元的经济奖励（CDC，2012）。为了证明"有意义的使用"，医疗服务提供者必须满足一系列指标，如质量、安全性、效率、减少健康差异、患者参与、照护协调和卫生信息安全（Halamka，2010）。从 2011 年到 2015 年，有意义的使用标准分三个阶段进行。从 2015 年开始，未达到标准的医院将受到经济处罚（Des Roches 等，2013）。

HITECH 的财务激励措施可能对医生实践中的 EHR 产生影响（Cohen，2016），但并没有太多证据表明 HTTECH 法有助于促使医生采用 EHRs（Mennemeyer 等，2016）。尽管如此，至少 HITECH 法的成本节约目标可能已经实现。Lammers 和 McLaughlin（2016）报告说，当 EHRs 到位时，住院和门诊医疗服务利用的医疗保险支出总体较低。

HIPAA 法律下的保密性

为了减轻患者和医务人员对患者个人信息保密性的担忧，1996 年的《医疗保险流通与责任法》（HIPAA）规定，除医疗服务过程、医院运营、医保报销以外的其他原因获取患者个人健康信息（PHI）都是非法的。HIPAA 立法强制要求严格控制两个实体之间转移个人的健康数据、披露受保护的信息，该法还规定了对违规行为的处罚（Clayton，2001）。2013 年 1 月，美国卫生与人类服务部（DHHS）根据 HITECH 法对 HIPAA 进行了修订，对违反规则披露 PHI 信息的行为有了更加严格的罚则，将服务商和分包商列为必须遵守 HIPAA 要求的"商业伙伴"，限制将 PHI 用于营销目的。只有在患者授权后，PHI 才能用于相关研究。遗传信息由医疗保险公司用于承保目的，患者有权获得其电子拷贝 PHI（Thompson Coburn LLP，2013）。

智能卡技术

嵌入微芯片的袖珍智能卡已在其他行业用于访问控制，但其在医疗服务中的应用速度很慢。专为医疗用途设计的智能卡可在医院或医生办公室访问和更新存储的个人医疗信息（Ellis，2000）。到目前为止，公众仍对智能卡持有怀疑和不信任的态度。例如，澳大利亚人怀疑智能卡会给信息安全、个人隐私和国籍身份带来麻烦（Martin 和 Rice，2010）。美国人也有类似的担忧（Horowitz，2012）。

►► 互联网、E－诊疗、移动医疗和 E－治疗

随着互联网的发展和提供在线访问的移动设备的增长，许多患者正在掌控自己的健康信息。许多网站提供医生咨询，其他网站出售处方药。患者也在组建在线医疗支持网络，通过讨论组和公告板自助医疗。因此，患者正在积极参与自身的医疗保健。信息赋予患者权利，从而导致传统医患关系的变化。尽管绝大多数患者依赖并信任从他们的医生或从其他医务人员处获取的信息、诊疗、护理或支持（Fox 和 Duggan，2013），但互联网通常是患者健康咨询的第一个信息来源（Marrie 等，2013），70% 以上的美国成年人使用互联网作为健康信息的第一来源（Prestin 等，2015）。尤其是认为医生不以患者为中心的患者们，更有可能上网获取信息（Li 等，2014）。相反，对医生服务感到满意的患者往往更信赖医生，将医生作为医疗信息的主要来源（Tustin，2010）。

这些术语，如 E－诊疗、移动医疗、E－治疗是相关的，有时可互换使用，但它们之间存在细微差别。

E－诊疗

"E－诊疗是指患者通过互联网提供的各种形式的电子医疗服务，从信息、教育和'产品'到专业人员、非专业人士、商家或消费者自己提供的直接服务。"（Maheu 等，2001）。随着许多提供商创建安全的互联网门户网站以使患者能够访问其 EHRs，允许患者向提供商发送电子邮件，以及将智能手机和平板电脑用于移动应用程序，使得 e－诊疗的使用也在增长（Ricciardi 等，2013）。

移动医疗

术语"移动医疗"或移动健康指的是"使用无线通信设备来支持公共卫生和临床实践"（Kahn 等，2010）。这些设备有助于研究人员、临床医生和患者之间的沟通。医生们也在认识到移动医疗的潜在效用。当前最常见的用途是用于 EHRs 访问（Sclafani 等，2013）。

E - 治疗

E - 治疗已经成为面对面进行医疗治疗和咨询的替代方案（Skinner 和 Latch-ford，2006）。E - 治疗也称为在线治疗、电子咨询、远程治疗或网络咨询，主要指利用互联网连接合格的心理健康专业人员及其客户的任何类型的专业治疗互动（Rochlen 等，2004）。虽然目前还没有广泛使用 E - 治疗，但许多互联网心理健康干预措施已经证明有较好的早期结果。治疗师主导和自我导向的在线治疗都可以显著减轻与疾病相关的症状（Ybarra 和 Eaton，2005）。E - 治疗有可能接触到大量需要心理健康服务但尚未接受的客户（Wodarski 和 Frimpong，2013）。然而，这种类型的治疗仍然存在争议。最适合在线治疗的包括个人成长和实现；在酒精依赖症家庭长大的孩子成年后酗酒；焦虑症，包括广场恐惧症和社交恐惧症；身体形象和羞耻或内疚问题。不适合在线治疗的患者包括有自杀意念、思维障碍、边缘型人格障碍或不受监控的医疗问题的精神患者（Stofle，2001）。

虚拟医生访问

通信技术的另一个新兴应用是虚拟医生访问，即患者和医生之间的在线临床接触。如果进行得当，虚拟访问可以非常有效，并且可以提高患者满意度，特别是在使用整合视频技术时。在一项研究中，这种访问可有效改善 76% 未控制血糖的糖尿病患者的血糖（Robinson 等，2016）。在另一项研究中，患者认为初级保健医生的虚拟就诊与面对面访问在时间花费和医生互动等方面都是相似的。医生们对虚拟访问方式也非常满意（Dixon 和 Stahl，2009）。然而，虚拟访问并不适合每种类型的医患接触，虚拟访问是一种远程医疗实践，在下一节中有更详细的描述。

▶▶ 远程医疗、远程健康和远程监控

术语"远程医疗"和"远程健康"通常可互换使用，两者都采用电子通信系统来促进健康，但两者之间存在技术差异。

远程医疗与远程健康

远程医疗即指在医疗和患者间隔着距离时使用电子通信技术进行诊断和治疗。

与虚拟访问类似，它消除了检查医师与患者之间面对面接触的需要。然而，与虚拟访问不同，远程医疗需要使用专业设施和技术，如远程放射学、放射线图像和扫描的传输等；远程病理学即通过视频显微镜观察组织标本；远程手术即远程控制机器人进行外科手术；由各种类型的专家提供临床咨询。远程医疗的应用一直在扩大，尽管速度缓慢。例如，监狱人群往往比一般人群病情严重，他们的医疗服务费用很高，有分析显示，因犯的运送、医疗和护理费用日人均费用超过 2 000 美元（Teichert，2016）。

远程健康比远程医疗适用范围更广泛，包括传统上已知的远程医疗；教育、研究和行政用途；涉及各种医务人员的临床应用，如医生、护士、心理学家和药剂师（Field 和 Grigsby，2002）。

远程医疗的特点

远程医疗可以同步或异步。同步技术允许电子通信实时发生。例如，交互式视频会议允许两个或更多专业人员相互查看和收听，甚至可以实时共享文档。该技术允许位于远处的专家直接访问和检查患者。相比之下，异步技术采用存储转发技术，允许用户稍后查看信息。远程放射学中扫描的解读是采用异步技术的一个例子。

更新的远程医疗应用包括对患者进行家庭监测。可以使用视频技术远程监测生命体征，血压和血糖水平——这种方法已被证明是有效的，受到患者欢迎，能够保持医疗质量并可节省成本（Johnston 等，2000）。最近，对心脏可植入电子设备，如心脏起搏器和植入式心律转复除颤器等设备的远程监控已在美国和欧洲获得认可。已发现该技术在管理心律失常、心血管疾病进展和设备故障等临床实践方面非常有效，需要很少的资源和人为干预（Ricci 等，2013；Slotwiner 和 Wilkoff，2013）。

农村人口尤其面临着获得优质医疗服务的各种障碍。通过适当的远程医疗服务可以克服这些障碍，如医务人员的短缺、长途旅行距离、物理和社会隔离以及与天气有关的困难。尽管有可能利用远程医疗为服务不足的农村人口提供服务，但该技术尚未被广泛采用。Medicare 是农村人口接受服务的主要支付者之一，但其在远程医疗方面的支出主要用于精神卫生服务，且仅占整体 Medicare 支出的一小部分（Neufeld 和 Doarn，2015）。

尽管对远程医疗越来越感兴趣，但由于对某些类型的远程医疗服务的需求不清晰或不明确，报销政策不确定，缺乏州际许可互惠，缺乏对必要技术的普遍接受，对患者隐私保护的担忧以及对于责任问题缺乏规范，其利用率仍然有限。退伍军人健康管理局（VHA）系统在很大程度上消除了这些问题。VHA 的结果证明通过远程医疗可以显著节省成本和提高患者对医疗服务的满意度（Kahn 等，2016）。

远程 ICU

最近，远程医疗已经成为重症监护专业（远程护理单元或远程 ICU）的子专业。远程 ICU 涉及一个集中或远程的重症监护团队，通过先进的视听通信和计算机系统与床边 ICU 团队和患者联网。ICU 环境的特点是众多的分心和干扰；在满足一名患者的需求时，护士或医生可能不知道第二名患者出现需要立即处理的状态变化。远程 ICU 提供可以避免这些问题的备份系统。它的目的是为基于医院的重症监护人员提供额外的监督和支持，并最终提高危重病人的治疗效果（Goran，2010）。

▶▶ 医疗技术的创新、传播与利用

在医疗技术不断进步的背景下，创新即指新产品、新技术或新服务的创造。新技术向社会的传播被称为技术扩散（Luce，1993）。当人们认为创新是有益的、可以评估或衡量的、符合使用者的价值观和需求，并通过第三方支付时，就会出现技术的快速传播。一旦获得技术即进入使用，技术传播和利用是紧密相连的。尽管有成本或健康风险，人们仍然将拥有和使用先进技术称为技术革命。

与其他大多数国家相比，美国有更多的高科技手术，而且很少限制新医疗技术的扩展。与大多数欧洲医院相比，美国医院用更多的导管插入术、血管成形术和旁路心脏手术。2013 年，美国膝关节置换率比经济合作与发展组织国家的中位数率高 87%（OECD，2015）。

美国还有更多的高科技设备，如磁共振成像（MRI）扫描仪，比大多数国家的使用密度更高（见表 5 – 2）。

表 5 – 2　　　　2014 年选定国家中每 1 000 000 人口可获得的 MRI 单位

日本	51.7
美国	38.1
德国	30.5
澳大利亚	15.2
法国	10.9
英国	6.1

资料来源：Organization for Economic Cooperation and Development（OECD）. 2016. Magnetic resonance imaging（MRI）units, 2014. Available at：https：//data. oecd. org/healtheqt/magnetic – resonance – imaging – mri – units. htm#indicator – chart. Accessed April 2017.

其他国家通过中央计划限制扩散和利用高科技的应用来控制医疗费用。例如，

1999 年英国成立了"国家健康与临床卓越研究所"（NICE），以决定国家卫生服务部门是否应该提供精选的卫生技术（Milewa，2006）。英国 MRI 和计算机断层扫描（CT）的扫描仪比大多数经合组织国家应用得少。然而，许多欧洲国家医疗技术扩散的速度也在加速。

推动创新和扩散的因素

技术扩散的速度和模式通常受多种力量的支配（Cohen，2004b）。例如，研究与开发（R&D）的公共和私人融资可以促进或抑制创新。政府监管，如美国食品和药物管理局（FDA）对药品、生物制剂和生物医学装备的批准程序，可以促进或阻碍新药物和装备的可用性。此外，制造商的营销和推广可能会影响提供商和消费者对使用技术的决策。

在以下小节中讨论了影响美国技术创新、传播和利用的一些主要力量：人类文化信仰与价值观；医学专业化；融资和支付；技术驱动的竞争；研发支出；供给侧控制；公共政策。

人类文化信仰与价值观

根据信仰和价值观，美国人对医疗技术治疗疾病的期望远高于加拿大人和德国人。在一项民意调查中，更多美国人（35%）比德国人（21%）认为获得最先进的检查、药物、医疗操作和设备是绝对必要的（Kim 等，2001）。在另一项调查中，91% 的美国人表示获得最先进的检查、药物、医疗设备和程序的能力对于提高医疗质量非常重要（Schur 和 Berk，2008）。

2007 年，医疗保险和医疗救助服务中心（CMS）提议，严格限制医疗保险患者的 CT 血管造影支付费用，因为这种新成像技术尚未显示出在诊断方面有任何显著改善，但 CMS 受到了来自放射科医生、心脏病专家、通用电气等技术开发公司以及美国众议院 79 名成员的批评。最终 CMS 宣布，尽管该检查的有用性仍然存在不确定性，但它不会实施其之前的提议（Appleby，2008）。

技术的地位可以追溯到美国对医疗模式的依赖，这种模式被美国的信仰和价值观所强化，它强调医疗专业性，而不是初级保健和预防，这提高了医患的期望，不得不依赖新技术。

医学专业化

对技术要求的证据在急症医疗中最为明显，特别是那些附属于医学院的医院，因为它们是专业住院医师培训计划的主要中心，其中医生接受了最新的医学进步培训。在培训早期广泛接触技术不仅影响临床偏好，还影响未来的专业行为和实践模式（Cohen，2004c）。患者和从业者也把高质量医疗与高技术医疗等同起来。

融资和支付

来自几个国家的证据表明，总额控制和固定费用，如支付医生固定工资（而不是按服务付费）、支付医院固定费用，降低了医务人员使用高科技的动力。可见，支付制度在影响新疗法的迅速和广泛传播（McClellan 和 Kessler，1999）。

以往，在美国医疗卫生服务体系内缺乏何时适合使用高成本服务的评价，医疗保险促进了道德风险和医生诱导需求，保险和患者对使用高成本服务不承担任何责任，只要不是自掏腰包，患者和医生都希望使用高科技医学手段。

技术扩散和保险范围之间存在正相关关系，越来越慷慨的、覆盖面越来越广的医疗保险导致新产品的支出在增加，新技术开发也给保险公司带来经济压力，要求他们采用这些技术（Danzon 和 Pauly，2001）。在决定报销范围时，私人保险公司更倾向于遵循保险规则，至今他们仍然是美国最大且最有影响力的支付方。目前，医保支付方式改革正在寻求基于价值支付可能带来最大利益。

欧洲研究表明，更高比例的报销并不总能促进技术扩散（Cappellaro 等，2011）。这种与美国经验的差异，主要是因为欧洲国家通过中央计划抑制了技术的随意扩散。

技术驱动的竞争

医院和门诊中心竞相吸引医保患者。有保险的患者寻求质量，机构通过获取和宣传最先进的技术来显示高质量。专家也在刺激竞争，许多医生开设了自己的专科医院，配备新一代扫描仪的影像学诊断中心，以及提供类似酒店设施的日间手术中心，这些发展推动了事实上的"医疗装备竞赛"。为此，医院也增加了新的服务项目，如癌症中心、心脏中心和脑科中心购买了昂贵的 CT 扫描仪和强磁场 MRI 机器（Kher，2006），由此推动更多基于技术的竞争。为了招募专家，医疗中心通常必须获得新技术并提供高科技操作。当医院开发新服务并大量投资于现代化新计术时，该地区的其他医院往往被迫做同样的事情以保持竞争力。这种做法导致大量的服务和设备重复。

自我转诊和《斯塔克法》。医生可能在各种类型的医疗设施中的寻租，导致过度使用新技术。美国国会通过了限制医生转诊的规定，这些法律禁止医生将患者送到其家庭成员拥有所有权或某种补偿安排的医疗机构。这种禁止性法律是针对医生寻租理论而制定的。

1989 年，在转诊法的道德规范中（通常称为 Stark I，代表 Pete Stark，原始法案的作者），禁止将医保患者转到转诊医生拥有所有者权益的实验室。1993 年《综合预算调节法》（OBRA）扩展了这个法律的使用范围，包括医疗保险和医疗救助。还扩大了服务类别，包括临床实验室服务、康复服务、放射学服务（包括 MRI 和 CT 扫描和超声波）、放射治疗服务和用品，耐用的医疗设备和用品，假肢、矫形器、假肢装置和用品，家庭保健服务，门诊处方药，以及住院病人和门诊病人的就医服务。近一半的州也有适用于私人保险患者的自我转诊禁令（Mitchell，2007）。

然而，这些法律有例外，如在办公室内的辅助服务（Wachler 和 Avery，2011），允许医生拥有或租用。因此，仍然存在大量的自我转诊现象（Mitchell，2007）。患者不得不从医务人员那里寻求某些服务，在增加额外预约后前往这些设施接受推荐的服务。

《斯塔克法》受到医院管理人员、医生和国会一些成员的严厉批评。这些批评者说，这些法律会干扰医疗机构和医务人员之间的协作和协调（"医院领导者瞄准'斯塔克'法律"，2016）。

研发支出

创新是由研发支出驱动的。2009 年的 ARRA 向国立卫生研究院（NIH）拨款104 亿美元，主要用于支持研究（Steinbrook，2009）。该资金于 2011 年结束，通过了《预算控制法》。

表 5-3 列出了生物医学研发支出的全球比较。尽管在今后的 5 年期间美国在研发支出方面仍将处于世界领先地位，但该国的生物医药研发支出在下降。特别值得注意的是私营企业的资金削减。同样的趋势在欧洲也很明显。亚洲—大洋洲地区的总体支出虽然与美国的生物医学研发支出相比仍然很小，但已经从公共和私人渠道快速增加。

表 5-3　　　　　2007 年和 2012 年选定区域的全球生物医学研发支出[1]　　单位：十亿美元

	2007 年	2012 年	百分比变化
美国	131.3	119.3	-9.1%
公共渠道	48.0	48.9	+1.9%
私人渠道	83.3	70.4	-15.5%
欧洲	83.6	81.8	-2.2%
公共渠道	27.7	28.1	+1.4%
私人渠道	55.9	53.6	-4.1%
亚洲—大洋洲[2]	41.1	62.0	+50.9%
公共渠道	13.5	19.3	+43.0%
私人渠道	27.6	42.7	+54.7%

①2007 年的数据按 2012 年的通货膨胀率调整。

②亚洲—大洋洲的主要国家是中国、日本、韩国、印度和澳大利亚。

资料来源：Chakma, J., et al. 2014. Asia's ascent—global trends in biomedical R&D expenditures. *New England Journal of Medicine* 370，No. 1：3-6.

供给侧控制

在美国，供方控制或明确配给遇到强烈阻力，尽管这种配给是基于某些明确的标准。相比之下，其他国家已经使用政府政策来控制医疗技术的传播（见表5－2），这是实现医疗服务配给的一种方式。在某种程度上，美国也通过食品药品监督管理局的药品和设备审批系统进行技术配给，这将在本章后面讨论。

配给会限制成本，但急需的医疗服务会更难获得。比如，加拿大限制专业服务，并限制昂贵的医疗设备以控制医疗支出。多年来，弗雷泽研究所一直在研究加拿大医疗服务获得性的相关问题。根据其研究，在 2014 年，该国的患者在看到专科医生后要等待 9.8 周才能进行治疗，比医生们公认的 6.5 周长了 3 周（Barua 和 Ren，2015）。有研究报告说，由于在加拿大等待时间过长而增加心脏手术延迟导致的死亡案例，这种情况也发生在某些被归类为非紧急病人身上（Sobolev 等，2013）。

虽然对配给的讨论超出了本文范围，但 Alexander Friedman（2011）观察到，合理利用医疗资源，会出现其他有价值的东西。在美国，政治家、医疗专业人士、其他专家和公众都没有理解配给的概念。医疗资源是有限的，医疗保健并不是唯一重要的公共事业。因此，许多专家认为配给是不可避免的，现代社会还没有找到一种方法满足人们想要的所有医疗需求（Churchill，2011）。实行配给制不可避免地要控制新医疗技术的传播和利用。

公共政策

其实，美国政府在决定向美国人提供哪些药物、设备和生物制剂方面发挥着重要作用。美国政府也是生物医学研究的主要资金来源之一。通过控制资金数量，公共政策间接影响着医疗创新。

▶▶ 政府在技术扩散中的作用

技术发展伴随着成本、安全、效益和风险等问题。联邦立法的主要目的是解决与安全有关的问题。政府在医疗机构获取新技术的决策中扮演着次要的角色。如前所述，政府是生物医学研究的重要资金来源。

对药物、器械和生物制剂的管制

FDA 是 DHHS 的下属机构，负责确保药物和医疗器械对其预定用途安全有效。

它还通过决定某种药物是作为处方还是作为非处方药购买来控制药物的获取。此外，FDA 可能会规定如何购买和销售某些非处方产品。根据 2005 年《打击甲基苯丙胺泛滥法》（纳入美国爱国者法案并于 2006 年 3 月由乔治·W. 布什总统签署），某些含有伪麻黄碱的感冒和过敏药物必须保留在药房柜台后面，并且只限量出售给消费者，且其必须出示带照片的身份证明并签署日志。采取这一行动是因为伪麻黄碱在家庭实验室被用于制造甲基苯丙胺这种高度成瘾的药物。

药品监管和审批程序的演变

FDA 的监管职能随着时间的推移而发展（见表 5-4）。美国的第一项药物立法是 1906 年的《纯净食品和药品法》，该法的目的是防止制造、销售或运输掺假、贴错标签、有毒或有害的食品、药品和酒（FDA，2009a）。只有在药物销售给消费者后它才授权化学局（FDA 的前身）采取行动，人们假设制造商在销售产品之前会进行安全测试。然而，如果无辜的消费者受到伤害，化学局只有在这种伤害造成后才能采取行动（Bronzino 等，1990）。

随后，通过 1938 年《联邦食品、药品和化妆品法》（FD&C 法）加强了管理药物的联邦法律。该法案是针对臭名昭著的万灵丹磺胺（Elixir Sulfanilamide）灾难而制定的，在这场灾难中，田纳西州有近 100 人由于该液体制剂中含有的有毒溶剂而中毒死亡（Flannery，1986）。根据修订后的法律，任何新药上市前必须通知 FDA，并给 FDA 时间来评估药物的安全性（Merrill，1994）。

表 5-4	FDA 立法总结
1906 年	食品和药品法 只有在销售给消费者的药物造成伤害后，FDA 才有权采取行动
1938 年	食品、药品和化妆品法 要求上市前通知 FDA，以便该机构可以评估新药或设备的安全性
1962 年	Kefauver - Harris 修正案 上市前通知还不够。FDA 负责审查新药的有效性和安全性，只有在获得批准后才能上市
1976 年	医疗器械修正案 医疗器械和分类器件的授权上市前审查分为三类
1983 年	孤儿药法 药物制造商被激励生产用于罕见病的新药
1990 年	安全医疗器械法 医疗机构必须报告严重或潜在严重的设备相关伤害、疾病或病人和员工死亡
1992 年	处方药使用者费用法 FDA 可以向制药公司收取申请费，以提供额外的资源来缩短药品审批流程

续表

1997 年	食品药品管理局现代化法 当预期效益超过现有疗法时，可为挽救生命的药物提供快速认证
2012 年	食品药品管理局安全与创新法 允许 FDA 使用被认为可预测或合理地可能预测临床获益的标记，以便在药物被指示为浆液性疾病并符合未被满足的医疗需求时，对药物进行加速批准
2013 年	药品质量和安全法（更名为药品供应链安全法） 旨在使用电子系统验证、检测和召回药物。主要目标是识别假冒的、未经批准的，有潜在危险的产品并防止其使用
2016 年	21 世纪治愈法 为 FDA 提供资金以缩短新药和设备的批准时间

1962 年，《药物修正案》进一步改变了药物批准系统，此前沙利度胺（一种在美国作为实验药物分发但在欧洲广泛销售的安眠药）被证明可导致出生缺陷（Flannery，1986）。1962 年的修正案（Kefauver – Harris 药物修正案）基本上表明，上市前与药物有关的风险的报告是不充分的。该修正案使得上市前批准系统生效，使 FDA 有权在新药上市之前审查新药的有效性和安全性。其消费者保护作用使 FDA 能够预防其发生的危害。然而，药物批准程序受到批评，因为它减缓了新药的引入，从而使患者无法更早获得最新治疗的益处。药品制造商普遍认为"该机构（FDA）是犹豫不决、忙于其他问题或资源缺乏的囚徒"（Merrill，1994）。

1983 年，《孤儿药法》及随后的修正案获得通过，鼓励制药公司开发针对罕见疾病和病症的新药。例如，用于支付临床试验费用和 7 年独家销售权的补助金等激励措施是必要的，因为遭受罕见病病痛折磨的患者较少，治疗这些疾病的药物市场相对较小。由于《孤儿药法》，某些被称为孤儿药的新药物疗法已经可用于治疗美国不到 20 万人的病症。

在 20 世纪 80 年代后期，那些希望快速获得治疗人类免疫缺陷病毒（HIV）感染的新药的人对 FDA 的压力要求重新考虑药物审查过程（Rakich 等，1992）。例如，沙奎那韦（saquinavir）这种能够指示晚期 HIV 感染患者的蛋白酶抑制剂在 1995 年末获得加速批准；然而，其制造商罗氏实验室随后被要求证明该药物可延长 HIV 的存活期而减缓其临床进展。

1992 年，国会通过了《处方药使用者费用法》，该法授权 FDA 向生物技术和制药公司收取费用，以审查其药物申请。所提供的额外资金用于补充所需资源，并且根据总审计局（GAO），使得 FDA 可以更快地批准新药，从而使它们能够在更短的时间内进入市场。从 1993 年到 2001 年，标准新药的中位批准时间从 21 个月下降到大约 14 个月。2004 年，审批时间进一步下降至 12.9 个月。

1997 年，国会通过了《食品药品管理局现代化法》。该法规定患者可以更多地获得实验药物和医疗器械。当用于治疗严重或危及生命疾病新药的潜在益处远远大于现有疗法的益处时，允许"快速通道"批准。此外，法律还批准了一个扩大的临床试验数据库，供公众使用。根据单独的规定，当制造商计划停止生产某种药物时，必须预先通知严重依赖药物的患者。

2012 年《食品和药品管理局安全和创新法》允许 FDA 使用被认为可预测临床受益的标记物（替代终点）或使用被认为合理预测临床受益的标记物（中间临床终点）。这些标记物可以更快地批准药物。例如，FDA 可能会根据药物缩小肿瘤的证据批准一种药物，因为肿瘤缩小被认为可以合理地预测真正的临床益处（FDA，2013）。

自 1992 年通过《处方药使用者费用法》以来，监管的重点一直是 FDA 更快地审查新药。毫无疑问，更快的审查使得新药物可以比立法颁布之前更快地获得批准。尽管如此，仍然存在挥之不去的安全问题，主要是因为某种药物在出现安全问题之前可能已经公开使用多年了。当出现安全问题时，FDA 可能会发出"黑匣子警告"，"黑匣子警告"必须出现在处方药标签上，提醒用户注意严重或危及生命的风险。在极少数情况下，FDA 可以撤销其批准决定，并命令必须从美国市场撤回药物。最近的研究表明，安全风险的确认通常发生在 FDA 批准销售某些药物之后。例如，弗兰克及其同事（2014 年）证明，"黑匣子警告"有一半发生在某种药物上市 12 年之后，从市场上撤出的药物已售卖 5 年或更长时间。

尽管存在这些担忧，但对药物和设备更快批准的推动似乎并没有改变。2016年，《21 世纪治愈法》为 FDA 提供资金，以改变其药物和设备批准程序，旨在缩短批准新药物和设备的时间，特别是对于治疗威胁生命的疾病的药物。显然，提供更快的新医疗技术批准同时确保其安全性仍将是一个微妙的平衡。

来自境外的药品

外国制造药品在美国的使用量正在迅速增加。作为一种保障措施，所有在美国批准的药物，无论它们在何处生产，都必须符合 FD&C 法。为确保外国制造的药物符合此标准，FDA 进行两种类型的调查。首先，FDA 定期检查国内外药品生产厂。其次，FDA 测试药物样本，并根据消费者和卫生专业人员的投诉开展监督活动（FDA，2016a）。

确保供应链安全

药品供应链的安全可能受到药品伪造、未经批准和不合格药品进口以及灰色市场的威胁，为此，美国政府已采取措施确保供应链安全。这些非法活动往往会分发可能造成严重伤害的药品（Brechtelsbauer 等，2016）。2013 年通过了《药品质量和安全法》（更名为《药品供应链安全法》），以限制未经授权的药品的分销。

医疗器械和设备的监管

根据 1938 年的《FD & C 法》，FDA 首次获得了对医疗器械的管辖权。但是，这种管辖权仅限于销售被认为不安全或误导性宣称有效性的医疗器械产品（Merrill，1994）。

在 20 世纪 70 年代，达尔康盾（Dalkon Shield）造成了多名消费者死亡和流产，Dalkon Shield 曾作为一种安全有效的避孕装置上市（Flannery，1986）。《1976 年医疗器械修正案》扩大了 FDA 的权限，允许其对于三类医疗器械进行上市前审查。Ⅰ 类设备的风险最低（如灌肠套和弹性绷带）。它们受到关于错误标记的一般控制——关于其治疗效果的欺诈性声明。Ⅱ 类设备（如动力轮椅和怀孕测试剂）受标签、性能标准和上市后监控等特殊要求的限制。关于安全性和有效性上市前批准的最严格要求适用于 Ⅲ 类设备，这类设备提供生命支持、预防健康损害或显示严重的疾病或伤害风险。对于大多数 Ⅲ 类设备（如植入式心脏起搏器和乳房植入物），需要进行上市前批准以确保其安全性和有效性。

1990 年的《安全医疗器械法》加强了 FDA 在控制新生物医学设备进入市场和监控市场产品使用方面的作用（Merrill，1994）。根据《安全医疗器械法》，医疗机构必须向设备制造商报告严重或潜在严重的设备相关伤害或导致患者和员工的疾病，如果出现死亡案例，必须同时向 FDA 报告。从本质上讲，该法旨在作为一种"早期预警"系统，通过该系统，FDA 可以获得有关设备问题的重要信息。

与其他国家相比，美国在评估医疗器械的安全性和有效性方面有更严格的标准。有人担心，更严格的标准会挫伤制造商在美国制造重要医疗设备的积极性（Shuren 和 Califf，2016）。确保及时获得新技术，同时仍然确认其安全和适当地使用是一个两难选择。为克服一些障碍，FDA 正在建立国家卫生技术评估系统（NEST）的基础，该系统将更有效地为医疗器械评估和监管决策制定提供更好的证据。国家评估系统将连接并综合来自医疗设备领域的不同来源的数据，包括临床登记、EHRs 和医疗账单索赔（FDA，2016b）。

生物制剂的调节

生物制剂或生物制品包括各种产品，如疫苗、血液和血液制品、过敏原、体细胞、基因治疗、组织和治疗用重组蛋白质，特别是用于预防或治疗疾病或维持健康状况的生物制剂。生物制剂分离自各种天然来源——人类、动物或微生物。与大多数化学合成且具有已知化学结构的药物相反，大多数生物制剂是难以鉴定或描述的复杂混合物（FDA，2009b）。

FDA 对生物制剂进行监管的法律依据包括 1944 年《公共卫生服务法》、1938

年《FD&C 法》、2009 年《生物制剂价格竞争与创新法》以及 2012 年《生物仿制药用户费用法》。前两项主要通过这些产品的许可证要求来确保生物制剂的安全性。最后两个是 ACA 的一部分，将在"健康改革和医疗技术"一节中进一步讨论。

需求证书

1974 年，《国家卫生规划和资源开发法》要求各州制定需求证书（CON）法律，以获得联邦资金，以执行限制技术传播的规划职能。CON 法律要求医院在获得重要设备或开展新建筑或现代化项目之前必须征得国家批准（Iglehart，1982）。从 1987 年 1 月 1 日起，联邦法律被废除，但大多数州仍然保留对新医疗设施建设和购置昂贵设备的一些控制权。

保留 CON 法律的国家面临着争议和法律挑战（Carlson，2012）。批评者认为，CON 法扼杀了竞争。一些证据也表明，CON 法可能无法有效降低成本，至少对于某些医疗技术而言是这样的（Ho 等，2013），它们对人均医疗支出的减少也没有直接作用（Hellinger，2009）。

一些州现在准备放弃 CON 法律。奥巴马政府声称 CON 法律不符合 ACA，因为它们为市场进入和扩张设置了障碍，限制了竞争和消费者的选择（Kirkner，2016）。

技术研究

卫生服务政策和研究局（AHRQ）于 1989 年依据 1989 年的 OBRA 而成立，最初 AHRQ 是 DHHS 的一个部门，是负责支持研究的主要联邦机构，致力于提高医疗服务质量，降低医疗服务成本，改善基本服务的获取。例如，该机构的成果和证据中心（以前的成果和效果研究中心）开展并支持对诊断、治疗和预防性卫生服务及其操作结果和有效性的研究。AHRQ 技术评估可供医疗从业者、消费者和其他人使用。

研究经费

美国国家卫生研究院（NIH）是 DHHS 的一个部门，是在美国开展和支持基础和应用生物医学研究的主要机构。NIH 包含 27 个不同的机构或中心；每个人都有自己的研究议程。其预算（2016 财年超过 320 亿美元）的很大一部分用于资助本机构外的研究。

NIH 的国家普通医学科学研究所（NIGMS）是主要的医学研究机构。2016 年，NIGMS 的预算为 25 亿美元。这笔资金绝大部分被用于资助美国各大学、医学院、医院和研究机构的科学家（NIGMS，2016）。

2016 年的《21 世纪治愈法》显著增加了 NIH 的资金。10 年内授权大约 48 亿美元，其中一部分被指定为由前副总统乔·拜登（Joe Biden）倡导的癌症探月（Moonshot）计划，该计划正在寻求新的癌症治疗方法。

▶▶ 医疗技术的影响

医疗技术涉及许多学科的发现和应用。如表 5 - 1 中的例子所示，科学知识的运用具有深远而普遍的影响。技术的影响经常重叠，因此很难确定技术在单一医疗卫生领域的影响。

对医疗质量的影响

当先进技术可以提供比以前更精确的医疗诊断、更快更完整的治疗方法，或以经济有效的方式降低风险时，就可以提高医疗质量。技术还可以创新治疗方法，做到更有效、创伤更小、更安全，以延长寿命并降低致残率。

许多例证说明技术在提高医疗质量方面的作用。现在，冠状动脉血管造影术通常用于打开阻塞或狭窄的冠状动脉。然而，在这种治疗出现之前，患有心脏病的患者需要长期卧床休息并用吗啡和硝酸甘油治疗（国会预算办公室，CBO，2008）。血管造影术减少了对心脏旁路手术的需求。2005 年 FDA 批准用于植入终末期心力衰竭患者的全人工心脏（TAH）可以作为等待心脏移植患者的救生医疗设备。植入式心律转复除颤器可延长患有危及生命的心律不齐患者的生命。

激光技术可减少手术患者的创伤，缩短术后恢复期。这些装置还广泛用于医疗和美容手术的医疗专业。例如，先进的激光手术可用于高精度眼科手术。

机器人辅助手术在几种手术应用中获得了显著的动力。例如，机器人辅助手术使得微创技术能够用于手术切除前列腺，并且可以手术治疗肾癌、肺癌和甲状腺癌。机器人提高了仪器的灵活性和精度。

先进的生物成像技术创造了新的方法来观察身体的内部运作，同时把创伤最小化。现代成像技术包括 MRI、正电子发射断层扫描（PET）、单光子发射计算机断层扫描（SPECT）、CT 扫描和 3 - D 荧光成像。PET 在心脏病学、神经病学和肿瘤学中的应用具有重要意义。例如，它可以发现肿瘤和其他传统 MRI 或 CT 扫描无法检测到的问题。SPECT 对大脑成像具有重要价值。这种类型的成像还可以通过更准确的冠状动脉疾病诊断来减少创伤性手术的不当使用（Shaw 等，2000）。超声心动图和多普勒超声是先进的成像技术，用于研究心脏功能和检测问题。这些和其他先进的成像技术还允许外科医生更精确地执行微创手术（Comaniciu 等，2016）。

分子和细胞生物学开辟了临床医学的新纪元。筛查遗传性疾病、基因治疗以及引入强大的癌症和心脏病新药有望从根本上提高医疗质量。遗传研究甚至可能有助于克服可移植器官的严重短缺。同时，再生医学和组织工程有望创造其他生物和生物人工替代品，以恢复和维持各种患病和受损组织的正常功能。生物人工肾、人工可植入肝脏和可替代受损的胰腺细胞的胰岛素生成细胞等产品都是生物医学科学可能实现的目标。使用可以从丢弃的人胚胎（人胚胎干细胞）、胎儿组织或成人来源（骨髓，脂肪或皮肤）衍生的干细胞治疗疾病是再生医学的另一个例子。

虽然这些新兴技术很鼓舞人心，但同时必须保持一定程度的谨慎。经验表明，更多的技术扩散并不总是等同于更高的质量。除非对每种技术的影响进行适当评估，否则某些创新可能会造成浪费，而某些创新则可能是有害的。

对生活质量的影响

新的科学发展使成千上万的人过上正常生活。残疾人已经能够通过假肢装置和治疗克服他们在语言、听力、视力和运动方面的局限性。长期维持治疗使患有糖尿病和终末期肾病（ESRD）等疾病的人能够从事他们无法做到的活动。重大的药物突破使心脏病、癌症、艾滋病患者和早产儿可以有更长的预期寿命和更好的健康状况（Kleinke，2001）。由于新药和现代治疗方法，艾滋病不再被视为杀手，而是一种可控制的慢性疾病。

现代技术也有助于减轻痛苦。疼痛管理已被公认为医学领域的一个新的专业。例如，在癌症疼痛管理中，已开发出用于透皮、鼻腔和雾化给药的新阿片类药物，从而实现无针控制疼痛（Davis，2006）。患者自控镇痛的技术使患者能够确定接受药物的时间和数量，从而使患者更加独立和自主。

开发可注射胰岛素的替代品可以极大地提高糖尿病患者的生活质量——尤其是经常需要胰岛素注射辅助的老年患者。不受控制的糖尿病可导致心脏病、中风、肾衰竭和失明等并发症。吸入式胰岛素粉末产品 Afrezza 现已在美国市场上销售，但其长期接受度尚不清楚（Wong 等，2016）。片剂形式的胰岛素口服给药被认为比其他给药方法更方便，但仍有几个障碍需要克服。然而，该领域正在进行的研究看起来充满希望。

对医疗费用的影响

技术创新是医疗成本膨胀的最重要因素。在过去几十年中，约占医疗支出总体增长的 50%（消除一般通货膨胀的影响）（CBO，2008；Sorenson 等，2013）。尽管如此，技术对成本的影响因技术而异，一些如癌症药物和侵入性医疗设备等技术具有显著的成本影响，而另一些则是成本中性或成本节约（Sorenson 等，2013）。

采用医疗技术有三个主要成本驱动因素：获得新技术和设备的成本；需要经过专门培训的医生和技术人员来操作设备并分析结果，这通常会导致人工成本的增加；该技术特殊的放置和场地要求，引致设备管理成本增加（McGregor，1989）。因此，随着这三个主要领域的成本增加，技术的广泛采用具有乘数效应。

第二组成本动因与利用率有关。如前所述，追求质量和治愈的期望以及保险覆盖率推动了技术利用需求。在供应方面，一旦医院和医生采用技术，则必须保持一定的使用量才能回收成本和获利。最终，该技术的购买价格对整个系统的医疗成本的影响微乎其微（Littell 和 Strongin，1996）。相反，技术一旦可用，其使用的相关成本就变得更加重要。例如，在医院中增加一台 MRI 带来大约 733 个 MRI 检查（Baker 等，2008）。此外，近几十年来许多最显著的医学进步都和慢性病管理的持续治疗有关，如糖尿病和冠状动脉疾病（CBO，2008），其中成本会随着时间的推移而持续累积。

虽然许多新技术的确增加了成本，用其他技术可以降低成本。例如，抗逆转录病毒疗法在很大程度上促进艾滋病患者住院率的显著下降（CDC，1999）。技术也缩短了美国住院病人平均住院时间。使用超声波、无线电波或激光的微创手术可在门诊或诊所进行，减少住院。

此外，虽然许多新技术可能增加劳动力成本，但有些技术可以节省人力成本。例如，当芝加哥西北大学医学中心将其实验室自动化后，人工处理步骤从 14 个减少到 1.5 个，并且周转时间从 8 小时减少到 90 分钟。劳动力成本大幅下降，通过实验室自动化实现了 30% 的成本节约。而且，系统安装后错误率降至为零（Flower，2006）。

现在人们不仅关注新技术产生的过高成本，还关注医疗服务进步带来的价值或收益。在一项开创性的研究中，卡特勒及其同事（2006）通过研究医疗支出如何转化为额外的生命年数来解决这一问题，其基础是假设 50% 的预期寿命改善是由医疗带来的。这些研究人员得出的结论是，就增加预期寿命而言，1960—2000 年的医疗支出增加已带来合理的价值。例如，对于一位 45 岁的美国人，其预期寿命为 30 年，每年剩余寿命的价值超过 20 万美元（Murphy 和 Topel，2003）。对于这个 45 岁的人来说，每年获得的医疗服务年均支出为 53 700 美元（Cutler 等，2006）。

最近，Chambers 及其同事（2014）评估了使用先进生物技术生产的特色药物所提供的价值。这些药物可以治疗各种疾病，如癌症、丙型肝炎和多发性硬化症，但费用很高。研究人员得出结论，尽管相对于传统药物其价格较高，但特色药物可带来更大的益处，即物有所值。

对获取的影响

地理位置是获取技术的重要因素。如果生活在偏远地区的患者无法获得某种技术，这就是获取受限。通过提供移动设备或采用新的通信技术允许远程访问集中设备和专业人员，可以改善对许多技术的地理限制。例如，GPS（全球定位系统）技术显著改善了紧急医疗服务对机动车碰撞和其他紧急情况的响应时间（Gonzalez 等，2009）。

移动设备可以被运输到农村和偏远地区，使这些人口可以使用。例如，移动心脏导管插入实验室可以在农村环境中提供高科技。对于需要紧急干预或血管再生成的患者可立即转移，这些患者的心脏导管插入术可以在农村医院的移动实验室中安全地进行（Peterson 和 Peterson，2004）。如前所述，远程医疗创新改变了农村患者和其他有困难的人群对专业医疗服务的获取。

对供给结构和流程的影响

医疗技术已将大型城市医院转变为医疗中心，提供最新的诊断和治疗方法。替代场所（家庭健康和门诊手术中心）的增加也主要通过技术实现。例如，许多外科手术在当天门诊设置时就可以进行。在早些时候，这些患者中有很多都需要住院。广泛的家庭健康服务把许多医院和疗养院服务带到了患者家中，减少了住院的需要。除了远程医疗，家庭护理技术还包括肾透析器、喂食泵、超声波、呼吸机和脉搏血氧仪。

管理式医疗、综合交付系统和新兴责任医疗组织的发展都需要强大的 IT 系统和信息交换功能。从其他行业引进的某些技术改善了医疗服务。例如，无处不在的条形码编码系统已经在医院中找到了新的应用，包括药物分配的自动化，这大大减少了用药错误。扫描护士徽章、患者腕带和药物的信息可确保以正确的剂量向正确的患者提供正确的药物（Nicol 和 Huminski，2006）。在一些应用中，射频识别（RFID）已开始取代患者识别、设备管理、库存控制以及自动供应和设备计费领域的条形码技术（Roark 和 Miguel，2006）。

远程医疗中使用的电信技术也被用于行政电话会议和继续医学教育。例如，交互式视频会议几乎可实现面对面会议，供应商可以在其中展示新产品或服务，并讨论其使用、成本和交付时间表。避免了机票、酒店和其他旅行相关费用，大幅节省了成本。交互式视频会议还用于美国国内外的继续教育，参与者表示对这种交付方式高度满意。最近，视频会议系统还可提供语言翻译——为英语不熟练的患者翻译医嘱和药物治疗方案（Hamblen，2006）。

对全球医疗实践的影响

在美国开发的技术对全世界的医学实践产生了重大影响。例如，世界上一半以上的前沿医疗设备公司都位于美国。事实上，医疗器械行业是少数几个持续出口超过进口的美国制造行业之一（Holtzman，2012）。

许多国家等待美国开发新技术，然后以更加可控和可管理的方式将其引入本国内。这一过程使他们能够以更少的国家投资获得高科技医疗服务。尽管预计美国将继续保持其在技术创新方面的领先地位，但欧洲、日本以及最近的发展中国家也将注意力和资源集中在医疗技术的进步上（Tripp 等，2012）。

对生命伦理学的影响

技术变革也越来越多地引发严重的道德问题。例如，医疗技术如何使社会中的每个人受益？谁应该获得昂贵的新技术？人类的基因定位、基因克隆、干细胞研究以及科学家日益关注的其他领域可能具有潜在的益处，但它们也存在严重的伦理困境。生命支持技术引发严重的伦理问题，尤其是在通过机械维持或停止生命的医学决策中，特别是当患者处于永久性植物人状态时。在涉及人类受试者的医学研究和纳米医学等试验性技术的评估中，对伦理问题的关注也是至关重要的。

▶▶ 医疗技术评估

技术评估或卫生技术评估（HTA）是指检查和报告医疗服务中使用的技术属性的过程，包括安全性，有效性，可行性和使用指标，成本，成本—疗效，以及有意或无意的社会、经济和伦理后果（医学研究所，1985）。HTA 通过提供有关医疗技术的有效性、安全性和成本效果的证据，寻求为临床决策作出贡献。它还向决策者、临床医生、患者和公众通报医疗技术的伦理、法律和社会影响（Lehoux 等，2009）。

技术评估可以在区分适当和不适当服务之间发挥关键作用。不幸的是，至今医疗服务在许多方面仍然是低效的。值得注意的是，美国医疗卫生服务体系为改善健康结果的医疗服务提供了激励（Korobkin，2014）。尽管 HTA 为减少浪费和改善健康结果提供了巨大机会，但它在覆盖范围和支付决策中只扮演了相对小的角色，因为它限制了配给。然而，FDA 在其批准或不批准药物、装置和医疗程序的决定中纳入了疗效和安全性评估。欧洲、加拿大和澳大利亚对基于 HTA 的决策更为普遍

（Sampat 和 Drummond，2011）。

安全性和疗效是评估医疗技术整体效用的基本出发点。成本效益和疗效评估促进技术成本关联安全性，通过临床试验评估疗效和安全性。临床试验是一项精心设计的研究，受试者要参与受控观察。临床试验分 3～4 个阶段进行，从少量受试者开始，评估新治疗的安全性、剂量范围和副作用。随后覆盖较大人群来确认有效性并进一步评估安全性。HIPAA 要求遵守严格标准，以保护研究参与者的权利并确保试验方案符合道德标准。每个进行或支持涉及人类受试者的生物医学或行为研究的机构都必须建立一个机构审查委员会（IRB），该委员会批准并定期审查该研究。技术评估要遵守如下三个原则即有效、安全、成本。

有效

效率或效果即指使用技术产生的健康收益。如果产品或治疗产生一些健康益处，则可以认为它是有效的。关于疗效评估需要正确判断。例如，目前诊断是否令人满意？新程序有多大可能会产生更好的诊断？如果得到更准确的诊断，那么治愈的可能性有多大？评估健康效益不像人们希望的那么简单，定义和衡量健康结果是个重大的挑战，需要选择测量工具和标准化，否则很难比较新技术与现有技术的有效性。

建议临床试验包括一些与健康相关的生活质量（HRQL）评价。HRQL 是患者对于疾病和医疗干预对其身体、心理、社交和情感功能的影响的主观感受。对于某些疾病，如哮喘和牛皮癣，生存不是主要问题，但 HRQL 的改善非常重要。然而，困难的是如何衡量 HRQL（Cleemput 和 Neyt，2015）。人们对于"长寿和生活高质量"有不同看法。

安全

安全评估旨在保护患者免受技术的不必要伤害。作为主要基准，益处必须超过任何负面后果；但是，负面后果并不总是可预见的。因此，将可能从技术中获得最大收益的患者纳入临床试验以获得关于安全性的合理共识。随后，对技术广泛使用的结果进行密切监测，以识别任何安全问题。

成本效果

成本或成本效果超越了有效的认定。虽然成本效果仅涉及技术获益，但成本评估要考虑额外收益的（边际）效益。因此，要考虑成本和疗效的关系，这在实际操作中是很困难的，困难在于医疗以外的因素，如生活方式对健康的影响。因此，绝大多数技术的成本疗效尚未得到评估。

健康生产函数的简化版本解释了传统的成本—效益观点，主要输入医疗服务、医疗技术利用在启动医疗干预时具有很高的成本效果。然而，额外的医疗投入往往会降低与成本相关的收益，而成本则继续上升。在产生可归因于医疗服务的健康福利的某一时刻，边际收益等于边际成本。从这一点开始，额外的技术干预产生的收益极不可能等于或超过额外成本。随着成本的不断增加，它们最终远远超过额外的健康效益。经济学家已经将这一点标记为曲线平坦。有人提出，美国大量的医疗干预措施达到了曲线平坦的程度，指的是没有增加健康效益的治疗强度水平（Fuchs，2004）。因此，高强度医疗被认为是浪费。

最近，一些人认为，曲线平坦的医学并不一定是浪费，至少在总体水平上如此。例如，发达国家药物消费量的增加有助于降低死亡率，特别是对于中老年人（Miller 和 Frech，2000）。在其他领域，曲线平坦医学可能不会改善生理健康结果，但它可能会带来更好的心理健康（如减少焦虑和抑郁）、更好的健康维护、改善HRQL 或稳定的健康状态，如增加死亡年龄的均一性（Schoder 和 Zweifel，2011）。

成本效果分析包含成本和收益的要素，特别是当成本和收益不以美元表示时（Wan，1995）。如果无法通过金钱衡量成本，可以根据资源投入对其进行评估，如工作人员时间、服务单位数量、空间要求和所需专业化程度（专科医生 VS 全科医生，医生 VS 保健辅助人员）。根据健康结果来评估效益，效益包括治疗效率、预后或预期结果、避免某种疾病的病例数、挽救的生命年数、预期寿命的增加、避免住院和病假、早日返回工作岗位、患者满意度和 HRQL 等因素。然后根据资源投入来评估收益。

风险是另一种非货币成本。大多数医疗程序并非完全安全，并伴有一定程度的风险。医疗护理还可能导致不良副作用、医源性疾病、医疗并发症、伤害或死亡。所有这些风险带来的成本都很难衡量。因此，医疗干预的有效性评估不仅应包括成本，还应考虑风险。

成本效益

与成本效果分析相比，成本效益分析评估了以美元表示的成本和收益之间的关系（Seidel 等，1995；Wan，1995）。因此，成本效益分析与成本效果分析相比，需要进行更严格的定量分析。成本效益分析基于四个主要假设：（1）相关问题或健康状况可以识别或诊断；（2）可以通过适当干预来控制或消除问题；（3）可以为收益或结果分配美元价值；（4）干预成本可以用美元确定。

适用于成本效果的原则也用于评估成本效益。如果估计的收益超过成本，额外的医疗费用是值得的。作为衡量健康效益的指标，质量调整生命年（QALY）常用于美国、加拿大、欧洲和澳大利亚；使用 QALYS 的分析称为成本效用分析（Neumann 和 Weinstein，2010）。QALY 被定义为 1 年高品质生活的价值。Cutler 和 McClellan（2001）为每个 QALY 分配了 100 000 美元的价值，并证明至少在四种情况下（即心脏病发作、低出生体重婴儿、抑郁症和白内障），技术的估计效益远大于成本。对于乳腺癌治疗的成本等于效益。然而，每 QALY 对应 100 000 美元的价值是有争议的，并且没有标准的 QALY 计算方法。在美国，QALYS 的使用仍然处于理论阶段，它引起了社会和道德问题。在未来一段时间内，基于 QALY 的成本效益分析尚不会用于进行资源分配、覆盖和支付的决策。

▶▶ 卫生技术评估的方向和问题

私营部门倡议

在美国，与许多拥有技术评估机构的欧洲国家不同，HTA 主要在私营部门进行。在公共部门、退伍军人事务部和 AHRQ 主要进行临床试验和其他技术评估。因此，评估医疗技术所需的大部分人才在私营部门中，其由私营部门进行组织，并接受私营部门的资助。许多私营机构，包括蓝十字和蓝盾协会（非营利机构）、凯萨恒健研究部、美国医学协会和其他专业协会都在进行技术评估。

协调努力的需要

目前，HTA 的工作仍然支离破碎、缺乏资金，公共部门和私营部门之间很少或根本没有处理技术评估和传播问题的协调机制。此外，HTA 研究获得的信息在医疗组织、医疗保健系统和政策制定者之间无法有效共享。因此，需要建立广泛的区域和国家 HTA 项目，更系统地研究医疗卫生服务技术的影响，提供者、政策制定者、患者和政府代表都要参与其中（Bozic 等，2004）。

标准化需要

各组织使用的 HTA 方法缺乏标准化，难以对评估结果进行比较。一旦方法标准化，就需要对 HTA 组织进行基准测试，以确保对标准的遵守（Drummond 等，2012）。

临床疗效与经济价值的平衡

要在疗效—成本之间取得平衡，就要求美国人改变思维模式，这在近期是不会出现的。甚至 CMS 也不要求使用疗效—成本指标对医疗保险和医疗救助的患者进行医疗决策。相比之下，欧洲国家、加拿大和澳大利亚在制定健康规划决策中公开明确地使用疗效—成本分析（Neumann 和 Sullivan，2006）。美国的担心是，如果某医疗机构拒绝使用已知具有疗效的治疗方法，即使成本效果值得怀疑，这家机构也会被起诉（Bryan 等，2009）。如果不对这种不良实践进行改革，过度使用技术将继续推高医疗服务成本。不管怎样，几乎所有观察者都意识到美国最终必须以明确的方式处理成本和价值的问题（Luce 和 Cohen，2009）。

伦理问题

在创新快速发展的过程中，HTA 关注超越传统的安全性、有效性和经济价值问题。新技术引发了社会、道德和法律问题，使得议题更加复杂，但答案却很少。

如何利用有限的资源提供更新、更好的医疗服务已成为所有发达国家的关注点。在美国，保险公司、制药公司、医疗设备制造商、MCOs 和医疗机构经常出于自身利益行事。医学界代表，如医学协会，以及医疗器械和制药行业，经常主张增加环保医疗服务方面的资源投入（Wild，2005）。他们声称，除非创新得到资助，否则医疗质量会恶化或造成伤害。当这些相同的群体在 HTA 中扮演重要角色时，可能会发生利益冲突。若某研究的资助方是研究结果的利益相关方，那么研究结果也会有偏移。这种担忧使得人们希望由政府牵头制定评估标准。

在社会、伦理和法律约束下，公共和私人保险公司要决定是否涵盖新型治疗。最近的挑战包括并不限于：关于新生殖技术的决定，如卵胞浆内单精子注射体外受精（ICSI IVF）；遗传性乳腺癌的新分子遗传预测试验；一些新药，如治疗勃起功能障碍的西地那非（伟哥）（Giacomini，2005）。这些技术的引入引发了一个问题，即社会是否应该承担不影响人们健康和长寿的不孕症治疗、基因检测和生活方式补救措施的成本。这是个复杂的问题，没有简单的答案。

归类为试验的疗法一般不包括在保险报销范围内。当新疗法承诺以前无法获得的健康益处时，关于此类疗法评估的决定通常会引起争议。关键的问题是，重症患者急需的试验性疗法的可用性和支付问题，这些试验疗法可能给重症患者带来福音（Reiser，1994）。剥夺患者治疗的机遇与将这些患者暴露于不合理风险是很难权衡的矛盾。

临床研究也面临伦理问题。Emanuel 及其同事（2000）认为，符合伦理的临床研究必须满足七项要求：

1. 研究必须具有改善健康或增强知识的社会或科学价值。

2. 研究必须具有科学的有效性和严谨的方法。

3. 临床试验中受试者的选择必须公平。

4. 对患者的潜在益处和为进一步科学工作所获得的知识必须大于风险。

5. 研究方法和研究结果的独立审查必须由非利益相关者进行。

6. 必须从受试者处获得知情的自愿同意。

7. 必须保护受试者的隐私，为他们提供退出机会，并且在整个试验中保持他们的健康。

►► 医疗改革和医疗技术

在相对较短时间内，美国经历了奥巴马总统的《平价医疗法》（ACA）和特朗普总统承诺废除和取代它的影响。这种转变无论何时何地发生，都不可能对医疗技术创新、传播和利用造成任何实质破坏。ACA 对这些设备的制造商和进口商销售某些医疗设备征收 2.3% 的消费税。该税已经转嫁给医院和医生等设备的主要购买者，并通过更高的医疗保险费影响消费者。特朗普于 2017 年 1 月 20 日签署行政命令，授权 DHHS 秘书自行决定废除此税。

ACA 包含了 2009 年价格竞争和创新法案的规定。简而言之，该法律允许 FDA 用类似于仿制药批准的过程来批准"生物类似药"。由于其复杂性，"仿制"一词不适用于生物制剂；因此，创造了"生物类似药"这一术语，指的是与已经批准的生物产品（称为参考产品）高度相似或可互换的产品。此外，2012 年的《生物仿制药用户费用法》授权 FDA 向生物制药公司收取用户费，以支付 FDAS 对生物仿制药产品申请的审查，然后才能销售这些产品。消费者和政策制定者高度重视生物仿制药的引入，因为它们可能会降低成本（Epstein 等，2014）。最终，即使 ACA 被完全废除，《价格竞争和创新法》以及《生物仿制药用户费用法》也可能被保留。

根据现行法律，原始参考产品的开发人员受法律保护，因为在参考产品获得许可至少 12 年之前，不能授予生物类似药许可证。此外，生物类似药申请人必须向参考产品许可证持有者披露其申请、制造过程的描述以及任何其他必要信息，以便许可证持有人可以在必要时有效参与到对生物类似药申请人进行专利主张过程中（Johnson，2010）。目前尚不清楚在医疗改革工作下这一过程可能会发生什么。

►► 总结

　　医疗技术通过提高医疗质量而产生许多益处，患者因改善医护服务而享受更好的生活质量。医疗技术可以为世界各地的人们带来更长的寿命和更低的死亡率，这项技术的大部分是基于医学以外领域中发现的科学知识而开发的。例如，计算机科学和电信的应用已经应用于提供医疗服务。信息技术和信息学的应用正在成为有效提供医疗服务和有效管理现代医疗服务组织所不可或缺的成分。E－健康、移动医疗、E－治疗、远程医疗和远程健康等领域将继续扩大。纳米技术是科学和工程领域的前沿技术，它开始试验性地应用于医疗服务领域。

　　在不利方面，技术发展和传播与其利用密切相关。虽然节约成本的技术也被广泛使用，但大多数医疗技术的使用已引起成本上升和人们的担忧。与其他国家不同，美国尚无限制高成本医疗技术使用的方法和制度。美国卫生政策确实在管理这些成本方面发挥了作用——特别是通过 FDA 的药物和设备批准程序以及政府为生物医学研究提供的资金。此外，不受控制的技术使用也会引发生命伦理问题，因为这涉及人的生命。

　　鉴于与使用技术相关的成本和风险，评估已成为一个越来越受关注的领域。在美国，卫生技术评估的重点是安全性和有效性。相比之下，成本效果分析在其他国家被广泛用作承保决策。基于经济价值的决策在美国尚未得到同等程度的支持。随着不断升级的医疗服务支出接近临界点，医疗治疗的适当性可以基于其在给定成本下的增量健康值来确定。

　　新医疗改革工作可能会改变 ACA 制定的一些税收政策，但影响医疗技术的实质性变化会很小。

►► 测试题

专业术语

行政信息系统（administrative information systems）

异步技术（asynchronous technology）

生物制剂（biologics）

临床信息系统（clinical information systems）

临床试验（clinical trial）

成本效益分析（cost－benefit analysis）

成本效果分析（cost – effectiveness analysis）

成本效率分析（cost – efficiency）

成本效用分析（cost – utility analysis）

决策支持系统（decision support systems）

e – 医疗（e – health）

e – 治疗（e – therapy）

效果（effectiveness）

效率（efficacy）

电子健康档案（electronic health records，EHRS）

曲线平坦（flat of the curve）

卫生信息学（health informatics）

卫生信息组织（health information organization，HIO）

卫生技术评估（health technology assessment，HTA）

信息技术（information technology，IT）

移动医疗（m – health）

医疗技术（medical technology）

纳米医学（nanomedicine）

孤儿药（orphan drugs）

质量调整生命年（quality – adjusted life year，QALY）

自我转诊（self – referral）

智能卡（smart card）

同步技术（synchronous technology）

技术命令（technological imperative）

技术扩散（technology diffusion）

远程健康（telehealth）

远程医疗（telemedicine）

价值（value）

虚拟医生访问（virtual physician visits）

复习题

1. 请讨论医疗技术除了包括复杂的设备，还包括哪些内容。

2. IT 部门在现代医疗服务组织中扮演什么角色？

3. 简要介绍医疗服务中的临床信息系统、管理信息系统和决策支持系统。

4. 区分信息技术（IT）和健康信息学。

5. 据医学研究所的说法，充分开发电子健康档案（EHR）系统的四个主要组成部分是什么？

6. HIPAA 在保护个人健康信息方面的主要规定是什么？根据 HITECH 法案，HIPAA 增加了哪些条款？

7. 什么是远程医疗？同步和异步形式的远程医疗在其应用中有何不同？

8. 哪些因素导致远程医疗的低扩散和低利用？

9. 一般而言，为什么医疗技术在美国比在其他国家更容易获得和使用？

10. 技术驱动的竞争如何导致更高水平的技术扩散？反过来，技术扩散如何导致更大的竞争？技术驱动的竞争如何导致重复的医疗服务？

11. 总结政府在技术传播中的作用。

12. 简要概述技术如何影响医疗质量和生活质量。

13. 讨论技术创新与医疗服务支出之间的关系。

14. 技术如何影响医疗服务的获得？

15. 在卫生技术评估的背景下讨论有效性、安全性和成本效益的作用。

16. 为什么在医疗的临床疗效和经济价值（成本效果）之间取得平衡很重要？

17. 医疗技术的开发和使用有哪些伦理问题？

▶▶ 参考文献

Adler-Milstein, J., et al. 2015. EHR adoption and hospital performance: Time-related effects. *Health Services Research* 50, no. 6: 1751–1771.

Agency for Healthcare Research and Quality (AHRQ). 2016. *Computerized provider order entry.* Available at: https://psnet.ahrq.gov/primers/primer/6/computerized-provider-order-entry. Accessed November 2016.

Appleby, J. 2008. The case of CT angiography: How Americans view and embrace new technology. *Health Affairs* 27, no. 6: 1515–1521.

Austin, C. J. 1992. *Information systems for health services administration.* 4th ed. Ann Arbor, MI: AUPHA Press/Health Administration Press.

Baker, L. C., et al. 2008. Expanded use of imaging technology and the challenge of measuring value. *Health Affairs* 27, no. 6: 1467–1478.

Barua, B., and F. Ren. 2015. Leaving Canada for medical care, 2015. *Fraser Institute Bulletin.* Available at: https://www.fraserinstitute.org/sites/default/files/leaving-canada-for-medical-care-2015.pdf. Accessed November 2016.

Bozic, K. J., et al. 2004. Health care technology assessment: Basic principles and clinical applications. *Journal of Bone and Joint Surgery* 86A, no. 6: 1305–1314.

Brechtelsbauer, E. D., et al. 2016. Review of the 2015 Drug Supply Chain Security Act. *Hospital Pharmacy* 51, no. 6: 493–500.

Bronzino, J. D., et al. 1990. *Medical technology and society: An interdisciplinary perspective.* Cambridge, MA: MIT Press.

Bryan, S., et al. 2009. Has the time come for cost-effectiveness analysis in U.S. health care? *Health Economics, Policy, and Law* 4, no. 4: 425–443.

Campanella, P., et al. 2015. The impact of electronic health records on healthcare quality: A systematic review and meta-analysis. *European Journal of Public Health* 26, no. 1: 60–64.

Cappellaro, G., et al. 2011. Diffusion of medical technology: The role of financing. *Health Policy* 100, no. 1: 51–59.

Carlson, J. 2012. Targeting constitutionality. Providers going to court over state CON laws. *Modern Healthcare* 42, no. 37: 18.

Centers for Disease Control and Prevention (CDC). 1999. *New data show AIDS patients less likely to be hospitalized.* Available at: http://www.cdc.gov/media/pressrel/r990608.htm. Accessed December 2013.

Centers for Disease Control and Prevention (CDC). 2012. *Meaningful use.* Available at: http://www.cdc.gov/ehrmeaningfuluse/introduction.html. Accessed July 2013.

Chakma, J., et al. 2014. Asia's ascent—global trends in biomedical R&D expenditures. *New England Journal of Medicine* 370, no. 1: 3–6.

Chambers, J. D., et al. 2014. Despite higher costs, specialty drugs may offer value for money comparable to that of traditional drugs. *Health Affairs* 33, no. 10: 1751–1760.

Churchill, L. R. 2011. Rationing, rightness, and distinctively human goods. *American Journal of Bioethics* 11, no. 7: 15–31.

Clayton, P. D. 2001. Confidentiality and medical information. *Annals of Emergency Medicine* 38, no. 3: 312–316.

Cleemput, I., and M. Neyt. 2015. Which quality of life measures fit your relative effectiveness assessment? *International Journal of Technology Assessment in Health* Care 31, no. 3: 147–153.

Cohen, A. B. 2004a. The adoption and use of medical technology in health care organizations. In: *Technology in American health care: Policy directions for effective evaluation and management.* A. B. Cohen and R. S. Hanft, eds. Ann Arbor, MI: University of Michigan Press. pp. 105–147.

Cohen, A. B. 2004b. Critical questions regarding medical technology and its effects. In: *Technology in American health care: Policy directions for effective evaluation and management.* A. B. Cohen and R. S. Hanft, eds. Ann Arbor, MI: University of Michigan Press. pp. 15–42.

Cohen, A. B. 2004c. The diffusion of new medical technology. In: *Technology in American health care: Policy directions for effective evaluation and management.* A. B. Cohen and R. S. Hanft, eds. Ann Arbor, MI: University of Michigan Press. pp. 79–104.

Cohen, M. F. 2016. Impact of the HITECH financial incentives on EHR adoption in small, physician-owned practices. *International Journal of Medical Informatics* 94: 143–154.

Comaniciu, D., et al. 2016. Shaping the future through innovations: From medical imaging to precision medicine. *Medical Image Analysis* 33: 19–26.

Congressional Budget Office (CBO). 2008. *Technological change and the growth of health care spending.* Washington, DC: Congressional Budget Office.

Cutler, D. M., and M. McClellan. 2001. Is technological change in medicine worth it? *Health Affairs* 20, no. 5: 11–29.

Cutler, D. M., et al. 2006. The value of medical spending in the United States, 1960–2000. *New England Journal of Medicine* 355, no. 9: 920–927.

Danzon, P. M., and M. V. Pauly. 2001. Insurance and new technology: From hospital to drugstore. *Health Affairs* 20, no. 5: 86–100.

Davis, M. P. 2006. Management of cancer pain: Focus on new opioid analgesic formulations. *American Journal of Cancer* 5, no. 3: 171–182.

Decker, S. L., et al. 2012. Physicians in nonprimary care and small practices and those age 55 and older lag in adopting electronic health record systems. *Health Affairs* 31, no. 5: 1108–1114.

de Ruiter, H., et al. 2016. Problems with the electronic health record. *Nursing Philosophy* 17, no. 1: 49–58.

DesRoches, C. M., et al. 2008. Electronic health records in ambulatory care: A national survey of physicians. *New England Journal of Medicine* 359, no. 1: 50–60.

DesRoches, C. M., et al. 2013. Some hospitals are falling behind in meeting "meaningful use" criteria and could be vulnerable to penalties in 2015. *Health Affairs* 32, no. 8: 1355–1360.

Dixon, R. F., and J. E. Stahl. 2009. A randomized trial of virtual visits in a general medicine practice. *Journal of Telemedicine and Telecare* 15, no. 3: 115–117.

Drake, D., et al. 1993. *Hard choices: Health care at what cost?* Kansas City, MO: Andrews and McMeel.

Drummond, M., et al. 2012. Can we reliably benchmark health technology assessment organizations? *International Journal of Technology Assessment in Health Care* 28, no. 2: 159–165.

Ellis, D. 2000. *Technology and the future of health care: Preparing for the next 30 years.* San Francisco, CA: Jossey-Bass Publishers.

Emanuel, E. J., et al. (2000). What makes clinical research ethical? *Journal of the American Medical Association* 283, no. 20: 2701–2711.

Epstein, M. S., et al. 2014. Biosimilars: The need, the challenge, the future: The FDA perspective. *American Journal of Gastroenterology* 109, no. 12: 1856–1859.

Field, M. J., and J. Grigsby. 2002. Telemedicine and remote patient monitoring. *Journal of the American Medical Association* 288, no. 4: 423–425.

Flannery, E. J. 1986. Should it be easier or harder to use unapproved drugs and devices? *Hastings Center Report* 16, no. 1: 17–23.

Flower, J. 2006. Imagining the future of health care. *Physician Executive* 32, no. 1: 64–66.

Food and Drug Administration (FDA). 2009a. *Federal Food and Drugs Act of 1906.* Available at: http://www.fda.gov/regulatoryinformation/legislation/ucm148690.htm. Accessed January 2010.

Food and Drug Administration (FDA). 2009b. *What are "biologics" questions and answers.* Available at: http://www.fda.gov/AboutFDA/CentersOffices/OfficeofMedicalProductsandTobacco/CBER/ucm133077.htm. Accessed July 2013.

Food and Drug Administration (FDA). 2013. *Fast track, breakthrough therapy, accelerated approval and priority review.* Available at: http://www.fda.gov/ForConsumers/ByAudience/ForPatientAdvocates/SpeedingAccessto ImportantNewTherapies/ucm128291.htm#fast. Accessed July 2013.

Food and Drug Administration (FDA). 2016a. *National Evaluation System for health Technology.* Available at: http://www.fda.gov/AboutFDA/CentersOffices/OfficeofMedicalProductsand Tobacco/CDRH/CDRHReports/ucm301912.htm. Accessed November 2016.

Food and Drug Administration (FDA). 2016b. *How does FDA oversee domestic and foreign drug manufacturing?* Available at: http://www.fda.gov/AboutFDA/Transparency/Basics/ucm194989.htm. Accessed November 2016.

Fox, S., and M. Duggan. 2013. *Health online 2013.* Available at: http://www.pewinternet.org/2013/01/15/health-online-2013/. Accessed April 2017.

Frank, C., et al. 2014. Era of faster FDA drug approval has also seen increased black-box warnings and market withdrawals. *Health Affairs* 33, no. 8: 1453–1459.

Friedman, A. 2011. Rationing and social value judgements. *Journal of Bioethics* 11, no. 7: 28–29.

Fuchs, V. R. 2004. More variation in use of care, more flat-of-the-curve medicine. *Health Affairs* 23 (Variations Suppl): 104–107.

Furukawa, M. F., et al. 2013. Hospital electronic health information exchange grew substantially in 2008–12. *Health Affairs* 32, no. 8: 1346–1354.

Furukawa, M. F., et al. 2016. Electronic health record adoption and rates of in-hospital adverse events. *Journal of Patient Safety.* [Epub ahead of print]. doi: 10.1097/PTS.0000000000000257.

Giacomini, M. 2005. One of these things is not like the others: The idea of precedence in health technology assessment and coverage decisions. *Milbank Quarterly* 83, no. 2: 193–223.

Gonzalez, R. P., et al. 2009. Improving rural emergency medical service response time with global positioning system navigation. *Journal of Trauma* 67, no. 5: 899–902.

Goran, S. F. 2010. A second set of eyes: An introduction to tele-ICU. *Critical Care Nurse* 30: 46–55.

Halamka, J. D. 2010. Making the most of federal health information technology regulations. *Health Affairs* 29, no. 4: 596–600.

Hamblen, M. 2006. Hospitals expand video-conferencing. *Computerworld* 40, no. 23: 21.

Haynes, R. B., and N. L. Wilczynski. 2010. Effects of computerized clinical decision support systems on practitioner performance and patient outcomes: Methods of a decision-maker-researcher partnership systematic review. *Implementation Science* 5: 12.

Hellinger, F. J. 2009. The effect of certificate-of-need laws on hospital beds and healthcare expenditures: An empirical analysis. *American Journal of Managed Care* 15, no. 10: 737–744.

Hillestad, R., et al. 2005. Can electronic medical record systems transform health care? Potential health benefits, savings, and costs. *Health Affairs* 24, no. 5: 1103–1117.

Ho, V., et al. 2013. State deregulation and Medicare costs for acute cardiac care. *Medical Care Research & Review* 70, no. 2: 185–205.

Holtzman, Y. 2012. *The U.S. medical device industry in 2012: Challenges at home and abroad.* Available at: http://www.mddionline.com/article/medtech-2012-SWOT. Accessed July 2013.

Horowitz, B. T. 2012, March 28. Smart card use surging in health care, government. *eWeek.* p. 7.

Hospital leaders take aim at "Stark" Law in a Senate Finance Committee hearing. 2016. *AHA News* 52, no. 15: 7.

Iglehart, J. K. 1982. The cost and regulation of medical technology: Future policy directions. In: *Technology and the future of health care.* J. B. McKinlay, ed. Cambridge, MA: MIT Press. pp. 69–103.

Institute of Medicine. 1985. *Assessing medical technologies.* Washington, DC: National Academies Press.

Institute of Medicine. 2003. *Key capabilities of an electronic health records system.* Washington, DC: National Academies Press.

Johnson, C. 2010. *Generic biologics: A regulatory pathway, but who can afford the tolls?* Available at: http://wtnnews.com/articles/7486/. Accessed July 2013.

Johnston, B., et al. 2000. Outcomes of the Kaiser Permanente tele-home health research project. *Archives of Family Medicine* 9: 40–45.

Kahn, E. N., et al. 2016. Neurosurgery and telemedicine in the United States: Assessment of the risks and opportunities. *World Neurosurgery* 89: 133–138.

Kahn, J. G., et al. 2010. "Mobile" health needs and opportunities in developing countries. *Health Affairs* 29, no. 2: 252–258.

Kher, U. 2006. The hospital wars. *Time* 168, no. 24: 64–68.

Kim, M., et al. 2001. How interested are Americans in new medical technologies? A multicountry comparison. *Health Affairs* 20, no. 5: 194–201.

Kirkner, R. M. 2016. Certificate of need: '70s remnant shows its age. *Managed Care* 25, no. 3: 11–12.

Kleinke, J. D. 2001. The price of progress: Prescription drugs in the health care market. *Health Affairs* 20, no. 5: 43–60.

Korobkin, R. 2014. Relative value health insurance. *Journal of Health Politics, Policy and Law* 39, no. 2: 417–440.

Kruse, C. S., et al. 2016a. Adoption factors of the electronic health record: A systematic review. *Journal of Medical Systems* 40, no. 12: 1–7.

Kruse, C. S., et al. 2016b. Barriers to electronic health record adoption: A systematic literature review. *JMIR Medical Informatics* 4, no. 2: e19.

Lammers, E. J., and C. G. McLaughlin. 2016. Meaningful use of electronic health records and Medicare expenditures: Evidence from a panel data analysis of U.S. health care markets, 2010–2013. *Health Services Research.* [Epub ahead of print]. doi: 10.1111/1475-6773.12550.

Lammers, E. J., et al. 2016. Physician EHR adoption and potentially preventable hospital admissions among Medicare beneficiaries: Panel data evidence 2010–2013. *Health Services Research.* [Epub ahead of print]. doi: 10.1111/1475-6773.12586.

Lehoux, P., et al. 2009. What medical specialists like and dislike about health technology assessment reports. *Journal of Health Services Research & Policy* 14, no. 4: 197–203.

Li, N., et al. 2014. Reasons for and predictors of patients' online health information seeking following a medical appointment. *Family Practice* 31, no. 5: 550–556.

Littell, C. L., and R. J. Strongin. 1996. The truth about technology and health care costs. *IEEE Technology and Society Magazine* 15, no. 3: 10–14.

Luce, B. R. 1993. Medical technology and its assessment. In: *Introduction to health services.* 4th ed. S. J. Williams and P. R. Torrens, eds. Albany, NY: Delmar Publishers. pp. 245–268.

Luce, B., and R. S. Cohen. 2009. Health technology assessment in the United States. *International Journal of Technology Assessment in Health Care* 25 (Supplement 1): 33–41.

Maheu, M. M., et al. 2001. *E-health, telehealth, and telemedicine: A guide to start-up and success.* San Francisco, CA: Jossey-Bass.

Marrie, R. A., et al. 2013. Preferred sources of health information in persons with multiple sclerosis: Degree of trust and information sought. *Journal of Medical Internet Research* 15, no. 4: e67.

Martin, N. J., and J. L. Rice. 2010. Building better government IT: Understanding community beliefs and attitudes toward smart card technologies. *Behavior & Information Technology* 29, no. 4: 433–444.

McClellan, M., and D. Kessler. 1999. A global analysis of technological change in health care: The case of heart attacks. *Health Affairs* 18, no. 3: 250–257.

McGregor, M. 1989. Technology and the allocation of resources. *New England Journal of Medicine* 320, no. 2: 118–120.

Medlock, S., et al. 2016. Modeling information flows in clinical decision support: Key insights for enhancing system effectiveness. *Journal of the American Medical Informatics Association* 23, no. 5: 1001–1006.

Mennemeyer, S. T., et al. 2016. Impact of the HITECH Act on physicians' adoption of electronic health records. *Journal of the*

American Medical Informatics Association 23, no. 2: 375–379.

Merrill, R. A. 1994. Regulation of drugs and devices: An evolution. *Health Affairs* 13, no. 3: 47–69.

Milewa, T. 2006. Health technology adoption and the politics of governance in the UK. *Social Science and Medicine* 63, no. 12: 3102–3112.

Miller, R. D., Jr., and H. E. Frech III. 2000. Is there a link between pharmaceutical consumption and improved health in OECD countries? *Pharmacoeconomics* 18 (Supplement 1): 33–45.

Mitchell, J. M. 2007. The prevalence of physician self-referral arrangements after Stark II: Evidence from advanced diagnostic imaging. *Health Affairs* 26, no. 3: w415–w424.

Murphy, G. F., et al. 1999. EHR vision, definition, and characteristics. In: *Electronic health records: Changing the vision*. G. F. Murphy, et al., eds. Philadelphia, PA: Saunders. pp. 3–26.

Murphy, K. M., and R. H. Topel. 2003. The economic value of medical research. In: *Measuring the gains from medical research: An economic approach*. K. M. Murphy and R. H. Topel, eds. Chicago, IL: University of Chicago Press. pp. 41–73.

National Institute of General Medical Sciences (NIGMS). 2016. *Budget, financial management & congressional material*. Available at: https://www.nigms.nih.gov/About/Budget/Pages/default.aspx. Accessed November 2016.

Neufeld, J. D., and C. R. Doarn. 2015. Telemedicine spending by Medicare: A snapshot from 2012. *Telemedicine Journal and E-Health: The Official Journal of the American Telemedicine Association* 21, no. 8: 686–693.

Neumann, P. J., and S. D. Sullivan. 2006. Economic evaluation in the US: What is the missing link? *Pharmacoeconomics* 24, no. 11: 1163–1168.

Neumann, P. J., and M. C. Weinstein. 2010. Legislation against use of cost-effectiveness information. *New England Journal of Medicine* 363, no. 16: 1495–1497.

Nicol, N., and L. Huminski. 2006. How we cut drug errors. *Modern Healthcare* 36, no. 34: 38.

Organization for Economic Cooperation and Development (OECD). 2016. Magnetic resonance imaging (MRI) units, 2014. Available at: https://data.oecd.org/healtheqt/magnetic-resonance-imaging-mri-units.htm#indicator-chart. Accessed April 2017.

Organization for Economic Cooperation and Development (OECD). 2015. *Health at a glance 2015: OECD indicators*. Available at: http://www.keepeek.com/Digital-Asset-Management/oecd/social-issues-migration-health/health-at-a-glance-2015/knee-replacement-surgery-2013-or-nearest-year_health_glance-2015-graph87-en#.WB5vNCTAq9U. Accessed November 2016.

Peterson, L. F., and L. R. Peterson. 2004. The safety of performing diagnostic cardiac catheterizations in a mobile catheterization laboratory at primary care hospitals. *Angiology* 55, no. 5: 499–506.

Prestin, A., et al. 2015. Is online health activity alive and well or flatlining? Findings from 10 years of the Health Information National Trends Survey. *Journal of Health Communication* 20, no. 7: 790–798.

Rakich, J. S., et al. 1992. *Managing health services organizations*. Baltimore, MD: Health Professions Press.

Reiser, S. J. 1994. Criteria for standard versus experimental therapy. *Health Affairs* 13, no. 3: 127–136.

Ricci, R. P., et al. 2013. Effectiveness of remote monitoring of CIEDs in detection and treatment of clinical and device-related cardiovascular events in daily practice: The HomeGuide Registry. *Europace* 15, no. 7: 970–977.

Ricciardi, L., et al. 2013. A national action plan to support consumer engagement via e-health. *Health Affairs* 32, no. 2: 376–384.

Roark, D. C., and K. Miguel. 2006. Replacing bar coding: Radio frequency identification. *Nursing* 36, no. 12: 30.

Robinson, M. D., et al. 2016. Measuring satisfaction and usability of facetime for virtual visits in patients with uncontrolled diabetes. *Telemedicine & e-Health* 22, no. 2: 138–143.

Rochlen, A. B., et al. 2004. Online therapy: Review of relevant definitions, debates, and current empirical support. *Journal of Clinical Psychology* 60, no. 3: 269–283.

Rosenthal, G. 1979. Anticipating the costs and benefits of new technology: A typology for policy. In: *Medical technology: The culprit behind health care costs?* S. Altman and R. Blendon, eds. Washington, DC: U.S. Government Printing Office. pp. 77–87.

Sampat, B., and M. Drummond. 2011. Another special relationship? Interactions between health technology policies and health care systems in the United States and the United Kingdom. *Journal of Health Politics, Policy and Law* 36, no. 1: 119–139.

Schoder, J., and P. Zweifel. 2011. Flat-of-the-curve medicine: A new perspective on the production of health. *Health Economics Review* 1, no. 1: 1–10.

Schur, C. L., and M. L. Berk. 2008. Views on health care technology: Americans consider the risks and sources of information. *Health Affairs* 27, no. 6: 1654–1664.

Sclafani, J., et al. 2013. Mobile tablet use among academic physicians and trainees. *Journal of Medical Systems* 37, no. 1: 1–6.

Seidel, L. F., et al. 1995. *Applied quantitative methods for health services management.* Baltimore, MD: Health Professions Press.

Shaw, L. J., et al. 2000. Clinical and economic outcomes assessment in nuclear cardiology. *Quarterly Journal of Nuclear Medicine* 44, no. 2: 138–152.

Shuren, J., and R. M. Califf. 2016. Need for a national evaluation system for health technology. *Journal of the American Medical Association* 316, no. 11: 1153–1154.

Silow-Carroll, S., et al. 2012. *Using electronic health records to improve quality and efficiency: The experiences of leading hospitals.* New York, NY: Commonwealth Fund.

Skinner, A. E. G., and G. Latchford. 2006. Attitudes to counselling via the Internet: A comparison between in-person counselling client and Internet support group users. *Counseling and Psychotherapy Research* 6, no. 3: 92–97.

Slotwiner, D., and B. Wilkoff. 2013. Cost efficiency and reimbursement of remote monitoring: A US perspective. *Europace* 15 (Supplement 1): i54–i58.

Sobolev, B. G., et al. 2013. The occurrence of adverse events in relation to time after registration for coronary artery bypass surgery: A population-based observational study. *Journal of Cardiothoracic Surgery* 8, no. 1 (Special Section): 1–14.

Sorenson, C., et al. 2013. Medical technology as a key driver of rising health expenditures: Disentangling the relationship. *ClinicoEconomics and Outcomes Research* 5: 223–234.

Steinbrook, R. 2009. The NIH stimulus: The Recovery Act and biomedical research. *New England Journal of Medicine* 360, no. 15: 1479–1481.

Stofle, G. S. 2001. *Choosing an online therapist.* Harrisburg, PA: White Hat Communications.

Taub, J. 2011. The smallest revolution: 5 recent breakthroughs in nanomedicine. *Scientific American.* Available at: http://blogs.scientificamerican.com/guest-blog/2011/09/30/the-smallest-revolution-five-recent-breakthroughs-in-nanomedicine. Accessed July 2013.

Teichert, E. 2016. Putting telemedicine behind bars. *Modern Healthcare* 46, no. 43: 22.

Thompson Coburn LLP. 2013. *2013 HIPAA changes.* Available at: http://www.jdsupra.com/legalnews/2013-hipaa-changes-59764/. Accessed April 2017.

Thorley, A. J., and T. D. Tetley. 2013. New perspectives in nanomedicine. *Pharmacology & Therapeutics* 140, no. 2: 176–185.

Tripp, S., et al. 2012. *The economic impact of the U.S. advanced medical technology industry.* Cleveland, OH: Battelle Technology Partnership Practice.

Tustin, N. 2010. The role of patient satisfaction on online health information seeking. *Journal of Health Communication* 15, no. 1: 3–17.

Wachler, A. B., and P. A. Avery. 2011. *Stark II proposed regulations: Rule offers additional guidance while regulators seek more input from health care community.* Available at: http://www.wachler.com/CM/Publications/Publications17.asp. Accessed January 2011.

Wan, T. T. H. 1995. *Analysis and evaluation of health care systems: An integrated approach to managerial decision making.* Baltimore, MD: Health Professions Press.

Wang, T., et al. 2013. Funding alternatives in EHR adoption beyond HITECH incentives and traditional approaches. *Healthcare Financial Management* 67, no. 5: 86–91.

Wild, C. 2005. Ethics of resource allocation: Instruments for rational decision making in support of a sustainable health care. *Poiesis & Praxis* 3, no. 4: 296–309.

Wodarski, J., and J. Frimpong. 2013. Application of e-therapy programs to the social work practice. *Journal of Human Behavior in the Social Environment* 23, no. 1: 29–36.

Wong, C. Y., et al. 2016. Oral delivery of insulin for treatment of diabetes: Status quo, challenges and opportunities. *Journal of Pharmacy and Pharmacology* 68, no. 9: 1093–1108.

Yanamadala, S., et al. 2016. Electronic health records and quality of care: An observational study modeling impact on mortality, readmissions, and complications. *Medicine* 95, no. 19: e3332.

Ybarra, M. L., and W. W. Eaton. 2005. Internet-based mental health interventions. *Mental Health Services Research* 7, no. 2: 75–87.

第6章 医疗卫生服务筹资

学习目标

- 研究医疗卫生服务筹资的作用及其对提供医疗卫生服务的影响
- 了解保险的基本概念以及一般保险术语如何适用于医疗保险
- 区分团体保险、自我保险、个人医疗保险，管理式医疗、高起付线计划和补充医疗保险
- 探讨基于就业关系的医疗保险的发展趋势
- 描述公共保险计划的主要特征，如美国国家老遗残医疗保险制度（Medicare）、医疗救助计划（Medicaid）、儿童医疗保险计划（CHIP）、国防部计划、退伍军人医疗管理局和印第安人卫生服务
- 了解各种保险的补偿原则和支付方式及其发展趋势
- 讨论私营医疗与公共财政下的国家和个人医疗卫生服务支出，以及公共和个人的筹资趋势
- 探讨《平价医疗法》对医疗卫生服务筹资和医疗保险的影响
- 评价医疗卫生服务筹资的发展趋势和挑战

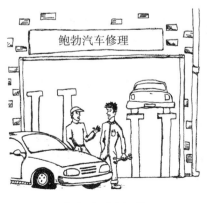

"我有全险。"

▶▶ 简介

医疗卫生服务筹资复杂性是美国医疗卫生服务的主要特征之一。英国、澳大利亚、加拿大等国家实行单一支付体系。政府征税向公民提供医疗保险，而对于那些医疗保障需求大于政府供给的人来说，个人筹资起着补偿作用。在美国，公共筹资和个人筹资都扮演着重要角色。政府创造了大量的税收资助项目，为符合规定资格的公民提供特定类别的服务。保险计划重叠现象比较常见。很多医疗保险（Medicare）受益人同时获得医疗救助计划（Medicaid）的资格，甚至还有私人补充医疗保险。在私营部门，医疗保险由雇主和雇员共同缴费。个体经营者在公开市场购买医疗保险。对于失业者、未充分就业（那些兼职不符合雇主资助医疗保险的人）以及那些由于最初制定的《平价医疗法》（ACA）而失去私人保险的人来说，从2014年开始，政府一直试图为其购买医疗保险提供便利。

医疗卫生服务补偿方式是多样的，包括患者直接付费，大额医疗由各种保险计划和政府项目支付。政府和一些大型雇主使用第三方服务（TPAs）来处理报销事务。本章广泛讨论筹资、保险和支付的概念，并不意味着这三个功能由一个机构具体经办。例如，政府医疗保险计划和医疗救助计划整合了筹资和保险功能，与TPAs订立服务协议后，由TPAs向医疗卫生服务机构付款。管理式医疗在整合医疗卫生服务筹资、保险、服务和支付四个功能方面有了进展。

本章重点关注个人和公共医疗保险的筹资，并探讨其发展趋势，讨论医疗卫生服务的支出，解释各种支付方式，归纳ACA能够实现的目标及其不足之处。最后，介绍医疗保险和筹资的方向和挑战。

▶▶ 医疗卫生服务筹资的作用和范围

医疗保险支付影响医疗卫生服务供给。医疗机构通常根据患者的保险状况来提供服务，以确保他们可以得到补偿，医疗保险的支付方式与筹资方式是关联的。

尽管许多没有保险的人可以获得慈善医疗，但最终还是缴费决定获得医疗保健的程度。慈善机构将继续在美国人口部门扮演重要角色。无论唐纳德·特朗普总统的政府最终通过哪些医疗改革举措，美国总会存在没有保险的人，比如非法移民，选择不购买保险的年轻健康人，以及根据收入不符合 Medicaid 计划条件的人，即使在 ACA 下仍有相当数量的无保险人员。

医疗卫生服务需求影响保险筹资。医疗保险增加了承保服务以满足需求，尽力减少自费项目。需求增加意味着在供给充足的情况下更多地利用卫生服务。根据经济学理论，保险可以降低消费者的自付医疗费用和消耗更多的医疗卫生服务。当服务被保险覆盖时，诱导医疗服务利用率提高的消费者行为被称为道德风险（Feldstein，1993）。

医疗保险融资对医疗卫生服务供给侧有强大影响。例如，私营部门购买了医疗保健，医疗服务和技术就会激增，甚至出现新服务、新技术、新组织模式。相反，异地减少医疗费用的报销比例，医疗服务的供应也随之减少。医疗保险分担率影响医疗机构购置新设备、翻修或扩建机构以及开展新服务等决策。

医疗保险筹资也会影响医疗专业人员的供应和分配。例如，雇主资助的牙科保险催生了牙医和牙科保健员的增长。补偿医生的机制，例如 Medicare 使用的基于资源的相对价值比率（RBRVS），直接影响医生的收入。1992 年实施 RBRVS 的主要目的之一是通过增加对全科医生提供的服务的支付来吸引更多的医疗居民进入全科医生的服务。然而，由于其他因素，全科医生和专科医生之间的不平衡仍然存在。

最终，直接或间接地影响医疗保健服务系统所产生的医疗保健总支出。随后项目讨论筹资和医疗卫生服务支出间的关系，并提供了控制医疗保健费用的通用框架。

▶▶ 医疗保险筹资和医疗卫生服务成本控制

医疗保健筹资与成本控制密切相关。图 6-1 给出了成本控制的概念模型。在美国的医疗卫生服务体系中，保险是决定医疗服务需求水平的主要因素。限制医疗保险筹资（见第 2 章）等于控制医疗卫生服务支出总额。相反，在供应侧不增加的情况下，扩大医疗保险覆盖范围增加了医疗保健总支出（E）。部分来自增加的医疗保险，此外，医疗保险管理成本也影响医疗卫生服务支出。

医疗保险以及支付（价格＝P）会影响医疗服务的供给或可用性。减少报销对 E 有直接影响，并且通过供应缩减产生间接影响。美国及其他国家已采用降低分担率控制医疗卫生服务支出增长的主要战略。

技术和其他类型的服务在卫生规划中被限制，这在有全民医疗保险的国家中是普遍的。当技术供给被定量化时，人们及时参保也不能免费获得这些服务。降低昂贵技术利用率可直接节省成本。

医疗保险和医疗服务可以共同决定可及性，即服务利用（消耗的服务数量＝Q）。

例如，私人医疗保险及 Medicare 和 Medicaid，将某些服务限制在可报销的目录之外。

因为 E = P × Q，可以通过管理影响 P 和 Q 的众多因素，由此控制不断上升的医疗服务成本，其中许多因素是医疗卫生服务体系的外部因素。例如，P 成分包括整体经济通胀，以及医疗通胀。除了本节讨论的内在因素外，Q 还是人口规模和人口构成（即年龄、性别和种族混杂）变化的函数（Levitt 等，1994）。

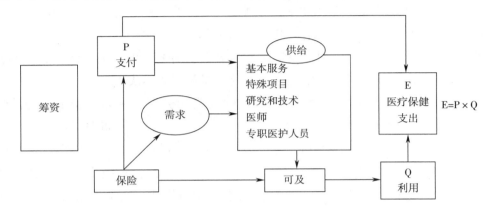

图 6 - 1　筹资对医疗卫生服务提供的影响

►► 保险功能

保险是一种防范风险的制度安排。风险是指发生概率相对较小的事件（至少在给定的个人情况下）造成重大财务损失的可能性。例如，在美国尽管汽车事故很常见，但特定个人在某一年内会发生车祸的可能性很小。即使风险很小，人们也会购买保险以保护其资产免受灾难性损失。

承担风险的保险机构被称为保险公司或承保人。保险业是一种对风险进行评级、选择（或拒绝）、分类和评级的系统技术。例如，医疗保险公司将考虑到被保险人的医疗状况。保险概念的四个基本原则（医疗保险协会，1969；Vaughn 和 Elliott，1987）：

- 被保险人的风险是不可预测的。
- 可以通过合理的准确度预测团体或人群的风险。
- 保险提供转移或改变风险的机制。
- 被保险集团的所有成员在某些公平的基础上分享实际损失。

从技术上讲，65 岁及以上的美国人（老年人）的医疗卫生服务通过 Medicare 提供。对于 65 岁以下的人来说，私人保险——无论是雇主还是自筹资金，都是参加医疗保险的主要途径。Medicaid 和儿童医疗保险计划（CHIP）涵盖了许多贫困人口，包括低收入家庭的儿童。其他公共项目涉及少数人，如退伍军人事务部（VA）和军事医疗系统。其余都是没有参加任何保险的人群。

覆盖范围有重叠，几乎不可能根据特定类型的医疗保险将人们整齐地纳入类别。图 6-2 提供了通过私人和公共医疗保险覆盖的美国人口比例的广义近似值。根据 ACA，私人和公共医疗保险来源的覆盖范围在 2013 年至 2015 年在增加，未投保的比例从 13.3% 下降到 9.1%（Barnett 和 Vornovitsky，2016）。

医疗保险，特别是私人医疗保险，以一种计划的形式出现，其中详细说明了有关费用，涵盖的服务以及如何在需要时获得医疗保健的信息，通常有很多计划可供选择。

任何由医疗保险承保的人都称为被保险人或受益人。两种雇主赞助计划是单一保险计划和家庭保险计划。后者涵盖了在职员工的配偶和受抚养子女。政府的 Medicare 和 Medicaid 计划只承认个人受益人。例如，在已婚夫妇的情况下，Medicare 和 Medicaid 计划将配偶视为独立受益人。

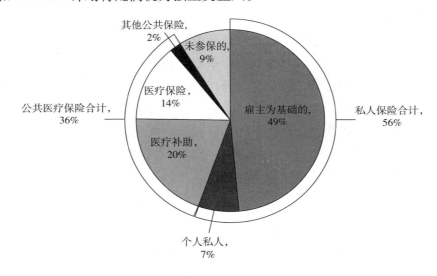

注：由于四舍五入，数字可能不会增加到 100%。

资料来源：Kaiser Family Foundation. 2017. *Health insurance coverage of the total population. Timeframe*：2015. Available at：http：//kff. org/other/state－indicator/total－population/？ currentTimeframe＝0. Accessed January 2017.

图 6-2　2015 年美国总人口的医疗保险状况

▶▶ 私人医疗保险

私人医疗保险也称"自愿医疗保险"。大多数私人医疗保险以就业为基础，但不强制工人购买保险。私人保险包括许多不同类型的提供者，如商业保险公司（例如，联合健康集团、维朋保险、信诺保险和安泰保险)、蓝十字/蓝盾和管理式医疗组织（MCOs）。非营利组织蓝十字和蓝盾与私营医疗保险公司类似，公司经营着自己的MCOs。许多企业都通过购买商业健康保险来降低疾病风险。

基本医疗保险术语

保费

保费是保险人为特定风险投保的费用。雇主可提供一个以上的医疗保险计划，在这种情况下，保费可以根据员工选择的计划而变化。以就业为基础的医疗保险由雇主大量补贴，雇员被要求分担保险费。成本趋势将在本章后面讨论。

风险评级

保费由精算的风险评估或风险评级决定，成人保费可以反映健康状态。三个不同的方法已用于确定保费：经验评级、社区评级和调整后的社区评级。

经验评级，是基于一个群体自己的医疗索赔经验。在这种方法中，由于不同的群体有不同的风险，保费在群体间存在差异。例如，在各个行业工作的人都会受到各种类型和各种程度风险的影响，某些职业的人更容易患某些疾病或伤害，年龄较大的群体比年轻群体风险更高。相比于优选或较低的风险组，高风险群体预期会导致医疗服务的高利用率，因此这些群体被收取较高的保费。经验评级的主要问题是，它使得高风险群体无法承受保险费的负担。

社区评级将风险分散到更大人口的成员中。保费是基于同一类型医疗保险所涵盖的整个人口的使用经验。在纯社区评级下，无论年龄、性别、职业或任何其他医疗风险指标，相同的费率适用于所有人（Goodman和Musgrave，1992）。例如，有生命危险情况的人会与没有生命危险的人支付同样的保险费用。当保费基于社区评级时，低风险群体实际上补贴了高风险群体的保险成本（Somers和Somers，1977）。换句话说，成本从医疗状况不佳的人转嫁到身体健康的人，并使被保险人的医疗保险费用降低。

调整后的社区评级，也称为修改后的社区评级，是一种中间形式，克服了经验评级和纯社区评级的主要缺点。在这种方法下，价格差异考虑了人口统计因素，如年龄、性别、地理位置和家庭构成，而忽略了其他风险因素。

在过去，各州法律规定了医疗保险的保险费率设定，不同的州通常采用前面介绍的三种方法。ACA则要求使用调整后的社区评级作为确定个人和团体的保费的方法，只有年龄、家庭成员（个人或家庭）、地理位置和吸烟状况用于调整保费。

成本共担

除了在支付工资时代扣费用外，被保险人还需自己支付项目医疗费用，如起付线和共付制，仅在使用医疗服务时发生。起付线是指被保险人发生医疗费用后，必须先自付一定额度的医疗费用，超过此额度标准的医疗费用才由保险机构支付。例如，假设一项计划要求被保险人支付 1 000 美元的起付线。当被保险人接受医疗照护时，该计划只有在被保险人收到的医疗服务费用在某一年内超过 1 000 美元后才开始支付。现在，许多计划允许被保险人使用初级卫生保健和健康服务，无须支付起付线。

共同支付即指在每次接受医疗服务时，被保险人必须按一定比例支付医疗费用。例如，对于医疗计划涵盖的某种医疗服务，可能需要 30 美元或 80/20 共同保险的共付额。在后一种情况下，一旦满足起付线，该计划将支付 80% 费用，被保险人支付剩余的 20%。

在发生灾难性疾病或受伤的情况下，起付线和共付额相加金额可能较大。因此，医疗保险计划通常对费用共担有年度限额。达到最高共担金额后，该计划将支付 100% 的额外费用。

成本共担的意义在于控制医疗服务利用，抑制道德风险。在 20 世纪 70 年代进行的一项控制性实验研究，被称为兰德医疗保险实验，成本共担对降低利用率具有重大影响，而不会对医疗产生任何重大负面影响。专家普遍认为，成本共担会降低利用率，说明道德风险确实存在。但是，在严重疾病的情况下，昂贵的医疗服务只能通过保险分担费用（Nyman 和 Trenz，2016）。

覆盖服务

保险计划覆盖的服务称为福利。每个医疗保险计划都会在合同中规定它所涵盖的医疗服务类型和不涵盖的服务，被保险人有权获得合同副本，多数合同还包含免责声明。

有"医疗必要"的服务被覆盖。几乎所有计划都包括医疗和外科服务、住院治疗、急诊服务、处方、产妇照护和婴儿分娩。在规定限度内，大多数计划还提供精神卫生服务、药物滥用服务、家庭保健、专业护理、康复、用品和设备。眼镜和牙科护理等通常不包含在医疗保险中，可以单独购买。最常被排除在外的是非医服务，如自我护理和非处方药、美容整形手术；与工作相关的疾病和伤害（由员工赔偿保险）、修养疗法、基因咨询等。

私人保险的类型

团体保险

团体保险可以通过雇主、工会或专业机构获得。一个团体保险计划预计有相当数量的人将通过其担保人购买保险。由于风险分散在众多被保险人中，因此与在个人保险市场购买相同类型的保险相比，团体保险具有成本更低的优势。

与货币工资不同，医疗保险福利不需缴纳所得税。因此，从雇主那里得到的一美元医疗保险的价值要比在应税工资或税后一美元的医疗费用外支付的金额多。税收政策提供了获得医疗保险的激励，这种福利主要由雇主支付。

从 20 世纪 50 年代开始，团体医疗保险变得普遍。主要的医疗设计旨在弥补灾难性的情况，这些情况可能使家庭面临巨大的经济困难，例如住院、延长疾病和昂贵的手术费用。自 20 世纪 70 年代以来，医疗保险计划已经全面覆盖，包括基本和常规的门诊服务。因此，今天的医疗保险是违背保险基本原理的一个反常现象。

自我保险

在自我保险计划中，雇主作为自己的保险公司，而不是通过保险公司获得保险。许多雇主不是向保险公司支付股息以承担风险，而是通过预算一定数额的资金支付其雇员的医疗索赔来承担风险。2016 年，私营和公共组织中所有拥有医疗保险的工人中有 61% 参加了自我保险计划；拥有 5 000 名或更多员工的企业雇用的工人中有 94% 属于自我保险计划［凯撒家庭基金会，健康研究和教育信托（Kaiser/HRET），2016：188］。

大型和小型雇主都可以采用自我保险，但大多数都是大型企业。自我保险的雇主可以通过从私人保险公司购买再保险（也称为止损保险）来保护自己免受任何潜在的高损失风险。自我保险为这些雇主提供了更大程度的控制，并且通过在快速通货膨胀期间保费的缓慢上升来控制成本（Gabel 等，2003）。

政府政策刺激了大型雇主的自我保险运动。自我保险的雇主可以免除保险公司必须支付的保险税，其费用通过更高的保费转嫁给客户。此外，1974 年的《雇员退休收入保障法》（ERISA）将自我保险计划免除了在常规医疗保险计划中需要在多个州提供的某些强制性福利。自我保险计划还免除了州保险法规的项目要求，例如储备要求和消费者保护要求。由于这些计划具有许多优势，大到足以使其自身可行的雇员认为自我保险是一种更好的经济选择。值得注意的是，ACA 并未影响自我保险计划，因此他们对 ACA 的某些要求保持免疫力，例如要求医疗计划包括"基本医疗福利"（Noble 和 Chirba，2013）。

个人私人医疗保险

个人购买的私人医疗保险（非团体计划）相对较小，但却是一些美国人的重要保险来源。2015 年，约有 7% 的美国人口拥有非集体私人保险（Kaiser，2017）。农民家庭、早期退休人员、自雇人士以及不提供医疗保险的企业员工——所有这些人都倾向于依靠个人医疗保险。出于承保目的，考虑每个人的医疗状况和人口统计所表明的风险。因此，高风险人群往往无法购买私人医疗保险。ACA 的规定消除了这一障碍，任何人不论先前存在的健康条件如何，医疗保险公司都要覆盖。

管理式医疗计划

20 世纪 80 年代，为应对医疗保健费用的迅速增长。出现了管理式医疗组织（MCOs），如健康维护机构（HMOs）和优先医疗机构保险（PPOs）。起初，管理式医疗计划不同，并且比传统保险公司提供的计划便宜。然而，随着时间的推移，由于 MCOs 的优势，传统保险公司开始提供管理式医疗计划。如今绝大多数医疗保险是以管理式医疗计划的形式存在。

高免赔额健康计划和储蓄选择

高免赔额健康计划（HDHPs）将储蓄计划与具有高起付线的医疗保险计划相结合。HDHPs 近年来显示出显著增长。2016 年，HDHPs 覆盖了就业计划中所有工人的 29%，而 2006 年仅为 4%（Kaiser / HRET，2016：3）。由于高起付线，HDHPs 的保费通常低于其他类型的保健计划。

储蓄选项使消费者能够更好地控制如何使用资金。因此，这些计划也被称为消费者驱动的健康计划。有两种主要类型的高免赔额健康计划和储蓄选择，根据美国税法适用不同的指导方针（见展览 6 - 1）。

短期止损差距

人们经常因各种原因离开雇主。离开雇主意味着至少暂时失去医疗保险。例如，当人们换另一个雇主时，他们可能会在新的医疗保险开始之前遇到等待期。根据 ACA，等待期限为 90 天或更短。其他人在离开工作后可能面临临时失业。有些人在 65 岁之前离开了工作岗位，因此他们没有资格获得 Medicare。为解决短期覆盖空白问题，国会通过了 1985 年的《综合预算调节法》（COBRA），该法案允许工人在离职后保持雇主团体保险 18 个月。个人需要支付 102% 的团体费用以继续获得健康福利，但由于雇主补贴不再可用，高额的保费会阻止许多人在保险缺口期间保持医疗保险。

1996 年的《医疗保险流通与责任法》（HIPAA）规定了原始 COBRA 规定之外的持续保险。如果被保险人或家庭成员在 COBRA 承保的前 60 天内被社会保障管理局确定为残疾人，则可以延长保险期，最长可达 29 个月。如果前雇员去世，参加医疗保险，无论离婚或合法分居，配偶和受抚养子女可享受长达 36 个月的延长保险。

展览 6-1　　　　　　医疗报销安排与健康储蓄账户之间的主要差异[①]

医疗报销安排（HRA）	健康储蓄账户（HSA）
完全由雇主建立。自雇人士无法建立 HRA。该账户由雇主拥有	由个人建立。雇主可以协助建立 HSA。该账户由该员工拥有
拥有 HDHP 不是强制性的。雇主可以提供除医疗保险之外或代替健康保险的 HRA，其中可能包括 HDHP。资金用于免税、共付、保险费以及国税局授权的其他医疗和相关费用	个人必须拥有符合联邦标准的"合格健康计划"并且是 HDHP。2017 年的最低年度起付线为单一计划的 1 300 美元（家庭计划为 2 600 美元）。2017 年，单一计划的起付线和共付额的最高年度自付费用上限为 6 550 美元（家庭计划为 13 100 美元）。资金不能用于 HDHP 保费
仅由雇主资助；员工不得捐款。贡献金额没有限制。捐款是免税的	个人必须为 HSA 提供资金。雇主可以提供捐助，但不强制。2017 年的最高捐款是完全免税，单一计划为 3 400 美元（家庭计划为 6 750 美元）55 岁及以上的注册者可以为这两项计划额外捐助 1 000 美元
雇主可以在 65 岁之后向退休人员提供 HRA，或允许退休人员或被解雇的雇员保留现有的 HRA。相反，雇主可以终止该账户	个人必须未满 65 岁且没有任何其他健康保险（牙科、眼科和长期护理保险不计算在内）。当一个人在 65 岁时有资格获得 Medicare 时，可以使用 HSA 中的剩余余额，但不能增加任何资金

[①]雇主可以提供 HRA 和 HSA。在这种情况下，来自 HRA 的资金可用于支付 HSA 所需的 HDHP 的保费。

补充医疗保险（Medigap）

Medigap，也称为 Medicare 补充保险，是私人医疗保险，只能由参加原来的 Medicare 计划的人购买，具有较高的自付费用（稍后将在"Medicare"项目讨论）。保险公司向 Medicaid 或医保优势（Medicare Advantage）承保的人出售 Medigap 计划是违法的。Medigap 计划涵盖全部或项目 Medicare 起付线和共付额/共同保险。

联邦法律要求仅销售标准化保险计划，每个保险计划都包含单一形式的福利，以帮助消费者决定哪种计划最适合他们的需求。有 10 个联邦政府批准的标准保险计划，但并非所有州都有可用的所有计划。这些计划标记为 A 至 D，E，G 和 K 至 N。计划中最常涉及的自付费用包括医院起付线和共付额，专业护理机构共付额以及 B 项目起付线和共付额或共付保险。Medigap 计划不包括延长的长期护理、视力保健、牙科护理、助听器或私人护理。保费根据所选计划和销售计划的保险公司而有所不同。

私人医疗保险的趋势

直到最近，私人医疗保险覆盖率（美国的雇主和个人购买者）几年来一直在稳步下降。例如，在 2000 年，美国 75.1% 的 65 岁以下人口（65 岁以上的人口由 Medicare 承保）由私人医疗保险承保。到 2010 年，这一比例已降至 61.7%。2013 年至 2014 年覆盖率略有上升，从 61.8% 上升至 63.7% ［国家卫生统计中心（NCHS），2016：313］。这种增加很可能反映了 ACA 的一些影响。虽然 ACA 可能增加了私人购买的医疗保险，正如下一节所指出的那样，它对整体就业覆盖率没有产生积极影响。

以就业为基础的医疗保险趋势

ACA 雇主提供的基于就业的医疗保险的要求于 2015 年生效。这项任务适用于拥有 50 名或更多全职人力工时（FTE）工人的雇主。它通常被称为提供或缴税的托付方案（play or pay），它要求雇主向员工提供医疗保险，如果不这样做会被要求支付罚款。然而，在美国，近 93% 的雇主雇用的 FTE 员工少于 50 人。2016 年只有 1.6% 的雇主拥有 200 名或更多的雇员——但这些大雇主雇用了 62% 的劳动力（Kaiser/HRET，2016：19）。

表 6 - 1 是按雇主规模显示了提供医疗保险的雇主百分比和健康福利所涵盖的工

表 6 - 1　　　　　　　　　　基于就业的医疗保险的发展趋势（选定年份）　　　　　单位：%

项目	劳动力规模（人）	2005 年	2010 年	2015 年	2016 年
雇主提供医疗保险的比例	3 ~ 9	47	59	47	46
	10 ~ 24	72	76	63	61
	25 ~ 49	87	92	82	80
	≥200	97	99	98	98
承保工人的比例	3 ~ 24	41	44	35	32
	25 ~ 49	55	59	49	47
	≥200	66	63	63	61

资料来源：Kaiser Family Foundation，and Health Research and Educational Trust（Kaiser/HRET）. 2016. *Employer health benefits*：2016 *annual survey*. Menlo Park，CA：Author.

人百分比。2005 年至 2010 年间，小型雇主（3 ~ 49 名工人）的提供和覆盖率明显呈上升趋势。令人惊讶的是，2010 年 ACA 通过后，提供和覆盖率都有所下降。在雇主授权于 2015 年生效后，2016 年的利率进一步下降。显然，ACA 对小企业雇用的工人产生了负面影响。

在大型雇主（200 名或以上工人）中，即使提供随着时间的推移保持相对稳定，工人覆盖率还是缓慢下降，在 2016 年达到 61% 的最低点。这些影响是否归因于 ACA 尚不清楚。事实上，这种下降趋势已经持续了好几年。例如，在大型雇主中，2001 年有 69% 的工人受雇主健康计划保障此后的提供率并未发生变化，因此我们必须关注美国行业内的结构变化，以寻找可能的答案，说明为什么工人保险率下降。

近年来，许多大公司已将其制造业务在美国关闭并将这些业务转移到海外。因此，美国的就业已经转向服务业的低薪工作。例如，在提供医疗保险的企业中，77% 的制造业员工被覆盖，而零售业只有 37%（Kaiser/HRET，2016：61）。即使雇主可能提供医疗保险福利，但对于这些工人中的许多人而言，保费还是过于昂贵。此外，更多的工人已经（自愿或不情愿地）从事兼职工作。那些决定不受雇主计划保障的人可能要么根据 ACA 的个人授权支付罚款，要么通过政府资助的交易所购买保险，特别是如果他们有资格获得税收补贴。

基于就业计划的保费

主要是规模较小的企业，不提供医疗保险给他们的员工，继续将成本列为不这样做的最重要原因（Kaiser/HRET，2016：42）。在 2011 年至 2016 年的 5 年期间，个人计划的雇主平均保费增长 18.5%，从每年的 5 429 美元增加到 6 435 美元，家庭计划的平均保费增长略高于 20%，从每年的 15 073 美元增加至 18 142 美元（Kaiser/HRET，2011；2016）。在同一时期，员工在单一保险中的保费份额增加了 22%，家庭保险增加了 28%，而整体通货膨胀率上升了 6%，工人收入增长了 11%（Kaiser/HRET，2016：38，88）。雇主越来越多地将医疗保险费用的负担转移给他们的工人，因为工人的工资没有与保险费用相同的速度增加，所以工人将更多的收入用于支付医疗保险。在实施 ACA 之前，医疗保险成本上升是未购买就业型医疗保险的工人最常提到的原因 [员工福利研究所（EBRI），2013]。2014 年，他们被授权通过政府交易所从雇主那里购买医疗保险。然而，ACA 无法使医疗保险更便宜。

利用成本趋势：费用共担

2011—2016 年，个人的平均年度起付线从 991 美元上升至 1 478 美元，增幅接近 50%。PPO 计划中的最低起付线（2016 年为 1 028 美元）增长了 52%。家庭保险 PPO 计划起付线（2016 年为 2 147 美元）同期增长了 41%（Kaiser／HRET，2016：128，140）。

至于共付或共同保险，只有 7% 的雇主赞助计划在 2016 年没有要求这些员工支付初次就诊费用。初级卫生保健的平均共付额为 24 美元，特殊照护的平均共付额为 38 美元（Kaiser/HRET，2016：147）。ACA 限制了自付费用和共付额或共同保险的全部自付费用。2017 年，单身和家庭计划的限额分别为 7 150 美元和 14 300 美元。

▶▶ 《平价医疗法》下的私人保险和费用

ACA 将个人医疗保险市场分为两类：为了通过政府建立的交易所（也称"市场"）让未投保人群从联邦保险费补贴中获益，以及那些没有资格获得保险费补贴并在交易所之外购买医疗保险的人群获益，向收入在联邦贫困水平（FPL）100% ~ 400% 的人提供保费补贴。

根据 ACA 各项条款获益参保的美国人口约有 2 000 万（Jost 和 Pollack，2016），约占美国非老年人口的 7.3%。在这些人中，近 44% 的人参加了 Medicaid 计划，23% 的人参加了基于交易所的计划（有额外津贴），还有 8.8% 的人购买了其他私人医疗保险计划（没有额外保费补贴）。仍有 2 820 万人没有任何保险（Blumberg 和 Holahan，2016）。[①]

在承保范围和费用方面，ACA 有六个主要条款值得注意。第一，从 2010 年 9 月开始，在父母的保险计划下，被抚养子女保险期限强制注册到 26 岁，此前到 19 岁截止，全日制学生在 23 岁截止（Shane 等，2016）。比较 2007—2009 年，2011—2013 年 ACA 计划中年轻人群无保险人数占比下降 5%（Berger，2015）。该法律意在帮助非贫困年轻人获得保险（Berger，2015；Han 等，2016）。由于强制参保年轻人参保人数增加了 2.1%，保险费也增加了。雇主们可能增加了家庭计划成本的共担额（Depew 和 Bailey，2015），而不是通过提供员工薪酬将成本转嫁给全体员工。尽管付出了额外代价，这一政策并没有导致预防保健利用的显著增加（Barbaresco 等，2015），或使用其他关键服务，如医生问诊和处方药物补充（Shane 等，2016）。考虑到这个年龄段人群总体上是健康的，这一结果并不令人惊讶。他们中的大多数可能不会自己愿意购买保险。

---

① Blumberg 和 Holahan 估计，实施 ACA 后近 500 万人通过雇主获得了 Medicare。然而，来自雇主健康福利调查（Kaiser/HRET，2016）的数据并不能证明这一论点。

第二，2014 年 ACA 规定，对先前患有糖尿病、癌症、心脏病和艾滋病等人群提高保费或拒绝承保是非法的。向健康状况不佳的人多收保费或拒保因公平原因受到批评，但忽视承保原则会增加所有人的保险费，健康人最终为不健康人捐助的费用更多。正如预期的那样，ACA 改善了带病人群获得医疗保健的机会（Jost 和 Pollack，2016）。

第三，所有保健计划都必须包括某些"基本医疗卫生服务"并满足某些要求。只有"合格的保健计划"才能通过交易所出售。保健计划还包括预防和康复护理。值得注意的是避孕药的使用范围没有惠及低收入妇女，堕胎率与复杂的规则挂钩，各州有权发布禁令（Sonfield 和 Pollack，2013）。

第四，对于通过交易所出售的计划产品，要对保险公司征收费用。这些成本将以更高保费形式转嫁给消费者（Mulvany，2013）。

第五，ACA 要求大型团体保险计划最低理赔率为 85% 和个人或小团体为 80%。用于支付医疗费用占保费收入的百分比为医疗损失率（MLR）。保险公司将保费剩余资金用于管理、营销和利润。

第六，个人授权于 2014 年生效，所有美国合法居民都应当有医疗保险，否则要缴纳罚款。雇主计划下无保险的雇员可以选择通过交易所购买保险，但还有许多人放弃购买，因为罚款不够严重。

ACA 规则有利于带病人群，但增加了保费，特别是对于没有资格获得 ACA 补贴的个人和小集团的保费。根据 2014 年 ACA 早期实施数据，Kowalski（2014）估计个人健康保险市场的保费增加了 24.4%，超出了以往的保费预测。2017 年，保费比 2016 年平均增加了 25%（Herron，2016）。在许多州，增长率更高。密西西比州为 43%，田纳西州为 62%（Radnofsky 和 Armour，2016）。政府补贴抵消了大项目，但最终这些费用是由纳税人和没有资格获得补贴的人群来承担的。

2017 年，起付线到了无法承受的水平。中级计划（"白银"计划）的年起付线达到 3 572 美元，同期家庭收入为 7 474 美元，起付线资金必须在保险支付前自付，这大大高于他们参与的雇佣保险计划的水平（参见"利用成本趋势：成本共担"项目）。

除了非雇主市场的医疗保险成本大幅上升之外，联合健康保险（United Health）和安泰保险（Aetna）等大型保险公司也退出了 ACA 交易所，称其原因是巨大亏损。因此，美国许多地区只有一家保险公司通过交易所购买医疗保险，约有 19% 的交易所注册保险受到这些变化的影响（Cox 和 Semanskee，2016）。因此，很多人不得不换保险公司。

特朗普总统承诺为所有美国人提供医疗保险。除了 ACA 之外，"新"系统如何覆盖大量没有保险的美国人，以及如何解决医疗保险成本和系统内其他不公平问题仍有待观察。

►► 公共医疗保险

1965 年以来，政府预算在扩大服务方面发挥了重要作用，主要资助了那些无法负担医疗费用的人。如今，美国大项目卫生医疗服务通过公共项目提供。公共医疗保险项目覆盖了 1/3 人口（见图 6 - 2）。本节讨论各种公共医疗保险计划的资金来源、资格要求和医疗服务，以及 ACA 对这些服务的影响。

公共财政支持分类计划以满足不同需求，如老年人和某些残疾人的 Medicare、贫困人口的 Medicaid，针对在职人员及其家属的国防部计划和退伍军人事务部（VA）为退伍军人提供医疗保健服务。在大多数情况下，公共医疗保健服务通过购买私营部门提供。VA 计划是个例外，其筹资、保险、服务和支付是高度整合，即地地道道的公立医院。

医疗保险计划

医疗保险（Medicare）见《社会保障法》第 18 条，为以下三组人群提供基本医疗服务：（1）65 岁以上的人；（2）有社会保险待遇的残疾人；（3）终末期肾病（永久性肾衰竭，需要透析或肾脏移植）的患者；无论他们收入状况如何都可以参保。

1967 年 Medicare 计划成立后，很快覆盖了 1 950 万人（NCHS，1996：263）。2015 年 Medicare 覆盖 5 530 万人。由于人口老龄化，受益人数继续增加，大多数在 65 岁以上，还有 16% 为年轻残疾人 [Medicare 和 Medicaid 服务中心（CMS），2016a]。Medicare 是一项联邦计划，由美国卫生与人类服务部（DHHS）的一个分支机构，即 Medicare 和 Medicaid 服务中心（CMMS）监督运行。资格标准和福利待遇在全美国是一致的。1997 年《平衡预算法》（BBA）设立了一个独立的联邦机构，即医保支付咨询委员会（MedPAC），负责针对 Medicare 计划的各种问题向美国国会提供建议，参与制定 Medicare 支付政策，以获得医疗服务和提高医疗质量。

综上所述，30 年来，Medicare 包括 A 项目和 B 项目，至今已发展成为四个项目。

A 项目：住院保险（Hospital Insurance）

Medicare 住院保险（HI）项目是社会互济型福利计划。在整个职业生涯中，雇主雇员通过工资税按照各自50%的比例缴纳社会保障税，无论他们拥有多少收入和资产都有权获得 A 项目的福利。1994 年以来，所有在职人员（含自营职业者）都被强制缴纳社会保障税。

获得 A 项目福利的资格：一个人或配偶已经工作并完成最低缴费限额，至少40 个季度（10 年）获得 40 个积分。A 项目包括急症护理医院、精神病院、住院康复机构、专业护理机构（SNF）服务、家庭健康探访和临终关怀护理的住院服务。以下是福利类型的概述：

1. 每期最多住院 90 天。一旦 90 天用完，还有 60 个住院日终生储备。受益期从住院开始，当受益人连续 60 天没有住院或 SNF 住院时结束，福利期数是无限的。这些规则也适用于急症护理医院和住院康复机构。

2. 在精神病医疗机构中，每种疾病总共需要 90 天的护理，并有 60 天的终生储备。终身使用仅限于 190 天治疗。

3. 在住院治疗至少连续 3 天（不包括出院当天）之后，Medicare 在 Medicare 认证的 SNF 中支付 100 天的护理费用。SNF 的入院必须在出院后 30 天内进行。

4. 在家也需要间歇或兼职的熟练护理或康复，Medicare 向得到 Medicare 认证的家庭医护中心提供的服务支付护理费用，没有限制的患病期。对于绝症患者支付临终关怀服务。

5. 临终关怀福利期（家庭健康和临终关怀除外）有起付线，费用基于服务期限计算（家庭健康除外）。展览 6-2 给出 2017 年 A 项目计划的细节。

展览 6-2　　Medicare A 项目 2017 年的筹资、福利、起付线和共付额

筹资	
医院保险信托基金来自雇员的 1.45% 的工资税和雇主所有收入的 1.45%。自营职业者缴纳全额收入的 2.9%。按照 ACA 的要求，截至 2013 年，单笔纳税人收入 20 万美元或以上，已婚夫妇收入 25 万美元或以上的，需要额外支付 0.9%	
保费	没有（那些没有资格获得免费保险的人可以以高达 413 美元的最高保费购买保险）
起付线	每个福利期 1 316 美元
福利	共付额
住院医院（房间、膳食、护理、手术室服务、血液输血、特殊护理单位、药物和医疗用品、实验室检测、康复治疗和医疗社会服务）	前 60 天没有（受益期），第 61~90 天每天 329 美元（精神病院的受益期或疾病期），第 91~150 天每天 658 美元，150 天后 100% 的费用（不可再生的终身储备天数）
专业护理机构（住院 3 天后）	在福利期内的前 20 天不收费，在受益期内的第 21~100 天每天 164.50 美元
家庭保健服务（兼职技术护理、家庭健康助理、康复治疗、医疗设备、社会服务和医疗用品）	没有家庭健康访问 医疗设备批准金额的 20%

续表

临终关怀	用于药物的小额共付
住院精神治疗（190 天的终生最高赔偿限额）	与住院医院相同
非覆盖服务	

长期护理

保管服务

个人便利服务（电视、电话、私人护士、非医疗必需的私人房间）

资料来源：Centers for Medicare and Medicaid Services and Social Security Administration.

B 项目：补充医疗保险（SMI）

B 项目是 Medicare 的补充医疗保险，即自愿计划。B 项目资金的 75% 来自一般税收，约 25% 来自参保人缴费。2007 年以来，按照 2003 年《Medicare 处方药改进和现代化法案》（MMA）的要求，B 项目保费费基以个人收入为基础，收入超过门槛金额的人支付更高保费，即与收入相关的月度调整金额（IRMAA）。2017 年，IRMAA 的收入门槛为年 85 000 美元（每对夫妇 170 000 美元）。MMA 立法意在减少高收入人群的社会保障税负。例如，2017 年收入超过 214 000 美元的月保费为 428.60 美元，收入低于或等于 85 000 美元的支付 134 美元。

几乎所有 HI 的参保人也选择加入了 SMI，因为他们无法以同样价格从商业保险公司获得类似的保险。2017 年 SMI 涵盖的主要项目见展览 6 - 3。B 项目还涵盖特定条件下的有限的家庭保健服务。自 2011 年 1 月起，ACA 为所有 B 项目注册者免费提供年度体检（称为健康检查），主要目的是进行健康风险评估并制订个性化的预防计划。

展览 6 - 3　Medicare B 项目 2017 年的筹资、福利、起付线和共付保险

筹资	
联邦政府一般税收约占 75%，25% 来自 B 项目参保人月缴费	
标准保费	每月 134 美元（接受社会保障的人减去）
收入调整后的溢价[①]	每月 18 750 美元至 428.60 美元
起付线	每年 183 美元
共付保险	80%：20%
主要福利	

医师服务

急诊科服务

门诊手术

诊断测试和实验室服务

门诊物理治疗、职业治疗和言语治疗

续表

门诊心理健康服务

在一定条件下有限的家庭保健

救护车

肾透析

假肢和牙套

输血和血液成分

器官移植

医疗设备和用品

农村卫生诊所服务

年度体检

健康检查

预防服务（医疗需要）：酒精滥用筛查和咨询、骨量测量、乳房 X 光检查、心血管筛查、子宫颈抹片检查、结肠直肠癌筛查、抑郁症筛查、糖尿病筛查、青光眼检查、艾滋病毒筛查、糖尿病和肾脏疾病的营养咨询、肥胖筛查和咨询、前列腺癌筛查、性传播感染筛查、注射（流感、肺炎球菌、乙型肝炎）和烟草使用戒烟咨询

非覆盖服务

牙科服务

助听器

眼镜（白内障手术后除外）

与治疗或伤害无关的服务

①对于年收入超过 85 000 美元的单一受益人。

数据来源：Centers for Medicare and Medicaid Services.

C 项目：医保优势（Medicare Advantage）

实际上，C 项目不是新的福利计划，不添加特定新服务，只提供了一些额外的健康计划选择，意在将更多受益者引入管理式医疗计划。1997 年《平衡预算法》（BBA）授权 Medicare + Choice 计划于 1998 年 1 月 1 日生效。Medicare + Choice 通过 2003 年的 MMA 更名为 Medicare Advantage（MA）。受益人可以选择保留原始的 Medicare 按服务付费计划，如果 CMS 与服务于受益人所在地的 MCO 签订了合同，即可以选择加入 MA 计划。一旦他们加入计划，将通过 MCO 获得 A 项目和 B 项目服务。若由 MCO 提供，D 项目处方药也包含在内。自 2004 年以来，医保优势计划的注册人数稳步增加，从 530 万人（Gold 等，2013）到 2010 年的 1 110 万人（占所有医疗保险受益人的 24%），继而升至 2016 年的 1 760 万人（占受益人数的 31%）（Jacobson 等，2016）。

医保优势计划的保费来自支付给 Medicare B 保险之外的费用。受益人还可获得原始 Medicare 计划中未提供的额外福利，无须购买 Medigap 保险。C 项目的参保人

也有较低的自付费用，是一种具有成本效益的选择。研究表明，MA 计划提供与传统医疗保险相同或更高质量的护理，且成本更低，参保的性价比可更好（Newhouse和 McGuire，2014）。例如，2003 年的 MMA 要求医保优势包括特殊需求计划，从2005 年开始对入选 Medicare 和 Medicaid 慢病或致残的人群提供护理服务，但 MA - SNP 仅在有限区域内实施。

ACA 旨在降低 MA 计划的待遇，实现 C 项目和原始医疗保险计划的平等待遇，且减少人均费用。医保支付经过风险调整，包括质量激励。尽管 MA 计划提高了保费和自付费用，2016 年 MA 计划的参保人还在增加。

D 项目：处方药报销计划

2003 年 D 项目进入 MMA 下的 Medicare 计划，于 2006 年 1 月全面实施。D 项目适用于在 A 项目或 B 项目的全体参保人，并要求支付医疗保险费，作为 B 项目保费的补充。低收入人群自动参保无须缴费。截至 2011 年 1 月，ACA 实施 IRMAA，按照收入类别支付额外保费。基于 Medicare 批准的两种私人计划，仅提供药物保险的独立处方药计划（PDPs）意在保留原始 Medicare 按服务付费；相比之下，如果 MCO 提供处方药保险，大多数人都可以使用医保优势处方药计划（MA - PDs）。

2017 年全国平均保费 42.17 美元/月，较 2016 年增长 9%（Hoadley 等，2016）。D 项目还要求支付起付线，此后获得目录内的服务。分担率或"甜甜圈洞"要求受益人支付全部药费（折扣），直到达到规定的支出水平。继而医疗保险一般分担水平下降（见展览 6 - 4），将低收入者的自付费用降到最低。

展览 6 - 4　　　　　　　　**Medicare D 项目 2017 年个人自付费用**

保费	每月 42.17 美元（估计全国平均水平）[①] IRMAA 的价格从 13.30 美元到 76.20 美元不等
起付线	每年 400 美元
超过 400 美元起付线的三个级别的福利和自付费用	
首次分担	Medicare 支付药费的 75%，直到计划和受益人的总支付额达到 3 700 美元
分担缺口	受益人支付原研药费的 40% 和仿制药费的 51% 当受益人自掏 4 950 美元（对于专利药物，制造商的折扣也计入自付费用）时，覆盖缺口就会结束
负担水平	共付制下个人支付（约 5%）
额外帮助计划	
Medicare 药品保险计划的特殊项目即"额外帮助"，旨在帮助低收入和低储蓄的人群。这类受益人包括接受 Medicaid 或补充保障收入的人，只要符合条件其自付费用最小	

①Actual premium varies according to income and the plan selected by the beneficiary.

资料来源：Centers for Medicare and Medicaid Services（CMS）. 2017. *Costs for Medicare drug coverage.* Available at：https：//www. medicare. gov/part - d/costs/part - d - costs. html. Accessed May 2017.

在 ACA 下，所有 D 项目药物必须遵守与 CMS 制造商的折扣协议，受益人可以在医保目录内享受折扣。

Medicare 自付费用

Medicare 有较高的起付线、共付额和保费（见展览 6-2、展览 6-3 和展览 6-4），眼镜、牙科护理和许多长期护理服务不包括在内。医保优势计划有费用分担限制（使用网络内的为 6 700 美元）。传统医疗保险计划没有自付最高限额，大多数人都要承担高额的自付费用，占了他们收入的重要份额。Medicaid（如果受益人符合资格）雇主退休福利，购买商业保险 Medigap 可以支付大一些自付费用。

Medicare 注册人口和总开支

Medicare 支出占美国国家卫生中支出的 20% 以上。注册人口和支出的数据见表 6-2。与前几年相比，2010 年至 2015 年医疗保险支出增长缓慢。医疗保险人口增长 3%，支出增长 4.4%，在 2000 年到 2010 年的增长率是 9%。主要原因是 ACA改革的作用。

表 6-2　　　　　　　　　　医疗保险：选定年份的注册人口和支出

1970 年	1980 年	1990 年	2000 年	2010 年	2015 年
覆盖人口（百万）					
20.4	28.4	34.3	39.7	47.7	55.3
支出（十亿美元）					
7.5	36.8	111.00	221.8	552.9	647.6
美国医疗卫生服务支出总额的比例（%）					
10.0	14.5	15.5	16.4	20.2	20.2
上一年的支出年均增长率（%）					
	17	12	7	9	4.4

资料来源：National Center for Health Statistics（NCHS）.2012. Health, United States, 2012. Hyattsville, MD: U. S. Department of Health and Human Services. pp. 323, 356; Centers for Medicare and Medicaid Services（CMS）. 2016a. 2016 *Annual report of the boards oftrustees of the federal hospital insurance and federal supplementary medical insurance trust funds.* Available at: https://www.cms.gov/Research-Statistics-Data-and-Systems/Statistics-Trends-and-Reports/ReportsTrustFunds/downloads/tr2016.pdf. Accessed January 2017.

Medicare 筹资和服务支出

有关筹资和支出的数据见图 6-3 和图 6-4。资金来自一般税和工薪税，大多数支付给医院。其中，私人医保优势（Private Medicare Advantage）计划参保人是未来最大受益者。

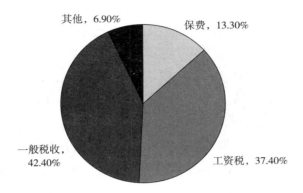

图 6 - 3 2015 年医疗保险筹资来源

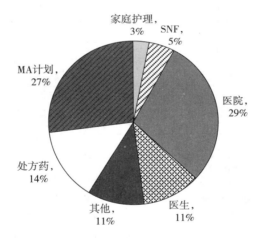

图 6 - 4 2015 年医疗保险费用支出

Medicare 信托基金

Medicare 建立了两只信托基金：HI 信托基金为 A 项目提供资金池，SMI 信托基金为 B 项目和 D 项目提供资金池。每只信托基金都有自己的收入支出资产负债表。税收、保费和其他收入计入各自的信托基金贷方，只能用于拨付福利金和行政费用。

表 6 - 3 比较了 2012 年和 2015 年的信托基金结果。2012 年至 2015 年，信托基金的赤字支出（支出超过收入）大幅减少，这种变化很可能归因于 ACA 中那些减少医疗保险费用和增加收入的规定。尽管取得了这些进展，医疗保险受托人预计赤字将会恢复，到 2028 年预计 HI 收入仅占支出的 87%，2015 年的支出收入比为 99%，到 2028 年将耗尽 HI 基金。由此建议改革立法，以尽量减少其对受益人、服务者和纳税人的影响（CMS，2016a）。

截至 2026 年，SMI 信托基金收支平衡。B 项目和 D 项目的保费收入和一般税收收入每年都会重新调整，以支付预期费用。但是，这种筹资增长必须比经济增长更快，才能满足预期费用增长（CMS，2016a）。三个主要因素的结合引发了人们对 Medicare 未来支付能力的担忧：

- 医疗保健费用增长快于一般经济中的通货膨胀率增长；
- 人口老龄化将消耗更多的医疗服务；
- 劳动人口在减少，缴费工资增长低于医疗保健费用增长幅度。

表 6 - 3　　　　　　　　　　**2012—2015 年 HI 和 SMI 信托基金的状况**　　　　单位：十亿美元

项目	HI		SMI	
	2012 年	2015 年	2012 年	2015 年
年初的资产	244.2	197.3	80.7	69.2
收入	243.0	275.4	293.9	369.0
支出	266.8	278.9	307.4	368.8
收入与支出的差异	-23.8	-3.5	-13.5	0.2
年末资产	220.4	193.8	67.2	69.5

资料来源：Centers for Medicare and Medicaid Services（CMS）. 2013. 2013 *Annual report of the boards of trustees of the federal hospital insurance and federal supplementary medical insurance trust funds*. Available at：https：//downloads. cms. gov/files/tr2013. pdf. Accessed April 2017；Centers for Medicare and Medicaid Services（CMS）. 2016a. 2016 *Annual report of the boards of trustees of the federal hospital insurance and federal supplementary medical insurance trust funds*. Available at：https：//www. cms. gov/Research - Statistics - Data - and - Systems/Statistics - Trends - and - Reports/ReportsTrustFunds/downloads/tr2016. pdf. Accessed January 2017.

医疗救助计划（Medicaid）

《社会保障法》第 19 条规范了医疗救助计划，意在为贫困人群提供医疗服务，资金来自纳税人，是一个经济状况调查项目，资格取决于人们的财务状况。州政府根据联邦指导规则管理自己的医疗救助计划，由联邦政府和州政府共同资助。联邦政府根据每个州的人均收入向各州提供相应的资金援助，不少于国家 Medicaid 计划总成本的 50% 或 83%，较富裕的州在联邦政府资助比例较小。

Medicaid 资格规则

三类人员自动获得受益资格：（1）有子女且接受贫困家庭临时救助（TANF）的家庭；（2）领取附加保障收入（SSI）的人群，包括许多老年人、盲人和低收入的残疾人；（3）家庭收入等于或低于 FPL 的 133% 的儿童和孕妇。各州根据人们的收入和资产来定义其他"医疗贫困"类别。其中，最重要的是那些接受护理服务或社区服务的精神病患者，如果缺乏自理能力将有资格享受 Medicaid 的护理资助。这些人的收入和资产必须低于州规定的阈值水平。

双重合格受益人

约 900 万人是双重资格的受益人，他们完全双重符合 Medicare 和 Medicaid 的受益资格。Medicaid 支付医疗费用，有起付线和共付额。因为慢性病、残疾或需要长期护理服务，具有双重资格的人通常有广泛的医疗保健需求。

ACA 下的医疗救助经验

根据财政规则，从 2014 年 1 月开始，ACA 强制所有州覆盖 65 岁以下收入相当于 FPL 的 138% 的美国法定居民（自从 2014 年 1 月开始，根据经修改的调整后总收入，对 FPL 的 133% 进行 5 个百分点的调整）。符合新条件的人连续 3 年获得联邦 100% 配款（2014—2016 年），到 2020 年降到 90%。美国最高法院随后取消了授权，允许各州选择在不受联邦政府任何约束的情况下扩大或不扩大其医疗救助计划。截至 2016 年，31 个州和哥伦比亚特区扩大了 Medicaid 计划，19 个州没有。

Medicaid 的扩张帮助大量低收入人群获得了医疗保险。根据联邦法律，急诊科（EDs）就医不需要保险。然而，在后 ACA 时代，Medicaid 计划的急诊室费用增加了 27%（Pineset 等，2016）。美国初级卫生保健医生短缺且许多客户的 Medicaid 参与率较低，基于俄勒冈州经验的研究显示，Medicaid 扩张始于 20 世纪 80 年代后期，确实带动了 EDs 使用的增加（Finkelstein 等，2016）。EDs 使用率较高的主要受益者是医院，这些医院可以得到 Medicaid 的付款，此前只能作为"未补偿"处理。鉴于 Medicaid 管理式医疗服务的扩张，人们可能会认为 MCOs 可以为参保人提供更好的服务。然而，伴随 Medicaid 地域的医疗渗透率与 EDs 使用的增加，难以看到专科医生以及处方的改善，也不会减少支出（Caswell 和 Long，2015）。Roberts 和 Gaskin（2015）的研究结论指出，ACA 下的 Medicaid 扩张需要增加 2 000 个初级卫生保健医生。综合文献综述表明，ACA 的 Medicaid 扩展增加了护理服务（Antonisse 等，2016）。

还有其他研究指出，很难满足 Medicaid 新增参保人的日益增长的医疗需求。尽管 Medicaid 受益人表示较高的满意度，但经过仔细分析后发现，这种访问主要来自医院的 EDs 和社区医疗中心（Goozner，2015），不幸的是美国各地都没有社区卫生中心。

Medicaid 的挑战

Medicaid 的主要问题是对医疗服务提供方的补偿不足。许多医生和其他医疗机构不愿意为 Medicaid 患者提供服务。Medicaid 补偿是 Medicare 和私人保险公司的小项目。尽管如此，美国最高法院在 *Armstrong v. Exceptional Child Center , Inc.* 中裁定 Medicaid 服务提供者无权在联邦法院寻求救济，这迫使各州财政负担加重（Huberfeld，2015）。ACA 支付暂时提高到 Medicare 水平，医生参与仍是一个持续的挑战。

Medicaid 计划的另一个关键问题是频繁交易。该系统的参保人不断退出和重新进入，因为许多人的月收入在波动。数据表明，30% 的 Medicaid 参保人在入保后 6 个月内失去资格（Sommers 和 Rosenbaum，2011），约 50% 的在 12 个月内失去资格（Sommers 等，2014）。频繁易会破坏照护的可及性和连续性。根据 ACA 的规定，所有人都要有医疗保险，那些 Medicaid 的参保人必须找到新的保险——通常是通过政府赞助的交易所实现。

综上所述，大多数美国人不满意 Medicaid 的制度安排，他们认为 Medicaid 导致了美国的双轨制医疗保健系统，一个服务于贫困人口，另一个服务于非贫困人口。

医疗救助注册和支出

2014 年之前，Medicaid 计划注册人数约为 6 000 万。2014 年上半年，在 ACA 实施后，600 万人通过 Medicaid 获得医疗保险（Haislmaier 和 Gonshorowski，2014）。为此，联邦政府的 Medicaid 支出在 2014 年增加了 360 亿美元［Medicaid 和 CHIP 支付及准入委员会（MACPAC），2016］。

由于频繁交易和注册人数不稳定，CMS 要提供关于注册的季度报告。截至 2016 年 2 月，联邦 Medicaid 注册人数已增至 7 400 万以上（CMS，2016b），较 2013 年末增长了 23%，其主要原因是 ACA。Medicaid 已成为仅次于雇主福利计划的第二大保险来源（见图 6－2）。

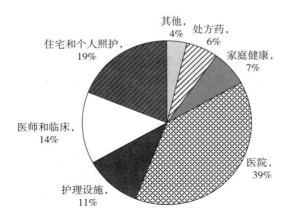

资料来源：Medicaid and CHIP Payment and Access Commission（MACPAC）. 2016. *Report to Congress on Medicaid and CHIP*，*June* 2016. Washington，DC：Author.

图 6 - 5　Medicaid 服务支出（2014）

2014 年，Medicaid 支出约占美国医疗卫生服务支出总额的 16%，即 4 980 亿美元（MACPAC，2016）。相比之下，Medicare 占总支出的 20%。接下来，Medicaid 将以与 Medicare 相当或更慢的速度增长。图 6 - 5 总结了各种 Medicaid 覆盖服务的支出。

儿童医疗保险计划

儿童医疗保险计划见《社会保障法》第 21 条。1997 年该计划在 BBA 下启动，意在为家庭收入超过 Medicaid 门槛的无保险 19 岁以下儿童提供基本医疗服务，因为他们没有资格享受 Medicaid。1996 年覆盖这些儿童人数为 1 010 万，约占未保险人数的 25%。

CHIP 筹资由联邦政府和州政府共担。为了加强 CHIP，联邦配款比 Medicaid 计划高 15%，并一次性拨款。州政府可以扩大其现有的 Medicaid 计划，为儿童制订单独计划或采用综合方法。联邦法律要求，在批准 CHIP 之前的 Medicaid 的无资格。各州制定 CHIP 资格标准，但必须符合联邦的指导原则。联邦没有收入门槛，许多州覆盖收入高达 FPL 的 200% 的家庭的儿童，前提是这些儿童不在另一个私人或公共健康保险计划内。CHIP 不覆盖父母或成人。有研究表明，CHIP 对减少未保险儿童数量产生了重大影响（Hudson，2005）。CHIP 还改善了所有种族/族裔群体中儿童的医疗可及性、照护连续性和服务质量，在这个领域大大缩小了差异（Shone 等，2005）。

军队的医疗卫生服务

美国国防部（DOD）运营着庞大、复杂和辐射全国的医疗卫生服务计划，即军事卫生系统。该系统为现役军人和退役军人及其家属、幸存者和前配偶提供医疗服务。该计划已扩展到国民警卫队/预备队成员。军队运营的医院和诊所雇用了约 15 万名军人、文职人员和合同人员。每个军事部门——陆军、海军和空军——都有自己的医疗机构。国防部的医疗保健预算超过 500 亿美元，为 960 万参保人提供服务（国防部，2014）。

是军事医疗卫生系统医疗保险部门（TRICARE）。参保人可以通过国防部的医疗机构获得医疗服务或从民用医疗机构购买服务。TRICARE 提供多种不同的健康保险计划，包括管理式医疗保险和按服务付费的选择，以及根据参保人居住地在美国还是海外的不同选择。65 岁及以上的退休人员，TRICARE 与 Medicare 建立了一体化的管理服务系统，退休人员必须注册 A 项目和 B 项目。因职业伤害或职业病退役人可能有资格获得 VA 福利和某些 TRICARE 福利，可以在每个照护单元内选择使用。

退伍军人健康管理局

退伍军人健康管理局（VHA）是美国退伍军人事务部（VA）内设的卫生服务部门，经营着美国最大的综合医疗服务系统，有 1 700 多个医疗机构，包括医院、诊所、社区生活中心（养老院）和各种其他机构。VHA 每年为 876 万退伍军人提供医疗服务（VHA，2017）。研究与发展办公室联合卫生教育机构，大力开展退伍军人健康教育。

VHA 的初衷是为有战争伤害的退伍军人提供治疗与康复服务，后来扩大到与战争伤害无关的照护项目，与军事作战无关的贫困退伍军人越来越多地使用这个系统，VHA 的服务对象几乎一半以上与军事职业伤害无关（NCHS，2012）。国会要求 VHA 优先为遇到军事职业伤害的、低收入或有特殊医疗需求的退伍军人提供服务。

VHA 的资金在国会批准的年度国家预算中拨款，首先是全球预算，然后分拨给其监管的医疗保健机构，包括 23 个区域分布的退伍军人综合服务网络（VISN）。每个 VISN 负责协调医院、诊所、养老院和其辖区内其他机构的活动。VHA 还负责管理退伍军人事务部（CHAMPVA）的平民健康和医疗计划，该计划覆盖永久和完全残疾的退伍军人家属，为符合条件的人支付医疗保健费用。

尽管取得了许多成功，但 VHA 系统仍受到能力和资金的限制，许多退伍军人无法及时获得照护。2014 年，高度公开的报告描述了退伍军人等待治疗时发生死亡的事件，以及伪造名单以缩短等待时间的做法（Giroir 和 Wilensky，2015）。作为回应，国会通过了《2014 年退伍军人准入、选择和问责法》，为居住在距离 VA 机构

40 英里或更远的退伍军人获得社区照护打开通道。特朗普总统承诺，要进一步加强国家退伍军人的医疗保健体系。

印第安人卫生服务

印第安人健康服务局（IHS）是 DHHS 的一个分支机构，直接向联邦政府认可的美洲印第安人和阿拉斯加原住民（AIAN）部落及其后代提供全面的医疗保健服务。作为美国公民，AIANs 有资格参加所有公共、私人和州医疗保健计划。然而，对于许多印第安人来说，IHS 是唯一的医疗保健来源，特别是在偏远地区。IHS 为居住在或接近保留地和农村社区的近 220 万名 AIANs 提供服务，由 883 个 IHS 拥有或租用的部落卫生保健机构提供服务，包括医院、保健中心、学校中心、卫生站和阿拉斯加乡村诊所。通过 12 个地区办事处组织提供服务。

►► 医保支付功能

保险公司、管理式医疗组织（MCOs）、蓝十字/蓝盾（Blue Cross/Blue Shield）以及政府（Medicare 和 Medicaid）均为第三方支付者，另外两方是参保患者和医疗服务提供者。

医保支付功能有两个主要方面：（1）确定提供服务的方式和报销金额；（2）提供服务后的实际支付。每种不同类型服务的固定费用通常称为收费或付费。从技术上讲，收费是医疗机构设定的费用，类似商业价格。付费是由第三方支付者设定的价格，并列出每项服务费用指标的费用表。第三方付费属于对医疗机构提供服务的"补偿"，具体方式为"支付"。

从历史上看，医疗服务提供者更喜欢按服务项目付费，由于成本快速上升而失去支付者的青睐。Medicare 一直处于创新支付方式的最前沿，私人支付者也纷纷效仿。今天，存在许多支付方法，并用于不同类型的服务。

项目付费

项目付费是最老的补偿方式，使用量已大大减少。它基于这样一种假设，医疗服务是一系列可识别且单独存在单位，如在医嘱下的 X 光扫描、尿液分析、破伤风疫苗注射等。对于外科手术，可能包括入院用品、各自单独计算的医疗用品、外科医生费用、麻醉、麻醉师费用、恢复室费用等，每项单独列账，医院、外科医生、病理学家和麻醉师分别提供账单。医疗机构欢迎项目付费，这可以激励他们通过增加服务获得更多收入，甚至提供过度的医疗。

最初，保险公司被动地支付费用。后来，保险公司开始通过社区或全州范围的医疗机构收费调查，自行确定合理支付标准（UCR），超支不付，这促使医疗机构开始控制成本，追求实际成本和实际支付之间的差额。目前，牙医、治疗师和部分医生继续根据服务项目收取费用。

打包付费

打包付费或打包定价，即指一个价格包含一系列相关服务。例如，验光师的打包价格包括眼科检查、眼镜框和矫正镜片的费用。打包定价推动了医疗服务的预付标准和医保公司的预付制，抑制了提供不必要服务的动机。有证据表明，打包定价与支付、预付制，可以有效减少医疗支出，且没有显著影响医疗质量（Hussey 等，2012）。

Medicare 开创了打包定价与预付支付机制，广泛地用于住院服务以及随后的急性服务，如康复和养老院照护。还引入了医疗机构与 Medicare 共享节约的激励措施（Tanenbaum，2017），这将促进协同治疗、改善质量和降低成本。

基于资源的相对价值量比率（RBRVS）

根据 1989 年《综合预算调节法》（OBRA－89），Medicare 开发了一项新政策，即基于分配给每个医生服务的"相对价值"来补偿医生。相对价值量表（RBRVS）于 1992 年实施，随后第三方支付者采用了 RBRVS。计入提供服务所需的时间、技能和强度（医生工作）的相对值单位（RVUs），真实反映提供服务的资源投入（时间、精力和专业知识）。针对由代码识别不同类型服务建立的 RVUs，医保的通用程序编码系统（HCPCS）包括用于服务的当前程序术语（CPT）代码（级别Ⅰ）和级别Ⅲ代码，如耗材、设备和仪器。

除了与医生工作相关的 RVUs 之外，还包括单独的 RVUs 用于实践成本（间接费用）、医疗事故保险和地理成本变化。然后，标准美元金额称为转换因子（CF），引用可持续增长率（SGR）因子来建立 Medicare 医师费用表（MPFS），即医生服务的价目表。个人支付也基于这个表。其他，如非医师从业人员的参与和质量评估报告，也可以发挥作用（MedPAC，2016a）。在本质上，RBRVS 是按服务付费的变种，没有解决数量驱动问题（Jessee，2011）。备受争议的 SGR 公式在国会经历了几次"修正"，旨在避免严重削减医生费用，这些"修正"导致医生服务总费用增加。

按价值付费

Medicare 在支付方式方面不断创新，更加注重提高质量和降低成本。2015 年《医疗服务可及性与儿童健康保险项目再授权法》（MACRA）实施质量付费法。新法律废除了 SGR 公式以及对 MPES 的一些其他调整。2019 年 1 月开始按照医疗服务绩效付费法。根据截至 2017 年 1 月收集的绩效数据，MACRA 将先前使用的质量测量报告简化为一个综合绩效评分，提供了两种路径，临床医生可以选择参与。一是基于价值的激励支付系统（MIPS），将奖金或罚金与质量措施、资源使用（投入成本）、类似的护理事件和临床条件、照护协调和共享决策以及电子健康记录的使用联系起来。二是替代支付模型（APMs），适用于责任医疗组织（ACOs）的临床医生和以病人为中心的医疗之家。

ACOs 是一组医生和医院承诺为一组参保人的医疗费用和质量负责的制度安排，由医疗保险共享储蓄计划（MSSP）付费。根据 ACA 规定，通过这种组织实现的任何成本节约都可以进入 ACOs 和 Medicare 的奖励分配。但是，参保人可以不选择 ACOs 或者退出 ACOs，一旦 Medicare 选择了 ACO，ACOs 仍然负责支出。这就激励了 ACOs 的工作追求客户满意度，争取留住客户（MedPAC，2016b）。

Medicare 还要求某些类型的医疗机构做质量评估报告，如门诊手术中心、家庭医疗机构和临终关怀医院，对于未向 CMS 提交质量数据的机构将减少报销比例。

管理式医疗方法

MCOs 主要专注于三种支付方式。第一种是优先提供方法，即按服务付费的变种。主要区别在于 MCOs 与某些"优先供应方"签订合同，协商折扣费用以确定费用表。第二种是人头费，为每个在册者按月支付固定费用（费率×在册人数），无论其收到怎样的服务，医疗机构为获取剩余而谨慎的提供必要的服务。第三种是与绩效关联的奖励付费，是雇佣医生的一些 MCO 使用方式。

成本加成补偿（后付制）

成本加成补偿是 Medicare 和 Medicaid 计划的传统付费方法，用于确定医院、养老院和其他机构住院病人每日津贴率。根据成本加成法，各机构的补偿率根据医疗机构所发生的总费用进行计算。医疗机构需向第三方支付者提交成本报告。为设定上限和禁止性规则，计算公式越来越复杂并用于计算每日报销率，即患者日费率（PPD）。除了总运营成本，在补偿公式达到 PPD 费率时，可能附加其余项目成本。因此，医疗机构有动力不加选择地提供服务和增加成本，几乎没有控制成本的动机。

由于补偿方法基于成本回顾确定费率，因此被称为后付制。后付制不利于财务预算与激励，这种方法逐渐被各种预付制所取代。联邦急重症医院计划是个例外，它继续对某些农村医院实行成本加成补偿制。对 Medicare 认证的临终关怀医院也是按照每日费率进行付费。

预付制

预付制具有前瞻性，在医疗服务交付之前使用某些既定标准预先确定支付金额，不仅可以最大限度地减少成本加成方法中的滥用行为，还可以使 Medicare 的协议医疗机构预测未来的医疗卫生服务支出，激励医疗机构降低成本和提高质量。只有将其成本控制在预定金额以下时，该机构才能获利。

自 1983 年以来，Medicare 一直使用预付制支付系统（PPS）为 Medicare A 项目的住院医院急症护理服务支付费用。随后，1997 年的 BBA 要求，医院门诊服务和急症护理实施 PPS，包括家庭健康机构和住院康复机构。

根据服务类型的不同，后续讨论疾病诊断相关组（DRGs）的预付制、动态支付分类（APC）、病例组合方法和家庭健康资源组（HHRGs）。

疾病诊断相关组付费法（DRG）

根据 1983 年《社会保障修正案》规定的急症护理住院病人的 PPS 规则，要根据 DRGs 设置预定的支付标准。每个 DRG 将主要疾病诊断组合在一起，预计医疗照护所需要的相似数量的医疗资源。

控制成本的主要因素是病例类型（DRG 分组），基于全部病例数据的随机均值定价和支付制度，可以激励医疗机构控制成本和提高服务质量。其他因素可能会导致同一 DRG 组的费用差异，如根据地理差异进行调整（不同地区的工资水平；城市与农村地区医院的位置）；该机构是否为教学医院（即有医学毕业生的住院医师计划）；以及医院是否大量接治了低收入患者。国会授权最后一项条款为"安全网"医院（指大量接治低收入患者的股份医院）提供额外的财政支持，主要指分布在内城和农村地区的、服务于大量贫困人口的医疗机构，因长期住院或昂贵病例（也称异常值）需要支付额外费用。

改进的 Medicare 严重性诊断相关组。2007 年，CMS 采用了一种改进的 DRG

和 PPS 付费方法，引入了患者的严重程度，以更好地反映医生劳动难度和医疗资源使用情况。这个新系统有 335 个基础 DRGs，其中大多数基于合并症（继发性病症）或并发症（住院期间开发）进一步分为两个或三个 Medicare 严重性诊断相关组（MS - DRGs）。2016 年开始使用这个新的支付方法，有 756 个 MS - DRGs。每个 MS - DRG 都具有相对的权重，以比较不同 MS - DRG 的成本。DRG 支付方式改革需要使用新的技术，没执行支付起付线和共付额，还列入了 65% 的新增坏账。此外，DRG 支付方式可能激励医院缩短住院时间，为防止医疗机构迫使患者过早出院，ACA 要求对限期内有重复住院情况的医疗机构给予处罚（MedPAC，2016c）。

精神疾病 DRG 支付

Medicare 患者约占精神病出院人数的 25%。精神疾病 MS - DRGs 按床日付费，基准利率基于全国精神疾病的平均住院的日常成本、辅助成本和资本成本确定，并根据通货膨胀率进行更新。基准费率也会根据某些因素进行调整，如对急症护理医院的调整（MedPAC，2016d）。

长期照护支付系统

长期照护医院（LTCHs）有三种情况。重症监护病房（ICU）和依赖呼吸机的患者的急症护理，根据长期照护诊断相关组的严重程度（MS - LTC - DRGs）设定支付标准和实行 PPS 付费方式。对于不符合上述标准的，急症护理或照护费用较低的，MS - LTC - DRGs 使用与急性护理相同的组，但是在 LITCHs 中接受治疗的患者有特定的权重（MedPAC，2016e）。

门诊预期支付系统

2000 年 8 月，Medicare 实施门诊预付制（OPPS）的动态支付分类法（APC）。根据临床和成本相似性将所有门诊服务划分为不同组。除少数例外情况，APC 内的所有服务都具有相同的支付标准。此外，CMS 已经研发了覆盖支持支付方式创新的新技术，有足够的数据用于制定医保支付标准。昂贵药物和生物制品有单独的APCs。医保支付对总医疗费用的分担率会根据社会平均工资的地域差异等因素进行调整。还会对某些癌症中心和儿童医院的门诊服务进行调整。APC 打包付费，包括麻醉药品、某些药品、供应品和回收室费用等。

2008 年 1 月，Medicare 实施医疗机构的预付制（OPPS），如护理、康复护理、麻醉剂、药物和其他用品。内设手术中心（独立或医院），最常见的手术包括白内障摘除和晶状体置换、上消化道内镜检查和结肠镜检查。根据 RBRVS 的医生费用表分别付费（MedPAC，2009）。

病例组合方法

病例组合是需要临床干预的病症严重程度的总和。病例组合类别是相互排斥的，根据医疗资源使用的程度区分患者和分组。在病例混合指数中，高分值类别覆盖的患者的疾病严重程度高于低分值组。对每个患者的病情进行全面评估才可确定住院病人的病例组合，再将资源消耗相似的患者归入一组。

资源利用组。病例组合方法也用于支付 SNFs。1998 年开始实施 PPS，根据 SNF 患者所需的照护程度预先设定日均支付标准。最低数据集（MDS）是患者评估工具，由一组核心筛选元素组成，用于评估入住 SNF 每位患者的临床、功能和心理社会需求，根据 66 个资源利用组（RUGs）设定住院日。RUG 根据预期的资源使用率区分患者。识别资源利用率的变量包括患者特征，如主要诊断、功能限制、认知模式、心理状况、皮肤问题、膀胱和肠功能，营养状况以及所需的特殊治疗和程序。

RUG 的 PPS 的初衷是确保 Medicare 付费与患者的照护需要相关。日均费率是包罗万象的，覆盖全部 SNF 服务，如护理和康复。PPS 费率需要针对不同地理区域的工资差异以及城市与农村地区的机构位置进行调整。

病例组合组。2002 年以来，对康复住院机构（康复医院和综合医院明确认证的康复单位）已根据病例组合（CMGs）支付费用。每位患者必须在入院和出院时接受患者评估，根据评估信息分配强化康复类别，如中风或髋部骨折、年龄、功能水平或认知障碍。根据任何合并症，将患者分为四个等级，上下浮动调整支付标准。

康复住院的主要功能是强化康复治疗。Medicare 规则要求，此类单位中不少于 60% 的患者，需要 13 种特定病症中的一种强化康复治疗（MedPAC，2016f）。

家庭健康计划

2000 年以来，"家庭健康专业服务计划"为每 60 天护理支付固定的、预先确定的费用，不考虑服务内容，包括熟练的护理、康复、医务社会工作和/或家庭健康助理服务。家庭健康机构根据患者情况提供服务包，一次支付的费用不含任何耐用医疗设备（DME）。为了获取预期的资源使用，根据临床和功能状态以及服务使用情况，根据评估结果和评估信息集（OASIS）将患者分配到 153 个 HHRGs 中的一个。HHRGs 的覆盖范围从不复杂的患者到有严重疾病、严重功能限制或需要综合治疗的患者。如果患者在 60 天内接受访问次数少于 5 次，家庭健康机构则根据访问类型支付费用（MedPAC，2016g）。

医保支出

医保支出（索赔处理）根据特定医疗保险计划的支付政策进行。商业保险公司和 MCOs 拥有自己的理赔部门来处理支付或将此功能外包。自保雇主通常与第三方管理者（TPA）签订合同以处理索赔事务，如商业保险公司。TPA 已经使用智能系统监控医疗行为。为此，政府主张与私营第三方管理者签订合同，处理 Medicare 理赔支付事务。为此，每个州都建立了账单代码和索赔提交程序。

▶▶ 国家医疗卫生支出

2015 年，美国国家医疗卫生支出（NHE）总额略高于 3.2 万亿美元，人均消费9 990美元。表 6 - 4 提供了选定年份的 NHE 数据。NHE 占美国国内生产总值（GDP）的 17.8%，GDP 是美国生产的商品和服务的总价值，是经济总产量或总消费量的指标（CMS，2016c）。由于 2007—2009 年经济衰退和增长缓慢，国内生产总值增长率略高于预期。数据表明，国家医疗卫生支出在美国经济生产总量中所占的比重不断上升。从 1990 年到 2000 年，卫生总支出年均增长率为 6.7%，2000 年至 2010 年为 7.3%，2010 年至 2015 年为 4.3%，仅在 2015 年 NHE 就增长了 5.8%。近年来 NHE 增长放缓，这与联邦政府的 Medicare 控费努力有关。

表 6 - 4　　　　　　　　　　选定年份的美国国家医疗卫生支出

年份	人均金额（十亿美元）	GDP 百分比（%）	人均金额（美元）
1960	27.2	5.0	146
1970	74.6	6.9	355
1980	255.3	8.9	1 108
1990	721.4	12.1	2 843
2000	1 369.7	13.3	4 857
2010	2 596.4	17.4	8 404
2015	3 205.6	17.8	9 990
2020（预计）	4 198.3	18.7	12 490

资料来源：Centers for Medicare and Medicaid Services（CMS）. 2016c. *National health expenditure data*：*Historical*. Available at：https：//www. cms. gov/research - statistics - data - and - systems/statistics - trends - and - reports/nationalhealthexpenddata/nationalhealthaccountshistorical. html. Accessed January 2017.

根据精算师 CMSs 办公室的年度预测，2015 年至 2020 年的 NHE 增长率预计为 5.6%，2020 年的 NHE 将超过 4 万亿美元，届时将占 GDP 的 18.7%。可见，NHE 增长率将高于 GDP 增长率的预期。

国家和个人医疗卫生支出之间的差异

国家医疗卫生支出是一个国家医疗卫生支出的总和，用于所有公共卫生、医疗服务和用品以及与卫生有关的研究、行政费用，在一年期间对机构和设备的投资。NHE 在美国卫生服务的不同类别中的比例分布出现在表 6 - 5 中。

个人医疗卫生支出是国家卫生支出的组成项目，包括直接与患者照护有关的服务和商品的总开支。个人卫生支出是指从 NHE 计划中扣除所有用于研究、结构（如建筑、增加、改造）和设备的支出、私人和公共健康保险计划中产生的行政费用以及政府公共卫生活动的费用后的剩余金额。2015 年，84.8% 的美国 NHE 归因于个人医疗卫生支出下的各种服务。从百分比来看，2010 年至 2015 年最大增长是政府管理部门和私人医疗保险类别的净成本，这反映了 ACA 下 Medicare 的管理费用。其他明显增加的领域包括处方药和医院服务（见表 6 - 5）。

表 6 - 5 　　　　　2010 年和 2015 年美国国家卫生支出的百分比分布　　　　单位：%

项目	2010 年	2015 年
NHE	100.0	100.0
个人卫生支出	84.5	84.8
住院治疗	31.7	32.3
医师和临床服务	19.8	19.8
牙科服务	4.0	3.7
护理院护理	5.4	4.9
其他专业服务	2.7	2.7
家庭健康	2.7	2.8
处方药	9.7	10.1
其他个人医疗保健	5.0	5.1
其他医疗产品	3.5	3.4
政府管理和私人医疗保险的净成本	7.1	7.9
政府公共卫生活动	2.9	2.5
投资	5.5	4.8
非商业性的研究	1.9	1.5
结构和设备	3.6	3.4
总 NHE（十亿美元）	2 596.4	3 205.6
个人卫生支出（十亿美元）	2 194.6	2 717.2

资料来源：Centers for Medicare and Medicaid Services（CMS）. 2016c. *National health expenditure data*：*Historical*. Available at：https：//www. cms. gov/research - statistics - data - and - systems/statistics - trends - and - reports/nationalhealthexpenddata/nationalhealthaccountshistorical. html. Accessed January 2017.

私人和公共支出的趋势

自 1987 年以来，CMS 的精算师办公室使用标准格式编制个人和公共医疗支出之间的数据。所选年份的结果如图 6 - 6 所示。请注意个人支出逐渐减少和公共支出比例逐渐增加的趋势。明显 Medicare、Medicaid 和 CHIP 计划占比增长继续超过个人医疗卫生服务支出。

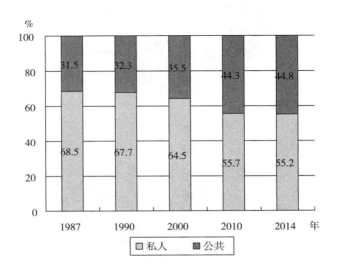

资料来源：National Center for Health Statistics（NCHS）.2016. *Health*，*United States*，2015. Hyattsville，MD：U. S. Department of Health and Human Services. pp. 310 - 311.

图 6 - 6　美国个人和公共医疗支出份额的比例分布

国家的医疗卫生费用

图 6 - 7 提供了美国国家医疗保健资金的来源（收入）（包括私人和公共来源）以及如何使用（支出）的全面图景。从 2011 年到 2015 年，最引人注目的变化是联邦 Medicaid 资金的增加（从 2011 年的 9% 上升）和 Medicare 资金的轻微下降（从 2011 年的 21% 下降）。一个百分点的差异可能看起来很小，但就 2011 年的 NHE 而言，这相当于 270 亿美元。公共筹资的两个变化都可归因于 ACA，它授权联邦资金用于 Medicaid 扩张，并削减参与 MA 计划的私人保险公司。如前所述，私人医疗保险收入对 NHE 没有显著影响。

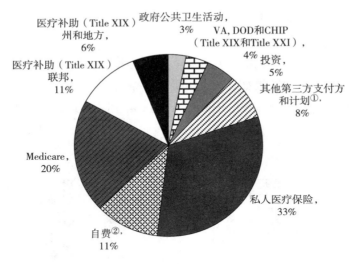

资金来自哪里

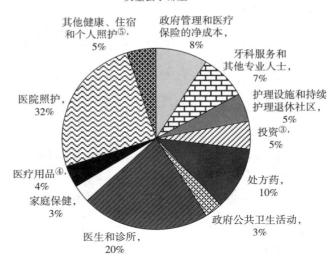

资金去了哪里

①包括工作场所卫生保健、其他私人收入、印第安人卫生服务、工人的赔偿、一般援助、妇幼保健、职业康复、药物滥用和精神卫生服务管理、学校健康和其他联邦机构和州地方计划。

②包括共付、起付线和健康保险未涵盖的任何金额。

③包括研究、机构和设备。

④包括耐用品和非耐用品。

⑤包括在非传统环境下（如社区中心、老年居民中心、学校和军事野战站）提供的住宿护理机构、救护车服务、医疗护理，以及家庭和社区 Medicaid 计划下的支出。

注：由于四舍五入，数字不能增加到 100%。

资料来源：Centers for Medicare and Medicaid Services（CMS）. 2016c. National health expenditure data：Historical. Available at：https：//www. cms. gov/research – statistics – dat – and – systems/statistics – trends – and – reports/nationalhealthexpenddata/nationalhealthaccountshistorical. html. Accessed January 2017. See NHE Tables.

图 6 – 7　2015 年美国卫生费用

在支出方面，主要变化是私人和公共医疗保险（2011 年为 7%）及医院照护（2011 年为 31%）的管理费用增加。研究、机构和设备投资以及护理机构支付略有下降。

►► 目前的方向和问题

关于 Medicare 和医疗卫生服务可及性问题，目前来看尚存模糊性。作为改变美国医疗卫生服务的一项广泛承诺，ACA 已经作出了重大改变，几乎全方位地覆盖了医疗保健，不仅仅是保险。取消一些改革措施是一项复杂的任务，特别是涉及覆盖范围（不能中断）和控制成本（不能反弹）的问题。特朗普总统在上任的第一天签署了一项行政命令，为 ACA 下的各种处罚提供补救措施。随后，2017 年 5 月 5 日，国会众议院通过了《美国医疗保健法》（AHCA）。该法将进行修改，并在参议院到达总统签字之前由参议院通过。

价值和支付能力

ACA 是否对消费者具有良好价值是有争议的。答案取决于表达方式，对谁来说它是有价值的。当然，那些在 Medicaid 计划下投保的人，那些接受税收补贴后购买 Medicare 的人，以及那些健康状况不佳的人，都会发现健康保险有很好的价值。然而，Medicare 意在确保被保险人能够在需要时获得医疗服务。正如前面所讨论的，在获得更多数据之前关于可及性如何的结论仍然相当粗略。似乎在日常照护中使用 EDs 的情况并没有减少，尤其是对于 Medicaid 的参保人来说。

根据 ACA 规定，对于那些没有资格获得补贴的人来说，如果保费大幅增加，或者由于高起付线而无法使他们获得保险和医疗服务，ACA 就没有生命价值。同样，对于纳税人来说 ACA 也不是好价值，需要更高税负来支持 Medicaid 计划的扩大和补贴。这些补贴的成本可能隐藏在"其他第三方支付人和项目"的类别下（见图 6-7），从 2011 年到 2015 年，这一比例从 7% 上升到 8%。未投保人所支付的罚金、净补贴成本估计为 6 600 亿美元，占 GDP 的 3.6%（国会预算办公室，2016）。在特朗普政府的未来医疗改革中，为消费者提供可及的医疗保健能力将是最紧迫的问题（Jost 和 Pollack，2016）。

逆向选择

当高危人群，即那些可能比其他人使用更多医疗保健服务的人，带病参加 Medicare 计划的人数比健康人更多时，就会出现逆向选择。相反，因医疗服务利用率低，可能面临年轻人和健康人参保率较低的挑战。一旦出现逆向选择，缴费人和消费人的赡养负担则加重。

ACA 的经验表明，个人 Medicare 市场出现了逆向选择，交易所的总参保率未达到初步预测的目标，反而使更多高风险人群进入了私人保险市场。税收处罚显然不足以推动健康人购买保险。此前，高风险人士通过国家高风险池实施保险。ACA 废除了高风险池，并强制要求保险公司覆盖所有人，无论他们健康状况如何。没有足够的健康人参保，保费成本变得难以承受。

成本转移

当一些参保人认为医疗保险报销不足或一些医疗费用不能报销时，成本控制是弥补医保收入不足的转移机制。一份医院成本转移的研究报告称，面临 Medicare 支付与其预计成本之间的不足时，在竞争较弱的市场中，医院向私营保险公司提高了价格（Robinson，2011）。相反，在竞争激烈的市场中，医院在面对公共医保的报销缺口时，会专注于控制成本。

ACA 扩大了医保的覆盖范围，减少了对医疗机构的补偿。作为回应，医院和其他医疗机构已经联合起来削弱竞争。2014 年到 2015 年与 2013 年到 2014 年的增长率相比，高度整合医疗系统的医院数量增长了两倍（Sanofi – Aventis，2016）。这些大型医疗机构能够设计出新的方式来转移成本。

欺诈和滥用

医疗服务欺诈和滥用政策是卫生服务筹资的挑战。总会计办公室（GAO）已将 Medicare 和 Medicaid 指定为特别容易受到欺诈和滥用的高风险计划。虽然有些人被指控参与了数百万美元的欺诈医保计划，但问题的整体损害程度仍然未知（GAO，2016），因为医疗服务欺诈几乎无法衡量。欺诈可以采取多种形式，单个案件可能涉及多个欺诈计划。欺诈示例包括对未提供的服务进行收费、提供不必要的服务、冒用参保人名义获利或接收参与欺诈计划的回扣等，以及滥用疾病编码编造虚假病案获得更高医保费用（GAO，2016）。

有各种法律适用于反医疗保险欺诈，如《虚假申报法》《社会保障法律责任》《反回扣法》乃至刑法罚则。美国根据 HIPAA 立法建立了国家医疗服务欺诈和滥用控制计划，以协调联邦、州和地方在医疗服务欺诈和滥用方面的执法活动。这种合作识别出并起诉了最令人震惊的医疗欺诈事件。在 2014 年，联邦政府收回了约 33 亿美元的医疗服务欺诈判决的结算款（GAO，2016）。

►► 总结

筹资是任何医疗卫生服务体系的命脉。首先，它有价值取向，即决定谁缴费、为谁的医疗保健服务埋单。其次，它决定如何配置医疗资源，为谁提供哪些类型的卫生保健服务。因此说，医疗保险筹资影响着医疗保健等式的供需双方。大规模的筹资归功于政府，主要是为了给特定人群提供 Medicare 或直接服务。大部分公共资源资助的医疗服务是由私营部门参与管理和服务，政府向提供服务的各类机构支付购买服务的费用。最终，政府、市场和人民都可以实现其利益目标。

ACA 大大减少了没有保险的美国人数，通过扩大 Medicaid 计划（尽管有些州并没有实施）在较小程度上完善了 Medicare 市场，如医保交易所，用于私人购买 Medicare，并对收入在 FPL 的 100%～400% 的人提供联邦补贴。即便如此，美国最大的 Medicare 来源仍然是基于就业关系的医疗保险计划，而这些计划没有显示出任何增长。在 ACA 颁布之前，基于就业关系的医疗保险计划的覆盖率一直在下降，ACA 似乎对这种情况没有帮助。

Medicare 信托基金的财务稳定性有所改善，但除非趋势能够逆转，否则它们仍将面临破产。为了降低成本和提高质量，ACA 减少了对参与医保优势计划（Medicare Advantage）的保险公司的补偿，并建立了基于价值付费的支付计划。

在国家层面上，美国医疗卫生服务支出继续从私营部门转向公共部门。目前，影响筹资的主要问题如下：医疗负担能力、逆向选择（提高了个人保险市场的保费）、成本转移（减少竞争促进）以及欺诈和滥用医保基金（主要影响公共项目）。

►► 测试题

专业术语

调整社区评级（adjusted community rating）

逆向选择（adverse selection）

平衡账单（balance bill）

受益人（beneficiary）

受益期（benefit period）

人头（capitation）

病例组合（case mix）

分门别类的计划（categorical programs）

收费（charge）

频繁交易（churning）

索赔（claim）

共同保险（coinsurance）

社区评级（community rating）

消费者导向的健康计划（consumer - directed health plans）

共付（copayment）

成本转移（cost shifting）

成本加成补偿（cost - plus reimbursement）

免赔额（deductible）

权利（entitlement）

经验评级（experience rating）

收费价目表（fee schedule）

国内生产总值（gross domestics product，GDP）

团体保险（group insurance）

高免赔额健康计划（high - deductible health plans，HDHPs）

保险（insurance）

投保人（insure）

承保人（insurer）

收入调查（means - tested program）

医疗损失率（medical loss ratio，MLR）

医疗保险医生费用表（medicare physician fee schedule，MPFS）

补充性医疗保险（medigap）

道德风险（moral hazard）

国民健康支出（national health expenditures）

离群值（outliers）

个人健康支出（personal health expenditures）

计划（plan）

提供或缴税的托付方案（plan‐or‐pay）

先前存在的条件（preexisting conditions）

保费（premium）

预付制（prospective reimbursement）

费率（rate）

再保险（reinsurance）

相对值单位（relative value units，RVUs）

后付制（retrospective reimbursement）

风险（risk）

风险评级（risk rating）

自我保险计划（self‐insured plan）

第三方管理员（third‐party administrators，TPA）

第三方支付者（third‐party payers）

保险业（underwriting）

复习题

1. 广义的医疗卫生服务筹资是什么意思？医保基金是如何影响医疗卫生服务体系的？

2. 讨论保险的一般概念及原则，描述各种私人医疗保险方案，并指出它们之间的区别。

3. 讨论保险费、承保服务和费用分摊的概念如何应用于医疗保险。

4. 经验评分和社区评分有什么区别？

5. 什么是 Medicare A 项目，讨论 A 项目的筹资和成本分担特点，尚不包括哪些福利？

6. 什么是 Medicare B 项目，讨论 B 项目的筹资和成本分担特点，B 项目涵盖哪些主要利益，哪些服务不包括在内？

7. 简要描述一下联邦 Medicare 的优势项目。

8. 简单地解释 Medicare D 项目下的处方药计划。

9. 什么是 Medicare 信托基金，讨论该信托基金的目前状况和未来挑战及其构成因素？

10. 最高法院的 ACA 裁决有何影响，ACA 如何影响 Medicaid 计划的覆盖范围和成本？

11. 联邦政府在为军人和退伍军人提供医疗卫生服务方面有什么规定？

12. 门诊报销的主要方法是什么？

13. 后付制和预付制的支付方法有什么不同？

14. 根据 ACA 的要求讨论基于价值的补偿概念。

15. 讨论 DRGs 下的预付制支付系统。

16. 区分国家卫生支出和个人卫生支出。

17. 逆向选择是什么，及它的后果是什么？

18. 讨论削减补偿和成本转移间的关系，医院针对不同市场怎样制定应对削减补偿的策略？

19. 哪些类型的非法活动构成医疗保健欺诈和滥用？

▶▶ 参考文献

Antonisse, L., et al. 2016. *The effects of Medicaid expansion under the ACA: Findings from a literature review*. Henry J. Kaiser Family Foundation. Available at: http://files.kff.org/attachment/Issue-brief-The-Effects-of-Medicaid-Expansion-under-the-ACA-Findings-from-a-Literature-Review. Accessed January 2017.

Barbaresco, S., et al. 2015. Impacts of the Affordable Care Act dependent coverage provision on health-related outcomes of young adults. *Journal of Health Economics* 40: 54–68.

Barnett, J. C., and M. S. Vornovitsky. 2016. *Health insurance coverage in the United States: 2015: Current population reports*. Washington, DC: U.S. Government Printing Office.

Berger, A. 2015. *Did the Affordable Care Act affect insurance coverage for young adults?* Data Brief No. 2. IHIS project at the Minnesota Population Center, University of Minnesota. Available at: https://ihis.ipums.org/ihis/resources/IHIS_Data_Brief_No_2.pdf. Accessed January 2017.

Blumberg, L. J., and J. Holahan. 2016. Early experience with the ACA: Coverage gains, pooling of risk, and Medicaid expansion. *Journal of Law, Medicine & Ethics* 44, no. 4: 538–545.

Caswell, K. J., and S. K. Long. 2015. The expanding role of managed care in the Medicaid program:

Implications for health care access, use, and expenditures for nonelderly adults. *Inquiry* 52. PMID: 25882616.

Centers for Medicare and Medicaid Services (CMS). 2013. *2013 Annual report of the boards of trustees of the federal hospital insurance and federal supplementary medical insurance trust funds*. Available at: https://downloads.cms.gov/files/tr2013.pdf. Accessed April 2017.

Centers for Medicare and Medicaid Services (CMS). 2016a. *2016 Annual report of the boards of trustees of the federal hospital insurance and federal supplementary medical insurance trust funds*. Available at: https://www.cms.gov/Research-Statistics-Data-and-Systems/Statistics-Trends-and-Reports/ReportsTrustFunds/downloads/tr2016.pdf. Accessed January 2017.

Centers for Medicare and Medicaid Services (CMS). 2016b. *Total Medicaid enrollees: VIII group break out report*. Available at: https://www.medicaid.gov/medicaid/program-information/downloads/cms-64-enrollment-report-jan-mar-2016.pdf. Accessed January 2017.

Centers for Medicare and Medicaid Services (CMS). 2016c. *National health expenditure data: Historical*. Available at: https://www.cms.gov/research-statistics-data-and-systems/statistics

-trends-and-reports/nationalhealthexpend data/nationalhealthaccountshistorical.html. Accessed January 2017.

Centers for Medicare and Medicaid Services (CMS). 2017. *Costs for Medicare drug coverage.* Available at: https://www.medicare.gov/part-d /costs/part-d-costs.html. Accessed May 2017.

Congressional Budget Office. 2016. *Federal subsidies for health insurance coverage for people under age 65: 2016 to 2026.* Available at: https://www.cbo.gov/sites/default/files/114th -congress-2015-2016/reports/51385-Health InsuranceBaseline_OneCol.pdf. Accessed January 2017.

Cox, C., and A. Semanskee. 2016. *Preliminary data on insurer exits and entrants in 2017 Affordable Care Act marketplaces.* Kaiser Family Foundation. Available at: http://kff.org/health-reform/issue -brief/preliminary-data-on-insurer-exits -and-entrants-in-2017-affordable-care-act -marketplaces. Accessed January 2017.

Depew, B., and J. Bailey. 2015. Did the Affordable Care Act's dependent coverage mandate increase premiums? *Journal of Health Economics* 41: 1–14.

Employee Benefit Research Institute (EBRI). 2013. *Fast facts: Why uninsured? Most workers cite cost.* No. 243. Washington, DC: Employee Benefit Research Institute.

Feldstein, P. J. 1993. *Health care economics.* 4th ed. New York, NY: Delmar Publishers.

Finkelstein, A. N., et al. 2016. Effect of Medicaid coverage on ED use: Further evidence from Oregon's experiment. *New England Journal of Medicine* 375, no. 16: 1505–1507.

Gabel, J. R., et al. 2003. Self-insurance in times of growing and retreating managed care. *Health Affairs* 22, no. 2: 202–210.

Giroir, B. P., and G. R. Wilensky. 2015. Reforming the Veterans Health Administration: Beyond palliation of symptoms. *New England Journal of Medicine* 373, no. 18: 1693–1695.

Gold, M., et al. 2013. *Medicare Advantage 2013 spotlight: Enrollment market update.* Issue Brief. Menlo Park, CA: Kaiser Family Foundation.

Goodman, J. C., and G. L. Musgrave. 1992. *Patient power: Solving America's health care crisis.* Washington, DC: CATO Institute.

Goozner, M. 2015. Medicaid's enduring pay problem. *Modern Healthcare* 45, no. 22: 24.

Government Accountability Office (GAO). 2016. *Health care fraud: Information on most common schemes and the likely effect of smart cards.* Available at: http://www.gao.gov /assets/680/674771.pdf. Accessed May 2017.

Haislmaier, E. F., and D. Gonshorowski. 2014. *Obamacare's enrollment increase: Mainly due to Medicaid expansion.* Heritage Foundation. Available at: http://www.heritage.org/research /reports/2014/10/obamacares-enrollment -increase-mainly-due-to-medicaid-expansion. Accessed January 2017.

Hall, M. A., and M. J. McCue. 2013. *Insurers' medical loss ratios and quality improvement spending in 2011.* Issue Brief, March 2013. Washington, DC: Commonwealth Fund.

Han, X., et al. 2016. Characteristics of young adults enrolled through the Affordable Care Act dependent coverage expansion. *Journal of Adolescent Health* 59, no. 6: 648–653.

Health Insurance Institute. 1969. *Modern health insurance.* New York, NY: Author.

Herron, J. 2016, November 1. Here's how much Obamacare premiums are rising in all 50 states. *Fiscal Times.* Available at: http://www .thefiscaltimes.com/2016/11/01/Here-s-How -Much-Obamacare-Premiums-Are-Rising-All -50-States. Accessed January 2017.

Hoadley, J., et al. 2016. *Medicare Part D: A first look at prescription drug plans in 2017.* Available at: http://files.kff.org/attachment/Issue -Brief-Medicare-Part-D-A-First-Look-at -Prescription-Drug-Plans-in-2017. Accessed January 2017.

Huberfeld, N. 2015. The Supreme Court ruling that blocked providers from seeking higher Medicaid payments also undercut the entire program. *Health Affairs* 34, no. 7: 1156–1161.

Hudson, J. L. 2005. The impact of SCHIP on insurance coverage of children. *Inquiry* 42, no. 3: 232–254.

Hussey, P. S., et al. 2012. *Bundled payment: Effects on health care spending and quality.* Rockville, MD: Agency for Healthcare Research and Quality.

Jacobson, G., et al. 2016. *Medicare Advantage 2016 spotlight: Enrollment market update.* Henry J. Kaiser Family Foundation. Available at: http://kff.org/medicare/issue-brief/medicare -advantage-2016-spotlight-enrollment-market -update. Accessed January 2017.

Jessee, W. F. 2011. Is there an ACO in your future? *MGMA Connexion* 11, no. 1: 5–6.

Jost, T. S., and H. A. Pollack. 2016. Making health care truly affordable after health care reform. *Journal of Law, Medicine & Ethics* 44, no. 4: 546–554.

Kaiser Family Foundation. 2017. *Health insurance coverage of the total population. Timeframe: 2015.* Available at: http://kff.org/other/state-indicator/total-population/?currentTimeframe=0. Accessed January 2017.

Kaiser Family Foundation, and Health Research and Educational Trust (Kaiser/HRET). 2011. *Employer health benefits: 2011 annual survey.* Menlo Park, CA: Author.

Kaiser Family Foundation, and Health Research and Educational Trust (Kaiser/HRET). 2016. *Employer health benefits: 2016 annual survey.* Menlo Park, CA: Author.

Kowalski, A. E. 2014. *The early impact of the Affordable Care Act, state by state.* Brookings Papers on Economic Activity. Available at: https://www.brookings.edu/wp-content/uploads/2016/07/Fall2014BPEA_Kowalski.pdf. Accessed January 2017.

Levitt, K. R., et al. 1994. National health spending trends, 1960–1993. *Health Affairs* 13, no. 5: 14–31.

Medicaid and CHIP Payment and Access Commission (MACPAC). 2016. *Report to Congress on Medicaid and CHIP, June 2016.* Washington, DC: Author.

Medicare Payment Advisory Commission (MedPAC). 2009. *Ambulatory surgical centers payment system.* Available at: http://www.medpac.gov/documents/MedPAC_Payment_Basics_09_ASC.pdf. Accessed January 2011.

Medicare Payment Advisory Commission (MedPAC). 2016a. *Physician and other professional payment system.* Available at: http://www.medpac.gov/docs/default-source/payment-basics/medpac_payment_basics_16_physician_final.pdf?sfvrsn=0. Accessed January 2017.

Medicare Payment Advisory Commission (MedPAC). 2016b. *Accountable care organization payment systems.* Available at: http://www.medpac.gov/docs/default-source/payment-basics/medpac_payment_basics_16_aco_final.pdf?sfvrsn=0. Accessed January 2017.

Medicare Payment Advisory Commission (MedPAC). 2016c. *Hospital acute inpatient services payment system.* Available at: http://www.medpac.gov/docs/default-source/payment-basics/medpac_payment_basics_16_hospital_finalecfc0fadfa9c665e80adff00009edf9c.pdf?sfvrsn=0. Accessed January 2017.

Medicare Payment Advisory Commission (MedPAC). 2016d. *Inpatient psychiatric facility services payment system.* Available at: http://www.medpac.gov/docs/default-source/payment-basics/medpac_payment_basics_16_psych_final.pdf?sfvrsn=0. Accessed January 2017.

Medicare Payment Advisory Commission (MedPAC). 2016e. *Long-term care hospitals payment system.* Available at: http://www.medpac.gov/docs/default-source/payment-basics/medpac_payment_basics_16_ltch_final.pdf?sfvrsn=0. Accessed January 2017.

Medicare Payment Advisory Commission (MedPAC). 2016f. *Inpatient rehabilitation facilities payment system.* Available at: http://www.medpac.gov/docs/default-source/payment-basics/medpac_payment_basics_16_irf_final.pdf?sfvrsn=0. Accessed January 2017.

Medicare Payment Advisory Commission (MedPAC). 2016g. *Home health care services payment system.* Available at: http://www.medpac.gov/docs/default-source/payment-basics/medpac_payment_basics_16_hha_final.pdf?sfvrsn=0. Accessed January 2017.

Mulvany, C. 2013. Insurance market reform: The grand experiment. *Healthcare Financial Management* 67, no. 4: 82–86, 88.

National Center for Health Statistics (NCHS). 1996. *Health, United States, 1995.* Hyattsville, MD: U.S. Department of Health and Human Services.

National Center for Health Statistics (NCHS). 2012. *Health, United States, 2012.* Hyattsville, MD: U.S. Department of Health and Human Services.

National Center for Health Statistics (NCHS). 2016. *Health, United States, 2015.* Hyattsville, MD: U.S. Department of Health and Human Services.

Newhouse, J. P., and T. G. McGuire. 2014. How successful is Medicare Advantage? *Milbank Quarterly* 92, no. 2: 351–394.

Noble, A., and M. A. Chirba. 2013. Individual and group coverage under the ACA: More patches to the federal-state crazy quilt. *Health Affairs Blog.* Available at: http://healthaffairs

.org/blog/2013/01/17/individual-and-group -coverage-under-the-aca-more-patches-to-the -federal-state-crazy-quilt. Accessed February 2017.

Nyman, J. A., and H. M. Trenz. 2016. Affordability of the health expenditures of insured Americans before the Affordable Care Act. *American Journal of Public Health* 106, no. 2: 264–266.

Pines, J. M., et al. 2016. Medicaid expansion in 2014 did not increase emergency department use but did change insurance payer mix. *Health Affairs* 35, no. 8: 1480–1486.

Radnofsky, L., and S. Armour. 2016, August 24. States start to approve steep increases in health premiums. *Wall Street Journal: Online Edition*, p. 1.

Roberts, E. T., and D. J. Gaskin. 2015. Projecting primary care use in the Medicaid expansion population: Evidence for providers and policy makers. *Medical Care Research and Review* 72, no. 5: 515–561.

Robinson, J. 2011. Hospitals respond to Medicare payment shortfalls by both shifting costs and cutting them, based on market concentration. *Health Affairs* 30, no. 7: 1265–1271.

Sanofi-Aventis. 2016. *Managed care digest series: Hospital/systems digest, 2016*. Bridgewater, NJ: Author.

Shane, D. M., et al. 2016. Continued gains in health insurance but few signs of increased utilization: An update on the ACA's dependent coverage mandate. *Medical Care Research and Review* 73, no. 4: 478–492.

Shone, L. P., et al. 2005. Reduction in racial and ethnic disparities after enrollment in the State Children's Health Insurance Program. *Pediatrics* 115, no. 6: e697–e705.

Somers, A. R., and H. M. Somers. 1977. *Health and health care: Policies in perspective*. Germantown, MD: Aspen Systems.

Sommers, B. D., and S. Rosenbaum. 2011. Issues in health reform: How changes in eligibility may move millions back and forth between Medicaid and insurance exchanges. *Health Affairs* 30, no. 2: 228–236.

Sommers, B. D., et al. 2014. Medicaid and marketplace eligibility changes will occur often in all states: Policy options can ease impact. *Health Affairs* 33, no. 4: 700–707.

Sonfield, A., and H. A. Pollack. 2013. The Affordable Care Act and reproductive health: Potential gains and serious challenges. *Journal of Health Politics, Policy and Law* 38, no. 2: 373–391.

Tanenbaum, S. J. 2017. Can payment reform be social reform? The lure and liabilities of the "triple aim." *Journal of Health Politics, Policy and Law* 42, no. 1: 53–71.

U.S. Department of Defense (DOD). 2014. *Final report to the secretary of defense: Military Health System review*. Available at: http://archive. defense.gov/pubs/140930_MHS_Review_Final _Report_Main_Body.pdf. Accessed January 2017.

Vaughn, E. J., and C. M. Elliott. 1987. *Fundamentals of risk and insurance*. New York, NY: John Wiley & Sons.

Veterans Health Administration (VHA). 2017. *Veterans Health Administration*. Available at: https://www.va.gov/health. Accessed January 2017.

第三部分

体系流程

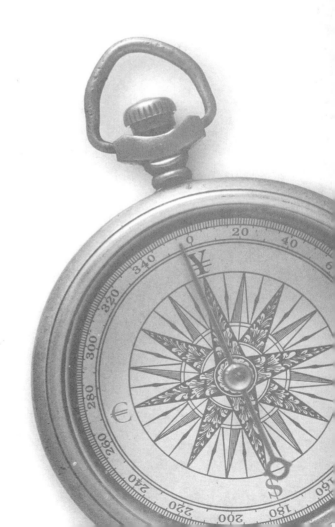

第7章 门诊和初级卫生保健服务

学习目标

- 理解门诊、流动医疗和初级卫生保健的含义
- 探索以患者为中心的医疗之家和社区初级诊疗的主要原则
- 门诊服务量急剧增长的主要原因
- 纵览各种类型的门诊设置和服务
- 补充医学和替代医学的医疗保健作用
- 描述其他国家的初级卫生保健服务
- 评估《平价医疗法》对初级卫生保健的影响

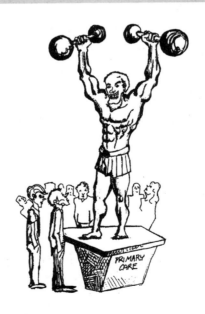

"我认为医疗卫生服务体系建立在初级卫生保健基础上会更强健！"

▶▶ 简介

"门诊"和"流动医疗"这两个术语经常被交替使用。从历史上看，门诊治疗已经从卫生保健机构提供的服务中独立了出来。早些时候，医学科学的发展有限，医生在他们的诊所里看诊，也有大多数的医生会对患者进行家访。住院治疗机构，如医院和护理院后来发展起来。随着医学科学的进步，医疗服务逐渐围绕着社区医院开始了机构化设置。由于以门诊为基础的服务范围不断扩大，除了初级诊疗发生在诊所外，医院逐渐成为了绝大多数门诊服务的主要提供者（Barr 和 Breindel，2004）。相比之下，医院更有能力提供门诊服务，因为它们有足够的资源来利用技术创新。例如，医院实验室和诊断组比个体执业者更有能力进行大多数检验和诊断。相比之下，个体执业者在医疗保健市场上面临着更大的资本约束和竞争压力。

后来，医疗服务逐渐从急救服务发展到各种不同的门诊服务。尽管初级卫生保健在传统上是门诊的基础，进一步操作也越来越多地在门诊进行。消费者的需求促进了补充和替代医学的发展。

今天，美国可以提供大量的门诊服务。然而，由于供需资源分配不当或短缺，许多美国人没有获得足够的医疗卫生服务。医院急诊和社区卫生中心是初级卫生保健服务的主要安全网，尤其是对没有保险的个人更是如此。公共卫生机构提供的门诊治疗范围有限，并且与占主导地位的私营医疗系统不能很好衔接。州和地方政府机构只会资助有限的门诊项目，如儿童免疫接种、母婴照护、公立学校的健康体检、某些传染病的监控（如肺结核）、计划生育、性传播疾病的预防等。《平价医疗法》中的某些条款正是为解决贫困人群和弱势群体在获得医疗服务时面临的问题而设的。

▶▶ 什么是门诊服务

门诊服务是指患者不需要在医院或长期照护等医疗保健机构中过夜住院。许多医院除了允许患者过夜或住院外，还设有急诊（EDs）和其他门诊服务中心，如门诊手术室、康复科和专科门诊。门诊服务也被称为流动医疗。严格地说，门诊提供了对流动患者的诊断和治疗服务。因此，在更严格的意义上，"流动医疗服务"是指使患者到医生的诊所、医院门诊部门和医疗中心去接受治疗，其同义词是"社区医学"（Wilson 和 Neuhauser，1985），因其在地理位置上旨在服务于周边社区，为社区的成员提供易于获得和便利的卫生保健服务。

然而，患者并不总是步行或驾驶私家车到流动医疗机构接受治疗。例如，在急诊科，患者可以通过救护车或救护飞机到达。在大多数情况下，急诊科的设备都用来提供二级和三级医疗服务，而不是初级卫生保健。此外，比如移动诊断单元和居家照护，是把服务送到患者身边去，而不是患者来寻求服务。因此，"门诊患者"和"住院患者"这样的术语更加精确。门诊服务指的是医院提供的除了在医院过夜和住院的形式以外的其他任何医疗服务。

►► 门诊服务范围

自 20 世纪 80 年代以来，门诊服务的数量出现了惊人的扩张，服务类型也产生了新的模式。示例如表 7-1。目前以医院为基础的医疗系统和综合服务组织提供一系列卫生保健服务，包括各种门诊服务。在一些地区，非医院门诊服务的发展加剧了医院和社区服务提供者之间对于门诊病源的竞争。在门诊服务市场中，竞争对手包括居家照护、提供常规和紧急医疗的独立诊所、门诊康复中心和独立成像中心。其他服务，如牙科和视力保健，仍然相对独立。财务是其保持独立性的主要原因：医疗保险通常将牙科和视力保健与其他项目分开。理念和技术上的差异导致了其他的变化。例如，脊椎保养治疗在大多数保健计划中都有提供，但仍然与主流医学实践相脱离。补充和替代疗法以及自我保健都没有被保险覆盖，但是这些类别的产品和服务在继续显著增长。

表 7-1　　　　流动医疗服务的提供者、所有者和设置情况

过去	现在
所有者/提供者	
个体诊所	独立的医师从业人员
医院	医院
社区医疗机构	社区医疗机构
家庭保健机构	管理型医疗组织
	保险公司
	企业雇主
	集体执业
	全国性连锁诊所
	家庭健康公司
	全国性多样医疗服务公司

续表

过去	现在
医疗服务设置	
医院门诊	医师诊所
医师诊所	免预约诊所/紧急医疗中心
门诊外科中心	零售诊所
医院急救部门	门诊外科中心
居家健康照护机构	放化疗中心
社区医疗中心	透析中心
	社区健康中心
	诊断成像中心
	移动成像中心
	健身/养生中心
	职业健康中心
	精神门诊中心
	康复中心
	运动医学诊所
	手康复中心
	女性健康诊所
	创伤中心

资料来源：Barr, K. W., and C. L. Breindel. 2004. Ambulatory care. In：*Health care administration*：*Planning*, *implementing*, *and managing organized delivery systems*. L. F. Wolper, ed. 4th ed. Burlington, MA：Jones & Bartlett Learning. pp. 507 – 546.

初级卫生保健是流动医疗的基础，并非所有流动医疗都是初级卫生保健。例如，医院的急诊医疗就不针对初级卫生保健。相反，初级卫生保健之外的其他项目现在已经成为门诊医疗的重要组成部分。由于医学技术的进步，许多先进的治疗方法现在都能在门诊进行，如紧急情况的处理、门诊手术、肾脏透析和化疗等。

▶▶ 初级卫生保健

初级卫生保健在卫生保健系统中起着核心作用。除此之外，还有二级医疗和三级医疗（三者的差别在第2章有讨论）。与初级卫生保健相比，二级和三级医疗更加复杂和专业化。

初级卫生保健因其持续时间、频率和强度而与其他两者相区别。二级医疗通常是短期的，它包括进行零星的专家咨询以提供专业意见或外科手术及其他高级干预措施。这些事情初级保健医生（PCPs）没有办法做到。二级医疗同样包括住院、常规手术、专科会诊和康复。三级医疗的复杂程度最高，针对相对异常的情况。典型的三级医疗依托机构开展，高度专业化，由技术驱动。许多三级医疗都是在大型教学医院，如大学附属医院里实施的。三级医疗的例子包括创伤治疗、烧伤治疗、新生儿重症监护、器官移植和心脏手术。在某些情况下，三级医疗的内容可能会扩充，三级医疗医师会对患者的大量治疗承担长期的责任。

据估计，在一般人群中，75%～85%在给定的年份只需要初级保健服务，10%～12%需要转介到短期的二级医疗服务，5%～10%会求助于三级医疗专家（Starfield，1994）。这些比例在有特殊医疗需求的人群中会有所变化。

初级卫生保健的定义往往侧重于服务的类型或水平，如预防、诊断和治疗服务、健康教育和咨询以及小手术。尽管初级卫生保健特别强调这些，但许多专科医师也提供相同的服务。例如，大多数眼科医师的临床实践就包括很多的预防手段，以及诊断、治疗、随访和小手术。同样，大多数心脏病学家都会做健康教育和咨询工作。因此，将初级保健作为提供卫生保健的一种方法，而不是一套具体的服务更为合理（Starfield，1994）。

世界卫生组织给出的定义

传统上，初级卫生保健一直是流动医疗服务的核心。世界卫生组织（WHO，1978）这样描述初级卫生保健：初级卫生保健是依靠切实可行、学术上可靠又受社会欢迎的方法和技术，通过社区和家庭的积极参与，本着自我全程参与管理和国家保障能够负担得起的原则建立和完善的基本卫生保健体系。它既是国家卫生体系的核心组成部分，也是社区、社会和经济发展的不可分割内容。它是个人、家庭和社区与国家卫生体系的第一级接触，是使卫生保健尽可能贴近人们生活和工作的地点并形成持续卫生保健过程的第一个要素[1]。

在理解初级保健时有三个要素特别值得注意：切入点、医疗服务间的协调和基础保健。

切入点

在卫生保健服务围绕初级卫生保健开展的体系中，初级卫生保健是进入卫生服务体系的切入点（Starfield，1992）。初级卫生保健是患者与卫生服务系统首次接触的地方。首次接触的特性与初级保健医师的守门人角色密切相关。守门的意思是，

---

①　资料来源：世界卫生组织（WHO），1978，初级卫生保健. Geneva，Switzerland：WHO。

患者不直接去医院找专科医师，没有初级保健医师的转介也不能去医院。初级保健的介入使患者免于不必要的手术和过度治疗（Franks等，1992）。

英国国家卫生系统（NHS）是一个将医疗保健系统建立在守门原则基础上的例子。在该体系中，初级卫生保健作为一个过滤器，是进入二级医疗的唯一门户，在医院外提供90%的医疗服务（Orton，1994）。全科医生（GPs）是该体系中的初级保健守门人。在美国，某些管理型医疗体系，如大多数凯泽健康计划中，患者首先由初级保健医师诊治，必要时，由初级保健医师授权后，再获得专科治疗。

医疗服务之间的协调

初级保健的主要功能之一，是在治疗时协调患者与医疗系统中无数的组成部分之间的关系。因此，除了提供基本服务外，初级保健专业人员还担任患者顾问和宣教者。协调所有个体的全部卫生保健需求是为了确保医疗服务的连续性和全面性。当患者和医疗服务的提供者随着时间的推移形成了密切的关系时，初级保健的目标就最容易实现。如果把卫生保健系统比作一个轮子，初级保健可以看作轮轴，其他的组成部分位于这个轮子的边缘，辐条代表着互相衔接和综合协调（见图7-1）。

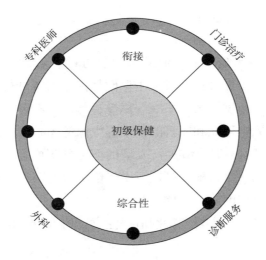

图7-1 初级保健在卫生体系中的协调性角色

那些更倾向于以初级保健为导向的国家有着更高的医疗卫生水平，民众对卫生服务的满意度更高，卫生保健的整体支出较低（Starfield，1994，1998）。即使在美国，初级保健医师比例较高和初级保健服务更好的州，也能取得更好的健康结果（Shi，1994；Shi和Starfield，2000，2001；Shi等，2002）。由于初级保健的良好作用，人群中家庭医生和全科医生的比例越高，其住院率越低（chang等，2011；

Parchman 和 Culler，1994）。规律的初级保健服务也会降低急诊就诊次数和不必要的专科咨询次数。它还提供了一个管理慢性病的理想环境，这样个人就可以长期保持健康（Rubin 等，2015；Sepulveda 等，2008）。以初级保健医师作为其常规医疗资源的成年人死亡率较低（Franks 等，1998；Jerant 等，2012）。研究还表明，在减轻收入不平等对健康的不利影响方面，初级保健可能发挥着重要的作用（Jones 等，2013；Shi 等，1999）。据调查显示，在一个给定的研究地区，初级保健医师数比例越高其医疗卫生服务支出越少（Chernew 等，2009）。

卫生保健的协调性表现出一定的优势。研究表明，由初级保健医师把患者转诊给专科医师，相对于患者自行寻找专科医生，治疗的合理性和治疗效果更好（Bakwin，1945；Roos，1979）。

基础保健

初级卫生保健被视为卫生保健体系的基础。卫生保健体系的目标是优化所有人而不仅仅是那些有能力获得卫生服务的人的健康。要实现这一目标，就必须尽量减少各群体之间的差异，以确保所有人公平可及。由于筹资是决定卫生保健可及性的一个关键因素，实行国家性的卫生保健计划，能使初级卫生保健服务更容易普遍获得。

医学研究所提供的定义

美国医学研究所（IOM）委员会在《初级保健的未来》一书中建议，初级保健优先，但不是进入卫生保健系统唯一的途径。为了强调其重要性，IOM 将初级保健定义为"临床医生提供综合的、可及的卫生保健服务，他们负责处理大量的个人医疗需求，与患者建立持续的伙伴关系，并在家庭和社区的环境中执业"（Vanselow 等，1995，第 192 页）。

"综合的"这个词体现了全面、协调和持续的服务理念，提供了一个无缝对接的医疗服务过程。初级保健是全面的，因为它面向患者生命周期的任何一个阶段的所有健康问题。"协调"强调以组合的方式提供卫生服务，以最好地满足患者的需要。"持续"指的是由单人或医生团队进行长时间的健康管理。

美国医学研究所（IOM）的定义强调了可及性和责任制作为初级保健的关键特征。"可及性"指的是患者可以就任何健康问题与临床医生进行轻松的互动。它包括努力消除如地理、经济、文化、种族和语言等方面的隔阂。IOM 认识到，临床医生和患者都负有责任。医疗系统负责提供高质量的医疗服务，提高患者的满意度，有效地利用资源，并且行为符合道德规范。另一方面，患者要对自己的健康负责，因为他们可以影响自己的健康。患者在需要卫生保健时也有责任明智地使用资源。患者和临床医生之间的伙伴关系是建立在相互信任、尊重和负责的基础之上的。

许多国家已经开始制定政策，对初级保健在管理慢性病和符合医学标准方面进行问责。这些措施包括财政激励和初级保健医疗行为的重新设计，重点通过信息技术（IT）和团队合作来支持有效的、安全的、以患者为中心的、协调的医疗服务。

IOM 的定义认为初级保健医生必须考虑到家庭状况对患者健康状况的影响，关注患者的生活条件、家庭动态和文化背景。此外，模范的初级保健需要对社区的公共健康有一种理解和责任（Vanselow 等，1995）。

►► 初级卫生保健和《平价医疗法》

《平价医疗法》（ACA）包含了四项与初级保健相关的主要条款：
- 增加老年医保（Medicare）和医疗救助（Medicaid）对初级保健医生的支付；
- 设置奖学金和贷款减免等措施以鼓励在缺医少药地区工作的初级保健医师；
- 扩大健康中心项目和提高其保健能力；
- 设立更多培训项目，如新建 11 个卫生教学中心，以训练更多的初级卫生保健医师。

这些措施旨在壮大初级保健工作队伍，强化初级保健系统，特别是在服务能力不足的地区（Ku 等，2011）。

从表面上看，这些措施似乎是朝着正确的方向迈进。但不幸的是，由于初级保健医师的严重短缺，这些工作在短时间内无法完成。除了这些激励条件，目前和未来的医学生们在决定他们是否会选择成为初保健医师（PCPs）或专科医生时，也会考虑其他因素。例如，根据新规定的要求，如果他们不得不花费大量的时间来遵守额外的规定，而不是去看病，那么医生们可能会感到受束缚和挫折感。此外，由于在 ACA 下 PCPs 的工资增长只是暂时的，在医师们决定离开或留在初级保健体系或医学生决定是否从事初级保健时，这可能不会成为一个重要因素。

作为 ACA 的结果，美国的初级保健系统可能会有大量新投保患者的涌入。然而，如果 PCPs 负担过重，对于美国很大部分民众来说，许多初级保健的目标可能难以实现。

ACA 还取消了预防服务的自付费用，如免疫接种、某些癌症筛查、避孕、生殖咨询、肥胖筛查和儿童行为评估。这覆盖了超过 1.37 亿美国人，其中包括 5 500 万妇女。大约有 3 900 万的 Medicare 受益人得到了免费的预防服务，如癌症筛查、骨密度测量、年度体检和戒烟帮助等。这些以前是要自掏腰包的。

在另一方面，ACA 向国家卫生服务组织（National Health Service Corps）提供了一个 15 亿美元的培训项目。几十年来，它为志愿在缺医少药的地区行医的年轻初级保健医生们提供奖学金和贷款。在 2015 年 9 月 30 日，共有 9 600 个临床机构提供初级保健服务，这是 2008 年的两倍多（白宫，2016）。

▶▶ 初级卫生保健的新方向

以患者为中心的医疗之家

"医疗之家"在 1967 年被首次提出，用于描述为需要持续协调卫生保健的特殊需要儿童而发展起来的以团队为导向的服务方式，医疗之家由医生和相关卫生专业人员组成的跨学科团队组成，他们与患者及其家属合作，采用团队的方法、医疗技术和基于循证的建议对患者实施照护负责，提供和协调医疗服务。PCPs 作为患者的引导者，协助他们在各种各样的卫生保健种类中获得服务，确保患者的价值观、期望和想法得到尊重（Caudill 等，2011）。

以患者为中心的医疗之家（PCMH）已经成为有希望解决美国卫生保健系统严重碎片化、低品质和高成本等问题的有效方案。对于 PCMH 和服务的成效，治疗合理性的评估通常专注于更多的预防服务、免疫接种和健康访问；治疗不合理性的评估考察急诊就诊、可预防的门诊病人的住院率，及高花费或低效率的行为。这些评估中的发现为 PCMHs 价值的实现提供了相当大的支持，因为它们促进了适当的医疗行为，减少不适当的医疗行为（Christensen 等，2013；Ferrante 等，2010；Rosenthal 等，2015；Shi 等，2015；Shi 等，2016）。

PCMH 对患者体验和医疗质量的影响。有研究表明，接受初级医疗保健的成人患者和儿童患者及其父母都很满意，接受治疗的感受是积极的（Christensen 等，2013；Rosenthal 等，2015）。然而，PCMH 和其他一些质量指标之间的关联证据仍然不明确（Christensen 等，2013；Rosenthal 等，2015；Stevens 等，2010）。此外，研究表明实行 PCMH 对卫生保健费用没有什么影响（Christensen 等，2013；Gao 等，2016；Gilfillan 等，2010；Reid 等，2009）。

PCMHs 对临床结果的影响。几项研究证实 PCMHs 对临床水平的积极作用（Gao 等，2016；Shi 等，2015；Shi 等，2016），没有足够证据来确定 PCMH 对患者疗效的影响。为加强医学之家理念的循证医学基础，并评价其实施的可行性，需要更多的严格评估和更多的关键医疗效果的标准化。（Mulvihill 等，2007）。

有许多工具用于评估 PCMH 的重要性。例如，国家质量保证委员会（NCQA）的 PCMC 医师执业连接系统（PPC - PCMH）是一种在执业过程中自我报告的方法，它已经成为判断医疗之家理念是否得以践行的实际标准。评估包括 9 个方面：进入和沟通；患者追踪和注册；照护管理；患者自我管理的支持；电子处方；检验追踪；转诊追踪；绩效报告和改进；以及先进的电子通信。三级评分系统暗示这样一种理念，对于大多数医疗实践来说，达到这些报告的标准只是持续过程中的一个阶段（NCQA，2008）。

与 NCQA 不同的是"流动卫生保健认证协会"（AAAHC）对所有申请 PCMH 认证项目的申请者进行强制性的实地考察。AAAHC 的认证程序涉及的调查项目最多（238 条）。AAAHC 的独特之处在于，它允许申请人申请"认证"（包括获基础 AAAHC 认证加上 AAAHC 对医疗之家的标准）或难度不那么高的"认可"（不需要基础 AAAHC 认证）。AAAHC 的医疗之家评价工具衡量的是在患者权利和责任方面的实际表现、组织治理和管理水平、医患关系，医疗照护的全面性、持续性和可及性，临床记录和健康信息的完备性以及医疗质量（AAAHC，2009）。

其他 PCMH 评估工具包括联合委员会的初级医疗之家设定标准（联合委员会，2011），URAC 以患者为中心的医学之家（PCHCH）项目工具包，TransforMED 的医疗之家实施系数，以医疗之家改进中心的医疗之家指数。也有州级的工具，包括密歇根州蓝十字（Blue Cross）和蓝盾（Blue Shield）的 PCMH 设计标准，明尼苏达州的全州多元付款人医疗之家认证标准，以及俄克拉何马州的 SoonerCare（Medicaid）的 PCMH 标准等（Burton 等，2012）。

大多数 PCMH 评估工具涵盖几个关键问题：照护的可及性、综合性和连续性；文化沟通、患者参与和自我管理；治疗的协调；治疗计划；人口管理；以团队为基础的照护；循证医疗；医疗质量的衡量和改进；社区资源；健康档案；健康信息技术；标准化治疗；遵守现行法律；治疗情况和患者期望之间的一致性（Burton 等，2012）。

社区为导向的初级保健服务

目前，关于初级保健服务的认识已超越传统生物医学模式，更关注在一体化体系中为个人提供治疗。更宏大的生物—心理—社会模式强调人群健康和个人的健康同等重要（Lee，1994）。以社区为导向的初级保健（COPC）一方面强调人群与社区的关系，另一方面强调个人的治疗（van Weel 等，2008）。COPC 整合了优质初级保健体系所需要的要素，并加入了一种基于人群的识别解决社区卫生问题的方案。其主要挑战是如何将更高层面的社区卫生需求和个人健康需求结合起来。

COPC 整合了世卫组织和 IOM 初级保健的理念。1978 年，国际初级卫生保健会议（在世卫组织的主持下于前苏联的阿拉木图举行）提出了一种理想的愿景，即将社区作为初级卫生保健体系的基础（WHO，1978）。最近，世卫组织（2010）进一步提出五个指导要素：（1）通过全面覆盖改革，减少未覆盖和社会差距对健康的影响；（2）围绕着人们的需求和期望开展卫生服务；（3）将健康融入所有部门；（4）追求政策对话上的协作模型；（5）增加利益相关者的参与。IOM 支持 COPC 作为一种动态的跨学科模式，将初级保健和公共卫生结合起来，以显著改善初级保健质量。

然而，在实际实践中这些原则并没有在美国得到实现，技术上可以充分反映社区健康状况并支持改进方案，主要问题是对何为社区缺乏共识。在美国，也许COPC 最大的障碍是劳动力短缺和财政激励不足。COPC 同医疗之家一样面临着相同的实施困难，需要对当前体系进行重大变革。

▶▶ 初级保健提供者

在欧洲，初级保健提供者通常是家庭诊所的医生。在美国，初级保健从业者并不局限于接受全科医学和家庭医学训练的医生，还包括接受内科、儿科、产科和妇科等方面训练的医生。人们不能想当然地认为，这些不同类型的从业者在提供初级保健服务方面的熟练程度相同（Starfield，1994）。除非有一个医学培训计划专门用于提供初级保健方面的指导，否则上述差异可能很显著（Noble 等，1992）。事实上，在从业者中就专科医师是否应该提供初级保健有一些争议。特别是由于家庭医学的特殊性，让内科提供成人初级保健，让儿科提供儿童初级保健，是个挑战。

非医生从业者（NPPs）在美国初级保健服务中扮演着重要角色。考虑到对控制医疗费用的逐渐重视，初级保健服务的设置中需要大量包括从业护士（NPs）、医师助理（PAs）和认证护士（CNMs）在内的 NPPs，特别是在医疗服务水平低下的地区（medically under - served area，MUAs）。Medicaid 管理机构（MCOs）的数据显示，在由护士管理的医疗中心接受 NPs 治疗的患者，与常规医疗机构相比，在急诊就诊次数、住院日数、专科就诊次数方面要少得多，女性患者生下体重不足婴儿的风险要低得多（国家护理中心联盟，2003）。

一项近期开展的对军人健康管理局（VHA）有关初级保健的全国行政数据进行的回顾性分析表明，NPs 和 PAs 约占所有 VHA 初级保健份额的 30%，NPs、PAs和医生在 VHA 初级保健中的表现也类似（Morgan 等，2012）。在大量社区卫生中心进行的一项研究中也发现了类似的结果，NPs 和 PAs 分别为易感人群提供了 21% 和 10% 的医疗服务（Morgan 等，2015）。尽管如此，执业医师的专家角色仍然是 NPPs 所无法相比的。

▶▶ 门诊服务的增长

在美国，社区医院门诊部外科手术的比例从 1980 年的 16.3% 上升到 2013 年的 65.6%（见图 7-2）。住院治疗下降被门诊手术增长所抵消，但 65 岁以上的患者的住院手术率没有下降（Kozak 等，1999；国家卫生统计中心，2010）。一项由 Wier 等（2015）进行的调查显示，在 28 个州中，社区医院开展了常见的 10 种门诊手术，即晶状体和白内障手术（9.3%）、肌肉和肌腱手术（5.8%）、关节手术（4.5%）、胆囊切除术和胆总管探查术（4.0%）、膝关节半月板切除术（3.6%）、腹股沟疝和股疝修补术（2.8%）、皮肤和胸部手术（2.5%）、乳房肿瘤切除术和乳房切除术（2.4%）、外周神经减压术（2.4%）和其他疝修补术（2.3%）。

近年来，在医疗从住院转移到门诊的过程中，影响因素包括医疗保险支付改革、技术进步、质量控制指标的运用、医师执业因素和社会因素等。

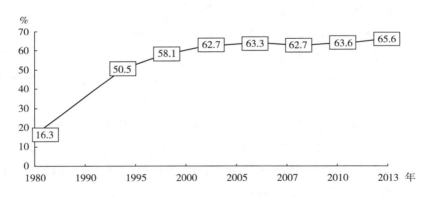

资料来源：National Center for Health Statistics. 2016. *Health*, *United States*, 2015. Hyattsville, MD：U. S. Department of Health and Human Services. p. 281.

图 7-2　美国社区医疗机构门诊中外科业务占比（1980—2013 年）

医疗服务的补偿

直到 20 世纪 80 年代，医疗保险支付住院治疗大于门诊治疗。为此，可以在门诊得到安全有效治疗的病种仍然选择住院治疗。这种情况在 20 世纪 80 年代开始发生变化，迫使医院积极发展门诊服务，以抵消因减少住院治疗带来的收入下降。

在 20 世纪 80 年代中期，医疗保险以预期支付系统（PPS）取代了传统的成本——加成支付方式（见第 5 章）。以诊断相关病组（DRGs）为基础的 PPS，为医院提供基于疾病组预定支付额。相比之下，门诊不受支付限制。因此，医院有强烈动机将患者住院日降到最低，在门诊中继续治疗，导致门诊患者迅速增加。2000 年，Medicare 全面实施预付制以控制成本，如 Medicare 门诊预付体系（OPPS）和家庭卫生资源组织支付体系（HHRGs），管理型医疗所的成本控制措施也强调减少住院和增加门诊服务。

技术因素

新的诊断和治疗技术的进步和微创的方法使得在以前需要住院的治疗，现在在门诊进行成为可能。现在有较短效的麻醉剂。关节镜、腹腔镜、激光和其他微创技术的进步使许多外科手术减少了创伤。这些现代的方法大大缩短了恢复时间，使得日间手术非常普遍。由于新技术更加容易获得和成本的下降，许多以诊室为基础的医生也提高了他们门诊诊断、治疗和外科服务的能力。

控制因素的运用

为减少住院时间，医疗保险支付方已制定住院患者入院前的认证政策，并在住院期间进行智能化的全程监控。第 9 章讨论普及使用的控制方法。

医生执业因素

管理式医疗增长和大型医疗中心合并削弱了医生自主权和专业控制，医生收入随之降低。为此，越来越多的医生选择中断与医院的联系，建立自己的专科医疗中心，如门诊外科中心和心脏医疗中心等。在专业的门诊外科中心，医生发现他们可以在更短时间内完成更多手术，并获得更高收入（Jackson，2002）。高产量也可能伴随更好的质量。这就是白内障、疝气、心脏专科医疗中心得以发展的社会原因。

社会因素

患者强烈倾向于在家庭和社区接受治疗。除非绝对必要，大多数患者都不希望到专业机构去接受限制。家里有独立感和对的生活控制感，是有生活质量的。传统大型医院常常位于拥挤的城市中心，郊区居民去这些地方就诊不方便。因此，许多独立门诊中心和由城内医院运营的卫星诊所现在都坐落于郊区了。

►► 门诊医疗服务的类型和方法

医疗服务不总是相互独立的。例如，医院可以经营诊所及这里所介绍的一些独立设施。此外，在一个不断发展的系统中，可能会出现新的类型和方法。在美国卫生保健系统中门诊服务的类型可以进行如下归类：私人诊所、依托医院的门诊服务、独立的医疗场所、零售诊所、移动式诊断和筛查服务、居家照护、临终关怀服务、流动的长期护理、公共卫生服务、社区卫生中心、免费诊所、电话就诊、补充和替代医学。

私人诊所

基于诊所开业的医生是门诊服务的骨干，提供了绝大多数的初级医疗保健服务。大多数就诊需要进行相关检查和化验，患者与医生的接触通常是简短的。就诊等候时间通常比与医生接触时间还长。

在过去，单独开业和小型合伙的方式吸引了最多的医疗从业者。自营提供了一定程度的独立性，这在大型医疗中是不常见的。如今，大多数医生都隶属于医生团体或医疗机构，如医院和MCOs。几种原因可以解释这种转变，包括医疗服务体系快速变化所产生的不确定性；经由MCOs与综合机构签订合同；单独开业高成本，医保多元且复杂，需要拥有最新的IT系统等。根据福利和利润分享的设计，集体执业和其他组织性的安排提供了很多好处，如构建患者转诊网络、与MCOs进行谈判、分担管理费用、个人休假、有吸引力的起薪等。

近年来，团体执业急剧增长（见图7-3）。据估计，目前有59.3%的医生在单独或单一专业团体中执业，24.7%的医生在多专业团体中执业（美国医学协会，2015）；这些医生团体规模不大，40.9%的团体不超过4个人。相比之下，31.9%的医生团体有5到24名医生，只有19.8%的医生团体有25名或更多医生。

团体执业为患者带来了好处。在许多情况下，患者可以获得最新诊断、治疗、药物和某些外科服务。所有最先进的二级和三级手术都在大型诊所中进行。患者还经常可以得到在彼此合作的医师之间的互相转诊，这是一种额外便利。

除医生外，其他私人从业者通常在单独或集体机构的环境中工作，如牙医、验光师、足病医师、心理医生、物理治疗师、作业治疗师和语言治疗师等。

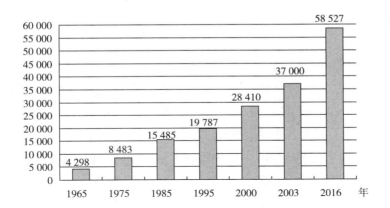

资料来源：Medical Group Management Association. *Medical group fast facts*. Available at：http：//www. mgma. com/ uploadedFiles/Store _ Content/Surveys _ and _ Benchmarking/8523 – Table – of – Content – MGMA – Performance – and – Practices – of – Successful – Medical – Groups. pdf；SK&A. 2016. *Medical group practice list*. http：//www. skainfo. com/da-tabases/medical – group – practice – list. Accessed January 2016；VHA Inc. and Deloitte & Touche. 1997. *Environmental/as-sessment：Redesigning health care for the millennium*. lrving，TX：VHA Inc.；SMG Solutions. 2000. *Report and directory：Medical group practices*. Chicago，IL：SMG Solutions.

图 7 – 3　美国医生团体执业数的增长

图 7 – 4 显示了就诊量在诊所、医院门诊和急诊的分布情况。2011 年，大约有 79% 的门诊就诊是在诊所进行的。医院通过门诊服务，在获得的市场份额方面取得了实质性的进步。

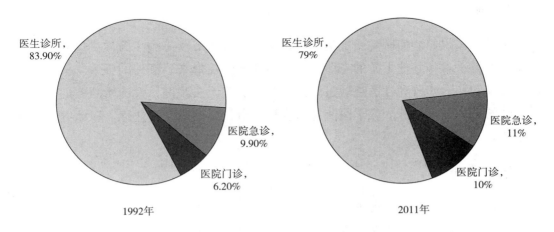

注：1992 年就诊量为 908 446 000；2011 年就诊量为 1 257 000 000。

资料来源：National Center for Health Statistics. 2016. *Health，United States*，2015. Hyattsville，MD：U. S. Department of Health and Human Services. p. 265.

图 7 – 4　美国门诊就诊量

医院的门诊服务

前些年，医院管理人员对城市医院的门诊有一定程度的轻视。门诊通常被视为医院的"继子"，在医院中是最不受欢迎的部门。即使在今天，在城市中心的一些医院门诊也被当做是社区安全网，为缺医少药和没有保险的人群提供初级保健服务。然而，门诊现在已是医院利润的主要来源。因此，医院扩大了门诊部门，对门诊的利用也在增加（见图 7 - 4）。由于 MCOs 强调预防和门诊治疗，为弥补 MCO 收紧对住院收入的持续影响，医院开始改进和扩大门诊服务。

医院的住院和门诊连续服务体系提供了互相转诊的机会，使患者留在同一机构中。一家同时提供住院和门诊服务的医院，可以将手术后的患者转到其附属的康复机构和家庭照护机构，从而提高其收入。接受各种类型门诊患者是住院患者的重要来源，医院提供门诊可以扩大住院病源。

1985 年之前，门诊占美国所有医院收入总额不到 15%，现在已上升到近 46%（美国医院协会，2016）。医院和医疗系统已启动专项服务，如运动医学、妇女保健和肾脏透析，成为门诊中竞争力日趋增长的部分。许多医院还发展了健康促进/疾病预防和健康健身计划，作为对其所服务社区的延伸服务。

大多数医院的门诊服务分为五类：临床服务、外科手术服务、急诊、家庭保健和妇幼保健。

临床服务

医师团体执业能使医院增加他们门诊临床服务的市场份额。门诊将患者转诊给住院、外科手术和其他下游的专业服务，给这些医院带来了额外的收入。位于市中心的公立和私立非营利性医院通过门诊部门为那些无法获得私人诊所服务的患者提供无偿的常规医疗服务。教学医院经营各种诊所，提供高度专业化、以研究为基础的服务。

外科手术服务

医院的流动手术中心提供日间手术治疗。术后患者经过几个小时恢复就被送回家。随访通常在医生诊所继续进行。在门诊医疗服务中，由于医疗技术领先，疼痛管理以及紧急情况及时处理，医院的门诊相对于对独立的门诊手术中心具有明显的优势（见图 7 - 5）。

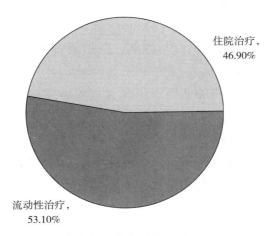

总量（2010年）=5 140万元

资料来源：Wier，L. M.，et al. 2015. *Surgeries in hospital – owned outpatient facilities*，2012. Available at：https：// www. hcup – us. ahrq. gov/reports/statbriefs/sb188 – Surgeries – Hospital – Outpatient – Facilities – 2012. pdf. Accessed January 2017.

图 7 - 5　诊疗活动发生的地点

急诊服务

　　长期以来，急诊一直是许多社区医院的重要业务。这个部门为那些严重患病或受伤的患者提供全天候的治疗，特别是对那些伴有严重的或威胁生命情况的患者给予救治。如果有必要，他们可以直接从急诊转入住院治疗。在这个部门，各类专家都在随时待命，他们通常是受过专业急救培训的医生。在小型医院中，急诊医师由常规医务人员轮流担任。另一种选择是配备急诊专业医师。Weinerman 和其同事（1966）定义了患者寻求急诊的三种情况：

　　● 危急情况：这种情况非常紧迫，需要立即治疗，时间上延迟对患者是有害的。患者发病是急性的，可能威胁到生命或生理功能。

　　● 紧急情况：需要在几小时内得到治疗，更长时间的延迟会给患者带来潜在的危险。患者发病是急性的，但还未达到足以威胁生命的程度。

　　● 非紧急情况：不需要紧急救治，而且这种疾病较轻微。

　　有充分证据表明，在美国急诊被过度使用了。2011 年全国门诊医疗调查中，急诊就诊量达到 13 630 万人次；其中，1.2% 的人需要立即处理，10.7% 有危急情况，42.3% 是紧急情况，35.5% 为半紧急情况，8% 为非紧急情况（国家卫生统计中心，2011）。非紧急情况去急诊的包括没有初级保健医疗保险的、对疾病或伤害的严重程度进行错误自我评估的、认为急诊 24 小时开放的政策方便求医，还有精神疾患等（Hummel 等，2014；Liggins，1993；Padgett 和 Brodsky，1992）。1986 年《紧急医疗和积极劳动法》（EMTALA）要求对每个急诊患者进行筛查和评估，无论是否有支付能力，都要给予必要的治疗。因此，急诊通常成了未参保者的公共"安全网"。因为报销很少，许多私人医生不愿为 Medicaid 的注册者提供服务，这使Medicaid的参保人得不到需要的初级卫生保健就求助急诊（Hing 等，2015；McNamara 等，1993）。

急诊拥挤还取决于全国范围内医院和急诊部门的减少。1992 年，约有 6 000 家医院拥有急诊科，今天还剩下不到 5 000 家（Morganti 等，2013），急诊需求却大大增加。从 1994 年到 2013 年，就诊量从 934 万人次增加到 1 340 万人次（McCaig 和 Newar，2006；国家卫生统计中心，2013）。由于过度拥挤，急诊部门采用了分诊机制，根据患者严重程度进行筛查。

急诊部门需要高技术含量的设施，经过高度训练的人员，每天 24 小时开业，维持成本很高，不恰当地使用急诊浪费了宝贵资源。问题又回到初级保健不足，ACA 对非紧急情况下过度使用急诊资源没有任何实质性的影响（Searing 和 Cantlin，2016）。

居家照护

许多医院开设了独立的居家照护部门，主要提供后期治疗和康复训练，使出院后的患者留在医院系统内。在美国所有得到 Medicare 认证的居家照护机构中，7.4% 是由医院举办的（Centers for Medicare and Medicaid Services，CMS，2016a）。

女性健康中心

20 世纪 80 年代，人们逐渐意识到女性存在很大的医疗市场，医疗机构在医院或医院附属机构中延伸出专门的女性健康中心。以下是女性健康中心得以发展的主要原因：

• 女性是卫生保健的主要使用者，她们比男性更经常地寻求医疗服务，即使排除与分娩有关的因素，女性的发病率也比男性高；

• 美国文化中对于女性的看法正在转变，性别平等越来越深入人心；

• 随着人口老龄化的加剧，女性在人口中的占比将会继续上升。表 7-2 显示了当前的人口趋势。

由医院赞助的女性健康中心有各种各样的服务提供模式，并形成一个连续统一体。其中包括电话咨询和转诊、健康教育项目、健康检查和诊断、针对妇女的全面初级保健和精神卫生服务。除了在产科、妇科和初级保健方面的服务外，女性健康中心还提供乳房 X 光检查、超声波、骨质疏松症筛查和其他健康检查项目。在本书

第 11 章中，对女性健康问题进行了更详细的讨论。

表 7 - 2　　　**1980 年到 2014 年美国女性人口分年龄段增长情况（千人）**

	年龄组（岁）						
	< 15	15 ~ 44	45 ~ 64	65 ~ 74	75 ~ 84	≥85	总计
1980 年	25 073	52 833	23 342	8 824	4 862	1 559	116 493
2014 年	29 882	63 356	42 790	14 049	7 789	4 053	161 921
增长	4 809	10 523	19 448	5 225	2 927	2 494	45 428

资料来源：National Center for Health Statistics. 2016. *Health*, *United States*, 2015. Hyattsville, MD: U. S. Department of Health and Human Services. p. 65.

独立医疗场所

独立医疗场所包括免预约诊所、紧急医疗中心、小手术中心、门诊康复中心、验光中心和牙科诊所。通常由私人公司拥有或控制，并雇佣从业人员。

免预约诊所提供门诊医疗服务，从初级保健到紧急医疗，提供非常规时间的、短暂性服务。这些诊所的主要优势是地点邻近，晚上和周末应诊且不必预约。

紧急医疗中心的开业时间长，每周 7 天，每天 24 小时开放，接受没有预约的患者。这些中心采用先到先治的方式，为一般疾病和急病提供内容多样的常规医疗，不能与医院的急诊部媲美。

小手术中心是独立于医院单独设立的门诊手术中心，提供那些只需要门诊、不需要过夜住院的手术类型。

门诊康复中心提供物理治疗、作业治疗和言语治疗服务。在过去，慷慨的 Medicare 报销吸引了各种各样的运营商开设门诊康复中心，1997 年的《预算平衡法》设了封顶限制，报销以日历年为周期。2016 年，物理治疗和语言治疗每人每年的报销上限为 1 940 美元，作业治疗的上限为 1 940 美元。治疗费用达到上限之前，医疗总费用包括可报销部分和共同保险金覆盖的部分（CMS，2016b）。

近年来，社区验光中心取代了许多诊所的验光服务。其他独立的设置包括听力诊所、牙科中心、血液透析中心、药房和耐用医疗设备（DME）供应店。DME 供应商提供造口器、病床、氧气罐、助步器、轮椅以及许多其他类型的用品和设备。越来越多的各类独立医疗场所在大面积和全国范围内形成了连锁机构，它们在新的地方以前所未有的速度开设新店。

零售诊所

在购物中心和大型零售商场中，主要由非执业医师组成的小型诊所是个新现象。零售诊所曾被视为医生诊所的威胁，现在看仅为辅助者，为人们解决一些小问题。他们的治疗成本低，即使没有保险多数人也负担得起。反过来，保险支付方也开始与零售诊所订立合同。2017 年，美国的零售诊所数量预计将增加一倍，达到2 800家（兰德公司，2016）。

移动式医疗、诊断和筛查服务

急救医务人员（EMTs）为重病患者、事故和灾害的受害者提供急救服务。这是最常见的移动医疗服务，也被称为"院前急救"。

创伤后尽早治疗往往可以挽救生命。EMTs 是经过专门训练的，可以在现场和把患者送往医院的途中提供治疗。大多数救护人员都有初级急救能力认证，经过更高级培训后可以获得专业急救救护资格认证。救护人员在经过培训后，负责管理急救药物，并提供高级生命支持（ALS）紧急医疗服务，例如静脉注射液体和药物、抗休克治疗、心电图、支持循环功能的电干预以及气管插管（插入一根管子作为气管内的空气通道）。

为做到对紧急情况的迅速响应，大多数城市中心已建立正式的紧急医疗系统，包括所有当地医院的急诊科以及交通和通信系统。大多数这样的社区已经建立了 911 紧急电话线路，以便向那些需要急救的人立即提供帮助。救护车由中央通讯中心派出，该中心还能确定最靠近紧急情况发生地点和最适合处理紧急情况的医院。专业的救护车服务或高级生命支持救护车包括移动冠心病监护设备、减震车和灾难救援车。他们的工作人员都是受过高级培训的护理人员和EMTs。

移动医疗服务是提供特定的、日常医疗服务的一种有效而便利的方式，例如，移动眼保健、足病护理和牙科治疗等移动医疗单元进驻养老院或退休中心。在那里，他们可以有效地为大量住在该处的患者提供服务。对于患者来说，这种服务很方便。他们中的许多人是体弱多病的老人，有了这种服务，可以避免遭受去常规诊所的那种艰难和累人的过程。

移动诊断服务包括乳房钼靶和磁共振成像（MRI）。这类流动单元可以为小城镇和农村社区提供先进的诊断服务。它为患者提供了方便，并在诊断治疗过程中节约了运营成本。

流动性体检车，由受过训练的专业人员和各种非营利组织的志愿者组成，经常出现在购物中心和集市上，能为任何人开展各种类型的健康教育、健康促进服务及健康筛查，如血压和胆固醇筛查等。

居家照护

居家照护是指在患者自己家中获得的某些类型服务。如果没有家庭照护服务，大多数此类患者的唯一选择就是在医院或护理机构长期住院。

居家照护由医生制订治疗计划，包括个人在家里接受的一系列医疗和支持，涵盖有技巧的护理和居家照护辅助用品、物理治疗、作业治疗、言语治疗、医学社会服务、DME（如轮椅，病床，氧气和助行器）、医疗用品，以及在个人家中提供的其他服务（全国老龄化委员会，2016）。在美国，居家照护提供方有大有小，有营利性的也有非营利性的。超过 12 400 个居家照护机构为全美各地的患者提供服务，其中大约有 12 100 个机构被认证为 Medicare 患者服务（CMS，2015b；全国老龄化委员会，2016）。居家照护行业的从业总人数从 2004 年的 208 130 人增加到 2014 年的 348 740 人（居家照护质量与创新联盟，2015）。

从 2014 年到 2015 年，独立居家照护机构（其他由医院提供居家照护，被认为是医疗服务）的支出增长速度加快，2015 年的支出增长为 6.3%，达到 888 亿美元；相比之下，2013 年至 2014 年的增长率为 4.5%。Medicare（2.6%）和 Medicaid（6%）的支出增长更为强劲，这两家支付的居家照护费用占总照护费用的 76%，与快速增长的私人医疗保险和自付支出一道，共同推动了 2015 年居家照护支出的整体加速增长（CMS，2016a）。

根据"居家照护比较"（Home Health Compare）在 2015 年公布的数据，接受居家照护后，患者的情况得到了改善。这些数据显示，在接受居家照护后，89% 的患者在手术后伤口得到了恢复或愈合，68% 的患者行走疼痛减轻，68% 的人能更好地洗浴，65% 的人呼吸情况得到改善（居家照护质量和创新联盟，2015；CMS，2015b）。与出院后到专业的护理机构、住院康复机构或开展长期急性治疗的医院的患者相比，出院后接受居家照护的患者费用最低。例如，出院后在家中接受治疗的患者其 Medicare 平均支出为 20 345 美元，而统计所有情况下的平均费用为 28 294 美元（Dobson，2012）。

居家照护提供者常常运用各种手段以达到照护标准。他们运用了不同程度的新技术，包括远程监控、手机（包括越来越多的移动技术和应用程序）、卫生信息技术、家庭诊断和治疗技术。这些往往成为居家照护服务提供者提高质量和降低成本的关键工具（居家照护质量和创新联盟，2014）。

图7-6显示了2013年居家照护患者的人口学特征。根据家庭健康质量和创新联盟（2015）的调查，在那一年，美国有340万居家照护患者，年龄在65岁及以上的占85%，女性占61.5%，白人占79%。

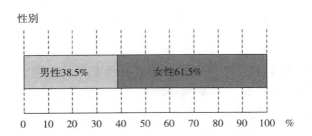

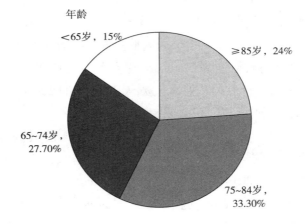

资料来源：Alliance for Home Health Quality and Innovation. 2015. *Home health chartbook* 2015. Available at：http：//ah-hqi. org/images/uploads/AHHQI _ 2015 _ Chartbook _ FINAL _ October _ Aug2016U pdate. pdf. Accessed Febru ary 2017.

图7-6 2013年美国居家照护患者人口学特征

由于数据来源的不同，很难统计居家照护的全国总支出。据CMS（2015a）估计，2015年居家照护支出总额为888亿美元。根据1997年预算平衡法，对居家照护机构的支付大幅削减。其结果是，相比1997年的9%，2015年居家照护支出仅占Medicare支出总额的2.6%（CMS，2015；国家家庭护理和临终关怀协会，2010）。

图7-7显示了居家照护的收入来源和占比。表7-3和表7-4提供了进一步的统计数据。

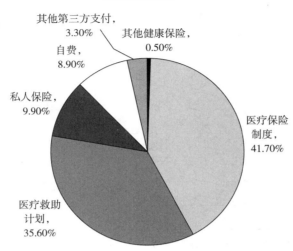

总额832亿美元

图 7 - 7 居家照护按支付来源分类估计值

资料来源：National Center for Health Statistics. 2016. *Health*，*United States*，2015. Hyattsville，MD：U. S. Department of Health and Human Services. p. 298.

表 7 - 3 　　　　　　　　 **2014 年美国居家照护和临终关怀机构的组织结构特点**

特性	居家照护[1]	临终关怀[1]
数量（标准误）		
机构总计[2]	12 400	4 000
百分比占比（标准误）		
机构总计[2]	100. 0	100. 0
所有权归属		
所有权机构	80. 0	60. 2
非营利志愿机构	15. 0	25. 9
政府及其他	5. 0	13. 9
Medicare 认证情况		
经认证的居家照护机构	98. 7	—
经认证的临终关怀机构	—	—
医疗救助计划认证情况		
经认证的居家照护机构	78. 0	—
经认证的临终关怀机构	—	—

续表

特性	居家照护①	临终关怀①
地理区域		
东北	8.1	11.3
中西部	22.8	22.8
南部	46.6	41.2
西部	17.3	24.8
选址		
大城市统计区（MSA）③	84.6	76.6
中小城市统计区④	8.1	14.0
其他	7.3	9.4

①包括同时提供居家照护和临终关怀服务的机构（混合）。

②包括提供居家照护、临终关怀服务或两种服务都提供的机构，以及目前或最近提供居家照护或临终关怀服务的机构，只提供家政服务、日常活动的工具辅助服务（IADLs）或耐用医疗设备和用品的被排除在外。

③一个大城市统计区是一个或一组相邻的县，其中至少有一个城市化地区，含有5万或更多的人口。也可能包含以通勤为衡量标准，在经济和社会上与中央县有联系的其他县。

④一个中小城市统计区是一个非大都市的县或一组相邻的非都市县，其中包含了10 000～49 999人口。如果各县之间基于通勤模式有很强的经济联系，可能会包括周边的县。

注：由于四舍五入或由于在估计百分比时没有包含表中未报告的未知类别，各分项数字相加可能并不等于总数。百分比是基于未四舍五入的数字计算的。

资料来源：Harris – Kojetin，L.，et al. 2016. Long – term care providers and services users in the United states：Data from the National Study of Long – Term Care Providers，2013 – 2014. *Vital & Health Statistics* 3，No. 38.

表7－4　　　　2007年美国按机构类型统计的居家照护和临终关怀患者数

患者数	只提供居家照护的机构	居家照护和临终关怀均提供的机构（混合）
平均值（标准误）		
居家照护患者数	109.0（9.2）	177.7（17.7）
百分比（标准误）		
总计	100.0	100.0
0～25	16.0（4.3）①	9.8（2.4）①
26～50	21.3（4.2）①	25.1（6.4）①
51～100	29.0（4.0）①	18.4（3.1）①
101～150	10.8（2.3）	9.4（1.9）
151及更多	23.0（3.5）	37.4（4.8）

续表

患者数	只提供临终关怀的机构	居家照护和临终关怀均提供的机构（混合）
平均值（标准误）		
临终关怀患者数	78.1（6.4）	39.1（5.7）
百分比（标准误）		
总计	100.0	100.0
0~25	29.5（5.4）	57.6（5.6）
26~50	22.1（4.9）	24.5（5.9）
51~100	21.2（4.0）	6.3（1.4）
101~150	9.9（2.5）①	②
151 及更多	11.6（2.3）①	②

①因为样本容量在 30 到 59 之间，或者样本容量大于 59，但相关标准误为 30% 或更多，其估计不符合可靠性或精度标准。

②由于样本容量小于 30，其估计不符合可靠性或精度标准。

注：在计算时未知因素被排除在外。有 1 个（未加权）样本居家照护患者数量未知，有 19 个（未加权）样本临终关怀患者数量未知。百分比是基于未四舍五入的数字计算的。

资料来源：Park – Lee E. Y. , and F. H. Decker. 2010. Comparison of home and hospice care agencies by organizational characteristics and services provided：United States, 2007. *National Health Statistics Reports* No. 30：1 – 23.

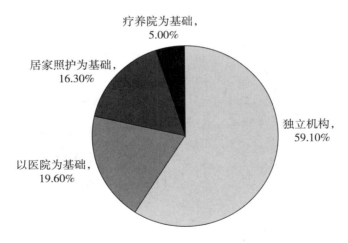

资料来源：National Hospice and Palliative Care Organization. 2015. *NHPCO facts and figures*：*Hospice care in America*. Available at：http：//www. nhpco. org/sites/default/files/public/Statistics ＿ Research/2015 ＿ Facts ＿ Figures. pdf. Accessed February 2017. p. 8.

图 7 – 8　2014 年提供临终关怀服务的机构类型

临终关怀

临终关怀即指针对临终患者的综合服务。他们在医学上的预期寿命为小于等于6个月。临终关怀服务对象有超过一半被诊断为癌症。临终关怀项目为满足临终患者及其家属的特殊需要而提供服务,这是一种护理方法,而不是指具体的机构。无论在哪里,患者和他们的家属都可以得到这种服务。因此,当在患者的家庭提供服务时,临终关怀可以成为居家照护的一部分。此外,养老院、退休中心或医院也会提供临终关怀服务。服务可以在医院、疗养院、独立的临终关怀机构或居家照护机构之外开展(见图7-8)。

临终关怀将患者和家庭视为服务的对象。这种特殊的服务包括如下方面:

满足患者的生理需要,强调疼痛管理和舒适。

满足患者和家庭的情感和精神需求。

在患者生前和死后对家庭成员提供支持。

更专注于保持生命质量而不是延长生命(米勒,1996)。

临终关怀注重两个方面:(1)疼痛和症状管理,称为姑息治疗;(2)根据整体护理模式提供心理和精神支持(见第2章)。安慰和精神支持可以帮助患者直面死亡,减轻痛苦。社会服务包括料理临终期的一切事务。除了医生、护理和社会服务人员,临终关怀组织高度依赖志愿者。

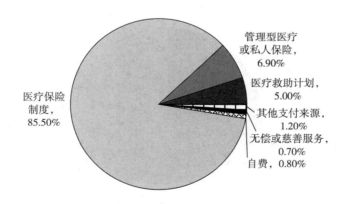

注:由于四舍五入,各部分之和不一定为100%。

资料来源:the National Hospice and Palliative Care Organization. 2015. *NHPCO facts and figures*:*Hospice care in America*. Available at:http://www.nhpco.org/sites/default/fiIes/public/Statistics _ Research/2015 _ Facts _ Figures.pdf. Accessed February 2017. p. 10.

图7-9 2014年临终关怀患者入院时的情况

为身患绝症的患者提供综合护理的想法最初是由 Cicely Saunders 夫人于 20 世纪 60 年代在英国提出的。在美国，第一家临终关怀机构于 1974 年由西尔维亚在康涅狄格州纽黑文建立（Beresford，1989）。临终关怀组织在 1983 年医疗保障制度延伸到了临终关怀服务之后变得壮大了。对于私人和公共支付者来说，临终关怀都是一个具有成本效益的选择。据估计，在临终关怀上每花 1 美元，Medicare 在 A 部分和 B 部分的支出就可以节省 1.52 美元（国家临终关怀组织，1995）。人们发现，临终关怀可以为 Medicare 省钱和改善不同治疗时长患者的服务质量（Kelly 等，2013）。成本上的差异主要是由于没有高密度的医疗服务。现在，许多州在医疗救助计划中也提供临终关怀。图 7-9 显示了临终关怀服务来源的覆盖范围。

获得 Medicare 认证的临终关怀机构必须满足以下基本条件：能提供患者的预期平均寿命小于等于 6 个月的医生证明；能 24 小时内随时提供护理服务、医疗服务、药物和生物制剂；在注册护士的监督下提供护理服务；在必要时能够安排住院；在医生指导下，由有资质的社会工作者提供社会服务；为患者和家庭提供咨询，包括患者死亡后对遗属提供精神支持；备有疼痛管理和姑息治疗所需要的药物、医疗用品和止痛设备；在必要时提供物理治疗、作业治疗和言语治疗服务；在需要时进行辅助居家照护和提供家政服务。

2014 年，美国有 166 万名患者接受了临终关怀服务，平均服务时间为 71.3 天（国家临终关怀和姑息治疗组织，2015），65 岁或以上的占 83.9%、女性占 53.7% 和白人占 76%。排名靠前的诊断是癌症（36.6%）、痴呆（14.8%）、心脏病（14.7%）和肺部疾病（9.3%）。

在美国大约有 6 100 个临终关怀机构（国家临终关怀和姑息治疗组织，2015），大部分是独立的（59.1%），其次以医院（19.6%）、居家照护机构（16.3%）和护理之家（5.0%）为基础。

Medicare 是临终关怀的最大资金来源。Medicare 临终关怀补助金（Medicare Hospice Benefit）支付四种层次的护理：常规的家庭护理，后续的家庭护理，住院患者的延期治疗以及一般的住院治疗。2014 年，常规的家庭护理占了所有服务的 93.8%（国家临终关怀和姑息治疗组织，2015），见表 7-3 和表 7-4。

美国临终关怀运动由志愿者创立，在这场运动中，志愿精神延续至今。临终关怀很独特，它需要志愿者贡献至少 5% 的护理时间。2014 年，约有 43 万名临终关怀志愿者提供了共 1 900 万小时的服务（国家临终关怀和姑息治疗组织，2015）。

门诊长期照护服务

长期照护通常与护理之家提供的住院医疗有关，主要有两种类型：个案管理或门诊成人日托服务。个案管理提供各种医疗服务的协调和转诊。其目标是找到最合适的地方来满足患者的医疗需求。成人日托服务是对家庭成员在家中提供的非正式照护的补充。在正常工作日，成人日托中心提供专业的护理服务。在第 10 章里对这两种服务进行了更详细的讨论。

公共卫生服务

美国公共卫生由当地卫生部门提供，各地服务范围不尽相同。一般来说，公共卫生服务仅限于婴儿保健、性病防治、计划生育服务、结核病的筛查与治疗以及门诊精神卫生服务。市中心、贫穷和没有保险的人群是这些服务的主要受益者。公立学校的校园卫生项目属于公共卫生领域，仅限于对视力和听力这些妨碍学习的功能障碍进行筛查与治疗。在监狱里的门诊诊所也属于公共卫生区域。

对于物理治疗师、作业治疗师和言语治疗师来说，公立特殊学校是一个不断发展的领域，他们帮助有特定生理和情感障碍的孩子。1975 年的《残疾人教育法》（IDEA）（每 3 年重新授权一次）有助于让有特殊需要的儿童在公立特殊学校接受照顾，以便他们能够得到接受教育的最佳途径。

社区卫生服务中心

社区卫生服务中心（CHCs），前称是邻里卫生中心（NHCs）——于 20 世纪 60 年代作为约翰逊政府"向贫困宣战"政策的一部分而建立。该中心旨在解决美国医疗缺乏地区的卫生保健需求。联邦政府定义的医疗缺乏是指缺少初级保健医生和分娩设施，民众的健康指标较差。这些地区的特点往往是在经济、地理或文化方面存在障碍，从而限制了大量人群获得初级卫生保健的机会。法律要求 CHCs 要在医疗缺乏地区开办，服务面向所有寻求治疗的人，而不考虑其保险状况或支付能力。因此，在广大城乡地区，CHCs 是贫困人群和没有保险的人的初级卫生保健安全网。

CHCs 是私有非营利性组织，在联邦政府支持下运营。《公共卫生服务法》第 330 条规定，联邦政府要对 CHCs 提供资助。这些中心也严重依赖 Medicaid 的资金。自付患者采取滚动收费标准，其额度取决于患者的收入情况。

CHCs 为以家庭为导向的初级保健、预防医学和牙科治疗方面量身定制服务内容（Shi 等，2007）。这些中心在管理医疗服务缺乏人群方面已积累了相当多的经验，许多国家已经建立了包括拓展服务、病例管理、运送、翻译服务、酒精和毒品滥用的筛查和治疗、精神卫生服务、健康教育和社会服务在内的医疗体系。

2015 年，CHCs 在美国服务了 243 万名患者。总共接诊 9 600 多万人次。大多数使用 CHCs 的患者都是弱势人群：92% 的患者处于联邦贫困标准 2 倍以下，24% 的患者在该年度没有医疗保险。在特殊人群中，约有 120 万名无家可归者、910 172 名短期农业工和 1 510 842 名住在公共住房的居民接受了这项服务（卫生资源和服务管理局，HRSA，2015）。从 2008 年到 2015 年，由 HRSA 支持的新中心数量增加了 27%，患者总数增加了 42%，即增加了 720 多万名患者。仅在 2015 年，HRSA 就为近 430 个新中心站点提供了资金，并为 180 多万名新增患者提供了医疗服务（HRSA，2016）。

尽管其所服务的人群往往比一般人群病情更重，健康状况不佳的风险更大，但 CHCs 提供的医疗质量一样好，而且往往超过了其他初级保健提供者。2015 年，在由 HRSA 资助的卫生保健中心中，很多达到或超过了至少一个"居民健康 2020"所要求的目标，这一比例超过了 93%。超过 68% 的中心被国家认证机构认证为以患者为中心的医疗机构。超过 92% 的 CHCs 安装了电子健康记录系统（EHRs），并在所有网站可以使用（HRSA，2016）。

卫生中心也达到或超过了全国范围内接受的慢性病治疗临床标准。事实上，医学研究所和政府监督办公室已经认可卫生中心作为筛查、诊断和管理慢性病的机构，如糖尿病、心血管疾病、哮喘、抑郁症、癌症和艾滋病（HIV）等。卫生中心改善了患者的健康状况，并降低了慢性疾病患者的治疗费用（全国社区卫生中心协会，NACHC，2016a）。

研究表明，CHCs 提供可及的、低成本的和有质量的医疗（NACHC，2015，2016b，2016c），因为他们所服务的大多数患者都属于弱势群体（例如低收入、少数民族、无家可归者），CHCs 在减少这些人群的健康差距中扮演着重要角色（NACHC，2013）。因为 Medicaid 寻求促进临床创新，从而推动成本节约和服务结果改善，CHCs 也是 Medicaid 的关键合作伙伴（NACHC，2016d）。

卫生中心项目的独特之处是其同时强调初级保健服务和支持服务。支持服务即非临床服务，旨在消除在获得医疗服务的过程中地理、语言、文化和社会经济等方面的障碍，如运送、对疾病的解释、病例管理和健康教育等。为了应对患者的各种非临床需求，自 2010 年以来，卫生中心的支持服务人员已经增加了 40%（HRSA，2014）。

2011 年，ACA 向 CHCs 提供了 10 亿美元，以将初级卫生保健扩大到近 1100 万处于医疗缺乏没有固定医疗资源的美国人。在 ACA 下，卫生中心的就诊量上升了，特别是 Medicaid 患者。此外，对卫生中心直接投资的增加引起了初级保健能力的提升（凯撒家庭基金会，2017）。

免费诊所

仿照 19 世纪慈善药局的模式，免费诊所是一个常规的门诊医疗中心，主要服务于贫困人群、无家可归者和没有医保的人。免费诊所有三个主要特点：免费提供服务或象征性收取极少的费用；不是由政府机构或卫生部门的直接资助或开办的；服务主要由经过培训的志愿人员提供；免费诊所专注于提供初级卫生保健。它们也提供其他各类服务，这取决于其志愿人员的多少和培训情况。

免费诊所数量在全美范围内持续增长，估计超过 1 200 个（全国免费和慈善诊所协会，NAFC，2016）。虽然是自愿的，但是采取了有组织的活动形式。NAFC 关注的是免费诊所的事务和需要，以及其所服务的美国人民。

其他机构

联邦资金被用于经营为农业社区的临时农场工服务的门诊健康中心，以及为缺乏医疗的偏远农村地区服务的农村卫生中心。社区精神卫生中心项目被设计为在医疗缺乏地区提供门诊精神卫生服务。

电话就诊

电话就诊是向患者提供专家意见和建议的一种手段，特别是在医生诊所歇业的时候。这类服务也被称为电话分诊。在管理型医疗的理念下，其类型有所拓展。

明尼苏达州明尼阿波利斯的 Park Nicollet 诊所的例子可以说明一个这样的系统是如何运作的。电话呼叫系统每周 7 天、每天 24 小时全天候开放，由受过专门训练的护士接听患者的电话。使用基于计算机的临床决策支持系统（见第 5 章），护士可以获取患者的病史，并查看最近的放射科和实验室检查结果。决策支持系统使护士有能力就如何处理患者的问题提供指导。同时，在必要时，护士也可以向初级保健医师进行咨询（Appleby，1995）。护士可以指导患者去接受恰当的医疗服务，比如是去医院急诊科还是诊所。

URAC 组织认可电话分诊和健康信息项目。

▶▶ 补充和替代医学

由于医疗市场中这一份额的巨大增长，补充和替代医学（CAM）（也被称为

"非常规疗法"或"自然疗法")在健康服务体系中的角色不能被忽视。尽管一般来说,补充医学和替代医学这两个术语被当同义词用,但从技术角度来讲,这两者还是有区别的:补充疗法与常规疗法一起使用;替代医学则是对常规治疗的取代(Barnes 等,2008)。

在美国,占主导地位的治疗方法是基于生物医学的对抗疗法,也被称为常规医学。补充和替代医学简称 CAM,指的是除生物医学之外的广阔领域(1997 年 CAM 研究方法会议),它涵盖了从古至今各种不同的预防或治疗疾病的方法(Barnes 等,2008),如顺势疗法、草药配方、使用其他自然界物质作为预防和治疗的媒介、针灸、冥想、瑜伽练习、生物反馈、精神指导或祈祷。脊柱按摩也被认为是一种 CAM 疗法。CAM 治疗没有特别规定,除少数例外,大多数疗法都是患者自我决定的,或者至少需要患者积极参与。一般来说,在体系资源一章中所讨论的,受过训练和持有执照的卫生保健专业人员,他们极少参与到非常规疗法中来。美国有自然疗法医师(ND)学位和自然疗法师(DHANP)的文凭,各地都出现了基于自然疗法的私人诊所。

尽管大多数 CAM 疗法的功效尚未得到科学的证实,但使用的越来越多。CAM 增长的主要原因:大多数寻求 CAM 疗法的人都尝试了常规西医疗法,但于事无补,如持续疼痛,西医通常只能缓解症状,不能给予明确治疗;想要避免或推迟某些复杂手术或有毒对抗疗法的人,首先试试替代疗法至少是没有害处的;通过在互联网接触大量医疗和健康相关信息后,觉得有权去追求对自己健康最有益的东西。许多患者报告说,寻求替代疗法及从业者是希望治疗者花时间去倾听他们、理解他们,在考虑疾病的同时也考虑个人生活。他们认为,替代疗法治疗者将能满足这些需求(Gordon,1996)。

2012 年全国性健康访问调查(NHIS)结果显示,33.2% 的 18 岁及以上美国成年人和 11.6% 的 4 岁至 17 岁儿童在之前的 12 个月中使用过某种形式的补充医疗方法(CMS,2012)。尽管各种背景的成人都使用 CAM,但其在女性、教育程度和收入较高的人群中更加流行 [国家补充医疗和整体医疗中心(NCCIH),2016a]。在 2010 年,由 NCCIH 和 AARP 开展的一项针对 50 岁及以上人群的调查中,33% 的回答者表示曾与医务人员讨论过 CAM(NCCIH,2016b)。

人们使用 CAM 来治疗各种疾病和症状。美国成年人最常使用 CAM 来治疗肌肉骨骼问题,如背部、颈部或关节疼痛。有效地协调常规医疗服务和 CAM 具有节约资金和提高疗效的潜力。对于一些慢性疾病来说,常规医疗几乎没有什么效果,包括身心失调疾病和无法解释但患者反复诉及的疼痛症状或眩晕症等。反复不适会导致高昂的医疗成本,并影响患者的生活质量。压力管理和冥想课程可以节省大量的医生资源和昂贵的诊断检查。

一项研究发现,常规门诊医疗费用均值为 74.40 美元,CAM 医疗支出均值为

39 美元。（Lafferty 等，2006）。2012 年的一项调查显示，在调查前的 12 个月里，美国人自付 302 亿美元用于补充医疗，其中成人和儿童分别为 283 亿美元和 19 亿美元。这相当于美国卫生总支出的 1.1%（282 万亿美元），占到自费支出总额（3 288 亿美元）的 9.2%。美国人花在补充医疗上的自费额为 147 亿美元，这几乎是常规医疗自费额的 30%（496 亿美元）。他们花在天然补品上的自费额为 128 亿美元，这是处方药自费额的 25%（541 亿美元）（Nahin 等，2016；NC-CIH，2016）。

CAM 在欧洲、加拿大和其他工业化国家也很受欢迎，尽管这些国家都提供了普遍的医疗服务，但仍有相当数量的人尝试替代疗法。

鉴于公众对补充医学的需求不断增长，以及它在健康促进、疾病预防以及对某些慢性病疗效上的宣传，主流医学对更好地理解替代疗法的价值已表现出越来越大的兴趣。尽管如此，对其持怀疑态度也是可以理解的，替代医学基本上不受监管。而且，大多数治疗方法的安全性和有效性没有得到科学评估。最近一些发现表明，小红莓汁鸡尾酒对预防复发性尿路感染没有效果（Barbosa – Cesnik 等，2011），但白茶提取物有潜在的抗癌功效（Mao 等，2010），以及紫雏菊并不能减少普通感冒的持续时间和严重程度（Barrett 等，2010）。只有严格的科学调查和基于循证研究证据才能真正将替代疗法融入常规医学实践中去。2013 年《自然医学杂志》的一篇文章指出，据发表的研究报告，CAM 疗法具有成本效益，在个体的治疗方面需要更多的研究（Tais 和 Zoberg，2013）。

1993 年，美国国会成立了替代医学办公室（OAM），于 1998 年更名为国家补充和替代医学中心（NCCAM）。该中心的预算拨款从 1993 年的 200 万美元增加到 2012 年的 12 830 万美元（NCCAM，2013）。该中心有三个主要任务：（1）在严格的科学背景下探索补充和替代医学治疗方法；（2）训练补充和替代医学研究人员；（3）向公众和专业人员传播权威信息。美国的一些医学院也开始在替代医学方面提供指导。

▶▶ 门诊服务的使用

2010 年，美国人就诊量约为 92 259.6 万人次，人均约 3 次（见表 7 – 5）。其中，到全科医生和家庭医生处就诊占 22.8%、到内科医生处就诊占 13.6%、到儿科医生处就诊占 11.1%、到妇产科医生处就诊占 7.9%、到骨科医生处就诊占 7%。按地域划分，南方最高（36.0%），其次是西部（23.2%）、东北部（21.3%）和中西部（19.4%），大多数就诊（88.5%）发生在大城市。

表 7 - 5	2013 年美国门诊医疗特点
医生特征	就诊量（千次）
总计	922 596
医生科别①	
家庭和全科医学	210 771
内科	125 776
儿科	102 172
妇产科	59 402
整形外科	47 858
眼科	43 168
皮肤科	25 157
心血管科	36 772
精神科	38 062
耳鼻喉科	16 225
泌尿科	20 741
普通外科	17 892
神经科	14 376
其他	164 274
专业学位	
临床医学博士	860 503
整骨医学博士	62 094
服务类型①	
初级卫生保健	490 831
治疗	252 615
手术	179 150
地理区位	
东北	196 630
中西部	179 358
南部	332 422
西部	214 186
城市规模	
大城市统计区	841 369
非大城市统计区	81 227

①医生科别和服务类型在源文件的"技术注释"中给出了定义。

注：由于四舍五入，各分项之和可能与总计略有出入。

资料来源：Centers for Disease Control and Prevention（CDC）. 2013. *National Ambulatory Medical Care Survey*：2013 *summary tables*. Available at：https：//www.cdc.gov/nchs/data/ahcd/namcs_summary/2013_namcs_web_tables.pdf. Accessed April 2017.

表 7 - 6 列出了 2007 年导致就诊的主要原因，即例行访医、常规体检、术后随诊、咳嗽、开药、高血压、产前检查、其他或原因不明的检查、无针对性咨询和糖尿病。表 7 - 7 显示了医生作出的最常见诊断。

表 7 - 6   **主要就诊原因**

主要就诊原因	就诊量（千次）
总计	922 596
例行访医（无其他说明）	81 738
常规体检	74 062
术后随诊	30 472
咳嗽	25 061
开药及未指明症状种类	20 930
高血压	16 049
例行产前检查	16 032
其他或结果不明的检查	15 817
无针对性咨询	14 649
糖尿病	14 127
膝盖不适	13 892
背部不适	13 655
胃肠痉挛及腹痛	13 011
妇科检查	12 158
婴儿身体缺陷检查	11 879
皮疹	10 825
肩部不适	10 745
喉部不适	10 328
其他原因	496 051

注：由于四舍五入，各分项之和可能与总计略有出入。

资料来源：Centers for Disease Control and Prevention（CDC）. 2013. *National Ambulatory Medical Care Survey*：2013 *summary tables*. Available at：https：//www.cdc.gov/nchs/data/ahcd/namcs _ summary/2013 _ namcs _ web _ tables. pdf. Accessed April 2017.

表 7 – 7　　　　　　　　　　　　　　首次诊断所在病组

首次诊断所在病组[①]	就诊量（千次）	百分比（%）
总计	922 596	100. 0
原发性高血压	39 879	4. 3
例行婴儿及儿童体检	35 200	3. 8
脊柱病	34 109	3. 7
关节病及相关	33 849	3. 7
糖尿病	27 326	3. 0
常规健康体检	27 016	2. 9
急性上呼吸道感染及咽炎	24 139	2. 6
恶性肿瘤	22 048	2. 4
风湿性疾病（除背部）	18 932	2. 1
心脏病（包括心肌缺血）	18 578	2. 0
正常妊娠	14 601	1. 6
进一步检查	14 565	1. 6
特定处理及调养	14 190	1. 5
妇科检查	11 495	1. 3
精神疾病（包括重度抑郁症）	11 437	1. 2
血脂紊乱	11 124	1. 2
注意力缺陷	10 881	1. 2
良性肿块	10 791	1. 2
焦虑	10 197	1. 1
腹痛	9 687	1. 1
其他诊断[②]	522 553	56. 6

①基于国际疾病分类临床修订本（ICD – 9 – CM）。

②包括表中未列出的诊断组和空白诊断。

注：由于四舍五入，各分项之和可能与总计略有出入。

资料来源：Centers for Disease Control and Prevention（CDC）. 2013. *National Ambulatory Medical Care Survey*：2013 *summary tables*. Available at：lttps：//www. cdc. gov/nchs/data/ahcd/namcs _ summary/2013 _ namcs _ web _ tables. pdf. Accessed April 2017.

▶▶ 其他国家的初级卫生保健

在世界各地，获取初级保健服务方式和医生薪酬制度几乎没有相同的。在英国、荷兰和新西兰，患者在初级保健医生那里签约。在澳大利亚、荷兰、新西兰、挪威、瑞典、冰岛、意大利、丹麦和英国，患者转诊到专科医生要通过初级卫生保健，并通常需要在初级医疗机构中登记（澳大利亚除外）。加拿大、法国和德国利用财政激励措施，鼓励患者在初级医疗机构登记和有协调地转诊（Schoen 等，2012；Thomson 等，2012）。德国疾病基金（保险计划）提供了在初级保健机构登记的选项。

英国的覆盖范围最广，患者分担部分很少或根本没有。加拿大在全国范围内覆盖所有医事费，但药费覆盖范围因省而异。澳大利亚、新西兰和德国实行不同程度的费用分摊（Schoen 等，2012）。其他国家也采用了适当的费用分摊（Schoen 等，2012）。

在澳大利亚、加拿大、法国、德国、瑞士和美国，支付方通常采用按项目付费和采取绩效激励机制（Schoen 等，2012；Thomson 等，2012）。与此相反，荷兰、新西兰、挪威、丹麦和英国采用的是按人头付费、按项目付费和按绩效付费相结合的综合措施（Schoen 等，2012；Thomson 等，2012）。

在法国、荷兰、新西兰和瑞士，约有 59% 的医生说他们的患者在生病时可以得到当天或第二天的预约。而在加拿大，这个比例只有 22%。在澳大利亚、加拿大、法国、德国、新西兰和挪威，超过 60% 的患者说他们等待专家的时间很长。美国医生们抱怨说，他们要花大量的时间处理与保险有关的问题，减少了照看患者的时间（Schoen 等，2012）。

除了冰岛（以公有为主）和瑞典（混合形式）之外，在上述所有国家中，初级保健大多被私有化。在澳大利亚、加拿大、挪威、英国和美国，医生们更倾向于采用 5 名或更多医生集体执业的方式。在荷兰、法国、德国和瑞士，医生更愿意在较小的机构工作。

2015 年，在由英联邦基金举办的国际初级卫生保健医师健康政策纵览会上，来自 10 个国家的医生表示，他们要花大力气去同其他卫生及社会服务的提供方协调沟通，以至于怀疑在面对这些挑战时是否对治病救人做好了足够的准备。近年来，大家逐渐形成了共识，为了应对人口老龄化和世界范围内慢性疾病的流行所带来的卫生需求，初级卫生保健制度需要重新设计（Schoen 等，2012）。

▶▶ 总结

　　在医疗保健历史上，门诊医疗服务已经形成一个完整循环，先从门诊到医院，再到医院外门诊服务如雨后春笋。这种转变的主要原因是经济、社会和技术。许多医生已经切断与医院的联系，去开办他们自己的专业医疗中心，如门诊手术中心和心脏医学中心。各种常规医疗和外科干预措施在门诊中开展。因此，门诊医疗已经超越基本的和日常的初级卫生保健服务。相反，初级保健本身变得"专科化"了。初级卫生保健不仅关心简单疾病的治疗，初级卫生保健医生必须协调大量的服务，以使患者得到持续医疗和长期维持健康。建立以患者为中心的医疗机构和提供以社区为基础的初级保健等理念正在逐渐被付诸实践。

　　医疗保险支付方式变革催生了多种类型的门诊服务，各种服务设施也得到发展。由于消费者的驱动，补充和替代医学的经济利益越来越大。与美国的常规西医疗法相比，替代医学强调自我治疗，这是患者对自己命运有更大控制权的领域。

▶▶ 测试题

专业术语

问责制（accountability）

成人日托（adult day care）

替代医学（alternative medicine）

流动医疗（ambulatory care）

病例管理（case management）

以社区为导向的初级保健（community – oriented primary care，COPC）

耐用医疗设备（durable medical equipment，DME）

紧急情况（emergent conditions）

免费诊所（free clinic）

守门（gatekeeping）

家庭照护（home health care）

临终关怀（hospice）

医疗之家（medical home）

医疗缺失（medically underserved）

非紧急情况（nonurgent conditions）

门诊服务（outpatient services）

姑息治疗（palliation）

初级卫生保健（primary health care）

二级医疗（secondary care）

小手术门诊（surgicenters）

电话分诊（telephone triage）

三级护理（tertiary care）

急救中心（urgent care centers）

紧急状况（urgent conditions）

无预约诊所（walk – in clinic）

复习题

1. 请描述卫生服务体系变化如何导致住院日减少和流动服务增加？

2. 住院率下降对医院管理有什么影响？

3. 为什么说所有初级卫生保健都是流动的，但不是所有流动医疗服务都代表初级保健？

4. 初级卫生保健的主要特征是什么？

5. 评价初级卫生保健的守门人角色。

6. 讨论以患者为中心的医疗之家如何推进了初级卫生保健。

7. 什么是以社区为导向的初级卫生保健？请予解释。

8. 讨论决定全科医生和专科医生间进行合理组合的主要因素。

9. 个体医生加入医生团队的原因有哪些？

10. 为什么让医院管理人员将门诊看作整体商业战略的关键部分？

11. 讨论以医院为基础的门诊服务的主要内容。

12. 有哪些社会变化导致了女性专业健康中心的设立？

13. 为什么患者有时在非紧急情况去急诊就诊？后果是什么？

14. 什么是移动卫生保健服务？讨论其各种类型。

15. 居家照护的基本理念是什么？描述它提供的服务。

16. 在 Medicare 下接受居家照护服务的合格条件是什么？

17. 解释临终关怀的概念及其服务类型。

18. Medicare 对临终关怀项目的认证要求有哪些？

19. 描述美国流动公共卫生服务的范围。

20. 描述主要的公立门诊和志愿门诊，以及他们所面临的主要问题。

21. 什么是补充和替代医疗？它们在医疗体系中扮演什么角色？

22. 简要说明电话分诊系统是如何运作的。

23. 讨论初级卫生保健在全球的发展趋势。

▶▶ 参考文献

Accreditation Association for Ambulatory Health Care (AAAHC). 2009. *AAAHC standards.* Available at: http://www.aaahc.org/en/accreditation/primary -care-medical-home/. Accessed February 2017.

Alliance for Home Health Quality and Innovation. 2014. *The Future of Home Health Care Project.* Available at: http://www.ahhqi.org/images /pdf/future-whitepaper.pdf. Accessed February 2017.

Alliance for Home Health Quality and Innovation. 2015. *Home health chartbook 2015.* Available at: http://ahhqi.org/images/uploads/AHHQI_2015 _Chartbook_FINAL_October_Aug2016Update .pdf. Accessed February 2017.

American Hospital Association. 2016. *TrendWatch chartbook.* Washington, DC: Author.

American Medical Association. 2015. *Updated data on physician practice arrangements: Inching toward hospital ownership.* Available at: https:// www.ama-assn.org/sites/default/files/media -browser/premium/health-policy/prp-practice -arrangement-2015.pdf. Accessed January 2017.

Appleby, C. 1995. Boxed in? *Hospitals and Health Networks* 69, no. 18: 28–34.

Bakwin, H. 1945. Pseudodoxia pediatrica. *New England Journal of Medicine* 232: 691–697.

Barbosa-Cesnik, C., et al. 2011. Cranberry juice fails to prevent recurrent urinary tract infection: Results from a randomized placebo-controlled trial. *Clinical Infectious Diseases* 52: 23–30.

Barnes, P. M., et al. 2008. *Complementary and alternative medicine use among adults and children: United States, 2007.* Hyattsville, MD: National Center for Health Statistics.

Barr, K. W., and C. L. Breindel. 2004. Ambulatory care. In: *Health care administration: Planning, implementing, and managing organized delivery systems.* L. F. Wolper, ed. 4th ed. Sudbury, MA; Jones and Bartlett Publishers. pp. 507–546.

Barrett, B., et al. 2010. Echinacea for treating the common cold. *Annals of Internal Medicine* 153: 769–777.

Beresford, L. 1989. *History of the National Hospice Organization.* Arlington, VA: National Hospice Organization.

Burton, R. A., et al. 2012. *Patient-centered medical home recognition tools: A comparison of ten surveys' content and operational details.* Available at: http:// web.pdx.edu/~nwallace/CRHSP/PCMHTools .pdf. Accessed February 2017.

CAM Research Methodology Conference. 1997. Defining and describing complementary and alternative medicine. *Alternative Therapies* 3, no. 2: 49–56.

Capp, R., et al. 2015. Characteristics of Medicaid-covered emergency department visits made by nonelderly adults: A national study. *Journal of Emergency Medicine* 49, no. 6: 984–989.

Caudill, T., et al. 2011. Health care reform and primary care: Training physicians for tomorrow's challenges. *Academic Medicine* 86, no. 2: 158–160.

Centers for Disease Control and Prevention (CDC). 2013. *National Ambulatory Medical Care Survey: 2013 summary tables.* Available at: https://www .cdc.gov/nchs/data/ahcd/namcs_summary/2013 _namcs_web_tables.pdf. Accessed April 2017.

Centers for Medicare and Medicaid Services (CMS). 2012. *National health expenditure data for 2012.* Available at: https://www.cms.gov/Research -Statistics-Data-and-systems/Statistics-Trends -and-reports/NationalHealthExpendData. Accessed February 2017.

Centers for Medicare and Medicaid Services (CMS). 2015a. *National health expenditures 2015 high-lights.* Available at: https://www.cms.gov/research -statistics-data-and-systems/statistics-trends-and -reports/nationalhealthexpenddata/downloads /highlights.pdf. Accessed February 2017.

Centers for Medicare and Medicaid Services (CMS). 2015b. *Home health care agencies.* Available at: https://data.medicare.gov/Home-Health -Compare/Home-Health-Care-Agencies/6jpm -sxkc/data. Accessed February 2017.

Centers for Medicare and Medicaid Services (CMS). 2016a. *Home Health Compare datasets.* Available at: https://data.medicare.gov/data/home-health -compare. Accessed February 2017.

Centers for Medicare and Medicaid Services (CMS). 2016b. *Therapy cap.* Available at: https://www .cms.gov/Research-Statistics-Data-and-Systems /Monitoring-Programs/Medicare-FFS -Compliance-Programs/Medical-Review /TherapyCap.html. Accessed February 2017.

Chang, C. H., et al. 2011. Primary care physician workforce and Medicare beneficiaries' health outcomes. *Journal of the American Medical Association* 25, no. 20: 2096–2104.

Chernew, M. E., et al. 2009. Would having more primary care doctors cut health spending growth? *Health Affairs* 28: 1327–1335.

Christensen, E. W., et al. 2013. Impact of a patient-centered medical home on access, quality, and cost. *Military Medicine* 178, no. 2: 135–141.

Commonwealth Fund. 2016. *International profiles of health care systems, 2015.* Available at: http:// www.commonwealthfund.org/~/media/files /publications/fund-report/2016/jan/1857 _mossialos_intl_profiles_2015_v7.pdf. Accessed January 2017.

Dobson, A., et al. 2012. *Improving health care quality and efficiency: Clinically Appropriate and Cost-Effective Placement (CACEP) Project.* Available at: http://ahhqi.org/images/pdf/cacep-report.pdf. Accessed February 2017.

Ferrante, J. M., et al. 2010. Principles of the patient-centered medical home and preventive services delivery. *Annals of Family Medicine* 8: 108–116.

Franks, P., et al. 1992. Gatekeeping revisited: Protecting patients from overtreatment. *New England Journal of Medicine* 327, no. 4: 424–429.

Franks, P., et al. 1998. Primary care physicians and specialists as personal physicians: Health care expenditures and mortality experience. *Journal of Family Practice* 47: 105–109.

Gao, Y., et al. 2016. Characteristics associated with patient-centered medical home capability in health centers: A cross-sectional analysis. *Journal of General Internal Medicine* 31, no. 9: 1041–1051.

Gilfillan, R. J., et al. 2010. Value and the medical home: Effects of transformed primary care. *American Journal of Managed Care* 16: 607–614.

Gordon, J. S. 1996. Alternative medicine and the family practitioner. *American Family Physician* 54, no. 7: 2205–2212.

Harris-Kojetin, L., et al. 2016. Long-term care providers and services users in the United States: Data from the National Study of Long-Term Care Providers, 2013-2014. *Vital & Health Statistics* 3, no. 38.

Health Resources and Services Administration (HRSA). 2014. *Uniform data system.* Available at: https://bphc.hrsa.gov/uds/datacenter.aspx. Accessed May 2017.

Health Resources and Services Administration (HRSA). 2015. *Health center data.* Available at: https://bphc.hrsa.gov/uds/datacenter.aspx. Accessed February 2017.

Health Resources and Services Administration (HRSA). 2016. *Health center program: Impact and growth.* Available at: https://bphc.hrsa .gov/about/healthcenterprogram/index.html. Accessed February 2017.

Hing, E., et al. 2015. Acceptance of new patients with public and private insurance by office-based physicians: United States, 2013. *NCHS Data Brief* 195: 1–8.

Hummel, K., et al. 2014. Why parents use the emergency department during evening hours for nonemergent pediatric care. *Clinical Pediatrics* 53, no. 11: 1055–1061.

Institute of Medicine (IOM). 2012. *Primary care and public health: Exploring integration to improve population health.* Washington, DC: National Academies Press.

Jackson, C. 2002. Cutting into the market: Rise of ambulatory surgery centers. *American Medical News.* Available at: http://www.amednews .com/2002/bisa0415. Accessed December 2002.

Jerant, A., et al. 2012. Primary care attributes and mortality: A national person-level study. *Annals of Family Medicine* 10, no. 1: 34–41.

Joint Commission. 2011. Optional self-assessment for Primary Care Medical Home (PCMH) certification for ambulatory health care centers. Available at: http://www.jointcommission.org /assets/1/18/AHC_PCMH_SAT.pdf. Accessed February 2017.

Jones, E., et al. 2013. Access to oral health care: The role of federally qualified health centers in addressing disparities and expanding access. *American Journal of Public Health* 103, no. 3: 488–493.

Kaiser Family Foundation. 2017. *Community health centers: Recent growth and the role of the ACA.* Available at: http://files.kff.org/attachment /Issue-Brief-Community-Health-Centers -Recent-Growth-and-the-Role-of-the-ACA. Accessed February 2017.

Kelley, A. S., et al. 2013. Hospice enrollment saves money for Medicare and improves care quality across a number of different lengths-of-stay. *Health Affairs (Millwood)* 32, no. 3: 552–561.

Kozak, L. J., et al. 1999. Changing patterns of surgical care in the United States, 1980–1995. *Health Care Financing Review* 21, no. 1: 31–49.

Ku, L., et al. 2011. The states' next challenge: Securing primary care for expanded Medicaid populations. *New England Journal of Medicine* 364: 493–495.

Lafferty, W. E., et al. 2006. Insurance coverage and subsequent utilization of complementary and alternative medicine providers. *American Journal of Managed Care* 12, no. 7: 397–404.

Liggins, K. 1993. Inappropriate attendance at accident and emergency departments: A literature review. *Journal of Advanced Nursing* 18, no. 7: 1141–1145.

Mao, J. T., et al. 2010. White tea extract induces apoptosis in non-small cell lung cancer cells: The role of PPAR-γ and 15-lipoxygenases. *Cancer Prevention Research* 3, no. 9: 1132–1140.

McCaig, L. F., and C. W. Burt. 2002. *National Hospital Ambulatory Medical Care Survey: 1999 emergency department summary.* Atlanta, GA: Centers for Disease Control and Prevention/ National Center for Health Statistics.

McCaig, L. F., and E. W. Newar. 2006. *National Hospital Ambulatory Medical Care Survey: 2004 emergency department summary.* Atlanta, GA: Centers for Disease Control and Prevention/ National Center for Health Statistics.

McNamara, P., et al. 1993. Pathwork access: Primary care in EDs on the rise. *Hospitals* 67, no. 10: 44–46.

Medical Group Management Association. *Medical group fast facts.* Available at: http://www .mgma.com/uploadedFiles/Store_Content /Surveys_and_Benchmarking/8523-Table-of -Content-MGMA-Performance-and-Practices -of-Successful-Medical-Groups.pdf.

Meisel, Z. F., et al. 2011. Variations in ambulance use in the United States: The role of health insurance. *Academic Emergency Medicine* 18, no. 10: 1036–1044.

Miller, G. 1996. Hospice. In: *The continuum of long-term care: An integrated systems approach.* C. J. Evashwick, ed. Albany, NY: Delmar Publishers. pp. 98–108.

Morgan, P., et al. 2012. Characteristics of primary care office visits to nurse practitioners, physician assistants and physicians in United States Veterans Health Administration facilities, 2005 to 2010: A retrospective cross-sectional analysis. *Human Resources for Health* 13, no. 10: 42. doi: 10.1186/1478-4491-10-42.

Morgan, P., et al. 2015. Nurse practitioners, physician assistants, and physicians in community health centers, 2006–2010. *Healthcare* 3, no. 2: 102–107.

Morganti, K. G., et al. 2013. *The evolving role of emergency departments in the United States.* Available at: http://www.rand.org/content /dam/rand/pubs/research_reports/RR200 /RR280/RAND_RR280.pdf. Accessed February 2017.

Mulvihill, B. A., et al. 2007. Does access to a medical home differ according to child and family characteristics, including special-health-care-needs status, among children in Alabama? *Pediatrics* 119: 107–113.

Nahin, R. L., et al. 2016. *Expenditures on complementary health approaches: United States, 2012.* National Health Statistics Reports. Hyattsville, MD: National Center for Health Statistics.

National Association for Home Care and Hospice. 2010. *Basic statistics about home care.* Available at: http://www.nahc.org/assets/1/7/10hc_stats.pdf. Accessed May 2017.

National Association of Community Health Centers (NACHC). 2013. *Studies on health centers and disparities.* Available at: http://www.nachc.org/client/documents/HC%20Disparities%20Studies%2006.13.pdf. Accessed August 2013.

National Association of Community Health Centers (NACHC). 2015. *Studies on health centers improving access to care.* Available at: http://nachc.org/wp-content/uploads/2015/06/HC_Access_0415.pdf. Accessed February 2017.

National Association of Community Health Centers (NACHC). 2016a. *America's health centers.* Available at: http://nachc.org/wp-content/uploads/2015/06/Americas-Health-Centers-March-2016.pdf. Accessed February 2017.

National Association of Community Health Centers (NACHC). 2016b. *Studies of health center quality of care.* Available at: http://nachc.org/wp-content/uploads/2016/06/HC_Quality_06.16.pdf. Accessed February 2017.

National Association of Community Health Centers (NACHC). 2016c. *Studies of health center cost effectiveness.* Available at: http://nachc.org/wp-content/uploads/2016/06/HC_CE_06.16.pdf. Accessed February 2017.

National Association of Community Health Centers (NACHC). 2016d. *Health centers and Medicaid.* Available at: http://nachc.org/wp-content/uploads/2016/12/Medicaid-FS_12.16.pdf. Accessed February 2017.

National Association of Free and Charitable Clinics (NAFC). 2016. *Free and charitable clinic health care reform talking points.* Available at: http://www.nafcclinics.org/sites/default/files/NAFC%20ACA%20Related%20Talking%20Points%202015.pdf. Accessed January 2017.

National Center for Complementary and Alternative Medicine (NCCAM). 2013. *Appropriations history.* Available at: http://nccam.nih.gov/about/budget/congressional/2014#His. Accessed January 2014.

National Center for Complementary and Integrative Health (NCCIH). 2016a. *2016 strategic plan.* Available at: https://nccih.nih.gov/sites/nccam.nih.gov/files/NCCIH_2016_Strategic_Plan.pdf. Accessed February 2017.

National Center for Complementary and Integrative Health (NCCIH). 2016b. *Complementary and alternative medicine: What people aged 50 and older discuss with their health care providers.* Available at: https://nccih.nih.gov/sites/nccam.nih.gov/files/news/camstats/2010/NCCAM_aarp_survey.pdf. Accessed February 2017.

National Center for Health Statistics. 2010. *National Hospital Discharge Survey.* Available at: https://www.cdc.gov/nchs/nhds/nhds_publications.htm. Accessed January 2017.

National Center for Health Statistics. 2011. *National Hospital Ambulatory Medical Care Survey: 2011 emergency department summary tables.* Available at: https://www.cdc.gov/nchs/data/ahcd/nhamcs_emergency/2011_ed_web_tables.pdf. Accessed February 2017.

National Center for Health Statistics. 2013. *National Hospital Ambulatory Medical Care Survey: 2013 emergency department summary tables.* Available at: https://www.cdc.gov/nchs/data/ahcd/nhamcs_emergency/2013_ed_web_tables.pdf. Accessed February 2017.

National Center for Health Statistics. 2016. *Health, United States, 2015.* Hyattsville, MD: U.S. Department of Health and Human Services.

National Committee for Quality Assurance (NCQA). 2008. *Physician Practice Connections: Patient-Centered Medical Home.* Available at: https://www.nmms.org/files/uploaded/files/NCQA%20Stds%20&%20Guidelines%20for%20PCMH.pdf. Accessed February 2017.

National Council on Aging. 2016. *Home health care vs. custodial care.* Available at: https://www.ncoa.org/wp-content/uploads/home-vs-custodial.pdf. Accessed February 2017.

National Hospice and Palliative Care Organization. 2015. *NHPCO facts and figures: Hospice care in America.* Available at: http://www.nhpco.org/sites/default/files/public/Statistics_Research/2015_Facts_Figures.pdf. Accessed February 2017.

National Hospice Organization. 1995. *An analysis of the cost savings of the Medicare hospice benefit (National Hospice Organization Item Code 712901).* Miami, FL: Lewin-VHI Inc.

National Nursing Centers Consortium. 2003. *Nurse-managed health centers briefing.* pp. 1–4.

Orton, P. 1994. Shared care. *Lancet* 344, no. 8934: 1413–1415.

Padgett, D. K., and B. Brodsky. 1992. Psychosocial factors influencing non-urgent use of the emergency room: A review of the literature and recommendations for research and improved service delivery. *Social Science & Medicine* 35, no. 9: 1189–1197.

Parchman, M., and S. Culler. 1994. Primary care physicians and avoidable hospitalization. *Journal of Family Practice* 39: 123–128.

Park-Lee E.Y., and F. H. Decker. 2010. Comparison of home and hospice care agencies by organizational characteristics and services provided: United States, 2007. *National Health Statistics Reports* no. 30: 1–23.

RAND Corporation. 2016. *The evolving role of retail clinics.* Available at: http://www.rand.org /pubs/research_briefs/RB9491-2.html. Accessed February 2017.

Reid, R. J., et al. 2009. Patient-centered medical home demonstration: A prospective, quasi-experimental, before and after evaluation. *American Journal of Managed Care* 27: 362–367.

Roos, N. 1979. Who should do the surgery? Tonsillectomy and adenoidectomy in one Canadian province. *Inquiry* 16, no. 1: 73–83.

Rosenthal, M. B., et al. 2015. Impact of the Rochester Medical Home Initiative on primary care practices, quality, utilization, and costs. *Medical Care* 53, no. 11: 967–973.

Rubin, G., et al. 2015. The expanding role of primary care in cancer control. *Lancet Oncology* 16, no. 12: 1231–1272.

Schoen, C., et al. 2012. A survey of primary care doctors in ten countries shows progress in use of health information technology, less in other areas. *Health Affairs* 31, no. 12: 2805–2816.

Searing, L. M., and K. A. Cantlin. 2016. Nonurgent emergency department visits by insured and uninsured adults. *Public Health Nursing* 33, no. 2: 93–98.

Sepulveda, M.-J., et al. 2008. Primary care: Can it solve employers' health care dilemma? *Health Affairs* 27: 151–158.

Shi, L. 1994. Primary care, specialty care, and life chances. *International Journal of Health Services* 24, no. 3: 431–458.

Shi, L., and B. Starfield. 2000. Primary care, income inequality, and self-related health in the US: Mixed-level analysis. *International Journal of Health Services* 30: 541–555.

Shi, L., and B. Starfield. 2001. Primary care physician supply, income inequality, and racial mortality in US metropolitan areas. *American Journal of Public Health* 91: 1246–1250.

Shi, L., et al. 1999. Income inequality, primary care, and health indicators. *Journal of Family Practice* 48: 275–284.

Shi, L., et al. 2002. Primary care, self-rated health care, and reduction in social disparities in health. *Health Services Research* 37, no. 3: 529–550.

Shi, L., et al. 2007. Health center financial performance: National trends and state variation, 1998–2004. *Journal of Public Health Management and Practice* 13, no. 2: 133–150.

Shi, L., et al. 2015. Patient-centered medical home capability and clinical performance in HRSA-supported health centers. *Medical Care* 53, no. 5: 389–395.

Shi, L., et al. 2016. Patient-centered medical home recognition and clinical performance in U.S. community health centers. *Health Service Research.* doi: 10.1111/1475-6773.12523.

SK&A. 2016. *Medical group practice list.* Available at: http://www.skainfo.com/databases/medical -group-practice-list. Accessed January 2016.

SMG Solutions. 2000. *Report and directory: Medical group practices.* Chicago, IL: SMG Solutions.

Starfield, B. 1992. *Primary care: Concept, evaluation, and policy.* New York, NY: Oxford University Press.

Starfield, B. 1994. Is primary care essential? *Lancet* 344, no. 8930: 1129–1133.

Starfield, B. 1998. *Primary care: Balancing health needs, services and technology.* New York, NY: Oxford University Press.

Stevens, G. D., et al. 2010. National disparities in the quality of a medical home for children. *Maternal Child Health* 14: 580–589.

Tais, S., and E. Zoberg. 2013. The economic evaluation of complementary and alternative medicine. *Natural Medicine Journal* 5, no. 2. Available at: http://www.naturalmedicinejournal .com/journal/2013-02/economic-evaluation -complementary-and-alternative-medicine. Accessed May 2017.

Thomson, S., et al., eds. 2012. *International profiles of health care systems.* New York, NY: Commonwealth Fund. Available at: http:// www.commonwealthfund.org/~/media/Files /Publications/Fund%20Report/2012/Nov /1645_Squires_intl_profiles_hlt_care_systems _2012.pdf. Accessed January 2014.

Vanselow, N. A., et al. 1995. From the Institute of Medicine. *Journal of the American Medical Association* 273, no. 3: 192.

van Weel, C., et al. 2008. Integration of personal and community health care. *Lancet* 372, no. 9642: 871–872.

VHA Inc. and Deloitte & Touche. 1997. *Environmental assessment: Redesigning health care for the millennium.* Irving, TX: VHA Inc.

Weinerman, E. R., et al. 1966. Yale studies in ambulatory medical care. V. Determinants of use of hospital emergency services. *American Journal of Public Health* 56, no. 7: 1037–1056.

White House. 2016. *Fact sheet: Health care accomplishments.* Available at: https://obamawhitehouse .archives.gov/the-press-office/2016/03/22/fact -sheet-health-care-accomplishments. Accessed January 2017.

Wier, L. M., et al. 2015. *Surgeries in hospital-owned outpatient facilities, 2012.* Available at: https:// www.hcup-us.ahrq.gov/reports/statbriefs/sb188 -Surgeries-Hospital-Outpatient-Facilities-2012 .pdf. Accessed January 2017.

Wilson, F. A., and D. Neuhauser. 1985. *Health services in the United States.* 2nd ed. Cambridge, MA: Ballinger Publishing.

World Health Organization (WHO). 1978. *Primary health care.* Geneva, Switzerland: WHO.

World Health Organization (WHO). 2010. *Primary health care.* Geneva, Switzerland: WHO.

第 8 章　住院设施和服务

学习目标

- 从功能性的视角认识医院的发展
- 探寻 20 世纪 80 年代前医院增长的原因
- 理解医院数量和效用逐渐下降的原因
- 描述衡量医院运营和住院效用的几种关键方法
- 比较美国和其他国家医院的效用
- 区分不同类型的医院
- 分析《平价医疗法》对医生自营专科医院和非营利性医院的影响
- 了解医院治理的基本概念
- 理解和区分执照、认证、评鉴及美国护士认证中心的磁性医院认证计划
- 对部分关键问题有一定认知

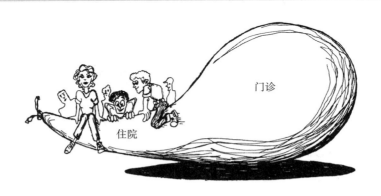

"我们控制住了住院服务费用。"

▶▶ 简介

住院是指在医院内过夜，门诊是指对没有住院的患者提供服务。尽管医院的首要功能是提供住院急性医疗服务，许多医院还是将非急性和门诊服务涵盖在内。

根据美国医院协会（AHA）的定义，医院是指拥有至少 6 张病床的机构，其首要职能为"在特殊或一般的医疗条件下，为患者提供诊断和治疗的服务"（AHA，1944）。此外，医院必须拥有相关执照，医生在执业护士的辅助下提供连续性的照护服务。医院所具备的特征还包括：一个明确的管理主体为医院的行为承担法律责任，一个首席执行官持续地负责医院运营，维护每一位病人的医疗记录，在执业药师监督下提供机构内部的药事服务，以及符合患者营养和治疗要求的餐食服务。现代医院的建造和运营还受到联邦法律、州卫生局、市政法令、联合委员会标准和国家建筑、消防及卫生标准的规范和要求。

在过去的 200 年中，医院逐渐从为无家可归的穷人提供庇护的普通场所，演变成向危重伤患提供尖端科技服务的先进场所。"医学中心"被用来反映其高超的专业技能和可以提供包括教学科研在内的广泛服务。医院不断衍生发展，那些提供包括急性照护在内的多种医疗卫生服务的医院体系，被称作"医院集团"或"医疗集团"。

医院服务的费用占国家卫生健康支出的最大一部分。至今，美国控制医院费用增长的措施均收效甚微。

本章叙述了机构式医疗服务，特别是社区医院的二、三级照护为主要特征的急性照护。同时，讨论了医院分类方法，并指出了住院医疗服务的发展趋势和关键问题。

▶▶ 美国医院的演变

1840—1900 年，医院的宗旨、功能和数量发生了巨大改变。医院从最初为那些贫民、军人、传染病人、精神病人和需要紧急治疗的人提供食物、场所和简陋的医疗照护，开始面向所有人群提供专业的医疗、手术及护理照护（Raffel，1980）。随后，医院成为了医学训练和研究的中心。近一百年的改变体现在组织层面，医院整合进入医疗系统，提供更多的卫生健康服务。这些变化可根据以下 5 个关键功能来进行分类：原始的社会福利机构；专门的疾病照护机构；有组织的行医机构；先进的医学训练和研究机构；医疗卫生服务综合系统。

初始的社会福利机构

19 世纪，尽管美国的一些大都市已经有了医院，但大部分地区还是以救济院和隔离病院为主。这些机构由教会捐助和政府出资建立，主要是提供社会福利救济。救济院主要是帮助社会上需要食物和庇护所的穷人，同时也为有需要的病人提供极为有限的照顾服务，人们往往在这些机构中驻留数月。隔离病院是用来隔离传染病患者，如患天花和黄热病患者，以此来保护其他人群免遭传染。

专门的疾病照护机构

直到 19 世纪末，城市中的隔离病院（医疗站）才成为独立的医疗照护机构。由政府运营的医疗机构成为了最早的公立医院（Haglund 和 Dowling，1993）。例如，1830 年由布鲁克林区设立的国王郡救济和卫生院，之后成为国王郡（Kings County）医院（Raffel，1980）。尽管如此，这些公立医院服务的对象依然是穷人。这个时期的医院往往卫生状况不佳，通风不良，缺乏有经验的护士。

在欧洲，最早的医院主要由宗教组织建立。早期的护士由僧侣和修女担任，为病人提供照护服务和信仰上的支持。之后，当医院和修道院越来越难获得教会的资金时，许多医院成为了由财政税收资助的公共机构。在英国，"皇家医院"由个人捐款和税收共同资助，其他医院则为非营利性（慈善）医院，这些非营利性医院成为英国医院的原型（Raffel 和 Raffel，1994）。国家卫生服务体系（NHS）创建时，将非营利性医院归为公共（政府）所有。

在美国，非营利的社区医院由当地慈善组织筹资建立，而非依靠政府税收，常常是医师依靠当地捐助和慈善组织的资助而建立。这些医院同时接受穷人和付费患者，为了收支平衡他们也需要平民的捐助。

费城的宾夕法尼亚医院建立于 1752 年，是美国第一家专为疾病照护建立的慈善医院。当时，城中已经有了一所救济院，而作为一位在伦敦受过训练的医师，Thomas Bond 意识到一家能够照护城里贫病者的医院十分重要。Benjamin Franklin 作为 Dr. Bond 的好友和顾问，在推动建立慈善医院这个想法和发起慈善募捐中作出了重要的贡献。根据医院的章程，捐赠者们有权制定医院运营相关的所有法规。同时捐赠者应该遴选出理事会或董事会的成员。因此，慈善医院实际上被这些社区中重要的非医疗专业人员所管理，而不是医师（Raffel 和 Raffel，1944）。

著名的慈善医院还包括 1775 年建成的纽约医院，由于独立战争的影响，直到 1791 年才对百姓开放。波士顿的麻省总医院于 1812 年合并成立，1821 年开放。在此期间，救济院依然在不断接受那些受医院床位所限无法容纳，或被宣布无法治疗而拒绝收入的病人（Raffel 和 Raffel，1994）。此后，美国的医院以宾夕法尼亚、纽约和麻省总医院为原型建立。

有组织的行医机构

社会和人口在不断变化，尤其是医学和科技的进步，使医院成为进行医疗实践的机构。19 世纪后半叶开始，新的医疗科技、设备和个人训练逐渐成为医院的核心。

卫生状况的提升，医疗照护的进步以及外科的发展，使得医院越来越受到社会中上阶层的认可。医院开始吸引那些有能力个人偿付费用的患者，从慈善机构变为可营利的机构。从而，由富裕的或者有影响力的赞助者出资，由医生经营的小型医院陆续出现，即早期私营（营利性）医院。

20 世纪初期，医院管理成为一门独立的学科，需要精于财务管理和组织技巧的行政人员来进行管理。各种部门开始在医院行政体系中出现，如餐食服务部、X 射线部和实验室。因此，医院开始雇佣专业人员来组织管理各个部门服务的提供。效率成为医院管理中一个重要指标。早期对效率的重视，隐含了两个至今依然在影响卫生政策和医院管理的重要问题：不断引进新技术的同时，医院像企业一样面临着控制成本和预算的压力（Arndt 和 Bigelow，2006），同时，医院还要提高医疗技术。为此，迫使医院的照护过程更多限制在疾病的急性期，而非贯穿全程。

医院评鉴是 20 世纪初的重要发展。1918 年，美国外科医师学会（ACS）开始审查医院，并制定出了一套衡量医院设备和病房的标准。直到 1951 年，美国外科医师学会为了提高医院的医疗质量一直在孤军奋战。正是这份努力成为了医院评审联合委员会诞生的基石。1951 年，美国外科医师学会、美国内科医师学会、美国心脏协会和美国医学协会（AMA）联合建立了非营利性组织——医院评鉴联合委员会。该组织于 1987 年更名为医疗机构评鉴联合委员会，更准确地反映了所评鉴医疗机构的种类多样性，2007 年，正式更名为联合委员会（TJC）。

先进的医学训练和研究机构

生物医学专业的发展使得医生有必要在医院中接受训练，因此医院和大学开始合作。费城医学院就是日后的宾夕法尼亚大学医学院，开始进行授课。相似地，纽约医院成为哥伦比亚医学院的教学医院，麻省总医院则对哈佛医学院的学生提供临床实践指导（Raffel 和 Raffel，1944）。实习和住院医阶段对完成个人医学训练是不可或缺的。

约翰·霍普金斯医院（1889 年建立）及其医学院（1893 年建立）开创了一个新的时代，即在医学教学的同时结合临床实践和科学研究。因为和大学附属医学院的联系，很多医院变成了医学研究中心。大量的医疗记录和医院内病人多样化的医疗状况，为医疗知识的研究和发展提供了宝贵的数据。即使在今天，大量的医院在临床研究中发挥着关键的作用。其次，一些医学训练已转移到养老院、安宁医疗和社区健康中心这些非住院的部门。

医疗卫生服务综合系统

医院是医疗卫生服务系统中主要的费用中心。1980—2000 年，对过高医疗费用的担忧促成了前瞻性和预算性的偿付模式，以及激进的医疗效用审查，使得患者的住院日大幅缩短。急性照护病床使用率的下降，使得绝大多数医院出现空闲病床。当医疗卫生服务系统中住院病人急性期的照护部分利润降低，医院采取了一系列的综合策略，如通过合并及收购丰富医院的功能，提供如门诊中心、居家护理、长期照护和亚急性期照护等多样化的非住院服务，还有一些医院开展连锁经营。

特定医院市场的整合使医院间的竞争减弱，对医院而言更加有利。研究表明 20 世纪 90 年代的医院整合，使医疗价格至少提高了 5%（Vogt 和 Town，2006）。

▶▶ 扩张阶段：19 世纪末期至 20 世纪 80 年代中期

当医院开始为地方提供基本医疗服务后，医院数量开始增长。医疗技术进步使手术量增加，手术场所几乎都设在医院。美国的医院数量从 1872 年的 178 家（35 604 床）增加为 4 359 家（421 065 床）。到 1929 年，美国有 6 665 家医院共计 907 133 张病床（Haglund 和 Dowling，1993）。增加新病床，刺激新需求，建一张住一张，即 Roemer 定律（Milton Roemer，1916—2001）。Haglund 和 Dowling（1993）发现了医院增长的 6 个重要因素：医学研究的发展、专业技术的提高、医学教育的发展、专业护理的发展、医疗保险的增加以及政府的作用。前文已经阐述了前三个原因，本部分继续讨论其他三个。

专业护理的发展

19 世纪后半叶，佛洛伦斯·南丁格尔推动了英国护理的专业化。随着佛洛伦斯·南丁格尔护理学院建立后，美国的贝尔维尤医院（纽约）、纽黑文医院（康涅狄格州）及麻省总医院（波士顿）也成立了护理学院。受到专业训练的护士显著提高了医院内的治疗效率和卫生状况，从而提高了病人的康复质量（Haglund 和 Dowling，1993）。最终，医院被越来越多的人认为是治愈疾病的场所，同时受到中层和上层阶级的认可。

私人医疗保险的增加

美国私人医疗保险最早是为了保护患者和医院免受经济不稳定风险而出现的。20 世纪 30 年代的大萧条之后，许多医院被迫倒闭，更多医院面临财务周转压力。其结果是，美国医院数量从 1928 年的 6 852 家降为 1937 年的 6 189 家。私人医疗保险的发展让人们可以偿付得起医院的服务，保险的资金流稳定了医院财务。从历史上来看，保险计划覆盖了大量的住院服务，减少了患者和医生选择医疗方式时对费用的顾虑（Feldstein，1971）。

政府的作用

政府对医院建设的资助可能是 20 世纪医院增长的最重要因素。联邦医疗保障制度（Medicare）和医疗补助计划（Medicaid）极大地扩大了公共医疗保险的范围，间接促进了医院的增长。

希尔—伯顿法

在大萧条和二战期间，新建医院很少，在战后病床严重短缺。1946 年通过的《医院检查和建设法》，即希尔—伯顿法，为新建社区医院（非联邦、短期住院型医院）提供联邦补助。该法要求各州政府每年根据人口床位比提出医疗设施建设方案，以此作为联邦建设资金分配的基础（Raffel，1980）。

1946 年二战结束后，美国平均每千人拥有 3.2 张社区医院的病床，而希尔—伯顿法的要求是 4.5 张（Teisberg 等，1991）。希尔—伯顿计划援助了近 40% 的短期住院型综合医院的病床，是美国 20 世纪五六十年代医院病床增长的首要原因（Haglund 和 Dowling，1993）。即使希尔—伯顿计划在 1974 年结束，但希尔—伯顿法仍让那些即使很小或偏远的社区也拥有了自己的医院（Wolfson 和 Hopes，1994）。到了 1980 年，美国还是达到了每千人 4.5 张社区医院病床的标准（国家卫生统计中心，2002）。

希尔—伯顿法通过联邦财政资助，对非营利性的社区医院发展作出了极大的贡献，因此，一些小规模的营利性医院倒闭了。因为希尔—伯顿法，今日美国的非营利性社区医院数量才会远远高于其他类型的医院。

公共医疗保险

1965 年，联邦医疗保障和州医疗救助计划的实施，使大量老人和穷人拥有了政府援助的医疗保险，间接地影响了医院病床数量和效用的增长。1965—1980 年，美国社区医院的数量从 5 736 家（741 000 床）增长至 5 830 家（988 000 床）；每千人入院数从 134 增加至 154；每千人住院天数从 1 007 增加至 1 159。病床使用率稳定在 76% 左右（AHA，1990）。图 8-1 展示了 1940—2013 年每千居民病床数的变化。

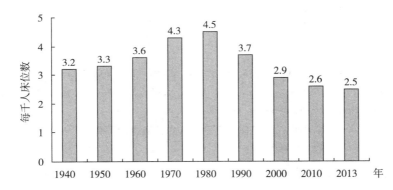

资料来源：National Center for Health Statistics. 2002. *Health*, *United States*, 2002. Hyattsville, MD：U. S. Department of Health and Human Services. p. 281；National Center for Health Statistics. 2016. *Health*, *United States*, 2015. Hyattsville, MD：U. S. Department of Health and Human Services. p. 289.

图 8-1　美国社区医院每千人床位数变化趋势

▶▶ 缩减阶段：20 世纪 80 年代中期开始

20 世纪 80 年代中期是医院病床和效用增长的转折点。在 1985 年的一次锐减后，社区医院数量和总床位数一直持续下降（见图 8-2）。值得注意的是，2005 年出现的小幅上涨是来自营利性医院的增加，详见表 8-5。社区医院的平均病床数同样从 1980 年的 169.5 下降为 2013 年的 160（国家卫生统计中心，2016），这意味着医院平均规模变小。医院和病床的数量缩小，使用率也进一步下降，从 1980 年的

75.2%下降为 2013 年的 62.9%（国家卫生统计中心，2016）。平均住院日同样从 7.6 天降至 5.4 天，并从 2010 年开始保持稳定（美国卫生统计中心，2016）。从住院服务至门诊服务的转移、偿付方式的改变、管理式医疗的影响和医院倒闭是导致医院规模和效用降低的主要原因。

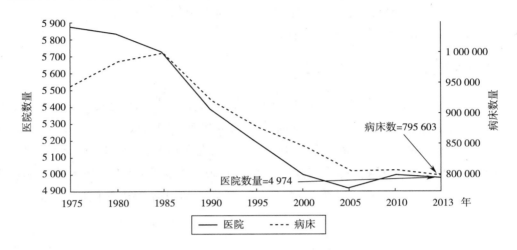

资料来源：National Center for Health Statistics. 2002. *Health*, *United States*, 2002. Hyattsville, MD：U. S. Department of Health and Human Services. p. 279；National Center for Health Statistics. 2016. *Health*, *United States*, 2015. Hyattsville, MD：U. S. Department of Health and Human Services. p. 289.

图 8 - 2　美国社区医院和床位数量的下降

从住院转移至门诊服务

门诊住院患者比的增长（见图 8 - 3），说明在医院中大量的服务从住院转移到了门诊。直到 2005 年，因为医院服务的这种转变，个人在医院服务中的医疗支出持续下降，但在之后有了缓慢地回升（见表 8 - 1）。

偿付方式的改变

1982 年通过的《税收公平和财政责任法》（TEFRA），责令医疗保障制度对医院的偿付方式从成本加成转变为基于疾病诊断相关分组（DRGs）的预付制（PPS）。在预付制下，无论住院时长，每个入院患者根据其所在诊断组相应给付固定费用。为了盈利，医院必须保证其成本小于固定偿付额，因此迫使医院主动缩短患者的住院日。在医疗保障制度的引导下，更多的偿付方选择了预付方式。私人保险商也采

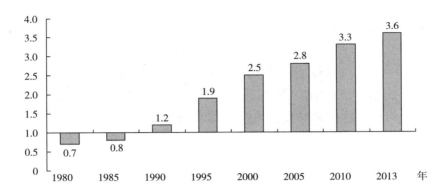

资料来源：National Center for Health Statistics. 2002. *Health*，*United States*，2002. Hyattsville，MD：Department of Health and Human Services. p. 110；National Center for Health Statistics. 2013. *Health*，*United States*，2012. Hyattsville，MD：Department of Health and Human Services. p. 307；National Center for Health Statistics. 2016. *Health*，*United States*，2015. Hyattsville，MD：Department of Health and Human Services. p. 281.

图 8 − 3 美国门诊住院患者比

表 8 − 1	医院服务中个人卫生支出占比		单位：美元
年份	个人卫生支出	医院支出	比例
1980	217. 2	100. 5	46. 3%
1990	616. 8	250. 4	40. 6%
2000	1 165. 4	415. 5	35. 7%
2005	1 697. 1	609. 4	35. 9%
2010	2 190. 0	815. 9	37. 3%
2014	2 563. 6	971. 8	37. 9%

资料来源：National Center for Health Statistics. 2014. *Health*，*United States*，2013. Hyattsville，MD：U. S. Department of Health and Human Services. p. 331；National Center for Health Statistics. 2016. *Health*，*United States*，2015. Hyattsville，MD：U. S. Department of Health and Human Services. p. 295.

取了有竞争力的价格和折扣并密切监测患者何时入院、住院多久。预付制迫使医院缩短住院病人的住院日，而更早的出院导致了如居家护理、亚急性长期照护等其他服务的出现，以连续提供急性期之后的照顾。

预付制的巨大影响。20 世纪 80 年代，有 550 家医院停业，159 家医院合并或被收购（Balotsky，2005）。2013 年，社区医院每千人床位数降至 2.5（见图 8 − 1）。值得注意的是，从 1998 年开始，美国每千人床位数便一直低于希尔—伯顿法结束时，也就是 1946 年的水平。在当时，由于出院后的连续照护服务没有出现，因此，额外的病床可能是必需的。技术进步使这些替代服务得以发展，对提升医疗照护系统效率发挥了最主要的作用。

管理式医疗的影响

20 世纪 90 年代，管理式医疗作为美国医疗服务改变的新生因素，它强调在适当的情况下，尽可能地压缩成本和提高效率。需要注意的是，大量的健康维护机构（HMOs）进入市场，这也是导致医院效用和利润下降的重要原因（Clement 和 Grazier，2001）。

医院停业

1990—2000 年，由于经济原因，超过 200 家乡村医院（约占乡村医院总数的 8%）和近 300 家城市医院（约占城市医院总数的 11%）停业（国务院监察处，2003）。利用率的降低是导致这次停业的主要原因。总体上，90 年代的社区医院数量整体减少了 9%，总床位则减少了 11%（国家卫生统计中心，2013）。全美大大小小的医院不是关了病房就是将病床改为他用，如门诊服务、长期照护或康复服务。

从 2000 年开始，无论是联邦或地方政府管理的医院，许多都停业了。2000—2013 年，由于无法在竞争中胜过私人社区医院，地方或州政府经营的医院从 1 163 家减少为 1 010 家（国家卫生统计中心，2016）。

▶▶ 一些关键的效用指标和运营概念

出院数

每千人口的出院患者数（住院率）是一个反映住院服务可及性和使用程度的指标。由于医院的新生儿不计入住院，因此出院数对住院患者的统计更加精确。出院数是指一段时期内医院住院病床的出院总人数，含死亡患者。总的来说，住院率和住院日会随着年龄升高而上升（见表 8 - 2），女性比男性住院率高，但住院日更短，即使考虑妊娠相关的住院数据，该现象仍然存在。

2012 年，医疗保障制度偿付的住院数最多，紧接着是私人保险和医疗补助计划。约 200 万的出院人次没有保险。相较富裕社区，低收入社区的人群有着更高的住院率和更长的平均住院日。贫困人口的健康状况更差，且更少使用初级医疗保健。较初级医疗保健而言，这些患者更相信医院的技术品质（Kangovi 等，2003）。美国西部相比其他地区，住院率和平均住院日更低。大比例的管理式医疗被认为是导致这种使用率低下的根本原因。

表 8－2　　　　美国社区医院的出院数、平均住院日、住院平均费用

人群特征	总出院数（千人）	每千人口出院数（住院率）	平均住院日（天）	住院平均费用（美元）
全部	36 500	116.2	4.5	10 400
年龄				
<1 岁	4 300	1 070.9①	3.8	5 000
1~17 岁	1 500	21.1	3.9	9 900
18~44 岁	9 000	78.9	3.6	7 600
45~64 岁	9 000	108.8	4.9	12 900
65~84 岁	9 700	260.9	5.2	13 000
≥85 岁	3 000	502	5.2	10 200
性别				
男	15 400	99.9	4.8	11 700
女	21 000	132	4.3	9 400
主要付费方				
联邦医保	14 300	—	5.2	12 200
医疗援助	7 600	—	4.3	8 100
私人保险	11 200	—	3.8	9 700
未参保	2 000	—	4	8 800
社区收入水平				
低	10 900	136.8	4.6	9 700
其他	24 700	106.1	4.4	10 600
地理区域				
东北部	7 000	125.2	4.9	10 800
中西部	8 200	122.4	4.3	10 200
南部	14 100	120.4	4.5	9 300
西部	7 200	97.2	4.2	12 300

①包括新生儿。

资料来源：Weiss，A. J.，and A. Elixhauser. 2014. *Overview of hospital stays in the United States*，2012（*Statistical Brief* # 180）. Rockville，MD：Agency for Health care Research and Quality. Available at：http：//www. hcup － us. ahrq. gov/reports/statbriefs/sb180 － Hospitalizations － United － States － 2012. pdf. Accessed May 2017.

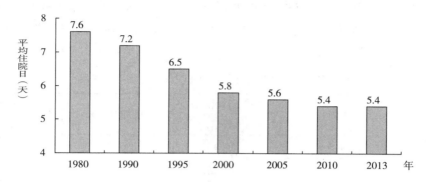

注：平均住院日有些夸大是因为他们使用入院数计算，而不是出院数。

资料来源：National Center for Health Statistics. 2016. *Health*，*United States*，2015. Hyattsville，MD：Department of Health and Human Services. p. 281.

图 8 – 4　选定时期内非联邦短期住院型医院的平均住院日趋势

占用总床日数

占用总床日数（又称病日）是指一个病人一段时期内病日的总和，被认为是提供住院服务的天数。一年内每千人的占用总床日数被用来反映住院服务的使用率。

平均住院日

平均住院日（ALOS）是用总住院天数除以总出院人数。需要注意的是，当使用入院数来计算时，平均住院日会被夸大。平均住院日计算的是平均每个病人在医院的住院天数。因此，对于特定的病人或者个人，这个指标可以反映疾病的重要程度以及资源的使用情况。此外，平均住院日会影响成本。其他条件不变的情况下，缩短住院天数会降低每例出院患者的成本。图 8 – 4 展示了社区医院平均住院日的变化。

图 8 – 5 展现了不同类型的医院间平均住院日的差异。相比私人医院，政府医院平均住院日更长。联邦医院主要包括退伍军人健康管理体系的医院，服务对象多为高龄人群。州和地方政府医院服务穷人和未参保人口的比例不确定。

医院的可及性和使用率：数据比较

人们开始对比美国和其他国家的卫生服务体系。表 8 – 3 展示了一些 OECD 国家的医院利用率的数据。需要注意的是表 8 – 2 数据仅限于社区医院，表 8 – 3 数据包括全美。

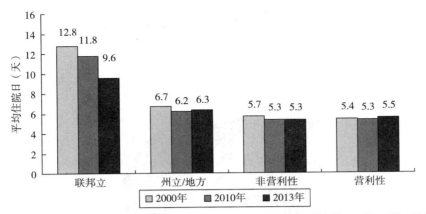

资料来源：National Center for Health Statistics. 2013. *Health*，*United States*，2012. Hyattsville，MD：U. S. Department of Health and Human Services. p. 307；National Center for Health Statistics. 2016. *Health*，*United States*，2015. Hyattsville，MD：U. S. Department of Health and Human Services. p. 281.

图 8 - 5　不同所有权的医院平均住院日比较

表 8 - 3　　　　　　　　　　　**2012 年住院医院的效用：部分 OECD 国家比较**

	每千人病床数	每千人出院数	平均住院日（天）
澳大利亚	3. 4	159. 5	5. 0
加拿大	1. 7	82. 5	7. 7
法国	3. 4	168. 5	5. 6
德国	5. 3	244. 2	9. 3
英国	2. 4	136. 4	7. 3
美国	2. 6	125. 5	4. 8

资料来源：Organization for Economic Cooperation and Development（OECD）. 2017. Health care utilization. *OECD Health Statistics*〔*Database*〕. doi：http：//dx. doi. org/10. 1787/data - 00542 - en. Accessed May 2017.

　　加拿大床位数和住院率较低，德国床位利用率最高，美国医疗的可及性和利用率处在中间位置。此外，美国医院的平均住院日最低。

产能

　　患者的床位数和医护人员比取决于医院的规模和能力。84% 的美国社区医院低于 300 张床位。

　　2013 年，社区医院平均规模约为 160 床。2000—2013 年床位数在 50 以下的医院增加了 38%（从 1 198 变为 1 655）（国家卫生统计中心，2016），主要原因为医生自主营业的专科医院数量的增加（会在随后专科医院部分讨论）。

平均每日留院人数（Average Daily Census）

　　医院日均服务的住院病人数量即平均每日留院人数，用来衡量医院病床和其他住院设施的使用情况的指标。其计算是用一定时期的占用总床日数除以天数。如7月份的实际占用床日数为3 131，那么7月平均在院人数为101（3 131/31）。

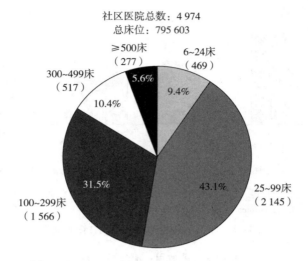

资料来源：National Center for Health Statistics. 2016. *Health*，*United States*，2015. Hyattsville，MD：U. S. Department of Health and Human Services. p. 288.

图 8 - 6 2013 年美国社区医院的规模构成

病床使用率

某一阶段的病床使用率是用同一时期的平均每日留院人数除以总床位数，以百分数的形式展现。表示医院住院病床的实际使用率。使用率同样可以被用在如养老院等其他住院服务的设施，常被用做绩效的衡量。图 8 - 7 展示了 1960—2013 年美

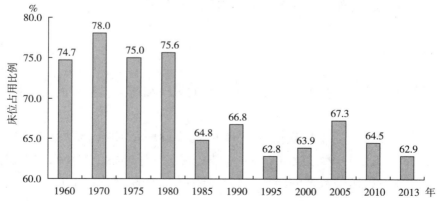

资料来源：National Center for Health Statistics. 2013. *Health*，*United States*，2012. Hyattsville，MD：U. S. Department of Health and Human Services. p. 314；National Center for Health Statistics. 2016. *Health*，*United States*，2015. Hyattsville，MD：U. S. Department of Health and Human Services. p. 288.

图 8 - 7 1960—2013 年美国社区医院床位占用率的变化

国医院整体的病床使用率情况。每家医院可以用其自身的使用率和行业平均水平比较。在充满竞争的环境下，病床的使用率越高，通常被认为是一个积极的现象。

►► 影响医院雇佣的因素

2013 年，在整个医疗产业中，医院提供的工作岗位最多，约占医疗行业总体岗位的39%。当时，美国有超过 600 万的员工在医院工作。预测表明，在 2012—2022 年期间，医院将新增 826 000 的新岗位，最大增长点可能在门诊服务部分（Torpey，2014）。

服务需求量是影响医院就业的最重要因素。美国人口规模和结构的变化、医疗技术进步、医疗保险改革，这些都是促使需求变化的因素（Goodman，2006）。如表 8-2 所示，老年人口的医院服务需求量更大，还包括整体人口增长、人口健康状况等同样会导致需求差异。

新医疗技术会增加对医院雇员的需求，而制药技术进步也会大幅减少住院需求。精神疾病的平均住院日受到新药物的影响会明显缩短（Goodman，2006）。HIV/AIDS 病人对抗病毒治疗的依赖同样会严重地降低医院的利用率（Nachega 等，2010）。还有一些其他的因素导致医院岗位的减少，如以住院为基础的治疗方式变得可以在门诊完成，这导致了各类门诊机构的雇员数量增加。约 1995 年开始，各类门诊照护机构雇佣的员工总数超过了医院。2010 年，卫生和社会救助机构有36.4%的员工受雇于门诊治疗机构，而 28.5%的员工在医院（美国人口调查局，2012）。这个趋势未来可能还会延续。

偿付政策改革同样影响医院员工数量。在 1983—1986 年，由于开始使用基于DRGs 的预付制，医院裁员规模为 2.3%，约 400 万员工。裁员、停止招聘、劳务合同使用的增加，是经济上应对住院患者减少的紧缩政策的一部分（Kahl 和 Clark，1986）。随后，医院开始发展偿付政策更自由的门诊业务，1989 年医院雇员增加了430 万，相比 1986 年增加了 6.9%（Anderson 和 Wootton，1991）。

医院雇员模式与其他行业不同，医疗服务业对经济衰退具有免疫力。在 2007—2009 年的经济危机条件下，2007 年 12 月至 2008 年 7 月，医院平均每个月增加了10 000 个工作岗位（Wood，2011）。只要医疗需求持续受到前述原因的影响，无论社会经济状况如何，医院的工作岗位也会继续增加。同样地，由于医疗服务的工作基本上需要人与人之间的相互作用，因此与其他行业不同的是，医院工作很难外包或被自动化替代（Torpey，2014）。

►► 医院的成本

住院服务约占美国医疗卫生支出的三分之一（个人卫生支出的38%）。相关成本数据展示在了表8-1中。2013年，住院患者总支出达到3 814亿美元，其中46%来自医疗保障计划，17%来自医疗援助计划，私人医保给付占28%，4%来自其他渠道，约5%来自无保险的人群（Torio和Moore，2016）。

坏账的增加

《平价医疗法》（ACA）对医院财务的影响是一把"双刃剑"。一定数量的医疗补助计划人群会持续停留在急诊室接受服务（Finkelstein等，2016），这给医院带来新的收入。反而对于那些购买私人医保的病人，很难负担额外的高额自付费用。这种不稳定性扩大了医院的坏账规模，即无法收回的收入（Murphy，2016）。

成本的国际比较

国际医疗计划联合会发布了一份关于不同国家间医院费用比较的数据（见表8-4）。尽管美国平均住院日比大多数国家短，但医院日均成本是其他发达国家的3~9倍。显然，相比其他国家来说美国医院的费用更高。

表8-4　　　　　　　　2012年选定国家的每住院日成本

国家	平均住院日（天）	日均费用（美元）
澳大利亚	4.9	1 472
法国	5.1	853
荷兰	6.4	731
新西兰	5.6	979
西班牙	6.1	476
美国	5.4	4 287

资料来源：International Federation of Health Plans. 2012. *Comparative price report：Variation in medical and hospital prices by country*. Available at：http：//www. vermontforsinglepayer. org/images/userfiles/file/2012iFHPPriceReportFINALApril3. pdf. Accessed May 2017；Organization for Economic Cooperation and Development（OECD）. 2014. Average length of stay：Acute care. *Health；Key Tables from OECD*，No. 52. doi：http：//dx. doi. org/10. 1787/1-0-S-acutecare-table-2014-1-en.

▶▶ 医院的类型

美国医院市场包括了多种形式的机构，如政府和私人共同持股的医院。绝大多数医院是私营、非营利性、短期住院的综合性医院（见图 8 - 8）。私人营利性（投资者所有）的医院占比为第二，之后是州地方政府所有的医院，联邦医院数量最少。

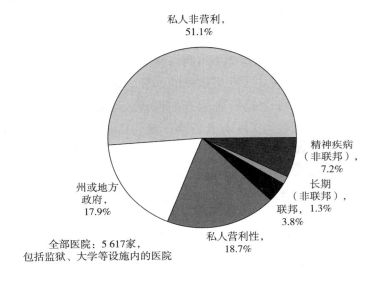

资料来源：Health Forum. 2016. *Fast facts on U. S. hospitals*. Available at：http：//www. aha. org/research/rc/stat - studies/fast - facts. shtml. Accessed October 30，2016.

图 8 - 8　2014 年美国各类型医院占比

医院特性繁多，无法用简单的分类方法去区分。本章使用的方法是最普遍使用的分类方法，请注意，这些方法可能存在互相交叉。

根据所有权分类

公立医院是指由联邦、州或地方政府所有的医院。"公立"并不是指其字面意思，一家公立医院并不是必须面向公众开放。联邦医院是面向联邦照顾的特殊群体，如原住民、军职人员或退伍军人，而不对一般民众服务。美国荣民医院体系是最大的联邦医院。乡村或城市等地方政府运营的医院是服务一般民众的，这些医院很多都位于大都市区，主要是为城市内的贫困人群和残障人士提供了安全保障。因此，这些医院的服务费用主要是由医疗保障和医疗援助计划，以及当地税收偿付。近些年，由于财政方面的原因，许多公立医院都转为私营或停业。1990 年，这些州或地方政府所有的公立医院的数量高达 1 440 家，而到了 2014 年，仅剩 1 003 家还在运营（Health Forum，2016）。绝大多数由城市或乡村政府经营的医院都是中小规模，一些有相关医学院的大型公共医院在医生和其他医疗照护专业的训练中起到了关键的作用。至少在平均住院日上，与私人医院相比，公立医院的利用率更高（见图 8 - 5）。联邦医院有着最高的平均住院日（2013 年为 9.6 天），这些医院的患者主要来自退伍军人。荣民医院的出院人数从 2000 年的 579 000 增加至 2014 年的 619 000，其中 2014 年的数据是受到近几年门诊病人增加的影响，由 2010 年的 656 000 减少而来（国家卫生统计局，2016）。

　　私营非营利性医院，一般由社区协会或其他非政府组织所有并运营。他们的首要目标是服务所属社区的人口。其主要成本由病人费用、第三方偿付、个人募捐或公共捐赠来补偿。私营非营利性医院占了全美医院的 51%，是最多的医院（见图 8 - 8）。

　　私人营利性医院，也被称为投资者所有的医院，是由个人、合伙人或企业所有。这些医院运营的目的就是为了所有者营利，换句话说，即为了股东的分红。20 世纪初，美国超过半数的医院为私营营利性，他们绝大多数都是由想要照护病人的医生自行建立的小型医院（Stewart，1973）。随后，由于人口的迁徙、成本上升或是对现代医疗技术的需求，这些医院绝大多数都停业或者被社区组织或医院公司收购（Raffel 和 Raffel，1994）。

　　美国医院市场上依然是非营利性医院占主导地位，营利性医院的数量和病床也有了大幅的增加（见表 8 - 5）。相比床位，医院数量的增长幅度更大，医院平均规模显著缩小，反映了各类专科医院的增加（将在随后的相关章节中讨论），这些专科医院往往规模小于其他的社区医院。然而，私营非营利性医院依然比私营营利性医院占有更大的份额。

表 8 - 5　　　　　美国医院数量、床位、平均规模和床位使用率的变化

项目	2000 年	2013 年	变化
私人非营利性			
医院数量	3 003	2 904	- 3.3%
床位数	582 988	543 929	- 6.7%
平均规模	194	187	- 3.6%
床位使用率	65.5%	64.5%	- 1.5%
私人营利性			
医院数量	749	1 060	41.5%
床位数	109 883	134 643	22.5%
平均规模	147	127	- 13.6%
床位使用率	55.9%	56.2%	0.5%

资料来源：National Center for Health Statistics. 2016. *Health*, *United States*, 2015. Hyattsville, MD：U. S. Department of Health and Human Services. p. 288.

根据公民的使用权分类

美国超过87%的医院是社区医院（国家卫生统计中心，2016）。一家非联邦所有、提供短期住院服务、服务对象是普通居民的社区医院，可能是私营的营利性机构、可能是私营的非营利性机构，也可能是由州或地方政府经营，但绝对不可能是联邦政府所有的（见图8-9）。一家社区医院可以是一家综合医院，也可以是一家专科医院。非社区医院包括，服务退伍军人的荣民医院这类由联邦政府经营的医院，其他机构中的医疗部门，如监狱、大学或高校医院和长照医院等。

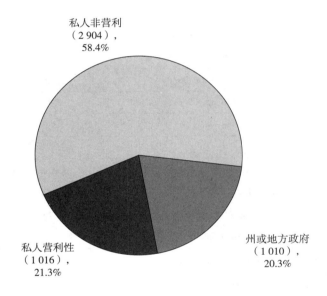

资料来源：National Center for Health Statistics. 2016. *Health*, *United States*, 2015. Hyattsville, MD：U. S. Department of Health and Human Services. p. 288.

图 8 - 9　2013 年美国社区医院的所有权情况

根据与其他机构的关系

医院被认为是多医院集团体系（MHS）的一部分，即由一个核心组织所有，或至少是发起、管理两家或更多的医院（Health Forum，2016）。医院集团存在于之前讨论过的全部三种类型的医院中。

从 2004 年开始，集团系统中的医院数量逐年增加，其整合速度也在逐渐升高。2014 年，超过65%的医院在医院集团体系中，相比 2005 年增加了 52%（Sanofi - Aventis，2013，2016）。绝大多数医疗集团由非营利性团体运营，但美国最大的三家医疗集团实际上是营利企业（见表8-6）。不仅仅更多医院加入医疗集团，集团间也相互合并形成更大的集团（Burns 等，2015）。

表8-6 **2014年美国最大的医院集团**[①]

名称（位置）	旗下医院数量	编制床位数量
非营利性		
Ascension Health（St. Louis, MO）	55	11 079
Dignity Health（San Francisco, CA）	39	9 109
Kaiser Permanente（Oakland, CA）	38	8 591
Catholic Health Initiatives（Englewood, CO）	62	7 860
Trinity Health（Livonia, MI）	41	7 377
Adventist Health System（Altamonte Springs, FL）	37	6 698
North Shore - Long Island Jewish Health System（Great Neck, NY）	15	5 975
Providence Health and Services（Renton, WA）	26	5 768
CHRISTUS Health（Irving, TX）	23	5 084
Mercy（Chesterfield, MO）	30	4 820
营利性		
HCA（Nashville, TN）	156	33 415
Community Health Systems	208	26 289
Tenet Health System（Dallas, TX）	76	17 846
LifePoint Hospitals（Brentwood, TN）	55	5 237
Universal Health Services（King of Prussia, PA）	24	5 190
State and Local Government - Owned Chains		
New York City Health and Hospitals Corporation（New York, NY）	11	6 681

①根据相应类别的编制床位数排序。

资料来源：Sanofi - Aventis. 2016. *Managed care digest series*：*Hospital/systems digest*, 2016. Bridgewater, NJ：Author.

多家医院组成医疗集团的优势如下：规模经济，提供更多类型服务的能力，服务更多的市场，较强的管理式医疗的执行力，以及拥有更多的管理资源和专业资源。没有进入医疗集团的医院会面临更高的运营成本（5 709 美元/病日，对比5 188美元/病日，SanofiAventis，2013）。即使如此，也不是所有的医疗集团的成本都较低（Burns 等，2015）。

退伍军人健康管理局（VHA）经营着全美最大的医疗集团，包括超过150 家联邦政府所有的医疗中心。2014 年，荣民医院体系的医院出院数高达707 400（退伍军人事务部，2016）。

根据医院提供服务的类型

综合医院

一家综合医院提供包括综合科、专科、普通外科、专业外科、妇产科在内的多种服务，几乎可以满足社会全部的医疗需求。为各种情况的病人提供诊断、治疗和手术服务。美国大部分的医院都是综合医院。"综合"并不是指医院不专业，或者它们的医疗水平低于专科医院。他们的区别仅仅在服务的种类，而非质量。综合医院提供各种情况下的各类医疗服务，而专科医院的服务对象和病种相对比较狭窄。

专科医院

根据美国人口统计局发布的北美工业分类制度，专科医院是为了特定疾病或医疗状况的患者提供诊断和治疗服务而建立（并不包括精神疾病和药品滥用）。专科医院有明确的服务范围，最常见的两种是康复和儿童医院。随着竞争，出现其他类型的专科医院，如整形医院、心脏病医院、肿瘤医院和妇科医院。医生认为专科医院的效率更高，在多数情况下，专科医院一般由医生所有或参股。这种关系给了医生对专科医院很大的管理权限，使得他们能够拥有更灵活的时间和更多增加收入的机会。

医生所有的专科医院。过去认为医生所有的医院（POHs），由于医生持股，会造成利用率提高和成本增加之间的冲突，因此这种形式的医院并不被看好（Hollingsworth 等，2010）。联邦医疗保险偿付委员会在一份给国会的报告（Med-PAC，2006）中指出，（1）在同一市场中，这些医生所有的医院服务的患者，相比综合社区医院，其医疗保障覆盖的比例更低（2% ~3% 与 13%）；（2）收入的多是疾病程度低而利润高的病例；（3）分流一部分综合医院的患者，但综合医院能够弥补这部分损失；（4）在同一市场中，与综合医院相比，病情严重度修正的每例出院成本并没有优势。此外，综合医院的管理者谴责专科医院对患者有"推诿患者"的倾向，即逃避社会普遍责任，将那些成本高的急诊和未参保病人推给综合医院（Snyder，2003）。

最近越来越多研究成果显示，医生所有的专科医院与其他社区医院相比，尽管费用更高，但患者满意度也更高。虽然医疗成本较高，但相比其他医院，这些医生所有的专科医院，其经营还是有一定的效率（Lundgren 等，2016）。尽管这些研究给这些饱受争议的医生所有的医院带来了新的曙光，但其并不正面的形象仍是毋庸置疑的。

2011 年 1 月 1 日，ACA 通过修正法案，规定了想要获得医疗保障制度给付的医院不允许由医生所有，有效地减少了医生所有的医院的数量。截至 2010 年 12 月 31 日，新建或旧的医院必须通过认证，否则将不会被医疗保障计划接受（Weaver，2010）。现存的医生所有的医院同样急迫地面临成本的限制。政府的医疗卫生服务支出会对个人所有的医疗服务提供商进行调控干预，为了规避新法律的限制，这些医院延长了它们的营业时间，增加了 MRI 的检查室和其他影像设备，开设了当日手术等，以提供不需要的住院服务（Mundy，2013）。

精神专科医院

精神专科医院是为各类精神疾病的患者提供诊断和治疗的住院病院，所服务的患者包括双相型障碍、精神分裂症、严重抑郁、双重诊断（精神疾病伴随药物依赖），或者是患有严重情绪障碍的儿童和成人。提供的服务主要包括精神疾病治疗、心理咨询和社工服务。一家精神专科医院必须与一家综合医院签署转诊协议，以防患者需要一般医疗、妇产科或手术（Health Forum，2001）。精神疾病的住院设施可以是独立的，也可以是一家综合医院的一个部门。

州立精神卫生机构。过去，由州政府经营精神卫生机构在精神相关疾病的患者治疗上扮演着重要角色。渐渐地，有更多的政策着眼于使那些跨社区就医的患者在当地社区获得足够的医疗。因此，许多的州立精神卫生机构停业或关掉了大量病床。尽管床位有所减少，2014 年，全国还是有超过 200 家州立精神卫生医院每天服务约 40 600 人。这些医院的患者许多有官司在身或者是性犯罪者（Parks 和 Radke，2014）。综合医院的精神科、私人精神疾病机构和精神卫生/行为门诊治疗的精神疾病患者最多。

康复医院

康复医院为那些因疾病或事故导致功能障碍的病人提供复健服务，以最大限度地恢复其功能。根据医疗保障制度的规范，康复医院的标准为：75% 的住院患者必须是因中风、脊神经损伤、重度昏迷或脑损伤等情况而需要强化复健的医院（Grimaldi，2002）。强化复健是指每天至少进行 3 个小时的康复治疗。康复医院同样服务截肢、事故或运动损伤，以及需要心脏病康复治疗的病人。这里可以提供物理治疗、职能治疗和语言病理学的人员和设备。绝大多数康复医院与一些精神病科、社工以及一些特殊职业有签署协议，以及与综合医院签署了病人的转诊协议，以防需要其他的药物、手术、妇产科治疗（Health Forum，2001）。

住院康复机构既可以是独立的医院，也可以是综合医院的一个部门。约 80% 的康复机构位于医院内（MedPAC，2016a）。2014 年，约有 1 180 家康复设施受到联邦医疗保险的认证，其收治的患者中约 60% 由联邦医疗保险覆盖（MedPAC，2016a）。

儿童医院

儿童医院是为了治疗复杂、严重、慢性疾病的儿童而专门设置的社区医院。几乎所有的儿童医院都提供新生儿重症护理、儿科重症监护、创伤中心和器官移植。因此，这些医院往往为儿童提供了较广的急危重症的服务，如儿科手术、心脏病、HIV/AIDS 治疗、复健等服务（DelliFraine，2006）。还有一些专业的服务，如正畸和癌症治疗。

儿童医院可以是独立的病院，也可能是一家大型医院的儿科照护单元。大型医疗中心的专业儿科部门往往有自己的员工、手术间、实验室和其他的独立设施，几乎是独立运转（Leonard，2013）。很多社区没有专门的儿童医院，因此很多普通的急性照护医院也提供类似的服务（DelliFraine，2006）。

根据住院时长

暂住性医院

暂住性病院的平均住院日在 25 天及以下，许多医院都属于此类，其病人往往是因为急性状况入院。而平均住院日大于 25 天的医院被称作久住性医院，包括州立或私人的精神病院、提供亚急性期照护的长期照护医院及慢性病医院。

久住性医院

久住性医院即指长期照护医院。长期照护医院于 1886 年的《社会保障法》提出，其必须符合联邦医疗保险的要求，与急性照护病院有一定程度地合作，平均住院日大于 25 天。长期照护医院服务的群体多需要急性后期照护，并伴有复杂的医疗需求和多种慢性疾病。许多患者是直接由急性照护医院的重症监护病房转入，伴随呼吸/呼吸机依赖或是其他复杂病情。

美国长期照护医院数量增速很快，1993 年仅 105 家，到了 2003 年已经有 318 家（MedPAC，2004），到了 2012 年已有 420 家（MedPAC，2014）。联邦医疗保险的偿付占这类医院总营收的三分之二（MedPAC，2014）。从 2014 年 4 月开始，已经禁止新建长期照护病院和现有机构扩张，这道禁令将持续到 2017 年 12 月 30 日（Coons，2014）。

根据所在位置

城市医院所在地属于大都市统计地区（MSA），美国人口统计局定义大都市统计区为至少满足：（1）人口大于或等于 50 000 的城市，或（2）居民大于或等于 50 000 的城市化地区，且总人口至少 100 000。乡村医院是指位于 MSA 以外的医院。2014 年，美国有 38% 的社区医院在乡村地区（Health Forum，2016）。

乡村医院服务着近 5 100 万的人口（AHA，2016），但面临着严峻的挑战。与城市医院相比，他们的病人更多收入水平较低、年龄较大，因此过度依赖政府的给付。而政府的给付往往并不能覆盖全部的费用，加之人口密度低，因此，医院规模更小，患者数量更少，财务情况并不是很好（AHA，2001）。乡村医院同样面临劳动力短缺的问题。其医院设施过于老旧亟待改建，同时需要引入昂贵的信息系统，然而医院的财务情况往往不允许（AHA，2016）。

面对停业危机，乡村医院可选择转型提供非急性期医疗照护，如初级保健诊所、长期照护机构或是专科医院。已有实例表明提供长期照护服务可增加乡村医院的利润（Stuart 等，2006）。

多功能病床病院

这属于 20 世纪 70 年代的示范性项目。1980 年的《综合调解法》（Omnibus Reconciliation Act）批准乡村医院的多功能病床计划。医院多功能病床可以被用于急性期照护或专业护理。该计划使得许多乡村医院在住院率下降的时期得以存活，使得乡村居民可以享受到以前在乡村医院无法接受的急性后期照护服务。

由于多功能病床计划的运营与两个不同的偿付系统有关：急性住院和专业护理，因此联邦医疗保障制度要求急性照护出院的病人必须与专业护理机构的规则一致，即一个 3 日的急性期住院病人的照护也必须符合专业护理的要求。2002 年 7 月，美国医保服务中心（CMS）要求医院的多功能病床接受预付制的专业护理机构偿付标准，此举给乡村医院造成了财务的危机。为了对抗这次危机，许多乡村医院转型成为定点医院。

定点医院

1997 年，《美国平衡预算法》启动了乡村医院医疗保障灵活性方案（MRHFP），试图拯救一些很小型的乡村医院。该计划允许符合特定标准的乡村医院可以申请成为联邦医保定点医院（CAH），其标准为：至少有 25 张急性照护或多功能病床，提供 24 小时急诊服务。还需要通过与其他医院的距离检测。定点医院可以有 10 床的精神疾病单元、10 床的康复单元和独特的专业护理。

与其他医疗机构不同，定点医院并不采取预付制，而是根据住院、门诊、检验、治疗、多功能病床的急性期后照护等，接受成本加成制的偿付。总给付固定在合理成本的 101%。因为这种财务优势，2003 年定点医院的数量从 850 家（Mantone，2005）一跃到了如今的超过 1 300 家，相当于全部乡村医院的 61%（Med-PAC，2015）。

其他

为提高偏远地区医疗服务的可及性，国会提出了两个其他乡村医院的定义：社区唯一的医院（sole community）和联邦医保依赖的医院（Medicare - dependent）。社区唯一医院，是由于位置偏远，在广阔的区域内唯一的医院服务提供者。在一些地方，这些唯一的医院是安全保障的重要机构。约 17% 的乡村医院属于社区唯一医院（MedPAC，2015），这些医院接受联邦医保的优惠政策。联邦医保依赖的医院，针对那些规模较小不满足定点医院要求的乡村医院，其至少 60% 的出院患者为联邦医保患者，便属于联邦医保依赖的医院。除了预付制外，这些医院还能获得一部分根据其成本的补助。约 8% 的医院属于此类（MedPAC，2015）。

根据规模

对于医院规模目前还没有标准的分类方法。其中，一种分类方法将床位数小于 100 的医院列为小型，100 到 500 床的为中型医院，500 床以上的为大型医院。其他的分类方法可能有些许差异。美国不到一半的（47.5%）社区医院有 100 床或更多（图 8 - 6）。

工业和零售业的经验告诉我们一个经济学原理，即大企业往往有规模经济。这种优势体是由于一定程度的间接成本为固定或半固定的，并不随着企业规模增加而成比例地增长。此类成本包括管理成本、维护成本等。

在医院行业中这种现象往往相反。Coyne 和他的同事（2009）发现在任何性质的医院，150 床以上的医院其每个调整后病日的成本与 40～150 床的医院相比显著升高。更大的医院相对增加的成本可能来自其被要求提供的一系列昂贵的和资源密集型服务，这类服务需要精密的技术和有经验的员工。大型教学医院中的住院医师训练和医学研究会产生额外的成本。那些规模较小的联邦医保定点医院反而有着相对高的成本，这很可能是由于基于成本的偿付模式，他们没有成本控制的动力。

其他类型的医院

教学医院

成为一家教学医院，必须有一个或更多由 AMA 批准的住院医师项目。仅仅有照护计划，或是如治疗师、饮食指导员等其他医疗相关职业的训练，不足以作为一家教学医院。

学术医学中心（Academic Medical center）的说法常用来形容一家拥有医学院的医院或诊所，除了医生的训练以外，科研和临床研究也是这类中心的主要任务。这些最大最有声望的医院是教学医院和卫生系统理事会的成员（COTH），COTH 在全美和加拿大的会员超过 400 个（包括 64 家荣民医院）。他们往往和医学院或大学有着大量的教学和科研项目。COTH 的成员机构每年训练了超过 100 000 名新的医生 ［Association of American Medical Colleges（AAMC），2013］。

教学医院与非教学医院相比有三个主要的特征。第一，教学医院为医生提供医学训练，为医疗相关的研究者提供研究的机会，以及为病人提供专业的照护。这些医院从联邦医疗保险得到额外的补贴，直接用来给付医疗、口腔或足科的住院医师训练项目。作为接受基于 DRG 预付制给付成员，这些医院同样可以得到额外的补贴，用以给付病人照护中与住院医师训练有关的间接费用（MedPAC，2016b）。第二，教学医院比非教学医院有更大的服务范围，服务的类型更复杂。这类医院通常提供多种危重照护，使用最新的医疗技术，吸引了多种不同专业和亚专业的医疗团队。绝大多数教学医院都提供许多独特的三级护理，如烧伤护理、外伤护理、器官移植等，普通的医院往往无法提供这些照护。因此，教学医院的患者通常患有诊断或诊疗过程复杂的疾病。正是因为教学医院的这些复杂的病例，其治疗也需要更多的资源。第三，许多主要的教学医院由州或地方政府所有，位于一些经济衰退的内城区。因此，这些医院常常大量地为未参保患者提供免费的医疗。比如，COTH 成员机构提供了全美近半数的医院慈善医疗（AAMC，2013）。

宗教医院

19 世纪后半叶和 20 世纪初，许多教堂都建立了医院。如天主教修女会建立了美国第一家由教堂资助的医院，随后新教教徒也顺应其教义中的服务要求而建立医院，犹太教的慈善团体也因为其饮食戒律，并为了给犹太医生提供更多的训练和就业机会建立了医院（Raffel，1980）。

宗教医院通常是社区综合医院，其规模或大或小，也有的与医学院合作。他们提供照护服务时没有区别，但往往会强调其所属教派的宗旨或饮食戒律。

骨科医院

骨科医院属于社区综合医院。1970 年，骨科医院开始有资格申请 AHA 的注册（1994）。骨科作为一个医学分支出现于 1874 年，而许多年后，由于其竞争对手——对抗疗法的从业者开始建立医院，他们也开始了医院的运营。从那时起，这两个团体审视了对方的医学院，都认为彼此值得联合，从而互相在对方机构工作，在同一家医院里往往彼此相邻（Raffel 和 Raffel，1994）。现在，许多的骨科医院是医疗集团的一部分，而它们在这个大的系统中还在努力保持自己的骨科治疗特色。如今的市场中，一家单独的骨科医院已经没有了合适的经济地位（Hilsenrath，2006）。同样地，骨科医院的运营与其他医院相比，也被认为是成本高而产出低（Sinay，2005）。因此，许多这类医院已经停业。

►► 非营利性医院的展望

外行人常常认为非营利性的医疗机构不赚钱，而事实上，每一家机构无论营利性与否，只要长期存续都必须有利润（即收入减去支出有盈利）。没有企业可以长期持续支出大于收入。这个经济学规则适用于营利性和非营利性机构（Nudelman 和 Andrews，1996）。

根据税法的 501（c）（3）部分，准许非营利性机构免税。即这些机构免征联邦、州和地方税，如所得税、营业税和财产税。通常，非营利性机构必须：（1）提供一些公共品，如服务、教育、社区福利等；（2）不对个人进行任何分红。而营利性企业虽然完成了医疗机构的使命，但其主要目的是投资的回报，即为其股东进行分红。对大多数医疗服务提供者而言，他们的根本使命是在最合理的价格上提供最高质量的医疗服务。

1969 年开始，非营利性医院开始遵照社区利益标准，主要是指必须提供政府要求的服务（Owens，2005）。1983 年该标准被修订，要求医院必须满足相应的标准才可以免税：有 24 小时的急诊部、照护未参保者的政策指南、对社区的健康促进等（Alexander 等，2009）。

税法 4958 节禁止对被认定为不应该免税的组织实行补偿。非营利性医院不仅仅必须要说明给予的工资在行业中是合理水平，还要证明其管理人员在包括公共利益在内的重要方面创造了价值（Appleby，2004）。因此建议，医院总裁的部分薪水由两个关键方面的绩效而定：（1）组织效能，包括财务业绩、市场占有率、质量、日常运营以及战略目标的完成。（2）公共卫生，包括免费医疗、健康促进和教育，以及社区健康的整体水平。

在许多社区，非营利性医院与营利性医院正面竞争，这些非营利性医院经常采取与营利性医院相同的激进的市场行为，一般来说，与非营利性医院相比，营利性医院所在的区域通常有较高的平均收入、较低的贫困率和较少的未参保率［国会预算处（CBO），2006］。2013 年美国利润最高的医院有七成是非营利性的（Ge 和

Anderson，2016）。

组织理论实际上已经预见了这种行为：当营利性和非营利性机构面对相同的规章、法律和专业局限，他们往往会彼此同化（O'Connell 和 Brown，2003）。在医疗产业，竞争通常发生在同一个社区、同样的一群病人、同样的公共和私人第三方来源的收入，而且通常涉及同样一群医师，他们有权在不止一家医院收治病人。

经验证明了营利性和非营利性医院提供了同样水平的慈善和免费医疗（Thorpe 等，2000），但 CBO 随后的报告显示在这方面结果并不总是如此。不论如何，由于持续存在用公共健康促进交换免税待遇的担忧，2009 年开始，国税局（IRS）要求非营利性医院提交关于其社区福利支出的详细财务文件。

一份基于国税局最初的纳税申报研究发现，免税医院提供的公共健康规模之间差别非常大，被用在社会福利方面的运营费用从小至 1% 到大至 20%（Young 等，2013）。另一项最近的研究又确认了非营利性医院间在社会福利服务提供方面存在极大的差异（Worthy 等，2016）。

2010 年，伊利诺伊州最高法院在 Provena 诉财政部一案中，裁定了原告医学中心由于未提供足够的社会福利，不能享受免除财产税的权益（伊利诺伊州最高法院，2010）。然而，关于这件事的讨论一直在持续，尤其是关于社会福利的界定，以及对这些医院的免税政策是否导致了整个系统的不均衡。

ACA 要求非营利性机构提供更多的社会福利，法律要求非营利性医院做到：（1）建立书面的财政资助和紧急救护的制度；（2）限制符合医院财政资助的患者的收入院；（3）对营业额中符合财政资助条件的患者的比例进行限制；（4）每三年至少进行一次公共卫生需求评估和政策落实。没有达到这些社区卫生评估要求的，会被强制征收一部分额外税款（Betbeze，2001；IRS，2016）。

▶▶ 一些管理概念

从管理的角度来看，医院是一个复杂的组织。与其他规模相似的企业相比，医院的内外部环境都更加复杂。外部环境包括许多的股东，包括社区、政府、保险公司、医疗管理组织（MCOs）以及认证机构。医院的组织架构也与其他的大型商业机构有很大的不同。

医院治理

传统上认为医院的管理层由三方构成，分别是 CEO、董事会和员工领导（见

图 8 - 10）。早期，由医生自己经营医院时，董事会实际控制着医院。董事会往往是投资者，他们在社区的影响力给医院带来了威望。之后，当慈善医院的数量增加，权力逐渐移交到了医生的手中，因为医生是吸引患者的主要角色。随着医疗环境的改变，医院的管理也越来越复杂，实权也由医生转移到了高级管理者。

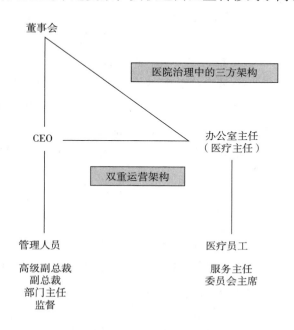

图 8 - 10　医院的管理和操作架构

医疗人员组成了一个平行于职业管理的组织架构。这种双重结构在其他企业中很少见，也使得 CEO 和医疗人员更容易发生冲突。两者间的权力交错也使事情越来越复杂，例如，护理、药师、技术人员和营养师在行政上是接受 CEO 的管理（垂直的指挥系统），而在专业上，他们需要为医疗员工负责（Raffel 和 Raffel，1994）。尽管绝大多数的医疗员工不负责医院的薪水发放，但是在为了寻求稳定的收入和更高的工作生活间的平衡时，他们也开始关注起了雇员的管理（Shoger，2011）。

无论医生是独立或受雇于医院，他们对于医院的成功也极为重要。而 CEO 则需要专业的技能去管理这个双重结构，以实现组织整体的目标。

董事会

董事会（理事会）是由有影响力的企业家和社区领袖组成，法律上是由他们负责医院的运营。他们特殊的责任在于制定医院的愿景和长期目标；从医院的战略目标、主要策略、建设和设备预算等进行评估；批准年度预算；考核计划和预算的实际执行情况。CEO 是理事会的成员之一，董事会的成员中也会有一或多个医生参与投票。

董事会最重要的工作之一是任命和考核 CEO，而 CEO 受到董事会的管理，并要定期上报董事会关于机构使命和目标达成的情况。而董事会有权免除 CEO 的职位。在许多医院，董事会也会负责医生和其他医疗专业人员的任命工作。

董事会通常是经由委员会行使其功能。常务委员会通常包括管理层、医疗、人力资源、财务、企划、质量改进和伦理等部门的人员。委员会一般是按需建立，管理上最重要的两个委员会是执行委员会和医疗委员会。执行委员会持续地对医院权力和责任进行监管，通常他们从其他委员会接受报告，监视政策的实施和提出建议。医疗委员会负责管理医疗员工相关的事务，如审查医疗人员的收住院权和表现。同样会强调病人安全、质量改进和病人满意度这些医院的法律和道德责任。

总执行长（CEO）

以前，"主管"（Superintendent）和"管理者"（Administrator）的称呼常被用来形容医院的执行长，现在则特别使用"首席执行官"（CEO）和"董事长"（President）的称呼。CEO 的工作是通过展现组织中的领导力来实现组织的愿景和目标。他对医院日常的运营负有最高的责任。

董事会授予 CEO 权力，让其在其他管理者的帮助下去负责整个组织管理。在大型医院，高级管理人员通常被称作副董事长或某些关键服务方面的副执行长，比如护理、康复、人力资源和财务部门负责人。

医疗人员

医疗人员是医院中为患者提供服务和肩负临床职责的主体。绝大多数的医生是独立于医院之外，而医院准许他们在医院收治和照顾病人。其他医生，如牙医和儿科医生，也需要被准许住院特许权。医疗人员的预约是医院医疗人员准则之一，医疗人员有着一系列自治的机制，使其保有着极高的独立性，但仍需要对董事会负责。CEO 与董事会成员之间通过许多代表委员会进行沟通。

医疗主任或办公室主任是医疗人员的主管。即使在小型医院，医疗人员也根据其专业被有组织地分成不同部门，如麻醉、骨外科、病理、心脏和放射。部门主管则是指某个专科的主管，如心脏科主任。

医疗人员通常有他们自己的执行委员会，负责制定规章和进行医疗事务的决策。大多数医院还有一些其他的委员会。资格审查委员会负责批准和审核那些还没有进行技能测试的新进医生的住院特许权。医疗记录委员会确保和维护每一位病人整个就医过程中所有医疗记录的准确。同时负责医疗记录的保密。效用评估委员会进行常规检查，以确保住院的配置是合理的，如平均住院日。感染控制委员会检查医院的规章和流程，以最大限度地降低院内感染的发生。质量改进委员会监视持续的质量改进。

▶▶ 执照、认证和评鉴

执照是一家有一定数量床位的医院要进行运营的基本要求。州政府的相关部门负责发放医疗机构的执照，而各个州有其自己的标准。州的许可标准重点关注的是建筑实体，即建筑标准、防火标准、环保标准、区域和卫生等标准。同样也有针对设备和人员的最低标准。州的许可不与医疗设施提供的医疗的质量直接相关。

所有的机构必须拥有执照才可以运营，但是他们并不必须通过认证和评鉴。认证是准许医院参与联邦医疗保障和医疗补助计划。美国福利部（DHHS）提出了一系列关于健康、安全和质量的标准作为认证要求，想要加入联邦医疗保障和医疗补助计划的医院必须达到这些标准。这些条件主要是关注对于病人和预后的医疗照护质量。每个州的卫生部定期检查医院是否符合这些要求。

执照和认证是由政府相关机构负责，而与之相反，评鉴是由私人组织进行，以确保医疗机构符合相应的标准。进行评鉴是自愿的，但是联邦医保在 1965 年强调，评鉴机构可以被用来作为联邦医保的偿付的认证。通过联合委员会评鉴的医院可被认为通过了联邦医保和医疗补助的认证，因此不再需要进行相关的认证。由美国医保服务中心批准的私人机构可以被看作拥有同等的权威。除了联合委员会，美国骨科学会也有同等的权力进行医院评鉴。

联合委员会同样设置了用来评鉴长期照护机构、精神病院、戒毒计划、门诊手术中心、急救诊所、临终关怀和家庭保健服务机构的标准，不同的医疗卫生机构有着不同的标准。一些机构，如护理之家，则必须通过 DHHS 的认证才可以接受联邦医保和医疗补助计划的偿付，仅通过评鉴则不可以。

多年以来，联合委员会不断调整评鉴标准和流程，从 2006 年开始，联合委员会的审查从有计划进行变为不事先进行通知，以此促使医院始终做到评鉴的要求。

▶▶ 磁性认证计划

磁性医院这个特殊的定义，是由属于美国护士协会的美国护士认证中心

（ANCC）提出的，用以承认医院内病人照护质量、护理美德和专业护理实践的创新。该定义是基于 1983 年美国护理学会的护理实践工作组，对 163 家医院的调查研究结果。该研究发现了其中 41 家医院的环境吸引并留住了高素质的护理人员，因而有助于提高病人照护质量。这些医院因为有着可以吸引并留住专业护士的特征，被标记为"磁性医院"。这种像磁铁一样的特质使得这些医院与其他机构区分出来。ANA 的《护理管理：实践的规模和标准》中，这种吸引力被纳为质量的指标和护理实践的标准。这个磁性的定义经过了包括质量指标数据回顾在内的彻底又漫长的讨论。

研究显示，愿景式领导、赋权及合作对于创造和维持健康的工作环境有着重要的影响，同时护理人员的工作环境与病人照护的质量相关（Kramer 等，2011）。最新的研究指出磁性医院的患者与非磁性医院相比有着更好的预后结果。一份历时 13 年的研究表明，磁性医院的患者有着更好的术后恢复（Friese 等，2015）。与其他医院相比，磁性医院的外伤患者死亡率下降了 20%（Evans 等，2014）。

►► 病人照护的道德和法律问题

道德问题出现在所有类型的医疗服务机构，但发生在急救医院中的问题尤为严重。不断发展的科技使得人们在决策时面临的情况越来越复杂。比如说，重症护理中的生命支持疗法在面对生死时制造了道德的困境，同样地，道德问题也存在于医疗研究和实验医学中。联合委员会要求所认证的机构，当其病人、家属和员工面对道德问题或可能导致利益冲突的问题时，可以提出一系列解决的机制（Hamric 和 Wocial，2016）。

伦理原则

道德需要判断。由于医疗照护的环境中常常不存在明确的规范，医疗行为的参与者和管理者必须依靠相对成熟的准则，去指导其进行道德问题的决断。四个重要的伦理原则是尊重、仁慈、不伤害和公正。

尊重的原则有四个要素：自主、不欺骗、保密和忠诚。自主是指允许人们在没有外部胁迫的环境下，自己作出选择和表达诉求。在医疗照护的提供中，它指的是病人的自主权，具体包括征求其对治疗方案的同意、对其解释可选的治疗方案、允许病人及其家属参与决定和选择治疗方案，以及尊重病人。而家长式医疗的观点是病人不应该参与到医疗决策中，它与自主的原则始终在对抗。不欺骗是要求照护者诚实。这条原则与不伤害的原则间需要寻求一种平衡，因为有时候真相反而会伤害到病人。保密的原则在司法机构要求提供病人信息时会出现冲突。而忠诚意味着尽责和守信。

仁慈的原则意味着医院和照护者也应该有造福他人的道德义务。一个医疗服务机构从道德义务上来说应该尽其所能去减轻病人的疾病和痛苦。这份责任还包括提供一定量的免费医疗给那些需要的人。

不伤害的原则是指医疗专业人员应该有不伤害他人的道德责任。当然，许多医疗的干预，包括一定的预防措施如免疫接种，都是存在风险的。因此，在医疗中，不伤害的原则需要治疗行为的潜在利益足够大于其潜在风险。

公正的原则包含公平和平等，这一原则谴责医疗提供中的一切歧视。

法律权利

法律问题出现在病人拒绝治疗的资格和权利上。尽管已经公认那些心智正常的病人可以拒绝相应的医疗，但对于那些无行为能力或是昏迷的患者，这就存在道德的困境了。除了那些预先表达过意向的患者，家庭成员和合法的监护人也可以最终对患者的支持性治疗作出决策，否则便是根据州的相关法律。在那些令患者死亡的争议性问题上，如取消营养支持或是其他生命支持措施，医疗和法律的专家们与家庭成员的看法往往有着很大的不同。2004 年，佛罗里达州患者 Theresa Schiavo 关于这一问题的争执成为了全国性的新闻，显示了这一问题可能引发的争吵是如此激烈。尽管如此，对于患者权利问题的相关的法律机制已经建立了起来。

人权法和知情同意

1990 年《病人自主权法》颁布实施，覆盖全部参与联邦医保和医疗援助计划的卫生机构。该法要求医院和其他机构对所有住院病人提供病人权利的资讯。绝大多数医院和其他住院机构发展出了一套名为"病人权利"法的文件。这份文件反映出了保密和同意的相关法律问题。其他还包括病人选择医疗行为、知晓诊断和治疗、拒绝治疗和制定预立医疗指示（advance directives）的权利。

根据自主性原则，知情同意是指患者在了解的情况下作出医疗的选择。当下医疗伦理的环境支持医疗信息的真实性和完整性。1972 年，AHA 的理事会通过了《病人权利法》。该法声明，患者有权从其医生处知晓其当前诊断、治疗和预后的完整信息，即患者可以合理去要求知情（Rosner，2004）。知情同意通常是通过签署文件来履行，相关文件会作为病人病历的一部分。

以病人为中心的医疗照护模式，将病人权利的相关准则内化为医疗提供者的观念和组织的文化。让病人参与到自己的治疗过程中，以及创造一个照顾者可以根据患者需求满足其相应的信息和宣教需求，共同促进以病人为中心的医疗照护（Cross，2004）。

预立医疗指示

预立医疗指示特指患者提前决定当自己失去决定能力时，对于继续或停止治疗时的意愿，预立医疗指示是为了确保病人临终之际的意愿并执行。常见的几种预立医疗指示包括不复苏指令（do－not－resuscitate order）、生前遗嘱（living will）和持久权力授权委托书（durable powers of attorney）。

不复苏指令是当患者心跳或呼吸停止时，禁止医护人员进行任何人为的复苏干预。其出发点是比起复苏后带来的严重后遗症而使得生活质量严重下降，患者宁可选择死亡。

生前遗嘱是当患者考虑到病情或功能丧失时无法进行决定的状态，预先交代的一系列关于医疗措施的安排。生前遗嘱的最大缺陷是，通常并不可能预先考虑到所有可能出现的情况。

持久权力授权委托书是一份患者授权他人在其无法行使医疗行为选择权时，代其行使决策权的一份法律文件。尽管它可以适用于绝大多数的情况，但其最大的问题是，代理人不一定会作出和患者本人一致的选择。

道德判断的机制

许多医疗机构，尤其是大型的急性照护医院都有伦理委员会，他们制定针对医疗照护中道德判断的方法和标准（Paris，1995）。伦理委员会同时负责处理医学伦理问题。这类委员会通常涉及多个学科，其成员包括医师、护士、神职人员、社工、法律专家、伦理学家和管理人员。

尽管医生和其他的医疗人员有着临床的道德义务，那些医疗机构的管理者也必须作为一个道德代理人（moral agent）。在道德上，管理者具有影响力，也受到所有行动的影响。虽然管理者负有受托责任，应当谨慎处理机构的事务，但他们也要将对病人的责任放在优先地位。

在医疗事务的管理中，管理者必须认识到道德甚至应该高于法律，因为法律仅仅代表了社会共同建立的最低道德标准。同样地，管理者还必须认识到，即使受制于法律，他们也应该对于患者、社会以及彼此有着更高层次的责任诉求（Darr，1991）。

▶▶ **总结**

　　尽管有着包括急性后期照护、门诊服务在内的很多的分支，医院的主要任务还是提供住院患者急性医疗服务。在美国，救济院和隔离病院演变成了最初的公共医院以服务贫困者。随后，服务所有人群的慈善医院建立。医学的发展、卫生的提高以及护理技术的变革使得医院成为了医疗实践的机构，许多医院成为了医学训练和研究的重要核心。20 世纪 80 年代起，经济的压力迫使许多医院进行合并。许多地方的卫生系统也可以提供连续性的医疗卫生服务。

　　美国的医院经历了 20 世纪中期至 80 年代中期的扩张。1946 年通过《希尔—伯顿法》之后，全国病床数增加。随后，政府通过建立预付机制在平衡住院患者的效用中起到了重要的作用。住院效用的关键指标包括出院人数、占用总床日数、平均住院日、产能、平均留院人数和病床使用率。管理式医疗的发展对降低使用率同样重要。尽管如此，医院的成本依然没有下降，美国的医院依然是全世界最昂贵的。

　　医院有几种分类的方法，不同分类方案有助于将一家医院与其他的区分出来。按照类型对医院进行绩效统计有助于类似的医院间横向比较。虽然全美最多的是社区综合医院，但也有多种专科医院以应付特殊的情况和治疗特定的病人。美国近一半的社区医院是非营利性机构，近些年由医生自己经营的专科医院数量在迅速增长。

　　绝大多数的公共医院和私人慈善医院都是非营利性，因此这些机构享有税收的优惠。他们应该提供与税收减免等价值的公共福利，然而有许多非营利性医院的行为却接近营利性机构。为了长期享受免税的优惠，非营利性医院要接受国税局严厉的审查和要求。

　　ACA 将限制新建医生所有的专科医院和已有医院的扩张作为加入联邦医保的条件，该规定同样对非营利性医院提供的公共福利提出了新的需求。

　　医院是管理中最复杂的机构之一，它们既要满足许多外部股东的需求，又要治理好内部复杂的架构。法律要求一家未取得所在州政府颁发执照的医院不能运营。为了加入联邦医保和医疗援助计划，医院必须自愿申请联合委员会的评鉴。磁性医院是指那些能够招募和保留专业护理人员并提供高质量病人照护的医院。

　　道德判断是医院关注的一个特殊领域，以医疗为出发点，道德问题经常涉及病人隐私、保密性、知情同意以及末期治疗。权利法和预立医疗指示是两个解决此类问题的法律办法。伦理委员会应当制定相应的政策和标准，并在这类问题发生时去积极处理。

▶▶ 测试题

专业术语

学术医学中心（academic medical center）

评鉴（accreditation）

预立医疗指示（advance directives）

平均每日留院人数（average daily census）

平均住院日（average length of stay，ALOS）

董事会（board of trustees）

认证（certification）

部门主管（chief of service）

员工主管（chief of staff）

社区医院（community hospital）

参与条款（conditions of participation）

资格审查委员会（credentials committee）

定点医院（critical access hospital，CAH）

医疗天数（days of care）

认证状态（deemed status）

出院人数（discharge）

不复苏指令（do－not－resuscitate order）

持久权力授权委托书（durable power of attorney）

道德委员会（ethics committees）

执行委员会（executive committee）

综合医院（general hospital）

医院（hospital）

感染控制委员会（infection control committee）

知情同意（informed consent）

住院（inpatient）

住院天数（inpatient day）

投资者所有的医院（investor – owned hospitals）

执照（licensure）

生前遗嘱（living will）

长期照护医院（long – term care hospital，LTCHs）

磁性医院（magnet hospital）

医疗记录委员会（medical records committee）

医务人员委员会（medical stafff committee）

道德代理人（moral agent）

医疗集团（multihospital system，MHS）

病床使用率（occupancy rate）

以病人为中心（patient – centered care）

病人权利法（patient's bill of rights）

专有医院（proprietary hospitals）

公共医院（public hospitals）

质量改进委员会（quality improvement committee）

康复医院（rehabilitation hospitals）

乡村医院（rural hospitals）

暂住性医院（short – stay hospital）

专科医院（specialty hospitals）

摇床（swing bed）

教学医院（teaching hospital）

城市医院（urban hospitals）

评估委员会（utilization review committee）

慈善医院（voluntary hospitals）

复习题

1. 住院和门诊服务的区别是什么？

2. 医院从看护机构和检疫机构变成如今的状态，其目标和功能有什么变化？

3. 20 世纪晚期影响医院增长的主要因素有什么？

4. 说出三个导致医院规模缩小的原因，他们分别是如何使得住院医院效用下降的？

5. 什么是慈善医院？美国的慈善医院是如何变化的？

6. 讨论政府在影响美国医院发展的增长和下降中的作用。

7. 什么是住院天数？它的重要性是什么？

8. 为什么医院的效用会因为病人的年龄、性别和社会经济状况而变化？

9. 说明影响医院雇佣的原因。

10. 讨论公共医院的几种类型，以及它们在美国医疗照护提供中的作用。

11. 私人非营利性医院和营利性医院的区别是什么？

12. 什么是长期照护医院？它在美国医疗照护提供中的作用是什么？

13. 下表给出了同一社区中两家医院的一些运营数据，根据它回答下面的问题。

2016 年	非营利性医院（A）	私人社区医院（B）
开放床位	320	240
总出院数	12 051	9 230
联邦医保	5 130	3 876
医疗援助	3 565	2 118
私人保险	3 356	3 236
总住院日	72 421	51 684
联邦医保	36 935	26 359
医疗援助	23 175	12 921
私人保险	12 311	12 404
住院总收入（美元）	45 755 000	35 800 000
公共福利的现金价值（美元）	5 000 000	3 500 000

（1）计算以下指标（根据付费方式）。讨论每个指标的意义和重要性，并指出两家医院的区别。

a. 医院产能

b. 平均住院日

c. 病床使用率

（2）哪家医院的运营更好？为什么？

（3）你是否认为非营利性医院满足了免税的社会福利义务？为什么？

（4）你是否觉得医院较高的产能会存在问题？若是，请给出建议。

14. 为什么医生会开设自己的专科医院？这些医院面临的主要批评是什么？

15. 联邦医疗保障计划认定康复医院的标准是什么？

16. 你如何区分社区医院和非社区医院？

17. 什么是定点医院？它们设立的目的是什么？

18. 教学和非教学医院的区别是什么？

19. 讨论与非营利性医院免税相关的问题。国税局需要这些医院的什么文件？

20. 讨论现代医院的治理。

21. 对于医院来说，执照、认证和评鉴的区别是什么？

22. 在面临末期治疗困难的道德问题时，医院可以怎么做？

▶▶ 参考文献

Alexander, J. A., et al. 2009. How do system-affiliated hospitals fare in providing community benefit? *Inquiry* 46, no. 1: 72–91.

American Hospital Association (AHA). 1990. *Hospital statistics 1990–1991 edition*. Chicago, IL: Author.

American Hospital Association (AHA). 1994. *AHA guide to the health care field 1994 edition*. Chicago, IL: Author.

American Hospital Association (AHA). 2011. *The opportunities and challenges for rural hospitals in an era of health reform*. Washington, DC: AHA and Avalere Health.

American Hospital Association (AHA). 2016. *Rural health care*. Available at: http://www.aha.org/advocacy-issues/rural/index.shtml. Accessed October 2016.

Anderson, K., and B. Wootton. 1991. Changes in hospital staffing patterns. *Monthly Labor Review* 114, no. 3: 3–9.

Appleby, J. 2004, September 30. IRS looking closely at what non-profits pay. *USA Today*, p. 02b.

Arndt, M., and B. Bigelow. 2006. Toward the creation of an institutional logic for the management of hospitals: Efficiency in the early nineteen hundreds. *Medical Care Research and Review* 63, no. 3: 369–394.

Association of American Medical Colleges (AAMC). 2013. *Teaching hospitals*. Available at: https://www.aamc.org/about/teachinghospitals. Accessed August 2013.

Balotsky, E. R. 2005. Is it resources, habit or both: Interpreting twenty years of hospital strategic response to prospective payment. *Health Care Management Review* 30, no. 4: 337–346.

Betbeze, P. 2011. Reassessing community benefit. *Health Leaders Magazine* 14, no. 1: 50.

Burns, L. R., et al. 2015. Is the system really the solution? Operating costs in hospital systems. *Medical Care Research and Review* 72, no. 3: 247–272.

Clement, J. P., and K. L. Grazier. 2001. HMO penetration: Has it hurt public hospitals? *Journal of Health Care Finance* 28, no. 1: 25–38.

Congressional Budget Office (CBO). 2006. *Non-profit hospitals and the provision of community benefits*. Available at: http://www.cbo.gov/sites/default/files/cbofiles/ftpdocs/76xx/doc7695/12-06-nonprofit.pdf. Accessed August 2013.

Coons, T. W. 2014. *Medicare's LTCH moratorium: CMS issues instructions and proposed regulation*. Available at: https://www.bakerdonelson.com/medicares-ltch-moratorium-cms-issues-instructions-and-proposed-regulation. Accessed May 2017.

Coyne, J. S., et al. 2009. Hospital cost and efficiency: So hospital size and ownership type really matter? *Journal of Healthcare Management* 54, no. 3: 163–174.

Cross, G. M. 2004, November. What does patient-centered care mean for the VA? *Forum*, Academy Health. pp. 1–2, 8.

Darr, K. 1991. *Ethics in health services management.* 2nd ed. Baltimore, MD: Health Professions Press.

DelliFraine, J. L. 2006. Communities with and without children's hospitals: Where do the sickest children receive care? *Hospital Topics* 84, no. 3: 19–28.

Department of Veterans Affairs. 2016. *Selected Veterans Health Administration characteristics: FY 2002 to FY 2014.* Available at: http://www.va.gov/vetdata/Utilization.asp. Accessed October 2016.

Evans, T., et al. 2014. Magnet hospitals are a magnet for higher survival rates at adult trauma centers. *Journal of Trauma and Acute Care Surgery* 77, no. 1: 89–94.

Feldstein, M. 1971. *The rising cost of hospital care.* Washington, DC: Information Resource Press.

Feldstein, P. J. 1993. *Health care economics.* 4th ed. Albany, NY: Delmar Publishers.

Finkelstein, A. N., et al. 2016. Effect of Medicaid coverage on ED use: Further evidence from Oregon's experiment. *New England Journal of Medicine* 375, no. 16: 1505–1507.

Friese, C. R., et al. 2015. Hospitals in "Magnet" program show better patient outcomes on mortality measures compared to non-"Magnet" hospitals. *Health Affairs* 34, no. 6: 986–992.

Ge, B., and G. F. Anderson. 2016. A more detailed understanding of factors associated with hospital profitability. *Health Affairs* 35, no. 5: 889–897.

Goodman, W. C. 2006, June. Employment in hospitals: Unconventional patterns over time. *Monthly Labor Review.* Washington, DC: Bureau of Labor Statistics.

Grimaldi, P. L. 2002. Inpatient rehabilitation facilities are now paid prospective rates. *Journal of Health Care Finance* 28, no. 3: 32–48.

Haglund, C. L., and W. L. Dowling. 1993. The hospital. In: *Introduction to health services.* 4th ed. S. J. Williams and P. R. Torrens, eds. Albany, NY: Delmar Publishers. pp. 135–176.

Hamric, A. B., and L. D. Wocial. 2016. Institutional ethics resources: Creating moral spaces. *Hastings Center Report* 46 (suppl): S22–S27.

Health Forum. 2001. *AHA guide to the health care field: 2001–2002 edition.* Chicago, IL: Author.

Health Forum. 2016. *Fast facts on U.S. hospitals.* Available at: http://www.aha.org/research/rc/stat-studies/fast-facts.shtml. Accessed October 30, 2016.

Hilsenrath, P. E. 2006. Osteopathic medicine in transition: Postmortem of the Osteopathic Medical Center of Texas. *Journal of the American Osteopathic Association* 106, no. 9: 558–561.

Hollingsworth, J. M., et al. 2010. Physician ownership of ambulatory surgery centers linked to higher volume of surgeries. *Health Affairs* 29, no. 4: 683.

Internal Revenue Service (IRS). 2016. *New requirements for 501(c)(3) hospitals under the Affordable Care Act.* Available at: http://www.irs.gov/Charities-Non-Profits/Charitable-Organizations/New-Requirements-for-501c3-Hospitals-Under-the-Affordable-Care-Act. Accessed May 2017.

International Federation of Health Plans. 2012. *Comparative price report: Variation in medical and hospital prices by country.* Available at: http://www.vermontforsinglepayer.org/images/userfiles/file/2012iFHPPriceReportFINALApril3.pdf. Accessed May 2017.

Kahl, A., and D. E. Clark. 1986. Employment in health services: Long-term trends and projections. *Monthly Labor Review* 109, no. 8: 17–36.

Kangovi, S., et al. 2013. Understanding why patients of low socioeconomic status prefer hospitals over ambulatory care. *Health Affairs* 32, no. 7: 1196–1203.

Kramer, M., et al. 2011. Clinical nurses in Magnet hospitals confirm productive, healthy unit work environments. *Journal of Nursing Management* 19, no. 1: 5–17.

Leonard, K. 2013. Best children's hospitals 2013-14: Overview and honor roll. *U.S. News & World Report.* Available at: http://health.usnews.com/health-news/best-childrens-hospitals/articles/2013/06/11/best-childrens-hospitals-2013-14-overview-of-the-rankings-and-honor-roll. Accessed July 2013.

Lundgren, D. K., et al. 2016. Are the Affordable Care Act restrictions warranted? A contemporary statewide analysis of physician-owned hospitals. *Journal of Arthroplasty* 31, no. 9: 1857–1861.

Mantone, J. 2005. Critical time at rural hospitals. *Modern Healthcare* 35, no. 10: 22.

Medicare Payment Advisory Commission (MedPAC). 2004. *New approaches in Medicare: Report to the Congress.* Washington, DC: Author.

Medicare Payment Advisory Commission (MedPAC). 2006. *Report to the Congress: Physician-owned specialty hospitals revisited.* Washington, DC: Author.

Medicare Payment Advisory Commission (MedPAC). 2014. Long-term care hospital services. In: *Report to Congress: Medicare payment policy.* Washington, DC: Author. pp. 263–295.

Medicare Payment Advisory Commission (MedPAC). 2015. *Critical access hospital payment system.* Washington, DC: Author.

Medicare Payment Advisory Commission (MedPAC). 2016a. *Inpatient rehabilitation facilities payment system.* Washington, DC: Author.

Medicare Payment Advisory Commission (MedPAC). 2016b. *Hospital acute inpatient services payment system.* Washington, DC: Author.

Mundy, A. 2013, May 14. Doc-owned hospitals prep to fight. *Wall Street Journal U.S. Edition*, p. B1.

Murphy, B. 2016. Bad debt on the rise for hospitals nationally: 4 takeaways. *Becker's Hospital CFO.* Available at: http://www.beckershospitalreview .com/finance/bad-debt-on-the-rise-for-hospitals -nationally-4-takeaways.html. Accessed February 2017.

Nachega, J. B., et al. 2010. Association of antiretroviral therapy adherence and health care costs. *Annals of Internal Medicine* 152, no. 1: 18–25.

National Center for Health Statistics. 2002. *Health, United States, 2002.* Hyattsville, MD: Department of Health and Human Services.

National Center for Health Statistics. 2013. *Health, United States, 2012.* Hyattsville, MD: Department of Health and Human Services.

National Center for Health Statistics. 2014. *Health, United States, 2013.* Hyattsville, MD: U.S. Department of Health and Human Services.

National Center for Health Statistics. 2016. *Health, United States, 2015.* Hyattsville, MD: Department of Health and Human Services.

Newman, J. F., et al. 2001. CEO performance appraisal: Review and recommendations. *Journal of Healthcare Management* 46, no. 1: 21–37.

Nudelman, P. M., and L. M. Andrews. 1996. The "value added" of not-for-profit health plans. *New England Journal of Medicine* 334, no. 16: 1057–1059.

O'Connell, L., and S. L. Brown. 2003. Do nonprofit HMOs eliminate racial disparities in cardiac care? *Journal of Healthcare Finance* 30, no. 2: 84–94.

Office of Inspector General. 2003. *Trends in urban hospital closure: 1990–2000.* Available at: http://

oig.hhs.gov/oei/reports/oei-04-02-00611.pdf. Accessed August 2013.

Organization for Economic Cooperation and Development (OECD). 2014. Average length of stay: Acute care. *Health: Key Tables from OECD*, no. 52. doi: http://dx.doi .org/10.1787/l-o-s-acutecare-table-2014-1-en.

Organization for Economic Cooperation and Development (OECD). 2017. Health care utilization. *OECD Health Statistics [Database].* doi: http://dx.doi.org/10.1787/data-00542-en. Accessed May 2017.

Owens, B. 2005. The plight of the not-for-profit. *Journal of Healthcare Management* 50, no. 4: 237–250.

Paris, M. 1995. The medical staff. In: *Health care administration: Principles, practices, structure, and delivery.* 2nd ed. L. F. Wolper, ed. Gaithersburg, MD: Aspen Publishers. pp. 32–46.

Parks, J., and A. Q. Radke. 2014. *The vital role of state psychiatric hospitals.* Alexandria, VA: National Association of State Mental Health Program Directors.

Raffel, M. W. 1980. *The US health system: Origins and functions.* New York, NY: John Wiley and Sons.

Raffel, M. W., and N. K. Raffel. 1994. *The US health system: Origins and functions.* 4th ed. Albany, NY: Delmar Publishers.

Roemer, M. I. 1961. Bed supply and hospital utilization: A natural experiment. *Hospitals* 35, no. 21: 36–42.

Rosner, F. 2004. Informing the patient about a fatal disease: From paternalism to autonomy: The Jewish view. *Cancer Investigation* 22, no. 6: 949–953.

Sanofi-Aventis. 2013. *Managed care digest series: Hospital/systems digest, 2013.* Bridgewater, NJ: Author.

Sanofi-Aventis. 2016. *Managed care digest series: Hospital/systems digest, 2016.* Bridgewater, NJ: Author.

Shoger, T. R. 2011. Commonsense contracts. *Trustees* 64, no. 1: 6–7.

Sinay, T. 2005. Cost structure of osteopathic hospitals and their local counterparts in the USA: Are they any different? *Social Science and Medicine* 60, no. 8: 1805–1814.

Snyder, J. 2003, February 23. Specialty hospitals on rise: Facilities source of controversy. *The Arizona Republic.*

Stewart, D. A. 1973. The history and status of proprietary hospitals. *Blue Cross Reports—Research Series 9*. Chicago, IL: Blue Cross Association.

Stuart, B., et al. 2006. Financial consequences of rural hospital long-term care strategies. *Health Care Management Review* 31, no. 2: 145–155.

Supreme Court of the State of Illinois. 2010. *Provena Covenant Medical Center et al. v. the Department of Revenue et al.* Docket no. 107328. Opinion filed March 18, 2010. Available at: http://www.state.il.us/court/Opinions/SupremeCourt/2010/March/107328.pdf. Accessed February 2011.

Teisberg, E. D., et al. 1991. *The hospital sector in 1992*. Boston, MA: Harvard Business School.

Thorpe, K. E., et al. 2000. Hospital conversions, margins, and the provision of uncompensated care. *Health Affairs* 19, no. 6: 187–194.

Torio, C. M., and B. J. Moore. 2016. *National inpatient hospital costs: The most expensive conditions by payer, 2013 (Statistical Brief #204)*. Available at: https://www.hcup-us.ahrq.gov/reports/statbriefs/sb204-Most-Expensive-Hospital-Conditions.pdf. Accessed February 2017.

Torpey, E. 2014, Spring. Healthcare: Millions of jobs now and in the future. *Occupational Outlook Quarterly*. Bureau of Labor Statistics.

U.S. Census Bureau. 2012. *Statistical abstract of the United States, 2012*. Washington, DC: Author.

Vogt, W. B., and R. Town. 2006. *How has hospital consolidation affected the price and quality of hospital care?* Princeton, NJ: Robert Wood Johnson Foundation.

Weaver, C. 2010. Physician-owned hospitals racing to meet health law deadline. *Kaiser Health News*. Available at: http://www.kaiserhealthnews.org/Stories/2010/October/28/physician-owned-hospitals.aspx. Accessed February 2011.

Weiss, A. J., and A. Elixhauser. 2014. *Overview of hospital stays in the United States, 2012 (Statistical Brief #180)*. Rockville, MD: Agency for Healthcare Research and Quality. Available at: http://www.hcup-us.ahrq.gov/reports/statbriefs/sb180-Hospitalizations-United-States-2012.pdf. Accessed May 2017.

Wolfson, J., and S. L. Hopes. 1994. What makes tax-exempt hospitals special? *Healthcare Financial Management* 4, no. 7: 56–60.

Wood, C. A. 2011. Employment in health care: A crutch for the ailing economy during the 2007–09 recession. *Monthly Labor Review*. Washington, DC: Bureau of Labor Statistics.

Worthy, J. C., et al. 2016. Analysis of the community benefit standard in Texas hospitals. *Journal of Healthcare Management* 61, no. 2: 94–102.

Young, G. J., et al. 2013. Provision of community benefits by tax-exempt U.S. hospitals. *New England Journal of Medicine* 368, no. 16: 1519–1527.

第 9 章　管理式医疗和综合机构

学习目标

- 回顾管理式医疗的发展与美国医疗卫生服务体系早期各形式机构之间的联系
- 掌握管理式医疗的基本概念以及 MCO 是如何实现成本节约的
- 区分 MCO 的主要类型
- 剖析健康维护机构的不同模型，并分析每个模型的优缺点
- 解释管理式医疗没有实现成本控制的原因
- 讨论机构整合背后的驱动力和实现整合常用的策略
- 描述高度整合的医疗卫生服务系统——整合性照护系统和责任医疗机构

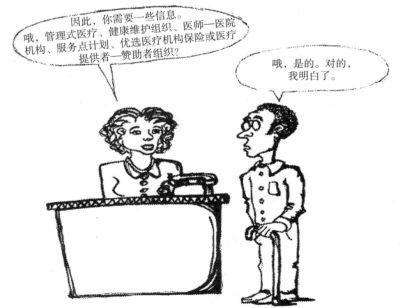

"你想了解有关……""我记不清了，反正是以'p'开头的字。"

▶▶ 简介

20 世纪 90 年代以来，管理式医疗一直是美国医疗服务提供系统发生根本转变的最主要力量。即使是近期最全面的医疗改革举措——2010 年的《平价医疗法》（ACA），也并未试图取消管理式医疗，而是在其基础上进行改革。管理式医疗在美国医疗保健系统中坚实巩固，没有任何迹象显示它在未来有消失的可能性。

2016 年，雇主医疗保险按服务付费计划（见图 9 - 1）的覆盖雇员人数不到 1%，已基本失效。近年来，高免赔额健康计划（High - deductible Health Plans，HDHPs）越来越受欢迎，而管理式医疗保险计划注册的比例相应下降，这种趋势可能会持续。在高免赔额健康计划中，消费者账户中的资金不再主要用来储蓄，而是用于支付自付医疗费用；当自付医疗费用达到一定限额后，医疗保险支付额外的费用。

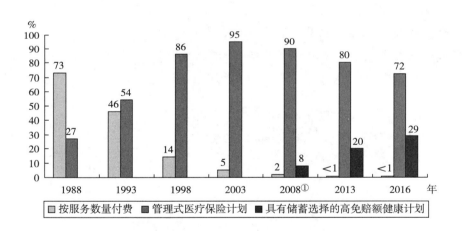

注：①2008 年，该调查包括具有结余选择的高免赔额健康计划。

资料来源：Kaiser Family Foundation and Health Research and Educational Trust （Kaiser/HRET）. 2003. *Employer health benefits*：2003 *annual survey*. Menlo Park，CA：Author；Kaiser FamiIy Foundation and Health Research and Educational Trust （Kaiser/HRET）. 2016. *Employer health benefits*：2016 *annual survey*. Menlo Park，CA：Author.

图 9 - 1　选定年份的健康保险计划中的雇员注册百分比

虽然管理式医疗源于美国，但其管理方式已在国际上普及。几个欧洲国家规范了全科医生成为专科医生的制度，并规定全科医生要对人均年度预算负有责任（Deom 等，2010）。

在美国，雇主们已难以承受因无限制提供医疗服务而不断攀升的医疗保险费用，向管理式医疗转变是必要的。在管理式医疗之前盛行的传统保险制度（也称为按服务付费或理赔保险）中，保险公司没有动力管理服务提供方式和改革支付方式，最终导致管理失效、成本失控。解决问题的唯一方法是将医疗、定价和支付与融资、保险功能相结合，这种功能整合是通过管理式医疗实现的。

随着越来越多雇主放弃传统医疗保险，加入管理式医疗计划来应对保费上涨造成的经济压力，这种买方的选择权对医疗机构和医生造成了一定压力。卖方（医疗机构和医生）认为这种主导地位对他们的独立性和收入构成了威胁，与此同时，被保险人选择医疗机构的自由也受到一些限制，随之而来的是"强烈反对管理式医疗"。20 世纪 90 年代政策制定者加强了监管，管理式医疗组织（MCOs）被迫放松了控制。随着多种管理式医疗计划的出现，行业内呈现多样化，逐渐演变成与最初目标完全不同的形式，在控制医疗成本方面取得了有限的成功。

市场供需双方权力的平衡促进了机构整合。一方面，为了抵抗市场力量的侵蚀，医疗机构开始组建由医院领导的综合机构；另一方面，管理式医疗行业本身通过吸收医疗机构加入而得到巩固；最终，美国医疗服务体系的格局发生了翻天覆地的变化。如今，管理式医疗仍面临着如何进一步规范医疗行为、处方药和其他医疗保健服务，应对合理控制成本的持续挑战。

▶▶ 什么是管理式医疗？

管理式医疗即指通过有效管理医疗服务，包括价格谈判和支付方式改革，为参保人员提供全面医疗保健服务的制度安排。管理式医疗的语义有两种不同的背景。一是医疗保健提供方法，有两个主要特征：（1）在一个机构（见图 9 - 2）中整合

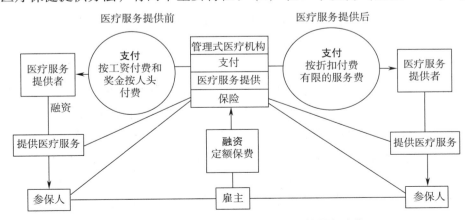

图 9 - 2　通过管理式医疗整合医疗保健服务功能

融资、保险、医疗服务提供和支付功能；（2）对医疗服务进行控制。二是讨论各种形式的管理式医疗组织（MCO）和服务模式。

融资

在管理式医疗系统中，保费基于雇主与 MCO 之间的合同确定。每位参保人缴纳固定保费，可报销一定比例的医疗费用，在合同期限内保费不能提高。

保险

MCO 像保险公司一样承担所有风险。换句话说，如果提供的医疗服务总成本超过固定保费收入，由 MCO 承担亏损责任。

医疗服务提供

在理想的情况下，MCO 经营自己的医院和诊所，并聘请自己的医生。一些大型 MCO 雇佣了自己的医生，另一些则与医院和/或医生集团合并。大多数 MCO 与独立运营的医生、诊所和医院签订合同，提供约定的医疗服务。

支付

MCO 的支付方式主要有三种类型：人头付费法、折扣付费法和工资付费法。这三种方法允许 MCO 和医疗机构之间在不同程度上共担风险，促使医疗机构产生成本意识，从而减少不必要的服务。

人头付费法是指预先规定每位参保患者的固定金额，根据人数支付医疗费用。因所有医疗保健服务都包含在一套既定的费用中，风险则从 MCO 转移到医疗机构一方。

折扣付费法可视为项目付费的修改形式。在提供服务之后，根据预先协商的费用表进行支付，风险由 MCO 承担。当 MCO 提出打折要约以降低成本时，医疗机构可能同意降低他们的常规费用，以换取 MCO 为他们带来的业务量。

工资付费法通常还有奖金或预扣税。在这种情况下，医疗机构是 MCO 的雇员。医生获得固定工资，年底根据各种绩效指标获得奖金。风险从 MCO 转移到了医生身上。有研究表明，对医疗机构的财务激励可以提高医疗服务的有效性（Borenstein 等，2004）。财务激励措施已被证明对质量产生了一定的积极影响，特别是在运用雇员模式和团体运作模式的健康维护机构（Health Maintenance Organizations，HMOs）中（Tisnado 等，2008）。

尽管实现成本控制一直是管理式医疗不断发展的驱动力，但成本控制并非是管理式医疗的唯一目标。MCO 还致力于维护健康、加强疾病管理、提高参保人员满意度、改善医疗质量和机构绩效。

▶▶ 管理式医疗的演变

管理式医疗并非是个新概念，其遵循的原则已存在近一个世纪。例如，美国第一个针对医院服务的私人医疗保险（称为贝勒计划）就是基于人头付费的（见展览 9 - 1）。1929 年，该计划开始每月向每位注册教师收取固定费用，并支付给贝勒医院。这一计划没有保险公司参与。

展览 9 - 1	管理式医疗的演变
健康保险	按人头付费 由医疗机构承担风险
最初，健康保险结合了医疗保健的保险、医疗服务提供和支付功能，如贝勒计划，但机构医学阻碍了这一初步概念的进一步发展	
合同实践	明确的参保人 按人头付费或按工资付费 由医疗机构承担风险 ↓
预付团体实践	综合服务 明确的参保人 按人头付费 由医疗机构承担风险 ↓
管理式医疗	控制医疗服务的使用 综合服务 明确的参保人 按人头付费、按折扣付费或按工资付费 有限的服务费 限制对医疗机构的选择 与医疗机构共担风险 对医疗机构的财务激励 对计划的实施效果负有责任

管理式医疗概念来源于医疗公司实践，医疗公司曾是一种贬义说法。在私人医疗保险普及之前，这些做法可能被视为某些人群通过提供医疗保健服务赚钱的手段。签订合同通过覆盖一批参与者，将人头付费的思想向前推进了一步。雇主成为与一个或多个医疗机构签订合同、为一群参保人（即雇员）以预先确定的费用提供医疗保健服务的金融家。

预付制的团体实践又向前迈进了一步。首先，它依旧坚持雇主团购，并沿用了人头付费法，由医疗机构承担风险的原则；其次，增加了综合服务。早在 20 世纪 70 年代中期，健康维护机构（HMOs）就开始实行预付制，包括凯撒医疗保险（Oakland，California，1942）、普吉特海湾集团卫生合作社（Seattle，Washington，1947）和大纽约健康保险计划（1947）。

管理式医疗已纳入某些成本控制功能，如对医疗行为进行管理，以控制医疗服务的低效使用。为此，折扣付费法和工资付费法作为替代支付方式；对参保者就医选择进行限制；通过量化指标评估绩效；对利益相关者负责；限制医疗资源的低效利用；与符合医疗服务提供政策与标准的医疗机构签订合同；并衡量 MCO 的整体表现。

MCO 的认证

美国国家质量保证委员会（The National Committee for Quality Assurance，NCQA）是一家私营非营利机构，于 1991 年开始认证 MCO。认证是为了满足对于标准化、客观的 MCO 质量相关信息的需求。参与认证是自愿的，但美国近一半 MCO 获得了认证。要获得认证，MCO 必须符合国家质量保证委员会的标准，这由医生和管理式医疗专科医生的审核流程和评估决定，而这一过程由医生组成的全国监督委员会负责监督。认证与级别评定相结合，有优秀、很好、合格、临时接受、暂行和否定六种状态。

管理式医疗的质量评估

由国家质量保证委员会（NCQA）开发的医疗保健有效性数据和信息集（Healthcare Effectiveness Data and Information Set，HEDIS）的绩效指标可追溯到 1989 年。HEDIS 最初是为医疗保险购买者即雇主而设计的，现在已经被大众、公共保险公司和监管机构所采用。超过 90% 的美国健康计划使用 HEDIS 中的指标来评估临床医疗和照护服务的重要表现，这些指标也被广泛应用于比较健康计划中的医疗质量。

2017 年 HEDIS 包含七个维度和 80 多项指标（NCQA，2017）：

- 医疗的有效性（如免疫接种、筛查、慢性病的管理）；
- 医疗服务的可及性（如获得预防性服务、酒精和药物依赖性医疗、产前和产后护理）；
- 医疗体验（如成人和儿童版本的医疗保健提供者和消费者评估 CAHPS 5.0H）；
- 资源利用率（如访问频率、病床周转率、心理健康资源利用率等）；
- 相对资源使用（糖尿病、心脏病、高血压和哮喘等疾病的资源使用）；
- 健康计划描述性信息，包括医生的董事会认证、注册、注册人群的种族/民族多样性，以及其他细节内容；
- 使用临床电子数据系统收集信息的措施［如使用电子健康档案（EHRs）］。

因为信息公开是自愿行为，所以 HEDIS 计划受到批评。尽管如此，向国家质量保证委员会报告的所有计划中，总体医疗质量一直在改善（DoBias，2008）。

▶▶ 管理式医疗的成长

如前所述，管理式医疗发展的主要推动力是 20 世纪 70 年代和 80 年代的按服务项目付费制度，医疗成本快速上升。雇主为雇员支付了医疗保险费用，经历了保费显著上升后，他们才开始转向管理式医疗。1973 年的《健康维护机构法》（*Health Maintenance Organization Act of* 1973）表明联邦支持创建健康维护机构，人们也普遍认识到需要找到按服务付费的替代方法。

按服务付费模式的缺陷

传统的按服务付费的健康保险也称理赔保险。理赔保险计划允许被保险人在任何地方从任何医生、医院那里获得医疗服务。理赔保险与医疗费用有紧密联系。

不受控制的医疗服务利用率

在按服务付费的医疗实践中，道德风险占主导地位。在一个由专科医生主导、缺乏初级保健的体系中，患者自由选择医疗机构。专科医生的关怀和先进技术的应用给病人留下了高品质的印象，竞争由这一印象驱动，而不关注成本或质量评估。医生和医院通过提供最先进的技术和最具吸引力的环境来争夺患者（Wilkerson 等，

1997）。

尽管多年来美国和其他国家都在研究这一问题，但医疗机构诱导需求的概念一直存在争议。有充分证据表明，当对医疗资源利用的控制不足时，医疗机构有动机增加医疗使用，以追求更高的收入（Nguyen 和 Derrick，1997；Rice 和 Labelle，1989；Yip，1998）。因此，如果费用减少 10% 并不一定会导致医生服务总支出减少 10%，医生会因实际费用减少而引导需求（Rice 和 Labelle，1989）。

不受控制的价格和支付

在传统理赔保险中，保险公司对医疗机构的要价或患者医疗服务的使用几乎没有控制权。医疗机构将价格人为地设定在一个高水平上，并逐项索赔、收取保险费。保险公司仅仅是一个被动的付款人，支付保险公司认为常见的、惯常的和合理的费用。保险公司几乎没有动力去控制成本，因为它可以根据上一年的使用情况来增加第二年的保费。

关注疾病而不是健康

理赔保险仅为在保险理赔报告有特定临床诊断的医疗服务支付理赔金额。因此，预防性检查并没有包括在内。按服务付费的第二个问题：当患者住院时，理赔保险覆盖面更广，医生可从每天的诊疗中获得报酬。对于医生和医院而言，患者住院所产生的昂贵费用是有利可图的。

雇主对保费上涨的反应

直到 20 世纪 80 年代，健康维护机构才是管理式医疗的主要形式。来自健康维护机构的基于价格的竞争通常被称为"影子定价"，因为健康维护机构通常提供比理赔保险计划更多的福利和更低的保费（Zelman，1996）。起初，管理式医疗计划的吸引力有限，参保人认为这限制了他们选择医疗机构的自由；大多数医疗机构也认为影响他们的潜在收入或改变了他们的行医方式（Wilkerson 等，1997）。在很大程度上，雇主也是被动的。

1980—1990 年，私人健康保险总费用以年均 12% 以上的速度增长（见图 9 - 3），经济压力迫使雇主从理赔计划过渡到管理式医疗，在参保人中，参加各种管理式医疗计划的人口比例从 1988 年的 27% 跃升至 1998 年的 86%，在 2003 年达到 95%（见图 9 - 1）。

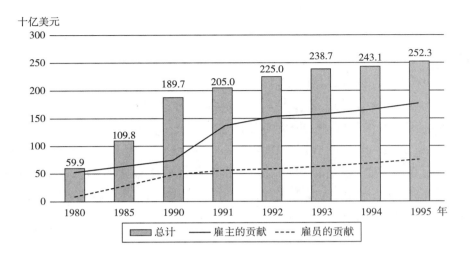

资料来源：National Center for Health Statistics. 1998. *Health*，*United States*，1998. Hyattsville，MD：U. S. Department of Health and Human Services. p. 348.

图 9 – 3　1980—1995 年美国医疗保险（私营雇主）费用的增长

弱化医疗机构的优势地位

医疗卫生服务体系中的资源过剩间接助长了管理式医疗的发展（McGuire，1994）。20 世纪 80 年代中期，医疗保险预付制对医院财务产生了显著影响。由于大量闲置床位的存在，医院的议价能力大大减弱。起初，医生们对管理式医疗表现出极大的抵触，但随着医保资金迅速转向管理式医疗，他们发现自己无法抗拒管理式医疗的发展势头，在大多数情况下，医生只能选择参与或被排除在外。

▶▶ 管理式医疗的优与劣

管理式医疗以多种方式实现了高效率。第一，通过整合医疗保健服务（融资、保险、医疗服务提供和支付）的四重功能，去除了保险和支付中介，降低了成本。第二，通过与医疗机构共担风险或获取折扣来控制成本，激励医疗机构提供合理的医疗。第三，通过大范围地协调患者服务，并监控医疗行为以确定其是否合适，找到效益与成本之间的平衡点。例如，通过增加门诊服务降低住院率。一些证据还表明，与非健康维护机构计划相比，健康维护机构计划对昂贵医疗的使用率有所降低（Miller 和 Luft，1997）。第四，守门人制度减少了道德风险。第五，注重预防、关注健康可以通过预防疾病、早发现早治疗节省资金。

虽然管理式医疗的许多成本控制措施受到赞赏，但其他结果并不值得称道。医疗机构和医生需要处理众多复杂计划所带来的工作，而这并未提升医疗服务的价值。医疗机构和医生必须处理每个计划的协议、程序的差异，这也造成管理负担和效率低下。另一个问题是，许多与医疗机构签订的合同都取消了某些服务，如拆分门诊患者的实验室检查服务已成为常见做法，依赖于大型国家实验室来提供这些服务，如 Quest Diagnostics 或 Roche Diagnostics，这可能给患者和医疗机构带来不便。第三个问题是当 MCO 拒绝服务时，患者和医疗机构必须进行漫长的申诉过程。简而言之，管理式医疗难以创建患者和医疗机构希望看到的协调良好、无缝的服务系统（Southwick，1997）。

▶▶ 管理式医疗的成本控制

MCO 使用各种方法控制成本和提供合理医疗。在美国，约有 10% 的患者患有慢性或复杂疾病，他们的医疗费用占医疗总费用的 70%（Berk 和 Monheit，2001）。有研究表明，美国近 1/3 的医疗卫生服务支出是不必要的（Levine 和 Mulligan，2015）。

控制医疗服务利用率有如下要求：（1）在一个既定的病例和操作流程中，专科医生要评估哪些服务在医学上是必要的，以确保将不必要的医疗服务最小化；（2）确定如何找到提高质量和控制成本的均衡点；（3）要审查医疗过程和患者病情的变化，以便在必要时改变医疗行为。因为医院费用几乎占医保支付的 50%，所以，管理住院服务的利用率被优先考虑的（Melnick 等，2011）。

早先说管理式医疗成本控制策略对医患关系可能产生负面影响的担忧被证明是没有根据的。医生似乎已经与患者建立了关系，而不会因外部因素影响患者的满意度和信任度（Keating 等，2007）。

通常运用以下方法来监测和控制医疗服务的利用：选择限制、医疗协调、疾病管理、药品管理、费用监控、实践分析。并非所有 MCO 都使用这些机制，健康维护机构比其他管理式医疗计划采用了更严格的控制成本的措施。

选择限制

传统的理赔保险允许被保险人选择医疗机构，无论是全科医生还是专科医生，这导致医疗服务的过度使用。大多数管理式医疗计划对患者就医进行了限制，选择仅限于 MCO 的雇员或已与 MCO 建立合同关系的医生，他们都是与 MCO 有正式关系的医生，即 MCO 的平台上的医生。在封闭式平台（或封闭式途径、网络内）的计划中，从平台外部获得的服务不包括在计划范围内。相比之下，开放式平台（或开放式途径、网络外选项）计划允许寻求平台外的医疗机构，但参保人需要支付更高的自付费用。

　　由于 MCO 能够更好地控制其平台上的医疗机构，与那些允许在平台外选择医疗机构的方案相比，封闭管理有利于控制医疗服务的使用。从参保人的角度来看，限制医疗机构的选择可以降低自付费用。在管理式医疗的成长阶段，限制选择曾引起参保者的不满。但从那时起，越来越多的低收入和高收入的美国人表示，愿意接受限制以节省自付医疗费用（Tu，2005）。

医疗协调

　　医生控制大多数医疗服务的使用。昂贵的医疗服务并不总是等同于更好的健康。除初级保健外，大多数医疗费用的增加并没有改善临床结果（Kravitz，2008）。然而在消费者需求的推动下，美国的医疗系统更倾向于专科医疗而不是初级保健。此外，美国消费者常常受到昂贵新药的广告轰炸，即使较旧、较便宜的药物有令人满意的预期效果，他们还是希望医生能开出最新的药物。为此，一些 MCO 要求参保者必须选择一个负责协调所有医疗服务的初级保健医生（Primary Care Physician，PCP），即"守门人"。当使用"守门人"制时，二级医疗机构在初级保健医生转诊的条件下才能获得患者（见图 9-4）。"守门人"策略能实现一定程度的成本节约（Pati 等，2005）。瑞士的一项研究表明，与按服务项目支付计划相比，在"守门人"计划下人均节省 15%～19% 的费用（Schwenkglenks 等，2006）。

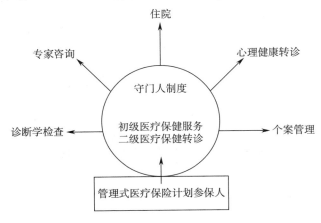

图 9-4　通过"守门人"制度进行医疗协调和医疗服务使用的控制

个案管理

MCO 使用的另一种医疗协调方法即个案管理。以客户为中心来评估和协调医疗，特别是对于那些患有复杂的、可能花费较多的疾病的患者，因为他们需要在较长时间内有多个医疗机构为其服务。通过该模型管理的疾病包括获得性免疫缺陷综合征（AIDS）、脊髓损伤、骨髓移植、狼疮、囊性纤维化和严重的工伤。比起初级保健，患有这些疾病的患者更需要昂贵的二级和三级医疗服务。同样，合并症也需要全面协调多种健康问题。在这种情况下，患者的需求可能经常发生变化，所以初级保健中的"守门人"无法做到充分协调。

在个案中可以看到经验丰富的医疗保健专业人员（如执业护士）与初级和二级医疗机构协商和管理个人的医疗保健。他们可以根据患者需求安排相应的医疗服务，使患者获得最合适和最具成本效益的服务（见图 9-5）。有一项研究，在五个州的高风险人群中使用先进的个案管理策略，不仅降低了卫生保健费用，同时改善了医疗服务供给（Lattimer，2005）。医疗保险协调医疗示范项目也显示参与个案管理的高风险患者住院人数减少了 8% ~ 33%（Brown 等，2012）。

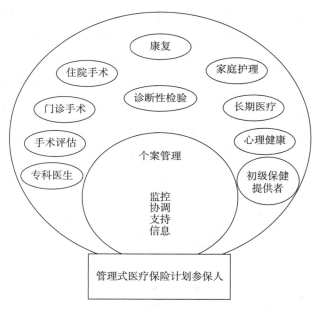

图 9-5 个案管理在医疗协调中的功能

病种管理

个案管理具有高度个性化，并侧重于协调多种或复杂健康状况的高风险患者的医疗（Short 等，2003），而病种管理则是针对糖尿病、哮喘、抑郁症、冠状动脉疾病等具有人群导向的策略。将健康计划中所有参保者按照具体的慢性病类型分组后，病种管理侧重于健康教育、自我管理培训、疾病过程持续监测和随访，以确保患者能够遵从医疗方案。简而言之，疾病管理可以被称为"具有专业支持的自我护理"，患者对自己的健康负有重大责任。疾病管理的目标是预防或延缓因不受控的慢性病所引起的合并症和并发症。

大量证据表明，病种管理提高了医疗质量、加强了疾病控制（Mattke，2008）。对于某些慢性疾病，如多发性硬化症，它也可能提高患者的生活质量（Ng 等，2013）。然而，疾病管理的成本节约潜力可能是有限的。有一项研究表明，疾病管理在控制住院费用或减少糖尿病患者急诊（Emergency Department，ED）入院方面无效（Conti，2013）。

药品管理

在 2000—2010 年的十年间，处方药支出的增长速度超过了医疗卫生服务总支出，为控制这些不断上涨的费用，国家卫生计划主要采用了三种策略：

● 使用药品处方。处方集是由卫生计划批准的处方药清单，未列入处方集的药物不在计划范围内。

● 使用分层成本分摊。仿制药、优选品牌药、非优选品牌药和特殊药物的自付费用是分层的（Brill，2007）。最低成本分摊适用于仿制药。特殊药物包括生物制剂和其他具有一定特征的药物，这些药物不仅昂贵，而且可能还需要注射或输注，或者可能需要特殊处理。特殊药物包括用于肿瘤学、风湿病学、丙型肝炎和多发性硬化症的药物。医疗保险将特殊药物定义为每月花费 600 美元或以上的药物。

● 使用药房福利管理公司（Pharmacy Benefits Managers，PBMs）。由于其规模和购买力，药房福利管理公司能够从制药商处获得折扣。这些公司还负责审查药物的使用（在下一节中讨论）。

全面监控

全面监控（Utilization Review，UR）是评估医疗服务过程合理性的措施。它可能被误解为是一种减少服务的机制，其实它的主要目标是质量检查，确保提供适当的服务，并有计划地安排医疗过程。由于处方药的使用和成本不断增加，药物使用被重点监控。滥用某些药物不仅会浪费资源，而且会危害患者。审查进行的时间将分为三种类型：事前型、事中型和事后型。

事前监控

事前监控即指在实际提供医疗之前确定其适当性。例如，审查一个初级保健"守门人"如何决定是否将病人转诊给专科医生。并非所有管理式医疗计划都使用"守门人"。有些医疗计划要求参保人或医疗机构致电计划管理员，以获得医院入院和外科手术服务的预授权（也称为预认证）。如果紧急入院，医疗计划通常需要在24小时内发出通知。医疗计划应当使用预先制定的临床指南对患者进行住院医疗，并确定最初的住院时间。

在药物使用检查中，处方是事前监控的第一步。随后，药房福利管理公司需要对某些药物和生物制剂进行预授权。

在住院医疗中，事前监控的目标是避免不必要或不适当的医疗；同时，它也有其他功能，如用药指导。事前监控系统有并行的事中审查功能，以便可以监测住院时间，并在必要时批准额外的住院日。

事中监控

事中监控即指事中检查每个必要的住院日。它还监测辅助服务的使用，以确保选择的医疗是适当的、必要的。事中监控对医院获得医保补偿具有重要影响。在特定情况下，住院时间长短决定医院盈利情况。然而，最佳药物管理已被证明除了降低药物利用率和成本外，还可以缩短住院时间（Chen 等，2009）。

事中医疗费使用检查也与出院计划密切相关，出院计划的重点是确保出院后医疗的连续性。例如，如果患者患有髋部骨折，评估康复医院或专业护理设施是否适合康复护理是十分重要的。如果患者需要在经验丰富的护理机构中接受护理服务，则出院计划必须确定患者是否可以获得合适的康复服务，以及该计划在长期护理模式下支付康复医疗费用所需要的时间。对于即将出院的患者，可能需要后续的家庭保健服务和耐用的医疗设备（Durable Medical Equipment，DME）的提供。目标是"把事情打理得井井有条"，以最低的成本和患者的最佳利益提供无缝服务。

事后监控

事后监控，也称追溯监控、回顾性审查，是指在提供服务后对使用情况的审查。对医疗记录进行仔细检查以评估医疗的适当性。事后监控还涉及对使用数据的分析，以确定是否过度使用或使用不足。在事后监控中，允许监控账单的准确性和汇总医疗机构的行医记录，并给予医生反馈。这些统计数据有助于采取纠正措施并监测后续进展。此外，追溯药物监控有助于减少对管制药物的不当使用（Daubresse 等，2013）。它使临床药剂师能够干预处方医生，强调医疗适宜性和药物相互作用，从而影响未来处方药的发展方向（Angalakuditi 和 Gomes，2011；Starner 等，2009）。

实践分析

实践分析旨在监测医生行为，将个体实践模式与某些规范进行比较。它可以将患者满意度调查的结果与临床指南结合起来进行评价，用于确定哪些医疗服务符合管理式医疗理念和目标。实践分析报告还用于向医生提供反馈，以便他们可以调整自己的医疗行为。分析可与财务激励相结合，以促进对标准实践模式的遵从性。迄今为止，关于医生反馈和财政激励在改善医疗质量的有效性上出现的结果并不一致。

▶▶ 管理式医疗机构的类型

健康维护机构是最常见的 MCO 类型，直到 20 世纪 70 年代后期，商业保险公司开发了优选医疗机构保险（Preferred Provider Organizations，PPOs）与健康维护机构竞争。如今，美国许多医疗保险公司都提供不同类型的管理式医疗保险计划。美国最大的医疗保险公司，如 United Healthcare，Blue Cross / Blue Shield，Humana 和 Aetna，都同时经营着健康维护机构和优选医疗机构保险。此外，许多健康维护机构提供了所谓的"三选计划"。这些计划结合了理赔保险、健康维护机构和优选医疗机构保险的特点；被保险人可以在寻求医疗保健服务时灵活选择使用哪种功能。本节中讨论的管理式医疗主要的三种类型是健康维护机构、优选医疗机构和服务点（Point - of - Service，POS）计划。

健康维护机构

健康维护机构（Health Maintenance Organization，HMO）与其他类型的医疗计划的区别在于以下几个主要特征：
● 传统理赔保险仅在一个人生病时才支付医疗费用，而健康维护机构不仅在疾病期间提供医疗服务，还提供各种健康管理服务。《平价医疗法》消除了这一区别，因为几乎所有的健康计划都要提供预防性服务。
● 参保人通常需要从医生小组中选择一名初级保健医生，初级保健医生根据"守门人"制度提供服务。

● 无论参保人是否使用医疗保健服务，也无论其使用服务的数量，医疗机构都会按人头得到理赔。

● 所有医疗保健必须从签约入网的医院、医生和其他医疗保健提供者处获得。健康维护机构的混合计划（如服务点计划和三选计划）允许以较高的自付成本选择网络外的服务。

● 心理健康和药物滥用医疗等专业服务经常被分离出来。"分离"是一种独立于按人头付费外的由健康维护机构独自出资签订的特殊合同，例如，与行为管理卫生保健机构（managed behavioral health care organization，MBHO）签订的精神卫生服务合同。

● 健康维护机构负责确保服务符合某些既定的质量标准。

在以雇佣为基础的医疗保险市场中，健康维护机构的注册人数在1990年上半年迅速增长，在1996年达到顶峰（见图9-6）。随后，优选医疗机构保险和服务点计划变得更受欢迎，而健康维护机构逐渐不被参保人选择，是因为这些计划在对医疗机构的选择和使用控制方面最为严格。自2013年以来，健康维护机构的注册率一直保持稳定。对于大多数的Medicaid受益人，他们选择加入健康维护机构计划（在Medicaid注册一节中讨论）。

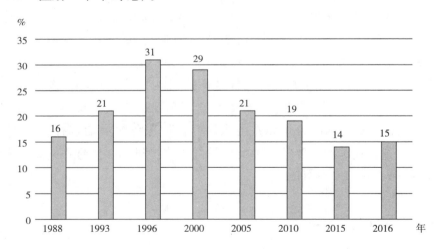

资料来源：Kaiser Family Foundation and Health Research and Educational Trust（Kaiser/HRET）. 2016. *Employer health benefits*：2016 *annual survey. Menlo Park*，CA：Author.

图9-6　在特定年份参与健康维护机构计划的雇员覆盖率

健康维护机构通常使用四种模式：雇员模式、集团模式、网络模式和独立执业协会模式（Independent Practice Association，IPA）。这些模式的主要区别在于参与医生的安排不同。一些健康维护机构不能很好地归类到这四个模式中的任何一个，因为它们可能混合安排，称为混合模式。混合模式的一个例子是在一个健康维护机构中，部分机构应用雇员模式，雇用自己的医生，同时通过与团体机构签订合同，部分依赖于集团模式。

雇员模式

在雇员模式中，健康维护机构雇用自己的医生并发放工资，然后根据医生的生产力和健康维护机构的运营情况发放奖金。医生只为他们的雇主机构工作，并为该健康维护机构的参保人提供医疗服务（Rakich 等，1992）。在雇员模式中，健康维护机构必须雇用所有专业的医生以满足其成员的医疗保健需求。对于不常需要的服务则与所选子专业的医生签订合同。健康维护机构经营一个或多个设有医生办公室的门诊医疗机构。在机构内可能有辅助支持设施，如实验室和放射科，他们雇用一定数量的员工来运营。在大多数情况下，健康维护机构与地区医院签订关于住院服务的合同（Wagner，1995）。

与健康维护机构的其他模型相比，在雇员模式中，健康维护机构可以对医生的实践模式进行更大程度的控制。这些健康维护机构还为其参保人提供了"一站式购物"的便利，因为他们大多数需要的服务都位于同一家诊所（Wagner，1995）。

雇员模式也有缺点。医生固定工资的成本很高，这要求健康维护机构有大量的参保人来支撑机构的运营费用。参保人的医生选择权很有限。扩展新市场时，健康维护机构需要大量资本支出（Wagner，1995）。因此一直不受欢迎。

集团模式

在集团模式下，健康维护机构与一个单一多专科医生集团签订合同，并与一家或多家医院单独签订合同，为其成员提供全面的服务。医生集团雇用医生，而非健康维护机构。健康维护机构向医生集团支付所有的人头费用，为其成员提供医疗服务。医生团队也可能与其他 MCO 签订合同。

大型团体通常对健康维护机构很有吸引力，因为他们可以通过一份合同提供一大批医生。然而，一份大的集团合同也可能是健康维护机构的不利因素。如果合同丢失，健康维护机构将难以履行其为参保人提供医疗服务的义务。

至于其他优势，在集团模式下，健康维护机构能够避免在固定工资和设施方面的大量支出。与一个著名的多专业医生集团的联盟使健康维护机构信誉卓著，并使其参保人初步感受到了机构的医疗质量。不利的一面是，参保人对医生的选择仍是有限的。

网络模式

在网络模式下，健康维护机构与多个医生集团签订合同。该模型特别适用于大城市和医生集团所在的广泛区域。在网络模式中，较为常见的是仅与初级保健机构（Primary Care Group，PCG）签订合同。参保人可以从这些团体中任意选择初级保健机构。健康维护机构根据每个团体的参保人数向其支付人头费，每个团体负责提供所有的医疗服务。该集团可以向专科医生转诊，但需要理赔专科医生由于转诊所产生的所有费用。在某些情况下，健康维护机构可能会与专家团体签订合同，在这种情况下，只能转诊至专家团体的医生（Wagner，1995）。

与雇员模式或集团模式相比，网络模式可以提供更广泛的医生选择。它的主要缺点是对医疗服务使用的控制相对较弱。

独立执业协会模式

1954年，加利福尼亚州斯托克顿的圣华金县医疗保健基金会建立了一种预付费的集团实践计划。该计划是独立执业模式的原型，由圣华金县医学会（MacColl，1966）发起。由于机构化医疗带来的政治压力，这种形式的健康维护机构被专门列入1973年的《健康维护机构法》中（Mackie和Decker，1981）。

独立执业协会（Independent Practice Association，IPA）是独立于健康维护机构的法律实体。独立执业协会与独立从业者和医生集团签订合同。然后，健康维护机构与独立执业协会签订合同，而不是与个别医生或医生集团签订合同（见图9-7）。因此，独立执业协会是一个拥有大量医生的中介机构。健康维护机构向独立执业协会支付按人头付费。但是，独立执业协会保留了对医生支付方式的行政控制权。例如，它可以通过按人头付费来理赔医生，同时它也可以使用调整服务费等其他方法。独立执业协会与医生共担风险，并承担医疗服务使用管理和质量评估的责任。独立执业协会本身还有止损再保险，或者说健康维护机构可以提供止损保险，以防止独立执业协会破产（Kongstvedt和Plocher，1995）。

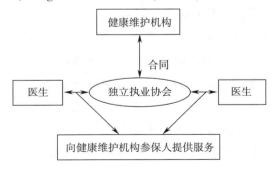

图9-7 健康维护机构的独立执业协会模式

在独立执业协会模式下，健康维护机构负责提供医疗卫生服务，后勤工作转移到了独立执业协会，减轻了健康维护机构与众多医疗机构建立合同关系和管理医疗服务使用的负担。财务风险也随之转移到独立执业协会。独立执业协会模式为参保人提供了更多医疗提供者的选择。它还允许小的医生集团和独立医生有机会参与管理式医疗并获得一部分收入。

社区医生可以独立建立独立执业协会，或者健康维护机构可以创建独立执业协会并邀请社区医生参与其中。独立执业协会也可能是基于医院且呈结构化，以至于只有一家或两家医院的医生才有资格参加独立执业协会（Wagner，1995）。独立执业协会模式的一个主要缺点是，如果合同丢失，健康维护机构将会失去大量的医生。

独立执业协会类似于充当了健康维护机构和医生之间的缓冲区。因此，独立执业协会在改变医生行为方面没有像健康维护机构的雇员模式或集团模式那么有影响力。此外，许多独立执业协会专科医生过剩，这给医生们造成压力，会导致诱导服务需求（Kongstvedt 和 Plocher，1995）。

在四种健康维护机构模式中，比较参保人所占的比例，独立执业协会模式是最成功的。它的成功可能反映了这一模式下参保人拥有更广泛的医生选择，以及在健康维护机构与其执业医师之间的独立执业协会所起到的缓冲作用。

优选医疗机构保险

优选医疗机构保险（Preferred Provider Organization，PPO）与其他类型的医疗计划的区别在于以下几个主要特征：

- 优选医疗机构保险选择一些医生和医院建立合同关系。优选医疗机构保险专家组中的这些医疗机构被称为"优选医疗机构"。
- 优选医疗机构保险通常有一个可选择的开放式平台，参保人可以选择网络外的医疗机构，但是会产生更高的成本。额外的自付费用在很大程度上起到了阻止人们选择专家组外医生的作用。如果优选医疗机构保险不提供网络外选择，则将其称为指定医疗服务计划（Exclusive Provider plan）。
- 优选医疗机构保险不使用按人头付费作为支付方式，而是与医疗机构签订按折扣付费的协议。折扣范围可以在医疗机构既定费用的 25% 至 35% 之间。对医院的理赔可基于疾病诊断相关组（Diagnosis – Related Groups，DRGs）、服务项目捆绑支付或折扣的方法。因此，不涉及与医疗机构的直接风险分担。
- 优选医疗机构保险对参保人的求医行为限制较少，在大多数情况下不使用初级保健作为"守门人"。预先授权（追溯性医疗费用监控）通常仅用于住院医疗和高成本的门诊手术（Robinson，2002）。

保险公司（包括 Blue Cross 和 Blue Shield）、独立投资者和医院联盟拥有大多数的优选医疗机构保险。有些优选医疗机构保险由健康维护机构所有，有些则由医院和医生共同赞助。作为一种对参保人和医疗机构均不是很严格的管理式医疗，优选医疗机构保险取得了显著的成功。但因近年来高免赔额的健康计划越来越受欢迎，所以在2005年优选医疗机构保险雇员覆盖率达到61%的顶峰后（见图9－8）开始逐渐下降。

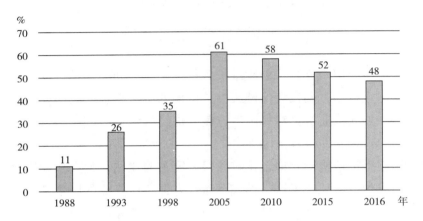

资料来源：Kaiser Family Foundation and Health Research and Educational Trust（Kaiser/HRET）. 2002. *Employer health benefits*：2002 *annual survey*. Menlo Park，CA：Author；Kaiser Family Foundation and Health Research and Educational Trust（Kaiser/HRET）. 2016. *Employer health benefits*：2016 *annual survey*. Menlo Park，CA：Author.

图9－8　在特定年份参与优选医疗机构保险计划的雇员覆盖率

定点服务计划

定点服务计划（Point－of－Service Plan）是将健康维护机构特征与优选医疗机构患者选择的特征相结合的产物，是一种混合计划，也被称为开放式健康维护机构。这一计划首次进入市场时有着双管齐下的目标：（1）保留健康维护机构严格管理医疗服务使用的优点；（2）替代不受欢迎的就医选择受限的缺点。从健康维护机构借鉴的是按人头付费或其他与医疗机构共担风险的支付方式，以及控制医疗服务使用的"守门人"方法；从优选医疗机构借鉴的是患者就医地点或时间可以在网络内或网络外的医疗机构之间进行选择——因此，称为"服务点"。由于网络外的医疗机构按服务项目支付，所以参保人在选择使用这一服务后必须支付额外的费用。

1988年，服务点计划首次出现后迅速流行起来。随着时间的推移，健康维护机构对医疗服务的使用管控逐渐放松，提供多种医疗机构选择的优选医疗机构保险的数量激增，所以混合计划对消费者而言变得不那么重要。定点服务计划注册人数在1998年和1999年达到高峰后开始大幅下降，在近几年趋于稳定（见图9－9）。

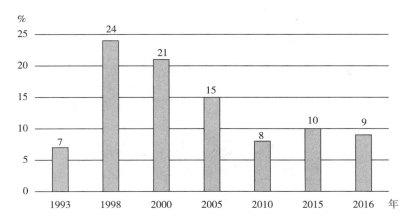

资料来源：Kaiser Family Foundation and Health Research and Educational Trust（Kaiser/HRET）. 2002. *Employer health benefits*：2002 *annual survey*. Menlo Park，CA：Author；Kaiser Family Foundation and Health Research and Educational Trust（Kaiser/HRET）. 2016. *Employer health benefits*：2016 *annual survey*. Menlo Park，CA：Author.

图 9 - 9　在特定年份参与定点服务计划的雇员覆盖率

►► 管理式医疗的发展趋势

管理式医疗在美国已成为一个成熟的产业。在以雇佣为基础的医疗保险市场中，理赔保险几乎完全消失了。政府部门也将越来越多的医疗保险受益人纳入管理式医疗计划中。医疗保险受益人通过参加医保优势计划（Medicare Advantage，MA）发现了他们缴纳保费的价值。

雇佣关系的医疗保险登记

优选医疗计划主导了以雇佣为基础的医疗保险参保（见图 9 - 10）。高免赔额健康计划的发展依旧很有势头，尤其对年轻、健康的个人和家庭很有吸引力。它们的增长已经削减了管理式医疗的市场份额（见图 9 - 10）。

促进了医疗救助的范围

根据《社会保障法》，特别是第 1115 条和第 1915（b）条，首先允许各州将其医疗救助的受益者纳入管理式医疗计划。1997 年的《平衡预算法》赋予各州无须联邦政府的豁免即可执行强制性管理式医疗计划的权力（Moscovice 等，1998）。因此，医疗救助受益人注册加入健康维护机构的比例迅速增长，从 2000 年的 56% 增

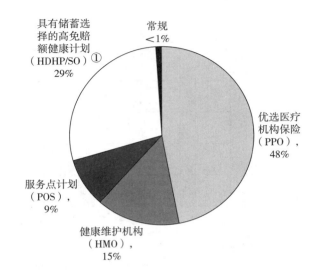

①高免赔额型储蓄选择计划。

注：由于四舍五入，总和可能不是100%。

资料来源：Kaiser Family Foundation and Health Research and Educational Trust（Kaiser/HRET）．2016. *Employer health benefits*；2016 *annual survey*. Menlo Park．CA；Author.

图9-10　2016年基于雇主的健康计划中管理式医疗注册的比例

长到2015年的近85%（Sanofi-Aventis，2013，2016）。在《平价医疗法》的监管下，医疗救助受益人涌入美国医疗保健市场的人数快速增长。在2010年和2011年，《平价医疗法》尚未生效，管理式医疗在对医疗救助受益人的覆盖率为77%（Sanofi-Aventis，2016）。

有些州发展了不同的医疗管理模式，特别是在缺少管理式医疗的农村地区。例如，初级保健病例管理（Primary Care Case Management，PCCM），医疗救助受益人可以选择初级保健医生，初级保健医生负责协调管理参保人的健康。初级保健医生按月按服务获得酬劳。现在有很多州都在使用初级保健病例管理模型。一项研究发现，伊利诺伊州的初级保健病例管理项目与预测相比可以大幅降低成本和利用率，并且可以显著提高医疗质量（Phillips等，2014）。

医疗保险扩面与支付改革

医疗保险受益人可以选择加入优势计划（Medicare Advantage，MA；Medicare的C部分）或仍然参与原始的按服务付费的项目。医疗保险优势计划的替代方案使其受益人可以选择参加私人健康计划。多年来，C部分的注册人数随医疗保险参与MCO按人头付费而有所波动，支付增加10%会使注册人数增加9.6%（Morrisey等，2013）。相反，削减按人头付费会降低注册率，在这种情况下几乎没有MCO愿意参与 C 部分。1997 年的《平衡预算法》减少了对健康维护机构的支付，随着健康维护机构退出医疗保险计划，在 2000—2001 年有 800 000 名医疗保险受益人失去他们所在的健康维护机构（Aventis Pharmaceuticals 和 SMG Marketing – Verispan，2002）。

在 2003—2007 年，医疗保险和医疗救助服务中心（the Centers for Medicare and Medicaid Services，CMS）推出了一项新的支付计划，考虑等级分类的风险调整、疾病严重程度和成本排序等因素，经风险调整的付款金额代表着每个受益人的健康状况。从 2009—2013 年，医保优势计划的注册率每年增长 10%，2013 年有超过 1 400 万参保人，占医保计划总人口的 28%（Gold 等，2013）。最近，医保优势计划注册人数的增长速度有所放缓，2015 年达到 31.7%（Sanofi – Aventis，2016）。基于《平衡预算法》，MCO 支付削减已导致参保者增加保费和自付额。

►► 对成本、可及性和质量的影响

私人和公共医疗保险中管理式医疗的增长充分证明，人们普遍认为管理式医疗比传统理赔保险更节省成本，并带来更大的经济效益。管理式医疗的广泛使用也证明其与医疗服务可及性和医疗质量相关的问题很少。管理式医疗经由雇主途径并与医疗救助计划大力合作，已成为提供医疗保障的主要工具。但研究管理式医疗和理赔保险之间的差异仍然是一个开放领域。

对成本控制的影响

在 20 世纪 90 年代，人们普遍认为管理式医疗降低了医疗卫生服务支出的增长速度，保费增长率在 20 世纪 90 年代上半年放缓，到 1996 年降至通货膨胀率以下（Morrisey 和 Ohsfeldt，2003）。在医疗行业，1990—1998 年，医院若位于管理式医疗注册人数多的区域，其收入和成本增长率比管理式医疗注册人数少的区域低 18%，这一成本控制效果在 1998 年后稳定下来（Shen，2005）。同时，门诊部门的成本也有所下降。

最终，来自参保人和医疗机构的强烈反对促使 MCOs 放弃激进的成本控制措施，管理式医疗全面成本控制的潜力从未发挥尽致。例如，许多州通过的"全部自愿供应者"法律和"选择自由"法律（稍后在"管理式医疗法规"一节中讨论）导致保费上升，并逆转了 MCOs 在成本控制方面的任何收益（Dugan，2015）。不幸的是，从那时起能够降低美国医疗保健系统成本螺旋上升的替代方案还没有出现。

如果没有一些能够合理控制医疗服务使用的机制，特别是对昂贵医疗技术的使用控制机制，未来很难控制成本。

对可及性的影响

管理式医疗参保者很容易获得初级保健和预防性医疗。Baker 及其同事（2004）发现，与管理式医疗渗透率低的地区相比，在健康维护机构市场份额较大的地区，女性及时接受乳腺癌和宫颈癌检查的可能性是其两倍。最近，关于健康检查和糖尿病医疗的研究报告也有类似的发现（Ayanian 等，2013；Hung 等，2016）。在医保优势计划中，更容易获得初级保健可能是降低可预防的住院风险的原因。这种影响对少数民族或少数群体尤其有益（Basu，2012）。对于一些少数群体而言，与按服务付费的医疗保险相比，医保优势计划中提供的糖尿病医疗服务的差异也更小（Mahmoudi 等，2016）。

在《平衡预算法》时代，拥有医疗救助的患者不断加入管理式医疗计划，他们获得某些医疗保健服务的机会就很有限了。这些人群的急诊患者增多，处方药的需求却仍未满足。这些人很难找到专科医生。导致这些问题的主要因素是医疗救助计划的报销率低，医疗机构不愿意接受医疗救助计划的客户（Caswell 和 Long，2015）。总之，医疗救助的患者仍难以获得医疗服务。

对医疗质量的影响

不同的医疗保健计划的医疗服务质量不同。管理式医疗整体的医疗质量至少与传统按服务项目支付的相当。尽管在 20 世纪 90 年代新闻媒体传播了相关轶事、个人观念和故事，但迄今为止没有一项全面的研究表明，管理式医疗的发展是以牺牲医疗质量为代价的。事实上，现有证据大多指向相反。2002 年，Miller 和 Luft 进行了全面的文献综述，通过各种条件、疾病和干预措施等指标衡量后，认为健康维护机构和非健康维护机构提供的医疗质量大致相同。与此同时，健康维护机构可以减少住院和昂贵资源的使用。因此说，管理式医疗具有成本效益，同时服务质量与传统理赔计划相当或更好。

基于诸如不当使用、伤口感染和医源性并发症等指标，更高的管理式医疗渗透率与医院质量的提高有关（Sari，2002）。最近一项研究比较了医保按服务付费和优势计划的医疗质量，结果显示，通过乳腺癌筛查、糖尿病医疗质量、胆固醇检测、心血管疾病检测以及各种 HEDIS 措施评估发现，医保优势计划的质量明显更高（Ayanian 等，2013；Brennan 和 Shepard，2010）。医保优势计划还与可预防的住院医疗减少有关，可及早发现尿路感染并用药物治疗（Nicholas，2013）。

还有证据表明，经济压力不会导致医生行为发生重大变化。按人头付费，医生对患者的整体医疗承担全部责任（Eikel，2002），这适用于挽救生命的医疗决策，如治疗癌症（Bourjolly 等，2004）。种族和社会经济地位造成医疗质量差异缺乏证据（DeFrancesco，2002）。

一些证据还表明，与非营利计划相比，营利性医疗计划的医疗质量更低（Himmelstein 等，1999；Schneider 等，2005）。此外，也有一些证据表明在 MCOs 享受医疗救助并按人头支付的患者，可能既无法获得初级保健医生，也不能获得理赔保险计划的某些服务，这对医疗质量产生了一定的影响（Quast 等，2008）。根据风险差异调整后的数据发现，与原始的医疗保险计划受益人相比，医保优势计划的参保者在出院后 30 天内再入院的可能性要大得多（Friedman 等，2012）。医保优势特殊需求计划（Medicare Advantage Special Needs Plans，MA – SNPs）的跌倒风险管理更好，但 HEDIS 显示测量骨质疏松症的措施比最初的医疗保险计划更差（Grace 等，2013）。

在心理健康服务方面，早期报告表明，在管理式医疗计划中出现了较差的结果（Rogers 等，1993；Wells 等，1989），但后来的研究得出了相反的结论。在对专业心理健康门诊进行定性和定量检查后发现，管理式医疗可以实现成本节约，但不会以牺牲医疗质量为代价（Goldman 等，2003）。

▶▶ 对管理式医疗的抵制、监管以及结果

20 世纪 90 年代，大规模的医疗卫生服务向管理式医疗转变遭到广泛的批评，这些批评主要来自美国各地的消费者、医生和立法者等。媒体又进一步塑造了公众对管理式医疗持冷漠态度这一舆论。管理式医疗遭到反对主要有以下三个原因。

第一，为了抑制不断上涨的医疗保险费用，全国各地的雇主在许多情况下放弃允许参保者自由选择医生或医院的传统理赔计划，转而选择管理式医疗。大量雇员都经历过一些自由的丧失，在某种程度上，他们面临着自由就医的阻碍。

第二，被保险人没有看到他们自己的保险费用减少，也没有看到他们在管理式医疗下的自付费用减少。

第三，当面对来自 MCOs 对医疗服务的严格管理时，医生们开始公开反对管理式医疗。在全国调查中发现，管理式医疗的渗透率与医生的满意度呈负相关（Landon 等，2003）。这种不满很大程度上源于要求医生改变传统行医方式的压力，在传

统行医中医生对医疗服务的合理使用和成本不负任何责任。毫无疑问，医生的不满也影响了患者对管理式医疗的看法。医生和患者都认为，管理式医疗将会使患者与医生的关系之间出现隔阂。

最终，随着这种势头继续转向管理式医疗，医生们几乎别无选择，如果不与管理式医疗签订合同，未来可能会失去患者的前景。雇员们也几乎别无选择，如果不参加管理式医疗，就要自己承担更高的保费或失去医疗保险。虽然出现了这一戏剧性的转变，雇主们降低保费成本的目标也已经实现，但在很大程度上雇主们仍是被动的。

对管理式医疗的监管

州政府主要负责监督与健康保险有关的事项，为了应对关于管理式医疗的广泛投诉和负面宣传，许多州的议员不得不采取行动。为了解决这些问题，各州通过了一系列关于反管理式医疗的立法：1990 年至 1999 年，各州通过了 1 000 多项针对管理式医疗的监管规定（Kronebusch 等，2009）。在联邦一级，尽管许多州已经制定了反对"免下车支付"的法律，美国国会又通过了《1996 年新生儿和母亲健康保护法》。联邦法律禁止健康计划为正常阴道分娩后的母亲及其子女提供不到 48 小时的住院产妇保险，在剖宫产后提供少于 96 小时的保险。

有两种州立法规值得注意：

• 《全部自愿医疗提供者法》要求任何可以满足健康医疗提供网络成员的条件并遵守相关条例的医疗机构都要加入该网络。所有州中有一半以上都有这样的法规（Noble，2014）。这一法律的支持者认为，它扩大了消费者对医疗机构的范围；反对者认为它提高了医疗服务成本，同时消除了价格竞争。对于消除价格竞争这一观点出现，是因为法律削弱了 MCOs 在获得降价的基础上选择医疗机构的能力，以使 MCOs 给医疗机构带来业务。

• 《选择自由法》要求 MCOs 允许其参保人向专家组以外的医疗机构寻求医疗，而不是因此而受到惩罚。同样，支持这些法律的人认为扩大了选择范围。反对的人则认为，它增加了成本并削弱了 MCOs 控制医疗质量的能力。

许多州通过的其他法规包括：为减少医疗服务使用针对医生采取的经济激励措施；患者在遭到拒绝服务时迅速上诉的权利；以及将某些福利纳入健康计划的要求（如脊椎按摩医疗、妇女健康检查、糖尿病医用用品、肥胖症医疗护理）。此外，也有一些州的立法规定：参保人有权在法庭上为健康计划中的疏忽行为（包括拒绝服务）寻求民事救济。虽然反管理式医疗立法可以在一定程度上保护消费者和医疗机构，但它导致了成本增加的负面结果（Hurley 和 Draper，2002）。

结果

MCOs 放松了对医疗服务使用的严格控制并采取了重要措施与医生和其他医疗机构建立更好的关系，可以说强烈反对和反管理式医疗法律产生了预期的效果。医生和医院发现，通过机构整合，议价能力朝着他们的方向转移，医疗机构也能够通过终止合同或谈判以更有利的支付方式与 MCOs 制衡（Short 等，2001；Strunk 等，2001）。

MCOs 和医疗机构两方之间实现了议价能力的平衡，这使消费者处于中间位置。雇主被迫承担了保费上涨的最大份额，而他们又通过更高的成本分摊将这些成本转移给了员工。

▶▶ 机构整合

"整合" 即指在互联网的条件下，医疗卫生服务机构为提供新产品、新服务或获得市场份额而进行各类合作，以完善医疗服务体系的各种组织和业务发展策略。在美国，整合运动是全国性的，发生于 20 世纪 90 年代和 21 世纪初期，最初以医院并购的形式出现。有许多原因在推动医院整合，如技术、医保支付的影响、患者选择意识的提高等，但管理式医疗的作用不容小觑。一些证据表明，医院在合并后获得了比 MCOs 更高的定价能力（Capps 和 Dranove，2004）。2005 年，Ginsburg 也得出了同样的结论：医院正确地认识到，通过与同一社区的其他医疗机构合并，它们将增加自己在健康计划中的影响力。

在医院整合之后，医生集团寻求与医院结盟以维持其自主权，并从管理式医疗日益增长的影响中寻求庇护。随着越来越多的医疗保健服务向门诊转移，医院认为这样的安排是互惠互利的。大型医院系统更喜欢医生集团，因为医生集团可以向其合作的医院供应大量的患者。

后来，建立综合的医疗服务提供系统的目的是实现多样化，即增加该机构以前没有的新服务。例如，一家医院可以通过将未使用的急性医疗区改造成长期护理服务区或购买现有的疗养院，进入急症后期的长期护理服务市场，以实现多样性。在不断扩大的城市地区，综合机构可以得到更有效地为社区不断增长的人群提供服务的机会。

自 20 世纪 40 年代以来，加利福尼亚州一直在运行高度一体化的凯撒医疗集团模式，凯撒医疗集团因提供高质量、经济有效的服务而闻名。这种模式甚至影响了许多欧洲卫生保健系统的思维模式和政策发展（Strandberg – Larsen 等，2007）。

整合策略

在实践中有各种整合策略（见图 9 – 11）。以下策略最常用：（1）通过合并或收购等方式直接拥有；（2）与其他机构联手，共同拥有所有权；（3）不拥有但持有该机构的股份。

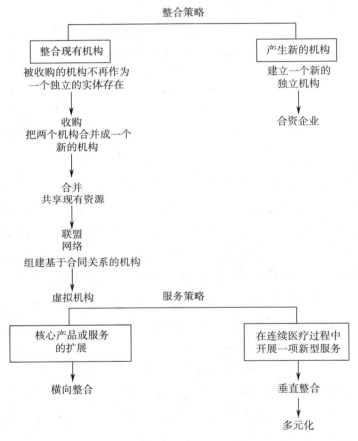

图 9 – 11　医疗机构整合策略

合并和收购

合并和收购涉及对现有资产的整合。收购是指一个机构被另一个机构购买。被收购公司不再作为一个独立的实体存在，而是被并入收购公司。合并涉及将两个或多个机构合并为一个单一实体的共同协议。两个机构的独立资产被合并，通常以一个新的名字命名。而两个机构实体都不复存在，一个新的公司产生了。合并需各方在评估兼并的利弊后自愿进行。

小型医院的合并可以通过减少重复服务来提高效率。一家大型医院可以收购规模较小的医院，这些小医院像卫星一样，在一个拥有广阔郊区的大都市地区开展业务。在大型医院收购了较小的医院或某些提供长期医疗、门诊和康复服务等特定服务的医疗机构后，其服务更加多样化，可以形成一个区域性的卫生系统。多功能养老院和家庭医疗公司经常运用收购其他机构的方式进入新的区域市场。

合资企业

当两个或两个以上的机构共享资源，建立一个新的机构以追求共同的目标时，就形成了合资企业（Pelfrey 和 Theisen，1989）。合资企业中的每个合伙人都会继续独立开展业务，由合作伙伴创建的新公司也仍然是独立的。

当新服务可以使所有合作伙伴受益而相互竞争导致不快时，合资企业往往被用作一种多元化的战略。例如，某个地区的医院建立一个提供家庭医疗服务的合资企业，它可以使所有合作伙伴受益。急症医疗医院、多专科医生集团、专业护理机构和保险公司可以联合提供管理式医疗计划（Carson 等，1995）。这些参与者中都将继续经营自己的业务，但他们也都将在新的 MCO 中拥有共同的利益。

联盟

在一个方面，医疗卫生行业的独特之处在于该机构经常与竞争对手建立合作关系。在某些情况下，合作而非竞争，在确保社区所有卫生服务需求得到满足的同时，消除了重复的医疗服务（Carson 等，1995）。联盟是两个机构没有共同拥有资产情况下的资源共享协议。

联盟的主要优势有三个：结盟形式与过程相对简单。提供了潜在"婚姻"之前评估这一安排对财务和法律产生的影响的机会，结盟使机构有机会评估最终合并的优势。不需要经济承诺，也很容易解除，类似于婚前订婚。即使没有考虑合并，联盟成员也可以在保持独立性的同时获得整合的好处（Butcher，2016）。

网络。网络是通过众多医疗机构联盟形成的。它围绕一个核心机构构建，如 MCO、医院或大型医生集团。独立执业协会也是一种将医生纳入非医师机构保护伞下的一种网络。

虚拟机构。联盟和网络通常涉及机构之间的资源共享。当机构之间基于合同形成一个新机构时，这一新机构被称为虚拟机构。基于合同关系形成的网络被称为虚拟整合。独立执业协会是虚拟机构的一个主要例子。虚拟机构的主要优势在于它们进入新的地理或服务市场所需要的资金较少（Gabel，1997）。它们还把分散的实体聚集在一个相互合作的环境中。例如，独立从业者和小医生集团可以进入独立执业协会的保护伞下。

服务策略

横向整合

横向整合是一种卫生保健服务机构扩展其核心产品或服务的成长战略。通常，这些服务与现有服务类似或可替代现有服务。横向整合可以通过内部开发、收购或合并来实现。横向连接的机构可以通过所有权紧密耦合，也可以通过联盟松散耦合。横向整合的主要目标是控制某种类型医疗服务的地理分布。多家医院连锁店、护理机构连锁店或连锁药店都在横向整合下统一管理，它们的成员机构都提供相同的核心服务或产品。然而，通过横向整合无法实现产品和（或）服务的多样化。

垂直整合

垂直整合将卫生保健服务过程中不同阶段的服务联系起来，如初级保健、急症医疗、急症后期医疗服务和医院。垂直整合的主要目标是在一系列医疗保健服务中提高医疗的全面性和连续性。因此，垂直整合是一种多元化战略。

垂直整合可以通过收购、合并、合资或结盟来实现。网络和虚拟机构的形成也可能涉及垂直整合。垂直整合的区域卫生系统可能是具备最佳职能的机构，可以成为管理式医疗或直接与自保雇主签订合同的医疗机构（Brown，1996）。

▶▶ 整合的基本形式

机构整合的主要参与者是医生和医院。如前面的一些实例所述，机构整合还可以涉及其他的临床和非临床机构。过去曾出现了几种不同类型的模式，但这些模式并不能取得持续性的成功。缺乏经验、错位的行政控制、不当的财务激励和不利的经济趋势是这些模式未能发展的部分原因。仍有一些管理服务机构和医生—医院机构幸存下来。相比之下，医疗机构赞助机构的数量大大减少。

管理服务机构

在20世纪80年代和90年代初，MCOs位于主导地位。医生们认识到，如果他们想要在复杂的医疗保健环境中生存，就需要专业的管理知识。为了满足这一需求，管理服务机构（Management Services Organization，MSO）应运而生，旨在为医生团队提供专业的管理知识、管理工具和信息技术。如今，小型医生团队更需要管理服务机构，对他们而言雇用全职经理是不经济的。例如，牙科服务机构主要为牙科诊所提供管理和支援服务。

医师—医院机构

医师—医院机构（Physician – Hospital Organization，PHO）是医院和当地医师形成联盟的法律实体。如果医师—医院机构的规模足够大，除了可以与 MCOs 签订合同外，它还可以直接与雇主签订服务合同，同时聘请第三方管理员处理索赔。

1998—2000 年，与医师—医院机构有关系的医院数量增加了一倍多。随后，由于管理不善、资本不足和联邦反垄断审查，许多医师—医院机构都失败了。后来，医师和医院的整合在医疗保健系统中获得了支持，该系统继续以复杂的方式发展。例如，医师—医院机构通常在责任医疗机构中位于主要位置（在"责任医疗机构"一节中讨论）。

如今，随着越来越多的医生向医院寻求经济支持，医院似乎处于主导地位。医生离开他们的私人诊所寻求医院就业是一个不断增长的趋势。这一趋势背后的因素包括：报销减少、行医费用增加、诸如电子病历等新要求使复杂性增加，以及年轻医生更希望成为员工而非所有者（Jessee，2011；Minich – Pourshadi，2013）。因此，一些医师—医院机构成为结合越来越紧密的机构。

供方—赞助机构

供方—赞助相结合的机构（Provider – Sponsored Organization，PSO）出现于 20 世纪 90 年代，是将保险功能纳入整体临床服务的风险承担实体，由医生、医院或医生和医院共同赞助。他们在按人头付费下为参保患者提供医疗服务与 MCOs 竞争，通过直接与雇主和公共保险公司签订合同绕过了保险"中间人"。

1996 年，当国会提议供方—赞助机构可以与医疗保险签订合同时，它引起全国关注。1997 年的《平衡预算法》将医疗保险市场开放给医疗—支付机构，作为医疗保险＋选择计划（Medicare + Choice Program，MA 的前身）下健康维护机构的一种选择。《平衡预算法》还要求这些机构承担足够的医疗保障。供方—赞助机构的最初吸引力是它们承诺直接与患者打交道，而不是像健康维护机构那样通过合同处理。然而，大量的供方—赞助机构失败了。较大的健康维护机构收购了它们。失败的主要原因是它们缺乏风险管理经验（保险功能）。

最近，医疗机构再次为它们的健康计划寻求赞助。美国医疗服务系统中约有13%的机构已在一个或多个市场提供健康计划（Trustee，2015）。

▶▶ 高度整合的医疗卫生服务系统

高度整合主要指垂直系统，通常包括医院和医生，至少与一个第三方付费机构签订支付合同，如医疗保险或 MCO。支付人要对医疗服务的质量和成本负一定责任。

美国医疗卫生服务体系整合的步伐在继续加强，整个系统朝着基于价值支付模式和人口健康问责制不断演变。许多医疗机构已经意识到，与其他医疗机构建立伙伴关系能够分享最佳实践经验、整合资源、协调信息技术、加强供应链购买力，并降低为患者提供医疗服务的总成本（Letourneau，2014）。

一些证据表明，机构整合不会对医疗质量产生负面影响。此外，在综合系统中可以更适当地使用医疗服务，如急诊资源的使用（Carlin 等，2015）。

整合性照护系统

整合性照护系统（Integrated Delivery System，IDS），也称为"整合性照护网络"，是一个向特定人群提供或安排协调的连续性服务，并愿意对医疗结果和服务人群的健康状况负临床责任和财务责任的机构网络（Shortell 等，1993）。整合性照护系统包含医院、医生和保险公司之间的各种所有权方面关系和其他战略联系。其目标之一是在整个医疗过程中实现医疗保健服务更大规模的整合（Shortell 和 Hull，1996）。2015 年，超过54%的美国医疗保健提供者都加入了整合性照护系统（Drug Store News，2016）。

管理式医疗在市场的主导地位促使医疗服务整合有三个主要原因。第一，对于 MCOs 而言，与提供全面服务的机构签订合同更具成本效益，同时确保为MCOs 的参与者提供全方位的服务；如果医疗机构所在的机构对 MCOs 更有吸引力，其可从中获得利益。第二，MCOs 寻求能够以具有成本效益的方式提供服务并对服务质量负责的医疗机构；反过来，医疗机构通过加入其他机构或提供多样化的新服务以寻求更高的效率。大型机构可以更好地获取最新的管理和信息系统，以监控其运营效果并成功解决低效的问题。第三，医院、医生和其他医疗机构一直致力于保护他们的自主权。通过建立联系，这些医疗机构在与 MCOs 协商时议价能力增强。

如健康联盟计划（Health Alliance Plan）和凯撒基金会健康计划（Kaiser Foundation Health Plan）等与整合性照护系统整合的健康计划，其注册成员的满意度远远高于医疗机构和支付人不属于同一机构的健康计划。此外，整合计划的注册成员可以更好地了解其覆盖范围和接受服务所需的流程（J. D. Power 和 Associates，2011）。

一篇最近的文献综述得出结论，整合性照护系统在降低医疗服务利用率的同时不会对质量产生负面影响。在某些情况下，整合性照护系统降低了医疗服务的利用率，但并没有实现成本节约（Hwang 等，2013）。在其他情况下，整合性照护系统实际上可能会增加成本，但医疗质量却没有任何提高（Kralewski 等，2014）。

责任医疗组织

一般来说，责任医疗组织（Accountable Care Organization，ACO）是愿意并且能够负责改善特定人群整体健康状况、医疗效率和医疗满意度的综合医疗组织（DeVore 和 Champion，2011）。因为责任医疗组织与保险公司签订的支付合同覆盖整个连续性的医疗过程，所以责任医疗组织有动力消除不必要的医疗（Song 和 Fisher，2016）。

为达到对成本、质量和民众健康改善的三重期望，责任医疗组织使用管理式医疗和整合性照护系统的常见机制，包括疾病管理、医疗协调、与医疗机构共享节约成本、使用信息技术等（Burns 和 Pauly，2012）。因此，责任医疗组织使用的运营策略与先前的医疗机构无太大差异，它们可能同整合性照护系统一样无法实现成本效益。

责任医疗组织的形成与 2010 年的《平价医疗法》密切相关。《平价医疗法》规定的监管更加严格，支付改革同时具有"胡萝卜和大棒"的作用。支付改革的演变以价值支付为指导，与数量支付不同。价值支付的激励目标是在一定的花费下实现更好的健康。2013 年实施了共享结余计划，如果责任医疗组织实现了既定的质量目标，同时实现了成本节约目标，医疗保险向医疗机构支付超支资金。2014 年，该项目支出削减额大于所支付的超支奖金。因此，共享结余计划可能是一种财务上可行的医疗保险替代支付模式（Mcwilliams，2016）。

如前所述，责任医疗组织与支付人签订了多种合同，其结果也不同。一些证据表明，在私人市场上商业保险与责任医疗组织的合同收到更好的价值，与仅与医疗保险和医疗救助公共机构的订立合同的责任医疗组织相比，它们在低基准支出水平下的质量得分较高（Peiris 等，2016）。现在推测这些差异如何影响责任医疗组织的未来还为时过早。让人感兴趣的是共享结余计划可否持续发展并取得成功。然而，由于共享结余奖金未涵盖提供民众健康服务的成本，许多责任医疗遭受了经济损失（Chen 等，2016）。目前，责任医疗组织取得成功的主要障碍是美国医疗卫生服务体系和美国消费者的期望，这些期望高度重视新技术的应用（包括新药），而不考虑价值问题。事实上，早期结果表明，在短期内责任医疗组织可能主要采取与初级保健结合的战略以降低成本，在协调专业医疗、急性护理和急症后期医疗方面做得很少，这在长期发展中是必要的（Lewis 等，2016）。

与责任医疗组织相关的三个主要问题缺乏明确性：一是当医院和大型诊所联手组建责任医疗组织时，小型医生集团可能会被排除在外，使它们无法获得责任医疗组织提供的任何好处；二是包括社区卫生中心和公立医院在内的为弱势群体提供服务的机构将如何参与责任医疗机构仍有待观察（Witgert 和 Hess，2012）；三是在某些条件下，责任医疗组织可以主导区域市场、减少竞争，还可能提高服务价格或更降低医疗质量，进而伤害患者。

最后一个问题，可以通过反垄断法来解决。反垄断政策包括禁止或规范某些类型商业行为的联邦和州法律，这些商业行为包括定价、价格歧视、独自承包以及可能扼杀竞争的收购和合并。在 2013 年，Bacher 及其同事认为，反垄断政策是对责任医疗组织的制衡。一方面，追求市场竞争力会限制责任医疗组织的规模发展和区域拓展；另一方面，反垄断政策可能使责任医疗组织更难通过有效整合其业务实现规模经济和医疗协调。

第三方付费人—医疗机构一体化

在一个急剧变化的医疗卫生服务系统中，第三方付费人—医疗机构一体化正在兴起。例如，保险公司为更好地控制医疗保健服务，已经采取了收购大型医生集团和医疗系统的策略（Berarducci 等，2012）。

这仅仅是早期阶段，管理式医疗和医疗机构之间合作组建共担风险的实体可能成为下一个趋势。大多数 MCOs 已经掌握了管理财务风险的专业知识，比早期的医疗＋付费机构更有可能取得成功。如果这一趋势发展起来，此前反对管理式医疗的医疗机构就会联合起来，因为它们害怕更强大力量的入侵，即政府的介入。

▶▶ 总结

19 世纪末与 20 世纪初，管理式医疗通过将保险功能和预付制相结合而得到发展,成为绝大多数美国人获得医疗卫生服务的主要媒介,但其控制医疗成本能力因受到医疗机构、参保患者和政策制定者的反对尚未得到很好的发挥。然而,参与HEDIS 计划提高了 MCOs 的医疗服务质量。

　　管理式医疗日益强大是引发医疗机构整合的一个主要因素。近年来,医生、医院和其他医疗机构之间整合的速度不断加快。高度集中的机构承担着实现与成本、质量和消费者满意度相关的具体责任。然而,成本控制仍然是一个难题,主要原因是美国医疗卫生服务系统过分强调专业化和过度使用昂贵技术。

▶▶ 测试题

专业术语

责任医疗组织 (accountable care organization, ACO)

收购 (acquisition)

联盟 (alliance)

反垄断的 (antitrust)

分离 (carve – out)

个案管理 (case management)

封闭式平台 (closed – panel)

事中监控 (concurrent utilization review)

出院计划 (discharge planning)

疾病管理 (disease management)

多样化 (diversification)

指定医疗服务计划 (exclusive provider plan)

费用表 (fee schedule)

处方集 (formulary)

集团模式 (group model)

健康维护机构 (health maintenance organization, HMO)

横向整合 (horizontal integration)

理赔保险 (indemnity insurance)

独立执业协会 (independent practice association, IPA)

整合性照护系统 (integrated delivery system, IDS)

整合 (integration)

独立执业协会模式（IPA model）

合资企业（joint venture）

管理式医疗组织（management services organization，MSO）

合并（merger）

混合模式（mixed model）

网络模式（network model）

开放式平台（open – model）

平台（panel）

医师—医院机构（physician – hospital organization，PHO）

服务点计划（point – of – service plan）

实践分析（practice profiling）

优选医疗机构保险（preferred provider organization，PPO）

初级保健病例管理（primary care case management，PCCM）

事前监控（prospective utilization review）

供方—赞助机构（provider – sponsored organization，PSO）

追溯监控（retrospective utilization review）

雇员模式（staff model）

三选计划（triple – option plans）

全面监控（utilization review，UR）

垂直整合（vertical integration）

虚拟整合（virtual integration）

复习题

1. 传统理赔保险和管理式医疗之间的主要区别是什么？

2. 管理型医疗使用的三种支付方式是什么，每种方式谁来承担风险？

3. 请解释按服务付费如何导致医疗服务的使用不受控制。

4. MCOs 如何集成四重功能与医疗机构分担风险，通过医疗协调实现成本效益？其有哪些低效率？

5. 请阐述利用监控的概念。

6. 个案管理如何提高医疗效率，个案管理与疾病管理有何不同？

7. 请阐述 MCOs 如何参与药物管理。医疗监控如何应用于药物管理？

8. 请描述三种医疗监控方法，并给出适当的例子，讨论各自的优点。

9. 什么是健康维护机构，它与优选医疗机构有何不同？

10. 请简要说明健康维护机构的四个主要模式。讨论每种模式的优缺点。

11. 什么是定点服务计划，为什么受欢迎，是什么导致其后来衰退？

12. 管理医疗在控制医疗费用方面取得了多大程度的成功？

13. 管理式医疗导致医疗服务质量下降了吗？请说明原因。

14. 什么是机构整合，最终目标是什么？医疗卫生服务机构为什么要整合？

15. 合并和收购有什么区别，机构整合的目的是什么？请举个例子。

16. 合资企业何时被视为优选的整合策略？

17. 两个机构结成联盟的主要优势是什么？

18. 请说明横向整合和垂直整合的主要战略目标。

19. 什么是责任医疗组织？请描述它在美国医疗卫生服务体系中的现状。

▶▶ 参考文献

Angalakuditi, M., and J. Gomes. 2011. Retrospective drug utilization review: Impact of pharmacist interventions on physician prescribing. *Clinicoeconomics and Outcomes Research* 3: 105–108.

Aventis Pharmaceuticals and SMG Marketing-Verispan. 2002. *Managed care digest series: HMO-PPO/Medicare-Medicaid digest*. Bridgewater, NJ: Aventis Pharmaceuticals.

Ayanian, J. Z., et al. 2013. Medicare beneficiaries more likely to receive appropriate ambulatory services in HMOs than in traditional Medicare. *Health Affairs* 32, no. 7: 1228–1235.

Bacher, G. E., et al. 2013. Regulatory neutrality is essential to establishing a level playing field for accountable care organizations. *Health Affairs* 32, no. 8: 1426–1432.

Baker, L., et al. 2004. The effect of area HMO market share on cancer screening. *Health Services Research* 39, no. 6: 1751–1772.

Basu, J. 2012. Medicare managed care and primary care quality: Examining racial/ethnic effects across states. *Health Care Management Science* 15, no. 1: 15–28.

Berarducci, J., et al. 2012. New partnership opportunities for payers and providers. *Healthcare Financial Management* 66, no. 10: 58–61.

Berk, M. L., and A. C. Monheit. 2001. The concentration of health expenditures revisited. *Health Affairs* 20, no. 2: 9–18.

Borenstein, J., et al. 2004. The association between quality improvement activities performed by managed care organizations and quality of care. *American Journal of Medicine* 117, no. 5: 297–304.

Bourjolly, J. N., et al. 2004. The impact of managed health care in the United States on women with breast cancer and the providers who treat them. *Cancer Nursing* 27, no. 1: 45–54.

Brennan, N., and M. Shepard. 2010. Comparing quality of care in the Medicare program. *American Journal of Managed Care* 16, no. 11: 841–848.

Brill, J. V. 2007. Trends in prescription drug plans delivering the Medicare Part D prescription drug benefit. *American Journal of Health-System Pharmacy* 64 (suppl 10): S3–S6.

Brown, M. 1996. Mergers, networking, and vertical integration: Managed care and investor-owned hospitals. *Health Care Management Review* 21, no. 1: 29–37.

Brown, R. S., et al. 2012. Six features of Medicare Coordinated Care Demonstration Programs that cut hospital admission of high-risk patients. *Health Affairs* 31, no. 6: 1156–1166.

Burns, L. R., and M. V. Pauly. 2012. Accountable care organization may have difficulty avoiding the failures of integrated delivery networks of the 1990s. *Health Affairs* 31, no. 11: 2407–2416.

Butcher, L. 2016. Building alliances to stay independent. *Hospitals & Health Networks* 90, no. 7: 46–52.

Capps, C., and D. Dranove. 2004. Hospital consolidation and negotiated PPO prices. *Health Affairs* 23, no. 2: 175–181.

Carlin, C. S., et al. 2015. Changes in quality of health care delivery after vertical integration. *Health Services Research* 50, no. 4: 1043–1068.

Carson, K. D., et al. 1995. *Management of healthcare organizations.* Cincinnati, OH: South-Western College Publishing.

Caswell, K. J., and S. K. Long. 2015. The expanding role of managed care in the Medicaid program: Implications for health care access, use, and expenditures for nonelderly adults. *Inquiry* 52. doi: 10.1177/0046958015575524.

Chen, C., et al. 2009. Evaluation of a nurse practitioner-led care management model in reducing inpatient drug utilization and cost. *Nursing Economics* 27, no. 3: 160–168.

Chen, C. T., et al. 2016. Transforming healthcare delivery: Why and how accountable care organizations must evolve. *Journal of Hospital Medicine* 11, no. 9: 658–661.

Conti, M. S. 2013. Effect of Medicaid disease management programs on emergency admissions and inpatient costs. *Health Services Research* 48, no. 4: 1359–1374.

Daubresse, M., et al. 2013. Impact of a drug utilization review program on high-risk use of prescription controlled substances. *Pharmacoepidemiology and Drug Safety* 23, no. 4: 419–427.

DeFrancesco, L. B. 2002. HMO enrollees experience fewer disparities than older insured populations. *Findings Brief: Health Care Financing & Organization* 5, no. 2: 1–2.

Deom, M., et al. 2010. What doctors think about the impact of managed care tools on quality of care, costs, autonomy, and relations with patients. *BMC Health Services Research* 10, no. 331: 2–8.

DeVore, S., and R. W. Champion. 2011. Driving population health through accountable care organizations. *Health Affairs* 30, no. 1: 41–50.

DoBias, M. 2008. Uneven results. *Modern Healthcare* 38, no. 40: 12.

Drug Store News. 2016. Healthcare delivery changes. *Drug Store News* 38, no. 8 (special section): 31-35.

Dugan, J. 2015. Trends in managed care cost containment: An analysis of the managed care backlash. *Health Economics* 24, no. 12: 1604–1618.

Eikel, C. V. 2002. Fewer patient visits under capitation offset by improved quality of care: Study brings evidence to debate over physician payment methods. *Findings Brief: Health Care Financing & Organization* 5, no. 3: 1–2.

Friedman, B., et al. 2012. Likelihood of hospital readmission after first discharge: Medicare Advantage vs. fee-for-service patients. *Inquiry* 49, no. 3: 202–213.

Gabel, J. 1997. Ten ways HMOs have changed during the 1990s. *Health Affairs* 16, no. 3: 134–145.

Ginsburg, P. B. 2005. Competition in health care: Its evolution over the past decade. *Health Affairs* 24, no. 6: 1512–1522.

Gold, M., et al. 2013. *Medicare Advantage 2013 spotlight: Enrollment market update.* Menlo Park, CA: Kaiser Family Foundation.

Goldman, W., et al. 2003. A four-year study of enhancing outpatient psychotherapy in managed care. *Psychiatric Services* 54, no. 1: 41–49.

Grace, S. C., et al. 2013. Health-related quality of life and quality of care in specialized Medicare managed care plans. *Journal of Ambulatory Care Management* 36, no. 1: 72–84.

Himmelstein, D., et al. 1999. Quality of care in investor-owned vs not-for-profit HMOs. *Journal of the American Medical Association* 282, no. 2: 159–163.

Hung, A., et al. 2016. The effect of Medicare Advantage enrollment on mammographic screening. *American Journal of Managed Care* 22, no. 2: e53–e59.

Hurley, R. E., and D. A. Draper. 2002. Health plan responses to managed care regulation. *Managed Care Quarterly* 10, no. 4: 30–42.

Hwang, W., et al. 2013. Effects of integrated delivery system on cost and quality. *American Journal of Managed Care* 19, no. 5: e175–e184.

J. D. Power and Associates. 2011. *Press release: J.D. Power and Associates reports: Members of health plans with integrated delivery models are more satisfied than members without integrated plans.*

Available at: http://content2.businesscenter.jd power.com/JDPAContent/CorpComm/News /content/Releases/pdf/2011028-natl.pdf. Accessed September 2013.

Jessee, W. F. 2011. Is there an ACO in your future? *MGMA Connexion* 11, no. 1: 5–6.

Kaiser Family Foundation and Health Research and Educational Trust (Kaiser/HRET). 2002. *Employer health benefits: 2002 annual survey.* Menlo Park, CA: Author.

Kaiser Family Foundation and Health Research and Educational Trust (Kaiser/HRET). 2003. *Employer health benefits: 2003 annual survey.* Menlo Park, CA: Author.

Kaiser Family Foundation and Health Research and Educational Trust (Kaiser/HRET). 2016. *Employer health benefits: 2016 annual survey.* Menlo Park, CA: Author.

Keating, N. L., et al. 2007. The influence of cost containment strategies and physicians' financial arrangements on patients' trust and satisfaction. *Journal of Ambulatory Care Management* 30, no. 2: 92–104.

Kongstvedt, P. R., and D. W. Plocher. 1995. Integrated health care delivery systems. In: *Essentials of managed health care.* P. R. Kongstvedt, ed. Gaithersburg, MD: Aspen Publishers. pp. 35–49.

Kralewski, J., et al. 2014. Do integrated health care systems provide lower-cost, higher-quality care? *Physician Executive* 40, no. 2: 14–18.

Kravitz, R. 2008. Beyond gatekeeping: Enlisting patients as agents for quality and cost-containment. *Journal of General Internal Medicine* 23, no. 10: 1722–1723.

Kronebusch, K., et al. 2009. Managed care regulation in the states: The impact on physicians' practices and clinical autonomy. *Journal of Health Politics, Policy, and Law* 34, no. 2: 219–259.

Landon, B. E., et al. 2003. Changes in career satisfaction among primary care and specialist physicians, 1997–2001. *Journal of the American Medical Association* 289, no. 4: 442–449.

Lattimer, C. 2005. Advanced care management strategies reduce costs and improve patient health in high-risk insurance pools. *Lippincott's Case Management* 10, no. 5: 261–263.

Letourneau, R. 2014. Partnering for better population health management. *Health Leaders Magazine* 17, no. 4: 48–51.

Levine, D., and J. Mulligan. 2015. Overutilization, overutilized. *Journal of Health Politics, Policy & Law* 40, no. 2: 421–437.

Lewis, V. A., et al. 2016. Clinical coordination in accountable care organizations: A qualitative study. *Health Care Management Review.* [Epub ahead of print]. doi: 10.1097/HMR.0000000000000141.

MacColl, W. A. 1966. *Group practice and prepayment of medical care.* Washington, DC: Public Affairs Press.

Mackie, D. L., and D. K. Decker. 1981. *Group and IPA HMOs.* Gaithersburg, MD: Aspen Publishers.

Mahmoudi, E., et al. 2016. Does Medicare managed care reduce racial/ethnic disparities in diabetes prevention care and healthcare expenditure? *American Journal of Managed Care* 22, no. 10: e360–e367.

Mattke, S. 2008. Is there disease management backlash? *American Journal of Managed Care* 14, no. 6: 349–350.

McGuire, J. P. 1994. The growth of managed care. *Health Care Financial Management* 48, no. 8: 10.

McWilliams, J. M. 2016. Changes in Medicare shared savings program savings from 2013 to 2014. *Journal of the American Medical Association* 316, no. 16: 1711–1713.

Melnick, G. A., et al. 2011. The increased concentration of health plan markets can benefit consumers through lower hospital prices. *Health Affairs* 30, no. 9: 1728–1733.

Miller, R. H., and H. S. Luft. 1997. Does managed care lead to better or worse quality of care? *Health Affairs* 16, no. 5: 7–26.

Miller, R. H., and H. S. Luft. 2002. HMO plan performance update: An analysis of the literature, 1997–2001. *Health Affairs* 21, no. 4: 63–86.

Minich-Pourshadi, K. 2013. The drive to hire docs. *Health Leaders Magazine* 16, no. 2: 46–51.

Morrisey, M. A., et al. 2013. Favorable selection, risk adjustment, and the Medicare Advantage program. *Health Services Research* 48, no. 3: 1039–1056.

Morrisey, M. A., and R. L. Ohsfeldt. 2003. Do "any willing provider" and "freedom of choice" laws affect HMO market share? *Inquiry* 40, no. 4: 362–374.

Moscovice, I., et al. 1998. Expanding rural managed care: Enrollment patterns and prospects. *Health Affairs* 17, no. 1: 172–179.

National Center for Health Statistics. 1998. *Health, United States, 1998.* Hyattsville, MD: U.S. Department of Health and Human Services.

National Committee for Quality Assurance (NCQA). 2017. *HEDIS 2017 measures.* Available at: http://www.ncqa.org/Portals/0/HEDISQM/HEDIS2017/HEDIS%202017%20Volume%202%20List%20of%20Measures.pdf?ver=2016-06-27-135433-350. Accessed January 3, 2017.

Ng, A., et al. 2013. Self-efficacy and health status improve after a wellness program in persons with multiple sclerosis. *Disability & Rehabilitation* 35, no. 12: 1039–1044.

Nguyen, N. X., and F. W. Derrick. 1997. Physician behavioral response to a Medicare price reduction. *Health Services Research* 32, no. 3: 283–298.

Nicholas, L. H. 2013. Better quality of care or healthier patients? Hospital utilization by Medicare Advantage and fee-for-service enrollees. *Forum for Health Economics & Policy* 16, no. 1: 137–161.

Noble, A. 2014. *Any willing or authorized providers.* National Conference of State Legislatures. Available at: http://www.ncsl.org/research/health/any-willing-or-authorized-providers.aspx. Accessed January 11, 2017.

Pati, S., et al. 2005. Health expenditures for privately insured adults enrolled in managed care gatekeeping vs indemnity plans. *American Journal of Public Health* 95, no. 2: 286–291.

Peiris, D., et al. 2016. ACOs holding commercial contracts are larger and more efficient than noncommercial ACOs. *Health Affairs* 35, no. 10: 1849–1856.

Pelfrey, S., and B. A. Theisen. 1989. Joint venture in health care. *Journal of Nursing Administration* 19, no. 4: 39–42.

Phillips, R. L., et al. 2014. Cost, utilization, and quality of care: An evaluation of Illinois' Medicaid primary care case management program. *Annals of Family Medicine* 12, no. 5: 408–417.

Quast, T., et al. 2008. Does the quality of care in Medicaid MCOs vary with the form of physician compensation? *Health Economics* 17, no. 4: 545–550.

Rakich, J. S., et al. 1992. *Managing health services organizations.* 3rd ed. Baltimore, MD: Health Professions Press.

Rice, T. H., and R. J. Labelle. 1989. Do physicians induce demand for medical services? *Journal of Health Politics, Policy and Law* 14, no. 3: 587–600.

Robinson, J. C. 2002. Renewed emphasis on consumer cost sharing in health insurance benefit design. *Health Affairs Web Exclusives* 2002: W139–W154.

Rogers, W. H., et al. 1993. Outcomes for adult outpatients with depression under prepaid or fee-for-service care: Results from the Medical Outcomes Study. *Archives of General Psychiatry* 50, no. 7: 517–525.

Sanofi-Aventis. 2013. *Managed care digest series, 2013: Public payer digest.* Bridgewater, NJ: Author.

Sanofi-Aventis. 2016. *Managed care digest series, 2016: Public payer digest.* Bridgewater, NJ: Author.

Sari, N. 2002. Do competition and managed care improve quality? *Health Economics* 11, no. 7: 571–584.

Schneider, E. C., et al. 2005. Quality of care in for-profit and not-for-profit health plans enrolling Medicare beneficiaries. *American Journal of Medicine* 118, no. 12: 1392–1400.

Schwenkglenks, M., et al. 2006. Economic efficiency of gatekeeping compared with fee for service plans: A Swiss example. *Journal of Epidemiology and Community Health* 60, no. 1: 24–30.

Shen, Y. 2005. *Is managed care still an effective cost containment device?* Freeman Spogli Institute for International Studies at Stanford University. Available at: http://fsi.stanford.edu/events/is_managed_care_still_an_effective_cost_containment_device. Accessed May 2011.

Short, A. C., et al. 2001. *Provider network instability: Implications for choice, costs, and continuity of care.* Community Tracking Study Issue Brief No. 39. Washington, DC: Center for Studying Health System Change.

Short, A. C., et al. 2003, October. *Disease management: A leap of faith to lower-cost, higher-quality health care.* Issue Brief No. 69. Washington, DC: Center for Studying Health System Change.

Shortell, S. M., and K. E. Hull. 1996. The new organization of the health care delivery system.

In: *Strategic choices for a changing health care system.* S. H. Altman and U. E. Reinhardt, eds. Chicago, IL: Health Administration Press.

Shortell, S. M., et al. 1993. Creating organized delivery systems: The barriers and facilitators. *Hospital and Health Services Administration* 38, no. 4: 447–466.

Song, Z., and E. S. Fisher. 2016. The ACO experiment in infancy: Looking back and looking forward. *Journal of the American Medical Association* 316, no. 7: 705–706.

Southwick, K. 1997. Case study: How United Health-Care and two contracting hospitals address cost and quality in era of hyper-competition. *Strategies for Healthcare Excellence* (COR Healthcare Resources) 10, no. 8: 1–9.

Starner, C. I., et al. 2009. Effect of retrospective drug utilization review on potentially inappropriate prescribing in the elderly. *American Journal of Geriatric Pharmacotherapy* 7, no. 1: 11–19.

Strandberg-Larsen, M., et al. 2007. Kaiser Permanente revisited: Can European health care systems learn? *Eurohealth* 13, no. 4: 24–26.

Strunk, B. C., et al. 2001. Tracking health care costs. *Health Affairs Suppl. Web Exclusives* W39–W50.

Tisnado, D. M., et al. 2008. Financial incentives for quality in breast cancer care. *American Journal of Managed Care* 14, no. 7: 457–466.

Trustee. 2015. Considering a provider-backed health plan? Strategic considerations for executives & boards. *Trustee* 68, no. 10: 23–24.

Tu, H. T. 2005. *More Americans willing to limit physician-hospital choice for lower medical costs.*

Issue Brief No. 94. Washington, DC: Center for Studying Health System Change.

Wagner, E. R. 1995. Types of managed care organizations. In: *Essentials of managed health care.* P. R. Kongstvedt, ed. Gaithersburg, MD: Aspen Publishers. pp. 24–34.

Wells, K. B., et al. 1989. Detection of depressive disorder for patients receiving prepaid or fee-for-service care: Results from the Medical Outcomes Study. *Journal of the American Medical Association* 262, no. 23: 3298–3302.

Wilkerson, J. D., et al. 1997. The emerging competitive managed care marketplace. In: *Competitive managed care: The emerging health care system.* J. D. Wilkerson et al., eds. San Francisco, CA: Jossey-Bass Publishers.

Witgert, K., and C. Hess. 2012. Including safety-net providers in integrated delivery systems: Issues and options for policymakers. *Issue Brief: Commonwealth Fund pub. 1617,* 20: 1–18. Available at: http://www.nashp.org/sites /default/files/Including.SN_.Providers.in _.IDS_.pdf. Accessed May 2017.

Yip, W. C. 1998. Physician response to Medicare fee reductions: Changes in the volume of coronary artery bypass graft (CABG) surgeries in the Medicare and private sectors. *Journal of Health Economics* 17, no. 6: 675–699.

Zelman, W. A. 1996. *The changing health care marketplace.* San Francisco, CA: Jossey-Bass Publishers.

第 10 章　长期照护

学习目标

- 介绍长期照护（LTC）的概念及其主要特征
- 讨论 LTC 的服务类型
- 介绍需要 LTC 的对象及其原因
- 明确各种以家庭和社区为基础的 LTC 服务及购买服务的支付方
- 介绍 LTC 机构及其提供的服务水平
- 介绍特殊类型的 LTC 机构和持续照护退休社区
- 讨论 LTC 机构的发展趋势、利用率和成本
- 讨论私人 LTC 保险

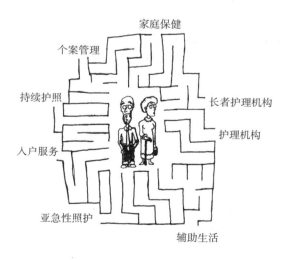

"亲爱的，我们应该走哪条路呢？"

▶▶ 简介

长期照护（Long - term care，LTC）作为庞大且复杂的美国医疗服务系统中的子系统，包含多种服务，不同服务的资金来源各不相同。公共融资计划有准入的资格标准，不是每个人都符合条件。一般健康保险不覆盖长期照护，即便覆盖也很有限。长期照护私人保险发展趋势不容乐观。很多使用长期照护服务的人并没有意识到他们正接受服务，因为他们不住在护理机构内。

在美国，估计每年有 900 万不同年龄的人在使用有偿的长期照护服务（Harris - Kojetin 等，2016），这些人群并不限于老人（年龄 65 岁及以上），在长照照护需求对象中估计有 37% 的人年龄小于 65 岁（Health Policy Institute，2003）。但年长者是这项服务的主要使用者，所以大部分长期照护服务设计考虑的是年老患者的需求。

有调查显示，2012—2014 年不住护理机构的老年人中有 44% 评估自己的健康状况为良好或非常好，45 ~ 64 岁的人该比例为 55%［Administration on Aging，（AoA），2016］，日益增加的非白人年长者的健康状况较差，对长期照护服务的需求可能更大。在长期照护服务供给方面，与少数群体有关的社会和文化因素将带来新的挑战。

美国卫生与人类服务部（DHHS，2017）表示，尽管很多年长者可能永远不会离开自己的家，但有将近 70% 的人最终会需要某种类型的长期照护。调查发现，绝大多数美国年长者希望呆在自己家里。以社区为基础的服务是大多数老年人的首选，而且更经济。因此，这类服务的增长速度比长期照护机构更快，即"长期服务和支持"（LTSS），用于取代长期照护（Reinhard 等，2011）。

长期以来，长期照护的客户需要各种医疗卫生服务，其不能成为孤立部分。理想情况下，LTC 系统将与医疗服务系统中的其余部分进行交互，以便患者能在各种类型的医疗保健机构和服务（LTC 和非 LTC）之间提供轻松的转介。多数人由于慢性疾病引起的功能缺陷而需要长期照护（Hung 等，2012）。在美国老年人中 80% 患有多种慢性疾病（Gerteis 等，2014）。总体上，患有多种慢性疾病的人群中残疾和功能限制比例显著增加（见图 10 - 1）。严重的疾病或损伤也会导致个人的健康状况迅速下降。针对某些类型的残疾，很多人可以通过使用特制用品用具（如残疾人专用轮椅、轮椅车、特制餐具）来保持独立自主能力，克服自身缺陷并且可能不需要任何 LTC 服务。然而，随着时间的推移，最终由于功能衰退，个人可能不再能够完成日常生活中的某些常见事务，这时就需要LTC 服务。

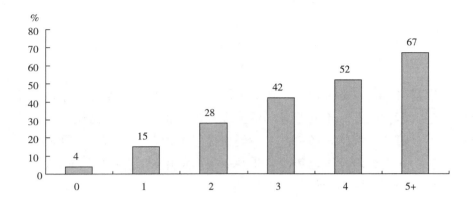

资料来源：Partnership for Solutions and Johns Hopkins University. 2002. *Chronic conditions*：*Making the case for ongoing care*. Baltimore，MD：Johns Hopkins University. p. 12.

图 10 - 1   患有多种慢性疾病的患者较容易有活动限制

认知障碍也可能导致功能衰退。认知障碍是一种精神障碍，指一个人在记忆力、新鲜事物学习能力、注意力或个人日常生活的决策方面存在困难。认知障碍的范围从轻微到严重，且可能导致扰人的行为。认知障碍伴随痴呆会加剧神经精神症状和残疾（Tabert 等，2002）。

日常生活能力量表（ADLs）和工具性日常生活能力量表（IADLs）是用于评估功能限制的两个常用工具。例如，ADLs 包括一个人洗澡、穿衣和吃饭的能力；IADLs 包括一个人做饭、做家务和管理药物使用的能力。比起 IADLs 中的缺陷，ADLs 中表现出的缺陷更能表明一个人的功能受损严重程度。在疗养院接受护理的人，其 ADL 得分的下降程度要比能够住在家里或能提供一些支持服务的社区的人要高（见图 10 - 2）。

2014 年，65 岁以上的人预期寿命延长 19 年（国家卫生统计中心，2016）。随着美国老年人口的持续增长，慢性病伴随残疾的问题及长期照护服务的需求将会加剧。到 2030 年，预计美国总人口的 20% 将是老年人，高于 2014 年的 14.5%。在这段时间里，85 岁以上人口增长速度将是全国所有年龄组中最快的。老年人口增长将带来功能和认知受限的老年人数的激增。因此，预计未来几十年对照护的服务需求将大幅增加（国会预算办公室，CBO，2013）。

大多数家庭都面临着为年长的或年轻残疾亲属提供 LTC 的需要，但很难进行有效的预测和计划，可能长达几年时间。因此，LTC 有偿服务的照护提供和照护寻求往往都面临着经济和情绪的双重挑战（Kwak 和 Polivka，2014）。

超过一半的照护是由家人和朋友无偿、非正规地提供的。对于正规 LTC 服务，三分之二的资金来自两项政府医疗保健制度，即针对老年人医疗保险制度和针对低

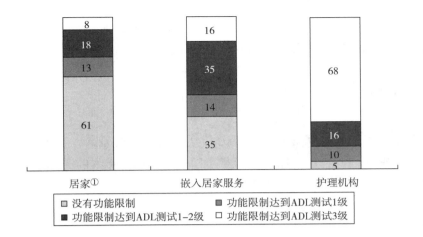

图 10 – 2　各居住环境下功能限制人群（医疗保险参与者、年龄 65 岁及以上）构成比较

收入者的医疗救助制度（CBO，2013）。然而，并不是每个人都符合公共医疗保险的要求。一小部分的 LTC 是由个人支付。但很少有人购买 LTC 保险，因为它很昂贵。未来支出在增加，但买得起 LTC 保险的人可能会更少。LTC 服务的支付是个人和国家的巨大经济负担之一。目前中等收入水平的美国人仍不能承担大部分 LTC 服务的费用（Kawk 和 Polivka，2014）。另一方面，依赖政府筹资将给未来纳税人带来巨大负担。

部分发达国家在向民众提供充分的 LTC 服务时也面临着挑战，如日本、德国、法国和美国，老年人口占总人口的比例已经很高。LTC 方面的严峻挑战并非只在美国。

本章概述 LTC 及其主要服务对象、各种基于社区和机构服务以及筹资情况。LTC 服务从基本照护到高级护理形成了一个连续体系，以满足不同人群的多样化需求。即使老年人是 LTC 服务的主要客户，也不是同质群体。因此，需要一组不同的服务来满足 LTC 需求。

►► 长期照护的本质

长期照护（LTC）指以整体化原则在较长一段时间内连续提供各种个性化的、

协调良好的服务，促进肌体受限的人实现最大限度的独立性，同时最大限度地提高照护对象的生活质量。LTC 服务应尽可能合理使用当代技术和现有的循证研究。在医疗保健服务方面，LTC 是独特且多维度的。

多样化服务

由于需求对象的健康状况、经济能力和其他因素有所差异，他们对服务的具体需求也千差万别。因此，LTC 服务应该：（1）满足不同个体的需求；（2）满足服务对象随时间变化的需求；（3）满足服务对象的个人偏好。

个性化服务

LTC 服务针对患者的个体需求专门设置，这些需求根据对个人目前的生理、心理和情绪状况的评估决定。其他评估因素包括病人的病史和社会心理状况；社会因素如家庭关系、过去的职业和休闲活动，文化因素如种族和民族背景、语言和宗教习俗。通过综合评估获得相关信息，制订个性化的照护计划及定制的干预措施满足患者的各种需求。

协调良好的全面照护

LTC 提供者负责管理患者所有的医疗保健需求。全面照护要求任何医疗保健需求得到合适的临床专业人员的认可、评估和处理（Singh，2016）。因此，LTC 服务必须与非 LTC 服务进行交互协调（见图 10 - 3）。主要的非 LTC 服务包括初级卫生保健、精神卫生服务、急诊医院和各种门诊服务，如专科医生、牙医、验光师、足病医生、诊断实验室和影像学中心提供的服务。

LTC 患者通常需要使用不同的医疗保健服务，因为随着时间的推移会出现不同的需求。对大多数人来说，应对无数的医疗服务、资格要求和筹资是一个巨大的挑战。因此，个案管理成为吸引客户的重要服务。个案管理的一个关键作用是将客户需求与最能满足这些需求的可用服务相匹配，无论这些需求是在 LTC 机构中获得，还是从非 LTC 机构获得。

剩余功能的保持

个人的慢性疾病、并发症、残疾和依赖性随年龄呈大致线性趋势增长。严重身

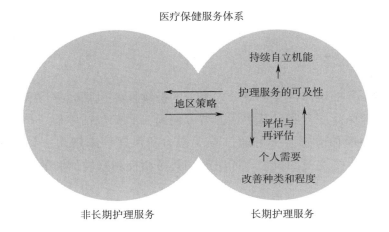

医疗保健服务体系

持续自立机能

护理服务的可及性

地区策略

评估与
再评估

个人需要

改善种类和程度

非长期护理服务　　　　　　　　　　　长期护理服务

关键特征:

1. LTC 体系与医疗保健服务体系的其他部分进行了合理的整合, 极大方便了服务的获取。

2. 在 LTC 体系中患者的合理安置是基于对个人需求的评估。例如, 个人需要决定是否以及何时需要机构照护。

3. LTC 体系以"需求再评估"的方式提供适当服务, 来满足个人需求的变化。

4. LTC 服务的设计是为了降低现有的损伤功能, 并尽可能促进独立性。

图 10 – 3　设计良好的长期照护体系的关键特征

体或精神疾病、意外事故、严重出生缺陷和认知障碍也可能导致功能衰退和自主能力下降。某些情况下依赖是短期的; 在其他情况下, 它会持续更长时间甚至可能持续到人的余生。

由于缺乏独立执行某些 IADL 或 ADL 量表内任务的能力, 自主能力下降引起患者对 LTC 的需求。当个人无法或不愿意执行日常生活任务时, 照顾者的帮助就变得必要。在这种情况下, LTC 有两个主要目标:(1)保持剩余功能, 即一个人还具备的任何一种功能;(2)防止功能进一步退化。这些目标的达成需要患者尽可能地为他们自己做事。例如, 处于植物人状态的昏迷病人可能完全依赖于照顾者。

延长期照顾

由于导致功能下降的根本原因通常不可逆转, 大部分 LTC 患者各种服务的提供时间都较长。康复治疗或急性后恢复期患者可能需要时间较短, 一般少于 90 天, 随后恢复独立生活。以社区为基础的 LTC 患者为避免发展到进入机构照护, 通常愿意延长照护时间。小部分 LTC 患者需要延长护理, 甚至无限期的护理, 如患有严重痴呆、肠和膀胱失禁、严重精神或行为问题、不稳定的急性后状态, 以及处于昏迷/植物人状态的患者。

整体照护

医疗保健服务的整体性支持对个人服务的持续性,包括完整性和全面性。个人需求和偏好涵盖医疗服务和日常生活的方方面面。照护包括体检、护理、药物治疗和康复治疗。心理和情感照护可通过减少压力和焦虑等来解决,如创造患者与家人、朋友和志愿者多交流的机会,同时鼓励其对精神和宗教信仰的追求。

生活质量

满足感、成就感和自我价值感是任何医疗保健服务中的三大关键结果,在 LTC 中更加具有重要性,因为:(1)残疾往往伴随自我价值感的丧失;(2)患者在 LTC 环境中停留的时间越长,在大多数情况下完全恢复的希望越小。

生活质量是一个多方面的概念,包含至少五个因素:生活方式、生活环境、临床舒缓、人为因素和个人选择。

● 生活方式:与个人经历、活动爱好有关。大部分老年人仍然喜欢过去的休闲活动,如木工、钩针、编织、园艺和钓鱼。即使功能已经衰退到植物人或昏迷状态的人,也必须从事活动刺激视觉、听觉、嗅觉和触觉感官觉醒。

● 生活环境:必须舒适、安全和令人愉悦。整洁度、装饰风格、家具和其他美学特征都很重要。

● 临床舒缓:指缓解不愉快的症状,如疼痛或恶心。例如,当一个病人正在接受化疗。

● 人为因素:指照顾者的态度和行为,强调关怀、同情、尊重和保护患者尊严。机构照护的患者失去自主和独立能力后会感到不安。患者需要具备一定的自由来管理个人生活,并有足够的隐私以提高生活质量。

● 个人选择:能够作出个人选择对大部分人来说十分重要。例如,患者往往对机构内的饮食不满意,可以提供菜单让患者自己选择。另外,制订个人日程安排的能力也很重要。大部分老年人讨厌一大早就被叫醒,进行卫生清洁、沐浴和洗脸。

当代技术应用

技术应用缓解了由 LTC 不断增长的需求所带来的挑战。此外,技术还可以提高整体安全性和照护质量。例如，独居、有风险的老人在白天，晚上或任何时候只要发生紧急情况都能通过使用个人应急响应系统（PERS）寻求帮助。跌倒探测器可用于家庭或机构。电子药品分配器可用于分发药片，并设置闹铃提醒患者服用处方药。技术还可以对独立生活的患者进行远程监控。机构内运用高新技术的例子包括应用全球定位系统（GPS）监视患者出走；通过传感器技术检测某一位置的湿度和处在某个体位的时间长度，以预防和治疗褥疮；宠物机器人的使用；使用计步器衡量日常活动水平（Morley，2012）。

循证实践的应用

循证照护结合最佳实践案例，通过临床实践研究有效性和安全性进行评估。最佳实践通常可以在临床实践指南中找到，该指南针对特定健康状况的治疗和干预提供指导方案。例如，美国医学会（AMDA）出版的临床实践指南与长期照护中常见临床症状有关。循证规范可用于员工培训和日常照护提高照护质量。研究表明，在疗养院使用循证实践可以减少跌倒（Teresi 等，2013），防止压疮（Niederhauser 等，2012；Riordan 和 Voegeli，2009），提高护士满意度（Barba 等，2012）。

▶▶ 长期照护服务

LTC 服务包括多种不同类型的服务，服务类型取决于特定时间内个人评估的需求。随着时间变化新需求出现，服务类型相应变化。这些服务包括：医疗、护理和康复；精神卫生服务和老年痴呆症照护；社会支持；预防和治疗性长期照护；正规和非正规照护；舒缓照护；社区和机构服务；居住；临终关怀。

医疗、护理和康复

医疗、护理和康复服务强调以下三方面：（1）急性后期持续性照护；（2）慢性病和并发症的临床管理；（3）身体功能的恢复或维持。疾病急性发作治疗后 LTC 往往变得必要，但患者在接受 LTC 时也可能经历病症急性发作如肺炎、骨折或中风，并需要入院。老年人比年轻人更容易住院，即同样疾病较年长的病人可能被当作住院病人治疗，而较年轻的病人更有可能被当作门诊病人。在 LTC 机构中护士、康复治疗师、营养师和其他专业人士通常在医生指导下提供医疗护理。预防慢性疾病的并发症（三级预防）是 LTC 的一个重要方面。

精神卫生服务和老年痴呆症照护

精神障碍并非衰老的表现。尽管如此，据估计 25% 的老年人患有抑郁症、焦虑症或其他严重的精神疾病，心理健康疾病是常见的老年人慢性病，且有并发症，如糖尿病、心脏病和关节炎（Robinson，2010）。在养老院中，精神病症状和认知能力下降尤为普遍（Scocco 等，2006）。精神障碍的严重程度分为：问题—致残—致命。

精神卫生照护并不如想象的简单。通常评估老年患者的精神疾病存在困难，尤其合并症可能误导诊断。例如，患有多种慢性病的患者可能会出现痴呆或抑郁症的症状，这些症状是由他们的主要疾病而非潜在的精神疾病导致（Tune，2001）。因此，患有精神障碍的老年人比年轻人更难得到正确的诊断和需要的精神卫生照护。

在美国和世界各地痴呆症越来越普遍，对痴呆症患者的照护已成为 LTC 的一个重点。痴呆指认知、思维和记忆方面出现渐进、不可逆转的衰退。随着年龄的增长患痴呆症的风险逐渐增加。70 岁以上的人群中大约有 15% 患有痴呆症（Hurd 等，2013），其中大多数人患有阿尔茨海默症——进行性的大脑退行性疾病，会导致记忆丧失、混乱、易怒和严重的功能衰退。阿尔茨海默病影响着美国约 500 万老年人的健康（Alzheimers Association，2013）。

病情轻微的患者可接受居家照护，但几乎 40% 的痴呆患者住在机构内。根据一项研究显示（Helmer 等，2006），在寄居机构的患者中几乎 72% 的人诊断患有痴呆症。

社会支持

LTC 患者需要社会和情感支持，帮助应对压力、挫折、愤怒、恐惧、悲伤或其他情感失衡的情绪。当患者离家搬到支持性机构或疗养院时，需要适应新的环境和新的人群。当社交体系内人与人之间的互动出现问题时，也需要社会支持。例如，病人自己想要的和家人认为对病人最好的东西之间可能会产生矛盾。病人和照护者之间也可能发生冲突。

实现全面照护需要社会提供一些必要条件，如交通服务、信息、咨询、娱乐和精神支持。针对 LTC 机构内的患者，与社区和外部世界保持联系是社会支持的一个重要方面。

预防和治疗性长期照护

在 LTC 中，预防通常包括早期预防或后期机构照护。各种以社区为基础的 LTC 服务通过提供良好的营养和医疗服务（如疫苗接种、流感疫苗和常规医疗）来发挥预防作用。治疗性服务如护理、康复和饮食治疗，在护理计划中有具体规定，并由医生指导实施。

正规和非正规护理

在美国，80% 接受 LTC 服务的老年人住在私人住宅（CBO，2013）。大多数 LTC 服务由家庭、朋友和代理人（如邻居、教堂或其他社区组织的成员）以非正式的方式提供，约 92% 的社区居民接受无偿照护（Kaye 等，2010），美国有 4 000万～5 000 万的非正规护工（O'Shaughnessy，2013）。照护环境在家庭、医院、养老院之间转换过程中，家庭成员发挥着重要作用（Levine 等，2010），包括监测工作。尽管非正规照护的作用被低估，其仍然是 LTC 服务的最大资源（Holtz－Eakin，2005），每年非正规照护的经济价值可能高达 4 700 亿美元（Reinhard 等，2015）。

非正规照护减少了正规居家照护的使用，延迟了进入疗养院的时间（Van Houtven 和 Norton，2004）。在残疾人群体中，不充分的非正规照护与家庭生活中断、全因死亡率、住院情况及机构照护有关（Kuzuya 等，2011）。需要 LTC 服务的老年人数持续增长，但预计未来非正规照护人员的数量将大幅减少。各种报告显示，离婚、未婚或无子女的老年人数量持续攀升。这类服务非常依赖第三方支付，如果政府填补了财政缺口，未来负担将落在纳税人身上。

舒缓照护

家庭照护人员经历一系列的生理、情感、社会和经济问题。消极情绪，如愤怒、不满、内疚、沮丧、紧张和家庭冲突，是这些照顾者面临的常见问题。舒缓照护能解决家庭照顾者的压力和倦怠感，它的目的是在有限的时间内为照护人员舒缓压力或提供援助，从而使他们有部分自由时间的同时也不会忽视病人。舒缓照护包括任何形式的 LTC 服务，比如成人日间照料中心，作为临时机构化服务允许照护人员白天工作或者是允许家庭休息一段时间。

社区和机构服务

针对大部分需要 LTC 服务的人，正规机构提供的社区服务成为独立生活的一个重要因素。LTC 服务被带到病人的家中或在以社区为基础的地点提供，因此，这些服务统称为家庭和社区服务（HCBS）。HCBS 有 4 层目标：（1）在适当情况下，提供最经济和最少受限制的 LTC 服务；（2）针对因没有社交网络而无法获得非正规照护或需要高级服务的患者，补充提供非正规服务；（3）为非正规照护者提供暂时休息；（4）延迟或预防进入机构照护。

机构照护可以是长期或短期。从图 10 - 2 可以推断，3 个及以上 ADLs 的功能缺陷显著提高了个体需要机构照护的可能性。机构照护的主要目标是：（1）根据照护计划提供治疗服务；（2）为无法执行 ADL 功能的患者提供专业帮助；（3）提供措施防止剩余功能的进一步损伤；（4）与非 LTC 照护提供者协调合作，解决患者的全面照护需求。

图 10 - 4 展示了各种类型的 HCBS 和 LTC 机构。针对患者，直接获得的服务与转诊后接受的服务存在复杂的联系。

居住

LTC 体系中的居住不是机构住房，而是个人住房，包括单独的生活设施和退休生活中心/社区（私人/公共），可提供或不提供支持性服务，如餐饮、家政、交通和预订的娱乐活动。居民拥有独立的公寓或房屋，可以随心所欲地生活和来去，最大限度地保护了自己的隐私。通过外部机构获得的家庭医疗保健服务，可以满足偶尔的 LTC 服务需求。相比之下，机构的特点是提供超越了基础支持服务治疗性服务，如提供照护计划。

适合老年人和残疾人独立生活的住房必须考虑到身体机能和安全问题。如：紧急情况下的安全拉线，浴室内防止跌倒的栏杆，用于准备食物或零食的小厨房，走廊里帮助移动的栏杆，以及到达户外的便捷通道。

私人住宅

目前有大量高档的退休中心，居民预计支付昂贵的入会费，外加月租金或维护费。此类综合体有各种娱乐设施和社会支持项目，费用通常包括晚餐、客房服务和交通等。

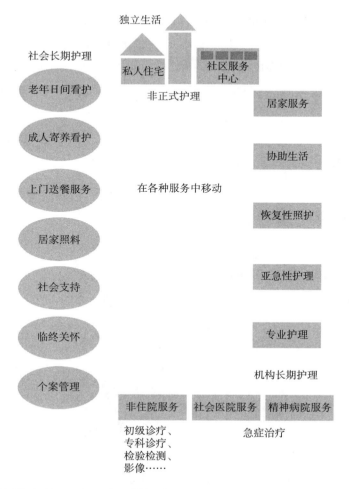

独立生活

社会长期护理

老年日间看护

成人寄养看护

上门送餐服务

居家照料

社会支持

临终关怀

个案管理

私人住宅

社区服务中心

非正式护理

居家服务

协助生活

在各种服务中移动

恢复性照护

亚急性护理

专业护理

机构长期护理

非住院服务　社会医院服务　精神病院服务

初级诊疗、
专科诊疗、
检验检测、
影像……

急症治疗

资料来源：Modified with permission from Taylor & Francis from Singh，D. A. 1997. *Nursing home administrators: Their influence on quality of care.* New York：Garland Publishing，Inc. p. 15.

图 10 - 4　针对长期照护患者需要提供的服务范围

公共住房

更小的住宅区为低收入者提供政府资助的补贴住房。美国住房和城市发展部（HUD）管理三种主要的租金补贴项目：（1）联邦政府对当地住房机构的援助，允许它们向低收入租户提供低租金；（2）承租人可以申请凭证出租自己的房屋；（3）政府经营的公屋（不常见）。住房和城市发展部还向非营利组织提供联邦基金，帮助建造包括支持服务在内的租赁住房。

临终关怀

处理死亡和濒死是 LTC 的一部分。临终关怀的重点是防止临终病人及其家属产生不必要的痛苦和悲伤，并着重强调保持病人的尊严和舒适。在美国，大约四分之三的死亡事件发生在 65 岁以上的人群中。老年人中 28% 的死亡与心脏病有关，22% 的死亡与癌症有关（National Center for Health Statistics，2010）。对老年人致命的其他疾病通常包括中风、慢性下呼吸道疾病、老年痴呆症、糖尿病、肺炎和流感。

部分 LTC 机构内的照护专业人员似乎适合提供临终关怀。其他地方临终患者被转移到独立的收容所或在病人居住的地方提供临终关怀服务。

►► 长期照护的使用者

如前所述，老年人是 LTC 服务的主要使用者。尽管如此，大约 50% 的 LTC 使用者年龄小于 65 岁，包括部分儿童和年轻人（见图 10 – 5）。

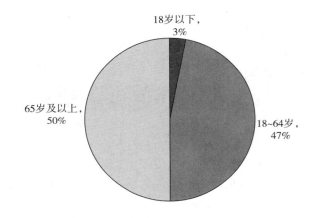

资料来源：Iglehart，J. K. 2016. Future of long – term care and the expanding role of Medicaid managed care. *New England Journal of Medicine* 374：182 – 187.

图 10 – 5　长期照护使用者的年龄分布构成

部分儿童是由于先天性疾病，如脑瘫、自闭症、脊柱裂、癫痫等伴随有功能性障碍。这些孩子在身体残疾的环境中长大，需要接受 ADLs 方面的帮助。发育障碍（DD）指儿童在很小的时候出现全身性身体残疾。这种功能障碍的患者被称为发育障碍者。智力缺陷（ID）指智力低于正常水平，可由唐氏综合征引起，大多数情况下也会导致发育障碍。两者之间的密切联系反映在智力与发育障碍（IDD）一词上。大约 14% 的 3～17 岁儿童存在发育障碍；男孩患这种残疾的可能性几乎是女孩的两倍（Boyle 等，2011）。严重的 ID 和 DD 患者也可能有令人不安的行为问题，通常需要在专门机构中进行机构护理。

IDD 在年轻人中也很普遍，但部分 IDD 患者可活到 70 岁或以上（Robinson，2012）。这些人由于智力和身体机能水平较低而面临着特殊的挑战。

其他的年轻人由于神经功能障碍、退行性疾病、创伤性损伤或手术并发症而有永久性残疾。例如，多发性硬化症是年轻人神经功能障碍最常见的原因（Compston 和 Coles，2002）。头部、脊髓或四肢的严重损伤可能发生在车祸、运动事故或工业事故的受害者身上。在接受急症治疗后，他们通常必须花费数年时间在长期照护机构内接受治疗。

近年来，在治疗人类免疫缺陷病毒（HIV）/获得性免疫缺陷综合征（AIDS）中使用高效的抗逆转录病毒疗法延长了患者的寿命。然而，在 HIV/AIDS 中存活的人往往面临老化加速，伴随而来的是合并症的增加和健康状态的下降，导致包括生理和认知方面的过早残疾（Leveille 和 Thapa，2017）。HIV/AIDS 患者有罹患心脏病、某些癌症和肾脏疾病的高风险（Karpiak 和 Havlik，2017）。在 LTC 机构内，HIV/AIDS 患者通常比其他人群、男性和未婚者更年轻（Foebel 等，2015）。他们可能无法接触到传统的非正规照护网络，而严重依赖正规照护（Shippy 和 Karpiak，2005）。

HIV/AIDS 患者的医疗和社会需求随时间不断变化，在社区服务、疗养院和医院之间进行过渡。协调良好的照护可满足患者的支持性服务需求，并能更好地利用服务（Vargas 和 Cunningham，2006）。歧视 HIV/AIDS 患者而不提供服务的行为违反联邦法律。

▶▶ 照护连续性

提供不同层次、多样化服务的重要性引起一系列临床类别产生，从基本的个人照护到亚急性护理和专业化服务。

个人照护

个人照护指基本 ADLs 的轻度辅助。服务提供者主要是非专业人员，如个人照护专员、注册护理助理（CNAs）和治疗助理。个人照护可以由非正规的看护者、家庭保健机构、成人日间照料中心、成人寄养照护机构以及住宅和辅助生活机构提供。其他水平的照护通常包括个人照护的一部分。

监护照护

监护照护是为支持和维持病人状况而提供的非医疗照护。它不需要积极的医疗或护理治疗。所提供的服务旨在维持而不是恢复功能，重点在于防止进一步恶化。例如基本 ADLs 的个人照护、运动范围训练、肠和膀胱训练以及辅助行走。监管服务由非专业人员如助手提供，而非注册护士或治疗师。提供监护照护的环境与提供个人照护的环境类似。

恢复性照护

恢复性照护或康复包括短期治疗，以帮助患者恢复或改善身体机能，在残疾发生后立即进行。需要短期恢复的治疗包括骨科手术、中风、跛行和久病等，由物理治疗师、职业治疗师和语言治疗师提供。康复治疗可由家庭保健机构、康复医院、门诊康复诊所、成人日间照料中心、辅助生活和技术性的护理机构提供。

专业护理服务

专业护理服务指根据照护计划，主要由执业护士在医师的全面指导下提供的医疗照护。护理服务包括：确定病人护理需求的评估和再评估，监测急性和不稳定的慢性疾病以及各种伤口护理、管内护理管理、静脉（IV）治疗、肿瘤护理、HIV/AIDS 护理和神经疾病管理。康复治疗通常是专业护理的重要组成部分。家庭保健机构和专业护理机构提供专业的护理。

亚急性照护

"亚急性照护"适用于在疾病或受伤的急性后期病情仍然严重，或需要持续监测和治疗或强化康复的病情复杂的患者。Micheletti 和 Shlala（1995）提出亚急性照护服务分为四类：（1）广泛护理（如肠外喂养、气管造瘘）；（2）特殊护理（如烧伤后护理、压疮、IV 治疗、管饲）；（3）临床上复杂的护理（如伤口护理、术后护理）；（4）强化康复。

▶▶ 以家庭和社区为基础的照护服务

正规 HCBS 资金的来源是多种多样的：个人自付、私人长期医疗保险、医疗救助、医疗保险和其他公共资源。根据 1965 年的《美国老年法》，联邦基金授予各州以社区为基础的各种服务，如老年人营养计划、个案管理、家事服务和交通服务

（Kowlessar 等，2015）。这些服务面向 60 岁以上有社会或经济需要的美国人，由联邦 AoA 监管。美国的 LTC 项目主要通过国家机构老龄化管理网络、地区机构老龄化管理网络和美国本土部落组织来实施。

1981 年，HCBS 豁免计划根据《社会保障法》第 1915（c）条例生效。由于在医疗救助制度下养老机构服务是强制执行的，第 1915（c）条允许各州在医疗救助项目下扩大以社区为基础的 LTC 服务，以保证医疗救助受益者能获得除机构照护以外的选择。

美国卫生与人类服务部也会给各州提供名为"XX 社会服务分类财政补贴"的政府补助，用于以社区为基础的 LTC 服务，防止或减少不合理的机构照护使用。部分州还提供医疗救助个人照护项目，提供有限的 ADLs 辅助。几乎所有州都向医疗救助受益人提供 HCBS，但各州对受益人的资格要求、可获得的服务及服务范围和程度有很大的不同（National Health Policy Forum，2013）。

尽管政府对 LTC 已经采取了前所未有的措施，将服务重心从机构照护转移到 HCBS，但研究人员仍然发现部分需求未得到满足。例如，在 HCBS 中部分严重的健康和心理问题未得到充分解决。其他未满足的需求与 HCBS 人员配备不足、交通障碍和被照护者住房选择有限有关（Robison 等，2012）。

1999 年，美国最高法院（Olmstead v. L. C.）颁布一项决定，要求各州为有残疾者（包括 IDD、肢体残疾和精神疾病的人）提供医疗照护人员认为合理的社区服务。此外，各州还必须制订一项全面的工作计划，将符合条件的 IDD 人员安置在受限较少的机构中。目前，大多数 IDD 成年患者居住在有支持服务的社区。

虽然医疗救助资助接受者是推进 HCBS 的政策的主要受益者，但大约 1/5 接受医疗保险的社区居民有严重的身体或认知障碍，3/4 有三种或更多的慢性疾病，只有 1/4 的医疗保险接受者有资格获得医疗救助服务（Davis 等，2016）。因此，患者在连续接收 LTC 服务的能力上存在严重的差距。医疗保险支付 HCBS，但只有在符合资格标准时才享受家庭照护。被照护者必须待在家里、有治疗计划、由医生定期检查、需要间歇性或兼职的护理或康复治疗。

居家照护

居家照护指由社区或医院的医疗机构派医疗照护专员和辅助者到患者的家中，提供由医生批准的服务。居家患者最常接受的服务是专业护理服务（见图 10-6）。

在美国的 12 400 家家庭保健机构中，大部分是私人营利性组织，而且几乎都通过了医疗保险认证（Harris Kojetin 等，2016）。医疗保险是美国最大的家庭医疗服务支付方，医疗救助紧随其后（见图 10-7）。

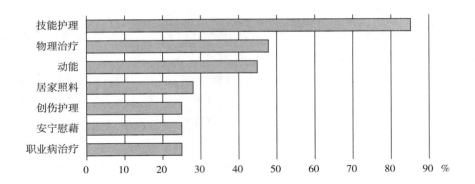

资料来源：Jones，A. L.，et al. 2012. *Characteristics and use of home health care by men and women aged 65 and over. National health statistics reports*，*No.* 52. Hyattsville，MD：National Center for Health Statistics.

图 10 - 6　居家患者使用最频繁的服务项目比较

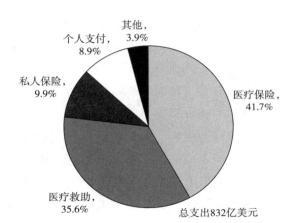

资 料 来 源： National Center for Health Statistics. 2016. *Health*，*United States*，2015. Hyattsville，MD：U. S. Department of Health and Human Services. p. 298.

图 10 - 7　居家照护的付费来源

初步证据表明，合理的居家照护方案可以减少老年人的残疾状况，从而产生很强的预防效果。在一个由医疗保险和医疗救助服务中心（CMS）资助的示范项目中，老年参与者中 75% 在接受了一个跨专业团队 5 个月的家庭服务后，显示 ADLs 的表现有所改善。5 个月后，参与者的平均 ADLs 分数从 3.9 下降到 2.0（Szanton 等，2016）。

成人日间托管

成人日间托管服务（Adult day care，ADC）也被称为"成人日间服务"（Adult

day service），是一项针对功能性或认知功能受损的成年人的日间服务项目，旨在为家庭看护者提供部分休息时间，使他们能够在白天工作。ADC 是专为与家人共同生活，但由于身体或精神状况不能在白天独自一人的患者设计。

据估计，美国有 4 800 个 ADC 中心（Harris‒Kojetin 等，2016）。这些中心工作时间每周 5 天，但部分也提供晚间和周末服务。

大部分 ADC 服务强调预防和保健，目的是防止或延迟机构照护，但也包括护理、心理社会治疗和康复。因此，在多数情况下 ADC 服务已成为居家照护和辅助生活的替代，或入住长期照护机构之前的过渡阶段。

并非所有 ADC 中心都提供相同类别的服务。近 70% 提供护理服务，50% 提供社会服务，1/3 提供心理健康服务，1/3 提供足部医疗服务，1/4 提供药房服务（Harris‒Kojetin 等，2016）。大部分提供交通接送服务。团体社交、治疗性娱乐活动和膳食也包括在内。近一半的 ADC 机构中有痴呆患者，50% 的 ADC 为这类患者提供专门的服务（MetLife Mature Market Institute，2010）。

1915（c）条例下的豁免计划规定医疗救助为 ADC 服务提供部分资金。医疗保险不支付 ADC 服务，但支付 B 部分下的康复服务。

成人寄养

成人寄养服务（AFC）指由小型的自营式家庭提供房间、饮食以及不同程度的看管和个人照料，以帮助那些没有能力照顾自己的成年人（"AARP 老年人成人寄养研究"，1996）。社区是寄养服务的提供地点，主要增强患者的融入感（Stahl，1997）。该项目的患者包括有医学诊断、精神病学诊断或需要个人护理的老年人或残疾人。典型情况下，照料者家庭也居住在房屋内。为了维持家庭环境，大多数州要求每户家庭的床位都少于 10 张。

该类服务在各州之间有很大的不同，名字也不相同，包括成人家庭照护、社区住宿照顾和家庭照护。各州都制定了自己的 AFCs 许可标准。AFCs 的资金来自医疗救助、私人保险或个人自付。医疗保险不支付 AFC 服务，但可以支付 B 部分下的康复服务。

老年人活动中心

老年人活动中心是当地老年人聚集和社交的社区中心。大部分中心每天提供一餐或多餐。另一些则会提供健康项目、健康教育、咨询服务、娱乐活动、信息指南和有限的健康保健服务，其中包括健康筛查，尤其是青光眼和高血压。几乎所有的老年人活动中心都能得到一些公共资金。其他常见的资金来源有联合慈善组织和私人捐赠。

家庭送餐和聚集用餐

老年营养计划（ENP）是美国提供社区和家庭为基础的预防营养保健最悠久的项目。该项目从 1972 年开始用于聚集用餐，并从 1978 年开始提供家庭送餐。ENP 项目授权自《美国老人法》，该法也提供了大部分资金。其他资金来源于第××号分类财政补贴、1915（c）条豁免计划和私人捐赠。

ENP 每周为 60 岁以上、无法为自己准备营养均衡餐食的老人及其配偶提供 5 天的午餐。送到卧床患者家里的饭通常被称为"上门送饭"。能步行的患者被鼓励到老年活动中心或其他类似的聚集地吃饭，在那里他们也有机会社交。大约 60% 的饭菜是送到家，其他 40% 的人聚集在一起吃饭（Kowlessar 等，2015）

ENP 服务成功满足了社区弱势老人的需求。例如，相比于普通人，上门送餐服务中的参与者，贫穷、身体差的比例是 2 倍以上，其中一半以上独自生活，超过 1/3 是 85 岁及以上，超过 1/3 有 3 项或更多 ADLs 障碍（Kowlessar 等，2015）

对当地机构而言，将 ENP 膳食的准备和提供外包给当地的养老院、医院或宗教组织是一种常见的做法。在上门送餐项目中，志愿者们将这些食物送到了卧床患者家里。在参加活动的机构内如医院和疗养院，或在当地的老年活动中心或宗教机构中可提供聚会餐。

家政服务

各州根据资金情况可向低收入人群提供有限的家务和杂务服务，如基本的购物、轻度清洁、膳食准备和小型家庭维修。家政服务项目的工作人员大部分或全部是志愿者。项目资金来源于医疗救助或"××社会服务分类财政补助"或《美国老年法》下的当地老年人项目。有限的公共家政服务仅能惠及相对小的人群。私人家政服务机构在全国各地纷纷涌现。

持续居家照护

持续居家照护（CCAH）是最近才出现的一种新型居家照护模式。由于州政府层面的监管问题，机构增长速度较为缓慢。CCAH 项目是持续照护退休中心（CCRC）模式的延伸，这种模式已经存在多年。正如本章后面所讨论的，CCRCs

在一片区域提供了连续的住房和机构性的 LTC 服务。因此，CCRCs 在开发这些居家项目中也处于前沿。

患者参与 CCAH 项目时需要按照合同先支付一笔总费用，其他费用每月定期支付，以保证未来 LTC 服务的正常提供。申请人必须在申请时身体健康，不需要 LTC 服务，才符合申请标准。CCAH 服务通常包括照护协调、日常家庭维护、家庭保健、交通接送、饮食和社会健康项目（Spellman 和 Brod，2014）。大部分服务在患者的家里提供，目的是延迟机构照护。当需要机构服务时，患者会在 CCRC 的辅助生活或专业护理照护机构或转包的当地机构中接受服务。

个案管理

个案管理包括评估患者的身体、医疗和社会心理需求；制订计划以满足这些需求并匹配最合适的服务，包括 LTC；确定服务标准以及筹集资金；提供转介服务；协调服务；随着环境的变化重新评估需求。目前有两种主要的个案管理模式。

中介模式

在中介模式中，一旦需求已进行独立地评估，个案管理者就会通过其他提供者安排服务。个案管理人员通常是独立的中间人，主要负责将患者与其他组织、机构和服务提供者联系起来，但与这些实体没有正规的管理或财务关系。需求评估、服务计划的制订和转介服务是该模式中个案管理的主要功能。服务中协调和监控功能较少。

在公共领域，大多数州通过中介模式实施了准入前筛选规则。筛选目的是确定医疗救助受益人的需求在护理机构或通过 HCBS 是否能更好地被满足。此外，联邦法规要求对患者的精神疾病和/或智力缺陷进行评估，然后才能将其送入医学认证的护理机构（见"专业护理机构"下的护理机构认证），这一过程被称为预入院筛查和住院检查（PASRR）。目的是确定对于严重精神疾病或智力缺陷的患者，护理机构或社区环境中何者才是最能够充分满足患者需求的场所。

管理式照护与整合模式

管理式照护与整合模式有两个主要特点：（1）支付方式是按人头计费；（2）所有服务包括在固定均摊费用内。部分州与健康维护机构（HMOs）签订合约，提供综合服务，包括照护协调、各种社区服务，以及主要针对医疗救助接受者的养老机构安置。2012 年，估计有 38.9 万人通过管理式照护合约接受了医疗救助 LTC 服务，高于 2004 年的 10.5 万人（Burwell 和 Saucier，2013），该项目人数预计将持续增长。

另一个略有不同的模式——老年全包式照护模式（PACE），也是按人头支付。该项目在大部分州 55 岁以上的人都可获得。它重点关注已经在医疗保险或医疗救助下获得养老机构安置认证的体弱老人。PACE 的目的是防止残疾的恶化并让患者远离养老机构。该项目的核心是 ADC，由居家照护和家庭送餐服务补充（Gross 等，2004）。

旧金山的 On Lok 项目表明：在多数情况下，通过适当的个案管理可以减少个人使用 LTC 机构照护。在这之后，PACE 由 1997 年"平衡预算法"正式授权。该项目中所有的医疗照护和社会服务都由 PACE 团队协调。PACE 没有自付和共付额，这鼓励符合标准的个人积极参与。该项目已被证明可以减少住院治疗和再入院的人数（Meret - Hanke，2011），并且作为 LTC 的替代模式节省了大量的成本（Wieland 等，2013）。

有关社区照护的近期政策

下面讨论的两项政策在继续惠及医疗救助参保人，但许多需求未得到满足。

钱随人走（MFP）

该示范项目被编入 2005 年的《赤字削减法》（DRA），为各州提供足够的联邦资金，目的是将由医疗救助资助的人群从护理机构转移回社区。MFP 项目的前身是 1998 年至 2002 年通过联邦拨款启动在大多数州实施的示范项目，该项目中大部分护理机构患者成功重返社区。在 MFP 计划下，先前国家用于支付护理机构的资金被用于 HCBS。《平价医疗法》（ACA）修订了 DRA 法，将 MFP 项目延长至 2016 年，允许各州在 2020 年之前均可以使用这些资金（Reinhard，2012）。2008—2014 年，近 5.2 万人实现了这一转变。研究表明，在个人重返社区的 12 个月内，再返回机构的比率会整体下降。此外，所有目标人群在过渡后的医疗救助和医疗保险支出也有所下降（Irvin 等，2015）。批评者指出，辅助生活机构和 AFC 家庭（如果居住者超过四人）需要排除在该项目之外。另一个需要改进之处是缺乏专业的、受过培训的协调员与护理机构内患者协调，以确保他们成功地回到社区（Reinhard，2012）。

社区首选计划

《平价医疗法》（ACA）为各州建立了财政激励机制，以建立"伴随服务和支持"，为残疾人提供照护。为了符合提供此类医疗服务的社区首选计划（Community

First Choice program）的资格，个人必须符合获得医疗救助的标准，并且收入不得超过联邦贫困水平的 150%（Mann，2011）。到目前为止，只有部分州实施了这个计划。

▶▶ 机构长期照护连续服务

机构 LTC 适用于在社区环境中无法充分满足需求的患者。除了患者的临床情况之外，诸如无法独自生活或缺乏社会支持等因素都表明个人需要进入机构进行照护。LTC 机构提供连续的服务（见图 10 - 4），从只提供基础的个人和监护照护到提供专业护理、亚急性照护或专门服务。部分机构将居家和个人照护与社区照护结合在一起。在照护提供方面，辅助生活和专业护理之间存在一些重叠。因此，机构范畴之间的区别并不明确。

对于处于服务链中较低位置的机构，甚至独立生活和支持性住房中，就地老化的概念变得重要，特别是从消费者选择的角度来看。这一概念指老年人希望尽可能长时间地待在一个地方，推迟或避免转到使患者的敏锐度变高的机构。在独立的、支持性的住房中，管理部门常常面临困境，即如何继续安置照护需求增加的居民，如当病人出现膀胱或肠道失禁时。

LTC 机构的大部分照护由非医生人员提供，如护士、认证护理助理（CNAs）、营养师、社工和治疗师。患者有权自己选择医生进行治疗，医生会定期巡视以监控病情。护理人员需要与医生沟通查房间隔期，尤其病人病情变化或治疗命令没有产生预期结果时。根据法律 LTC 机构必须与当地医院达成转诊协议，以促进急症护理和 LTC 之间有效过渡。在病症急性发作（如肺炎或摔伤）时，病人即被转移到医院。

居家和个人照护机构

居家和个人照护机构也被称为"住所照护机构""寄养家庭"或"庇护照护机构"。有时 AFC 家庭也包含在此类别中。该类机构提供支持身体健康服务的居住地，监测或协助药物管理、监督服务、个人或监护照护服务，但不提供护理或医疗服务。为了维持居家而不是机构环境，大部分该类机构限制了严重残疾患者入住，但接受患有轻度精神障碍的病人。服务提供者是辅助非专业人员，而非持有执照的人员。为监督和协助患者，机构内每天 24 小时配备最低限度的人员，必要时可以通过外部居家医疗机构安排更高级的服务。

在舒适度上，这类机构环境从简朴到豪华都涵盖。后者通常是个人自费机构。对于收入有限的患者，补充性保障收入（SSI）与其他类型的政府援助基金一起用于支付居住费用。服务包括膳食、家务和洗衣服务，以及社会和娱乐活动。

辅助生活机构

辅助生活机构（ALF）提供个人照护、24 小时监督、社会服务、娱乐活动，以及一些护理和康复服务。该机构适合虽无独立自主能力但不需要专业护理的人。但目前部分 ALFs 提供阿尔茨海默症/痴呆症照护（Hoban，2013）。ALFs 主要支持个人自费，绝大多数的居民使用他们自己的经济资源来支付该机构中的医疗费用。为了维持理想的居住环境，ALFs 一般设有私人房间，而非专业护理机构中常见的半私人房间。

目前所有州都要求 ALFs 获得执照。在没有全国标准的情况下，各州的规定各不相同。随着居住者要求的逐渐提高，这些规章制度一直持续发展。超过一半的 ALFs 患者有多方面的医疗照护需求，比如护理，转诊服务、药物、饮食和穿衣方面的帮助。然而，研究发现只有不到一半的机构有注册护士或有实际经验却无正规训练的护士（Han 等，2016）。由于缺乏对 ALFs 的监管监督，无法对机构质量进行评估。

专业护理机构

专业护理机构（SNF）是 LTC 机构服务链中较高服务水平的典型的养老机构。患者在急性发作后一般从医院转移到 SNF。与 ALFs 相比，SNFs 内的患者照护需求更为复杂，需要更多的人员配置。虽然居民在护理机构内居住时间较长（有时是几年），但在医疗保险覆盖范围内短期的康复治疗已经变得越来越普遍。

护理机构内的病人大多患有膀胱失禁、抑郁症、阿尔茨海默症和肠失禁。在 2005 年至 2015 年，主要慢性病变化表明护理机构内患者的患病率增加（见图 10 - 8），这是之前讨论过的推进 HCBS 政策的主要原因之一，同时低 LTC 需求的居民已经重返社区。

一般来说，护理机构的环境比 ALFs 所强调的居家环境更具有临床专业性。近年来，一场被称为"文化变革"的运动，试图将现有的护理机构改造成更像家、更有活力的居住环境。变革后的护理机构环境以创新的设计提供了社区生活的感受，注重更大程度的隐私，通过丰富的环境促进身体和心理健康，降低无趣和压力（见

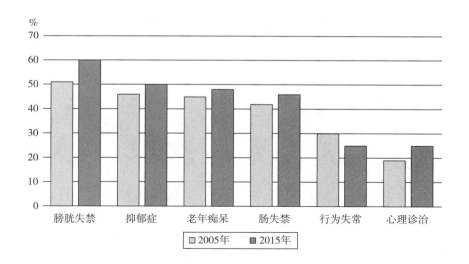

资料来源：Sanofi – Aventis. 2007. *Managed care digest series*：*Semor care digest*，2007. Bridgewater，NJ：Author. p. 12；
Sanofi – Aventis. 2016. *Managed care digest series*：*Public payer digest*，2016. Bridgewater，NJ：Author. p. 43.

图 10 – 8　2005 年和 2015 年养老机构居民患病比例变化

Singh，2016，第 7 章）。

　　SNFs 在许可和认证方面监管严格。各州所有 SNFs 机构都必须获得许可证，但许可规定因州而异。大部分许可规定了管理人员和其他工作人员的最低资格限制、建筑标准、防火安全守则。接收医疗救助或医疗保险患者的 SNFs 必须经过认证，并符合 CMS 执行的联邦认证标准。

　　1987 年通过的《养老机构改革实施法》成立两大认证标准。被认证允许接收医疗保险患者的护理机构被称为 SNF。SNF 可以是独立非附属场所或护理机构内的一部分，与其他部分分隔开且有明显的区别。当 SNF 认证只包含机构内的一部分时，医疗保险患者只能进入该部分。被认证允许接收医疗救助（而非医疗保险）患者的护理机构被称为 NF。拥有双重认证的机构可以让医疗保险或医疗救助患者进入机构的任何部分。因此，大多数养老机构都选择双重认证。SNFs 和 NFs 的联邦认证标准本质上是相同的。医疗保险和医疗救助患者接受服务水平并没有区别；相反，设立 SNF 和 NF 类别是为了说明两个不同的公共融资来源。

　　"机构"一词不仅指独立的物理结构，这里更指具有不同认证或没有认证的机构（见图 10 – 9）。一小部分机构选择不参与医疗救助或医疗保险计划。他们只接收自费病人，支付方式为自费或私人 LTC 保险支付。尽管这些机构无须认证，但是必须符合国家相关许可规定。自费病人（那些不享受医疗保险或医疗救助的人）并不局限于非认证机构。这些病人也被允许进入 SNF 或 NF 的认证机构。因此，这一限制只适用于医疗保险和医疗救助的患者，他们不能进入非认证机构。

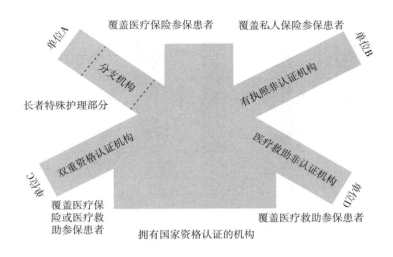

图 10 – 9　养老机构认证单位

根据《平价医疗法》（ACA）的要求，若 LTC 机构关闭，SNF 或 NF 的管理者必须在关闭前至少 60 天向居民、其法律代表和其他利益相关者提供书面通知。行政人员还必须为迁居居民提供迁移计划。为了参与医疗保险或医疗救助，护理机构还必须建立有效的规章制度和道德项目（Farhat，2013）。许可证和认证标准规定了护理机构必须遵守的最低质量标准，这些标准通过定期检查得到验证。CMS 通过一个名为"护理机构比赛"的项目，为患者提供有关护理机构合规性和质量的 web 可访问信息。这些信息包括涵盖认证表现检查的五星级质量评级、质量措施和平均每居民的员工工作时。《平价医疗法》（ACA）还要求护理机构实施由 CMS 设立的"质量保证绩效改进（QAPI）"项目。QAPI 的目标不仅是在明确质量问题后进行纠正，而且强调持续改进。

亚急性照护机构

亚急性照护的三个主要机构，分别是长期照护医院（LTCHs）、医院过渡性照护单元或被认证为 SNFs 的扩展照护单元（HTCUs/ECUs），以及独立的护理机构，它们在可用性、成本和质量上各不相同。为特定患者选择最合适的环境受许多因素影响，包括临床和非临床。主要的非临床因素是在特定地点亚急性照护服务的可获得性（Buntin 等，2005）。

就成本而言，LTCHs 最为昂贵。在某些情况下，护理机构比 LTCHs 更具成本效益。由于其高成本，LTCHs 适用于医疗状况稳定的后重症监护病房患者（医疗保险 Payment Advisory Commission，MedPAC，2016）。

病人的急症需求因人而异，但并没有统一的临床评估体系和对亚急性照护的支付标准。在不同机构医疗保险使用不同的支付方法。例如，LTCHs 的薪酬是根据照护群体的诊断严重度支付，而以医院为基础的 SNFs 和护理机构支付方式则是基于资源利用情况。

▶▶ 专业照护机构

专业机构提供服务满足不同的医疗需求。例如，部分护理机构和亚急性照护机构有专门的部门提供呼吸机照护、伤口护理、强化康复、闭合性头部创伤护理或阿尔茨海默病/老年痴呆症患者的护理。也有专业机构对需要积极治疗的 IDD 患者提供治疗。

智力障碍患者的中期照护机构

1971 年，《社会保障法》第 1905（d）条宣布医疗救助覆盖专业机构内的 IDD 照护。大部分患者除了 ID 外还有其他残疾。例如，很多患者具有：（1）非移动性损伤；（2）癫痫、行为问题、精神疾病或者视觉、听力障碍；（3）同时具备上述多种疾病。针对上述患者的照护，联邦法规对 LTC 机构提供了单独的认证类别，即智力障碍患者的中期照护机构（ICF/IIDs），过去被称为精神迟滞者的中期照护机构（ICF/MRs）。ICF/IIDs 的主要目的是提供包含"积极治疗"的护理和康复服务。积极的治疗需要积极和持续的专业项目，包括技能培训，以帮助患者尽可能独立地工作。超过 6 000 个 ICF/IDD 机构为 50 个州的 10 万多人提供服务（CMS，2013）。

阿尔茨海默症机构

非正规的照顾者、ADC 中心和 ALFs 都可以在照护痴呆症患者中发挥作用，但对于患有严重痴呆或出现合并症的患者，通常需要专门的阿尔茨海默症机构。现代阿尔茨海默症机构有小型集体生活，充沛的自然光线、柔和的色调、舒适的环境、保护性的散步小道以及特殊的设计。这些特点整合在一起以减少严重痴呆患者的焦虑、易激惹和好斗等行为。

▶▶ 持续照护退休社区

持续照护退休社区（CCRC）整合和协调 LTC 连续服务中的独立生活部分和机构部分。出于便利因素考虑，不同级别的服务都位于一片区域内。CCRCs 随需求升级可提供更高级别的服务。服务包括具备或不具备支持性服务的村舍或公寓独立生活服务，以及在 ALF 或 SNF 机构中的医疗护理、康复和社会服务。居民在身体相对健康时入住社区内。

除了在认证的 SNF 机构中提供的服务，CCRCs 大部分服务需要自费。常见的 CCRC 合约有以下三种：

● 生活照护或延续性服务合同：提供一套完整的服务，包括承诺无限制地为将来提供 LTC 服务，而不增加月费。

● 修订版合同：为独立生活提供支持性服务，包括在辅助生活和 SNF 机构提供有限天数的照护，而不增加月费。

● 按服务付费合同：仅在独立生活机构内提供支持服务，更高水平的服务必须按现行费率自付。

根据便利设施和合同类型，CCRCs 的入住费和月费差别很大。例如，在纽约，单人独立生活单元的入住费大约为 11.5 万美元；每月的费用大约为 2 100 美元（New York Department of Health，2016）。目前在美国有超过 2 000 个 CCRCs。

▶▶ LTC 机构的发展趋势、利用率和成本

政府逐渐将重点放在社区照护，LTC 机构部门发生了重大变化。例如，养老机构内每 1 000 名 65 岁及以上老人拥有床位数量逐年下降，从 2000 年的 49.7 张减少到 2015 年的 35.1 张（Sanofi – Aventis，2016）。相比之下，辅助生活机构的床位的数量从 2011 年的 779 700 张增加到 2015 年的 789 800 张（Sanofi – Aventis，2016）。以社区为基础的服务和辅助生活已经逐渐涵盖过去由养老机构提供的多种护理。因此，养老机构入住率逐渐下降，从 1992 年的 86.0%（国家卫生统计中心，1997）到 2000 年的 82.4%，再到 2014 年的 80.8%（国家卫生统计中心，2016）。表 10 – 1 提供了关于养老机构、以医院为基础的 SNFs 和辅助生活机构的发展趋势、容量、利用率和价格的数据。

医疗行业已大幅削减了 SNFs 的数量。以医院为基础的 SNFs 从 2005 年的 1 233

个减少到 2014 年的 681 个（Sanofi – Aventis，2007，2016）。2005 年，医院运营的 SNFs 占 17.8%；2014 年减少到 9.5%（Sanofi – Aventis，2007，2016）。医疗保险报销方面的变化可能是下降的原因。相反，LTCHs 的数量有所增加，部分以医院为基础的 SNFs 转变为 LTCHs。

过去一段时间内，在 LTC 机构中 ALFs 增长速度最快，其数量从 2005 年的 13 544 个增加到 2010 年的 15 781 个，之后的增长速度大幅减慢，2015 年有 15 836 家机构投入运营（Sanofi – Aventis，2007，2016）。

如表 10 – 1 所示，LTC 市场另一个值得注意的是机构照护成本上升。全国养老机构总支出从 2000 年占美国卫生保健总支出的 6.2% 降到 2014 年的 5.1%（国家卫生统计中心，2016，p. 295）。处方药和医院服务等卫生保健部分在国家卫生保健总支出中所占份额更大。

表 10 – 1　　　　LTC 机构的变化趋势、床位数/占床率、价格和年份

机构类型	机构数量	总床位数	每千人床位数	入住率	平均居住天数	平均价格
居家照护						
2010 年	15 004	1 667 900	41.4	83.3%	188	$67 525[①]
2015 年	15 219	1 678 200	35.1	81.5%	180	$80 300[①]
医疗护理机构						
2009 年	930（占医院数量的 13.2%）			74.5%	145	
2014 年	681（占医院数量的 9.5%）			71.8%	160.4	
助理生活区						
2010 年	15 781	779 700（2011）				$538 220[②]
2015 年	15 836	789 800				$543 200[②]

①全国半私人房间年度中间价。

②全国私人房间年度中间价。

资料来源：Genworth Financial，Inc. 2010. *Genworth 2010 cost of care survey*. Richmond，VA：Author；*Genworth Financial*，Inc. 2015. *Genworth 2015 cost of care survey*. Richmond，VA：Author；Sanofi – Aventis. 2016. *Managed care digest series：Public payer digest*，2016. Bridgewater，NJ：Author.

五大养老连锁集团经营的机构数比例超过美国所有养老机构的 9%，分别为：Genesis Healthcare（419 家）、Golden Living（297 家）、HCR Manor Care（280 家）、Life Care Center of America（215 家）、Consulate Health Care（190 家）（Sanofi – Aventis，2016）。据 Sanofi – Aventis（2016），超过 10% 的 ALFs 机构由前五大 ALFs 连锁集团经营：Brookdale Senior Living（993 家），Sunrise Senior Living（238 家），Enlivant（184 家），Five Star Quality Care（159 家）和 Atria Senior Living（135 家）。

大部分养老机构由医疗救助资助（见图 10 - 10）。而政府推动的 HCBS 计划已经成功地将资金转移出养老机构。因此，用于机构照护的医疗救助总支出比例从 2000 年的 45.5% 下降到 2014 年的 35.0%（国家卫生统计中心，2016，第 297 - 298 页）。2012 年，平均每名在机构接受治疗和医疗救助的受益人的支付金额为 28 060 美元（国家卫生统计中心，2016，p. 334），相比之下每名自费患者平均支付金额是 73 000 美元（Genworth Financial，2012）。私人支付（主要是自费和私人保险）也覆盖了相当一部分机构费用（见图 10 - 10）。然而，多年来私人融资总额在持续下降。

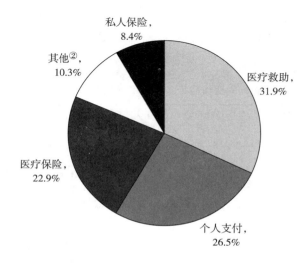

养老机构和持续照护退休社区总支出 = 1 556 亿美元（占全国卫生总支出的 5.1%）

①院外机构；数据含持续照护。

②主要含退伍军人事务部、其他联邦项目、雇员薪酬、按时私人基金。

资料来源：National Center for Health Statistics. 2016. *Health*，*United States*，2015. Hyattsville，MD：U. S. Department of Health and Human Services. p. 298.

图 10 - 10　养老机构照护筹资来源①

▶▶ 长期照护保险

私人 LTC 保险与普通健康保险是分开的，因为后者不包括 LTC 成本。医疗保险主要为老年人提供的医疗保险计划，不涵盖大部分 LTC 服务。医疗救助要求个人资产低到贫困水平，才有资格获得 LTC 服务。随着 LTC 成本持续上升，大多数人无法支付如此高昂的医疗费用。此外，大多数人在退休后收入减少，没有准备好应对 LTC 的高风险。LTC 的支出可能会消耗大部分中产阶级退休人员的收入和储蓄，危及他们的生活水平（Ameriks 等，2016）。

持有 LTC 保险的人数快速增长，直到 2006 年后趋于平稳。其中一个增长领域是将 LTC 福利与人寿保险或年金结合在一起的混合产品。如果需要 LTC 服务，该类产品可以支付；如果不需要，则提供死亡津贴或年金支付（Ameriks 等，2016）。

随着老年人寿命的延长，LTC 保险公司的理赔金额急剧上升。因此，对于大多数中等收入人群来说，保费已经变得难以承受。此外，大量的 LTC 保险公司已完全退出了市场。由于 LTC 保单的销售趋于平稳，保险公司在预测未来成本和如何分散风险给大量人群所面临挑战。数年来，索赔所造成的实际损失与预期损失之比已超过 100%。

事实上，2010 年到 2014 年 LTC 保险行业的财务状况出现了恶化，因为保费初始定价中使用的潜在发病率估值太低（Ameriks 等，2016）。

公共政策几乎并没有刺激 LTC 保险的增长。2005 年的 DRA 创立了长期照护保险合作计划，允许购买私人 LTC 保险的个人在有资格享受 LTC 的医疗救助时也可以保护自己的部分资产。这一政策似乎在刺激购买 LTC 保险方面起到了一些作用。到 2015 年，每售出 5 个 LTC 新保单中就有 2 个以上是联合保单（Ameriks 等，2016）。超过半数的州为购买 LTC 保险提供税收优惠，但没有证据表明这种优惠在说服消费者购买 LTC 保险方面发挥了显著作用（Ameriks 等，2016）。

大部分人随着年龄的增长将需要 LTC 照护，《平价医疗法》（ACA）对于如何提供 LTC 这一迫在眉睫的难题却没有采取任何行动。即将到来的对于医疗救助和医疗保险的负担将是无法想象。因此，LTC 融资正处于关键时刻。

►► 总结

当个人由于严重的慢性疾病、多种疾病或认知障碍而不能执行 ADL 或 IADL 功能时，就需要长期照护。他们既需要长期的也需要非长期的服务。在卫生保健服务中 LTC 是唯一并且多维的。

LTC 包括医疗照护、护理、康复、社会支持、精神卫生保健、住房选择和临终关怀。LTC 服务经常协助功能受损的人自己完成任务。在美国，非正规的照护者提供了大量的 LTC 服务。这种协助式照护可以为家庭成员暂时减轻照顾的负担。当所需的照护强度超过了非正规护理人员的能力时，替代方案包括以专业社区为基础的服务可以补充非正规照护。

机构服务包括从基本的个人照护到更复杂的专业护理和亚急性照护。机构照护可以是长期或短期。患有严重痴呆症、失禁、严重精神或行为问题或不稳定的急性后状态，以及昏迷或植物人的人可能需要长期的护理机构照护。其他患者可能需要短期的急性后恢复期和恢复期照护。持续照护退休社区可提供独立生活和以机构为基本的 LTC 服务。对于患有阿尔茨海默症、严重智力或发育障碍的人来说可寻求专业机构的照护。

养老机构需要联邦 SNF 认证才能接收医疗保险患者，而 NF 认证则可以接收医疗救助患者。美国的大部分机构都具备 SNFs 和 NFs 的双重认证。医疗保险是养老机构照护最常见的资金来源。

由于社区照护服务和机构服务开始重叠，LTC 行业的竞争越来越激烈。在机构部门内，养老机构和病床的数量持续在减少，这种趋势在以医院为基础的 SNFs 中更为明显。相反，ALFs 的增长是显著而缓慢。

虽然公共部门提供的 LTC 成本继续上升，但很少有人购买私人 LTC 保险。长期来看，LTC 的医疗保险和医疗救助支出无法支撑，需要更好的政策来刺激私人保险的增长。

▶▶ 测试题

专业术语

成人日间托管服务（adult day care，ADC）

成人寄养服务（adult foster care，AFC）

就地养老（aging – in – place）

阿尔茨海默症（Alzheimer's disease）

辅助生活机构（assisted living facility，ALF）

中介模式（brokerage model）

个案管理（case management）

认知损伤（cognitive management）

持续照护退休社区（continuing care retirement community，CCRC）

监管照护（custodial care）

痴呆症（dementia）

发育障碍（developmental disability，DD）

不同部分（distinct part）

双重认证（dual certification）

循证照护（evidence – based care）

智力障碍（intellectual disability，ID）

长期照护（long – term care）

上门送餐（meals – on – wheels）

钱跟人走（Money Follows the Person，MFP）

非认证（noncertified）

护理机构（nusing facility，NF）

缓解（palliation）

非专业辅助的（paraprofessional）

个人照护（personal care）

个人应急响应系统（personal emergency response system，PERS）

预入院筛查和住院检查（Preadmission Screening and Resident Review，PASRR）

自费患者（private – pay patients）

老年全包式照护模式（Program of All – Inclusive Care for the Elderly，PACE）

生活质量（quality of life）

舒缓照护（respite care）

恢复照护（restorative care）

老年活动中心（senior centers）

专业护理（skilled nursing care）

专业护理机构（skilled nursing facility，SNF）

亚急性照护（subacute care）

全面照护（total care）

复习题

1. 长期照护服务必须具备个性化、整体性、协调性的特点。详细阐述在 LTC 服务中这些特点必不可少的原因。

2. 年龄不是长期照护的主要决定因素，请说明理由。

3. "生活质量"指什么？简要讨论此概念的五个主要特征。

4. 为老人提供精神健康服务面临哪些挑战？

5. 讨论长期照护的预防和治疗方面。

6. 正规的和非正规的长期照护有什么不同？在 LTC 服务中阐述非正规照护的重要性。

7. 以社区为基础的 LTC 服务和以机构为基础的 LTC 服务的主要目标是什么？

8. 什么是舒缓照护？开展此项服务的目的是什么？

9. 区分支持性住房服务和机构长期照护。

10. 为什么部分儿童和青少年需要长期照护？

11. 为什么长期照护成为 HIV/AIDS 患者的重要服务？

12. 简要讨论个案管理中的中介模式及 PACE 项目。

13. 长期照护机构系列是什么意思？简要说明居家和个人照护机构、辅助生活机构和专业护理机构提供的临床服务及异同点。

14. 许可和认证的区别是什么？从临床角度和资金角度说明每一项服务的目的是什么？

15. 解释持续照护退休社区，包括付费和合约内容。

16. 讨论私人长期照护保险的主要问题，简要说明长期照护保险合作计划。

▶▶ 参考文献

AARP studies adult foster care for the elderly. 1996. *Public Health Reports* 111, no. 4: 295.

Administration on Aging (AoA). 2016. *Profile of older Americans: 2015.* Available at: http://www.aoa.acl.gov/Aging_Statistics/Profile/2015/14.aspx. Accessed December 2016.

Alzheimer's Association. 2013. *Alzheimer's facts and figures.* Available at: http://www.alz.org/alzheimers_disease_facts_and_figures.asp#prevalence. Accessed August 2013.

Ameriks, J., et al. 2016. *The state of long-term care insurance: The market, challenges, and future innovations.* Kansas City, MO: National Association of Insurance Commissioners.

Barba, B. E., et al. 2012. Quality geriatric care as perceived by nurses in long-term and acute care settings. *Journal of Clinical Nursing* 21, no. 5/6: 833–840.

Boyle, C. A., et al. 2011. Trends in the prevalence of developmental disabilities in US children, 1997–2008. *Pediatrics* 127, no. 6: 1034–1042.

Buntin, M. B., et al. 2005. How much is postacute care use affected by its availability? *Health Services Research* 40, no. 2: 413–434.

Burwell, B., and P. Saucier. 2013. Managed long-term services and supports programs are a cornerstone for fully integrated care. *Generations* 37, no. 2: 33–38.

Centers for Medicare and Medicaid Services (CMS). 2013. *Intermediate care facilities for individuals with intellectual disabilities (ICFs/IID).* Available at: http://www.cms.gov/Medicare/Provider-Enrollment-and-Certification/CertificationandComplianc/ICFMRs.html. Accessed August 2013.

Compston, A., and A. Coles. 2002. Multiple sclerosis. *Lancet* 359, no. 9313: 1221–1231.

Congressional Budget Office (CBO). 2013. *Rising demand for long-term services and supports for elderly people.* Available at: https://www.cbo.gov/sites/default/files/cbofiles/attachments/44363-LTC.pdf. Accessed December 2016.

Davis, K., et al. 2016. Medicare help at home. *Health Affairs Blog.* Available at: http://healthaffairs.org/blog/2016/04/13/medicare-help-at-home. Accessed December 2016.

Department of Health and Human Services (DHHS). 2017. *Long-term care: Find your path forward.* Available at: https://longtermcare.acl.gov/. Accessed May 2017.

Farhat, T. 2013. Compliance clock ticks. *McKnight's Long-Term Care News* 34, no. 2: 30–31.

Federal Interagency Forum on Aging-Related Statistics. 2012. *Older Americans 2012: Key indicators of well-being.* Washington, DC: US Government Printing Office.

Foebel, A. D., et al. 2015. Comparing the characteristics of people living with and without HIV in long-term care and home care in Ontario, Canada. *AIDS Care* 27, no. 10: 1343–1353.

Genworth Financial, Inc. 2010. *Genworth 2010 cost of care survey.* Richmond, VA: Author.

Genworth Financial, Inc. 2015. *Genworth 2015 cost of care survey.* Richmond, VA: Author.

Gerteis, J., et al. 2014. *Multiple chronic conditions chartbook: 2010 medical expenditure panel survey data.* Rockville, MD: Agency for Healthcare Research and Quality.

Gross, D. L., et al. 2004. The growing pains of integrated health care for the elderly: Lessons from the expansion of PACE. *Milbank Quarterly* 82, no. 2: 257–282.

Han, K., et al. 2016. Variations across U.S. assisted living facilities: Admissions, resident care needs, and staffing. *Journal of Nursing Scholarship* 49: 24–32.

Harris-Kojetin, L., et al. 2016. *Long-term care providers and services users in the United States: Data from the National Study of Long-Term Care Providers, 2013–2014.* Hyattsville, MD: National Center for Health Statistics.

Health Policy Institute. 2003. *Who needs long-term care? Long-Term Care Financing Project.* Georgetown University. Available at: http://ltc.georgetown.edu/pdfs/whois.pdf. Accessed August 2013.

Helmer, C., et al. 2006. Dementia in subjects aged 75 years or over within the PAQUID cohort: Prevalence and burden by severity. *Dementia and Geriatric Cognitive Disorders* 22, no. 1: 87–94.

Hoban, S. 2013. Assisted living 2013: On the upswing. *Long-Term Living: For the Continuing Care Professional* 62, no. 3: 28–30.

Holtz-Eakin, D. 2005, April 27. *CBO testimony: The cost of financing of long-term care services.* Before the Subcommittee on Health Committee on Energy and Commerce, U.S. House of Representatives.

Hung, W. W., et al. 2012. Association of chronic diseases and impairments with disability in older adults: A decade of change? *Medical Care* 50, no. 6: 501–507.

Hurd, M. D., et al. 2013. Monetary costs of dementia in the United States. *New England Journal of Medicine* 368, no. 14: 1326–1334.

Iglehart, J. K. 2016. Future of long-term care and the expanding role of Medicaid managed care. *New England Journal of Medicine* 374: 182–187.

Irvin, C. V. 2015. *Money Follows the Person 2014 annual evaluation report.* Cambridge, MA: Mathematica Policy Research.

Jones, A. L., et al. 2012. *Characteristics and use of home health care by men and women aged 65 and over. National health statistics reports, No. 52.* Hyattsville, MD: National Center for Health Statistics.

Karpiak, S. E., and R. Havlik. 2017. Are HIV-infected older adults aging differently? *Interdisciplinary Topics in Gerontology and Geriatrics* 42: 11–27.

Kaye, H. S., et al. 2010. Long-term care: Who gets it, who provides it, who pays, and how much? *Health Affairs* 29, no. 1: 11–21.

Kowlessar, N., et al. 2015. *Older Americans Act Nutrition Programs.* Research Brief Number 8. Administration on Aging. Available at: https://aoa.acl.gov/Program_Results/docs/2015/AoA-Research-Brief-8-2015.pdf. Accessed December 2016.

Kuzuya, M., et al. 2011. Impact of informal care levels on discontinuation of living at home in community-dwelling dependent elderly using various community-based services. *Archives of Gerontology & Geriatrics* 52, no. 2: 127–132.

Kwak, J., and L. J. Polivka. 2014. *The future of long-term care and the aging network.* American Society on Aging. Available at: http://www.asaging.org/blog/future-long-term-care-and-aging-network. Accessed December 2016.

Leveille, S. G., and S. Thapa. 2017. Disability among persons aging with HIV/AIDS. *Interdisciplinary Topics in Gerontology and Geriatrics* 42: 101–118.

Levine, C., et al. 2010. Bridging troubled waters: Family caregivers, transitions, and long-term care. *Health Affairs* 29, no. 1: 116–124.

Mann, C. 2011. *CMCS informational bulletin.* Available at: https://www.medicaid.gov/federal-policy-guidance/downloads/2-28-11-recent-developments-in-medicaid.pdf. Accessed December 2016.

Medicare Payment Advisory Commission (MedPAC). 2016. *Long-term care hospital services: Assessing payment adequacy and updating payments.*

Report to Congress. Washington, DC: Medicare Payment Advisory Commission.

Meret-Hanke, L. A. 2011. Effects of the Program of All-inclusive Care for the Elderly on hospital use. *Gerontologist* 51, no. 6: 774–785.

MetLife Mature Market Institute. 2010. *The MetLife national study of adult day services.* Westport, CT: Metropolitan Life Insurance Company.

Micheletti, J. A., and T. J. Shlala. 1995. Understanding and operationalizing subacute services. *Nursing Management* 26, no. 6: 49–56.

Morley, J. E. 2012. High technology coming to a nursing home near you. *Journal of the American Medical Directors Association* 13, no. 5: 409–412.

National Center for Health Statistics. 1997. *Health, United States, 1996–97.* Hyattsville, MD: U.S. Department of Health and Human Services.

National Center for Health Statistics. 2010. *Health, United States, 2010.* Hyattsville, MD: U.S. Department of Health and Human Services.

National Center for Health Statistics. 2016. *Health, United States, 2015.* Hyattsville, MD: U.S. Department of Health and Human Services.

National Health Policy Forum. 2013. *State variation in long-term services and supports: Location, location, location. Forum Session, July 19, 2013.* Washington, DC: George Washington University.

New York Department of Health. 2016. *Continuing care retirement communities & fee-for-service continuing care retirement communities.* Available at: https://www.health.ny.gov/facilities/long_term _care/retirement_communities/continuing _care/. Accessed December 2016.

Niederhauser, A., et al. 2012. Comprehensive programs for preventing pressure ulcers: A review of the literature. *Advances in Skin & Wound Care* 25, no. 4: 167–188.

O'Shaughnessy, C. V. 2013. *Family caregivers: The primary providers of assistance to people with functional limitations and chronic impairments.* National Health Policy Forum, Background Paper No. 84. Available at: https:// www.nhpf.org/library/background-papers /BP84_FamilyCaregiving_01-11-13.pdf. Accessed December 2016.

Partnership for Solutions and Johns Hopkins University. 2002. *Chronic conditions: Making the case for ongoing care.* Baltimore, MD: Johns Hopkins University.

Reinhard, S. C. 2012. Money Follows the Person: Un-burning bridges and facilitating a return to the community. *Generations* 36, no. 1: 52–58.

Reinhard, S. C., et al. 2011. How the Affordable Care Act can help move states toward a high-performing system of long-term services and supports. *Health Affairs* 30, no. 3: 447–453.

Reinhard, S. C., et al. 2015. *Valuing the invaluable: 2015 update undeniable progress, but big gaps remain.* AARP. Available at: http://www.aarp .org/content/dam/aarp/ppi/2015/valuing -the-invaluable-2015-update-new.pdf. Accessed December 2016.

Riordan, J., and D. Voegeli. 2009. Prevention and treatment of pressure ulcers. *British Journal of Nursing* 18, no. 20: S20–S27.

Robinson, K. M. 2010. Policy issues in mental health among the elderly. *Nursing Clinics of North America* 45, no. 4: 627–634.

Robinson, L. M. 2012. Growing health disparities for persons who are aging with intellectual and developmental disabilities: The social work linchpin. *Journal of Gerontological Social Work* 55, no. 2: 175–190.

Robison, J., et al. 2012. Transition from home care to nursing home: Unmet needs in a home- and community-based program for older adults. *Journal of Aging and Social Policy* 24, no. 3: 251–270.

Sanofi-Aventis. 2007. *Managed care digest series: Senior care digest, 2007.* Bridgewater, NJ: Author.

Sanofi-Aventis. 2016. *Managed care digest series: Public payer digest, 2016.* Bridgewater, NJ: Author.

Scocco, P., et al. 2006. Nursing home institutionalization: A source of *eustress* or *distress* for the elderly. *International Journal of Geriatric Psychiatry* 21, no. 3: 281–287.

Shippy, R. A., and S. E. Karpiak. 2005. Perceptions of support among older adults with HIV. *Research on Aging* 27, no. 3: 290–306.

Singh, D. A. 1997. *Nursing home administrators: Their influence on quality of care.* New York: Garland Publishing, Inc.

Singh, D. A. 2016. *Effective management of long-term care facilities.* 3rd ed. Burlington, MA: Jones & Bartlett Learning.

Spellman, S., and K. Brod. 2014. Continuing care at home. *Senior Housing & Care Journal* 22, no. 1: 112–118.

Stahl, C. 1997, September. Adult foster care: An alternative to SNFs? *ADVANCE for Occupational Therapists*, p. 18.

Szanton, S. L., et al. 2016. Home-based care program reduces disability and promotes aging in place. *Health Affairs* 35, no. 9: 1558–1563.

Tabert, M. H., et al. 2002. Functional deficits in patients with mild cognitive impairments: Prediction of AD. *Neurology* 58: 758–764.

Teresi, J. A., et al. 2013. Comparative effectiveness of implementing evidence-based education and best practices in nursing homes: Effects on falls, quality-of-life and societal costs. *International Journal of Nursing Studies* 50, no. 4: 448–463.

Tune, L. 2001. Assessing psychiatric illness in geriatric patients. *Clinical Cornerstone* 3, no. 3: 23–36.

Van Houtven, C. H., and E. Norton. 2004. Informal care and health care use of older adults. *Journal of Health Economics* 23, no. 6: 1159–1180.

Vargas, R. B., and W. E. Cunningham. 2006. Evolving trends in medical care-coordination for patients with HIV and AIDS. *Current HIV/AIDS Reports* 3, no. 4: 149–153.

Wieland, D., et al. 2013. Does Medicaid pay more to a Program of All-Inclusive Care for the Elderly (PACE) than for fee-for-service long-term care? *Journal of Gerontology. Series A, Biological Sciences and Medical Sciences* 68, no. 1: 47–55.

第11章　特殊人群的医疗卫生服务系统

学习目标

- 描述各类人群获得医疗卫生服务时面临的挑战和障碍
- 了解不同种族和族裔的健康差异
- 讨论美国儿童的健康问题和他们可以获得的医疗卫生服务
- 讨论美国女性的健康问题和她们可以获得的医疗卫生服务
- 叙述农村面临的健康挑战以及提高农村人口医疗服务可及性的措施
- 叙述无家可归者和流动工人的特点和健康问题
- 叙述美国的心理健康系统
- 总结美国艾滋病流行情况、受影响人群及艾滋病毒携带者或患者可得到的医疗卫生服务
- 指出《平价医疗法》对弱势群体的好处

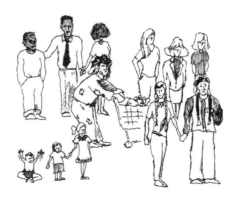

他们都有一些共同点。

►► 简介

在美国，相对于一般人群，某些特殊人群在获得及时和必要的医疗服务时面临着更大的挑战（Shortell 等，1996）。因此，他们在身体、心理和社交健康方面存在更大风险（Aday，1993）。有许多术语来形容这些人群，如"服务不足人群""医疗服务不足群体""医疗弱势群体""弱势群体"和"美国社会底层群体"。他们脆弱的原因主要归为不平等的社会、经济、健康和地域条件。这些群体包括少数种族和少数民族、没有保险的儿童、女性、农村居民、无家可归者、精神病患者、慢性病患者、残疾人以及携带人类免疫缺陷病毒（HIV）和患有获得性免疫缺陷综合征（AIDS）的人。这些人群比普通人群更容易受到伤害，并且在医疗服务可及性、医疗筹资、种族或文化认同方面遇到更大的障碍。

本章首先介绍弱势群体的研究架构，随后对其进行定义，描述他们的健康需求，并总结他们面临的主要挑战。本章还将讨论《平价医疗法》对弱势人群的潜在影响。

►► 弱势群体研究架构

脆弱模型（见展示例图 11 – 1）是研究脆弱性的综合方法（Shi 和 Stevens，2010）。从健康的角度来看，脆弱性指的是不健康或患病的可能性。不健康可以表现在身体、心理和社会交往三方面。某一方面的不健康可能会受其他方面的影响，因此，那些在多方面存在健康不良的人比在单一方面有问题的人的健康需求更大。

展示例图 11 – 1　　　　　　　　　　**脆弱模型**

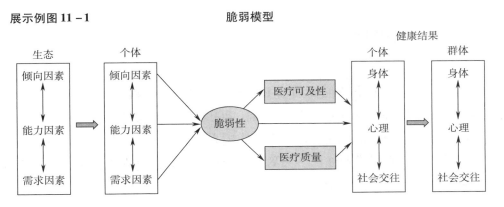

在这个框架中，脆弱性由个体和生态环境的几个因素构成：（1）倾向因素、（2）能力因素和（3）需求因素（见展示例表 11 - 2）。倾向因素、能力因素、需求因素不仅决定了个人获得医疗服务的可及性，同时最终还会影响个人感染疾病的风险，或已感染疾病的人从中恢复的能力。通常，具有多重风险（即两种或更多种脆弱性特征的组合）的人更难获得医疗服务，且所获医疗服务的质量更低，他们的健康状况更糟糕。

展示例表 11 - 2　　　　弱势群体的倾向因素、能力因素、需求因素

（1）倾向因素
- 种族/族裔特征
- 性别和年龄（女性和儿童）
- 地理位置（农村）

（2）能力因素
- 保险（未获保）
- 无家可归者

（3）需求因素
- 心理健康
- 慢性病/失能
- HIV/AIDS

将脆弱性理解为不同性质因素的集合，能够捕捉到现实情况。这个方法不仅反映了风险的多因素特点，也强调了一个原则，即不能通过解决单一风险来消除差异。脆弱模型的主要特征如下。首先，它是一个综合模型，包括个人和社会生态层面的健康风险。其次，它是一个通用模型，关注的是总人口的脆弱性特征而不是某个人群的脆弱性特征，尽管个体因素是不同的，但一些普遍的、有交叉的因素会影响整个弱势群体。最后，强调脆弱的综合性，换言之，也是指多种问题的积累将导致脆弱性的升级。

►► 种族/少数民族

2010 年，美国人口普查问卷列出 15 个种族类别，同时设有空白处以填写表格中没有列出的特殊种族（美国人口普查局，2009）。种族类别包括白人、黑人、美洲印第安人或阿拉斯加原住民、印度人、中国人、菲律宾人、日本人、韩国人、越南人、其他亚裔、夏威夷原住民、关岛人或查莫罗人、萨摩亚人、其他太平洋岛民和其他种族。受访者可选多个种族。

　　美国人口普查局估计（2015），少数民族占美国人口的 38%，包括黑人或非裔美国人（13.3%）、西班牙裔或拉丁裔美国人（17.6%）、亚裔美国人（5.6%）、夏威夷和太平洋群岛原住民（0.2%）、美洲印第安人和阿拉斯加原住民（1.2%）。另外，2.6% 的美国人认为自己属于"两个或两个以上种族"的混血裔（美国人口普查局，2010a）。

　　各种族和民族在生活方式和健康状况方面存在显著的差异。例如，在 2014 年，体重低于 2 500 克（低出生体重）的活产儿占比最高的是黑人，其次是亚裔或太平洋岛民、印第安人、西班牙裔、白人（见图 11 - 1）。亚裔和太平洋岛民最有可能在孕早期开始产前护理，随后是白人、西班牙裔、黑人、美洲印第安人或阿拉斯加原住民（见表 11 - 1）。白人、亚裔和太平洋岛民母亲在孕期吸烟的可能性最小，其次是西班牙裔和黑人，美洲印第安人或阿拉斯加原住民，这一组母亲的吸烟率比其他任何一组（18%）的吸烟率高出一倍以上（见图 11 - 2）。白人成年人比其他种族更有可能消费酒精（见图 11 - 3）。在 40 岁以上的女性中，乳房 X 光在白人中的使用率最高，在西班牙裔美国人中的使用率最低（见图 11 - 4）。

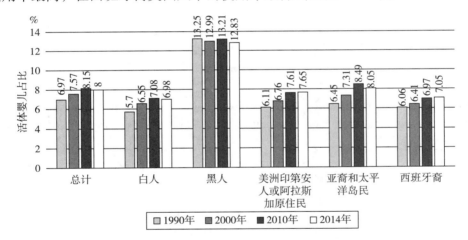

资料来源：National Center for Health Statistics（NCHS）. 2016b. *Health*, *United States*, 2015. Hyattsville, MD: U. S. Department of Health and Human Services. p. 74.

图 11 - 1　体重小于 2 500 克的新生儿比重（按母亲种族划分）

表 11 - 1　　　　　　　　　美国各种族/民族母亲的特征　　　　　　　　　　单位：%

项目	1970 年	1980 年	1990 年	2000 年	2010 年	2014 年
在怀孕初期开始产检						
所有母亲	68. 0	76. 3	75. 8	83. 2	83. 2	84. 8
白人	72. 3	79. 2	79. 2	85. 0	84. 7	86. 6
黑人	44. 2	62. 4	60. 6	74. 3	76. 0	80. 8
美洲印第安人或阿拉斯加原住民	38. 2	55. 8	57. 9	69. 3	69. 5	76. 7

续表

项目	1970 年	1980 年	1990 年	2000 年	2010 年	2014 年
在怀孕初期开始产检						
亚裔和太平洋岛民	—	73. 7	75. 1	84. 0	84. 8	86. 4
西班牙裔	—	60. 2	60. 2	74. 4	77. 3	83. 3
母亲受教育时间 16 年及以上						
所有母亲	8. 6	14. 0	17. 5	24. 7	26. 6①	20. 2
白人	9. 6	15. 5	19. 3	26. 3	27. 9①	25. 0
黑人	2. 8	6. 2	7. 2	11. 7	13. 4①	12. 5
美洲印第安人或阿拉斯加原住民	2. 7	3. 5	4. 4	7. 8	8. 5①	12. 2
亚裔和太平洋岛民	—	30. 8	31. 0	42. 8	47. 1①	35. 1
西班牙裔		4. 2	5. 1	7. 6	8. 7①	8. 4
低出生体重（小于 2 500 克）						
所有母亲	7. 93	6. 84	6. 97	7. 57	8. 15	8. 00
白人	6. 85	5. 72	5. 70	6. 55	7. 08	6. 98
黑人	13. 90	12. 69	13. 25	12. 99	13. 21	12. 83
美洲印第安人或阿拉斯加原住民	7. 97	6. 44	6. 11	6. 76	7. 61	7. 65
亚裔和太平洋岛民	—	6. 68	6. 45	7. 31	8. 49	8. 05
西班牙裔	—	6. 12	6. 06	6. 41	6. 97	7. 05

①数据来源于 2008 年。

资料来源：National Center for Health Statistics（NCHS）. 2010. *Health*, *United States*, 2009. Hyattsville, MD：U. S. Department of Health and Human Services. pp. 159, 163；National Center for Health Statistics（NCHS）. 2013. *Health*, *United States*, 2012. Hyattsville, MD：U. S. Department of Health and Human Services. p. 144；National Center for Health Statistics（NCHS）. 2016b. *Health*, *United States*, 2015. Hyattsville, MD：U. S. Department of Health and Human Services. p. 74.

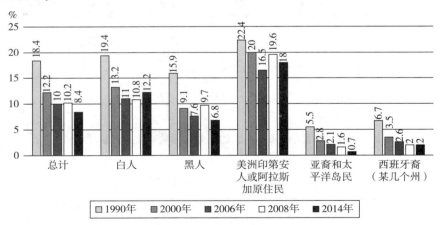

资料来源：Centers for Disease Control and Prevention（CDC）. 2016d. *Smoking prevalence and cessation before and during pregnancy*：*Data fromt the birth certificate*, 2014. National Vital Statistics Reports 65. Available at：https：//www. cdc. gov/nchs/data/nvsr/nvsr65/nvsr65 _ 01. pdf. Accessed July 2017.

图 11 – 2　吸烟孕妇比重（按母亲种族划分）

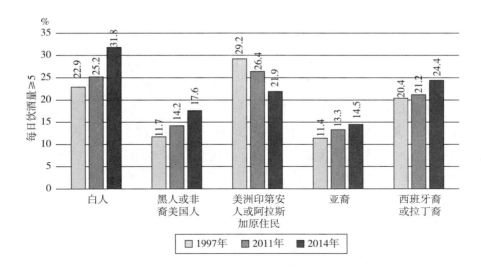

资料来源：National Center for Health Statistics（NCHS）. 2014a. *National Health Interview Survey*. Available at：https：//www. cdc. gov/nchs/nhis/. Accessed March 2017.

图 11 - 3　18 岁及以上成年人饮酒量

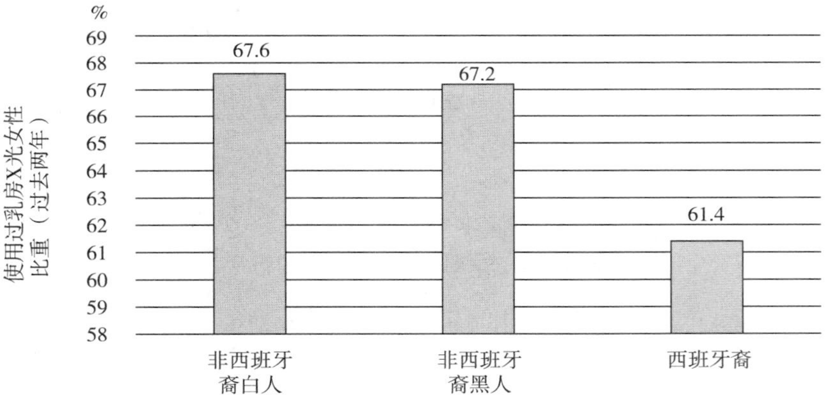

资料来源：National Center for Health Statistics（NCHS）. 2016b. *Health*，*United States*，2015. Hyattsville，MD：U. S. Department of Health and Human Services. p. 246.

图 11 - 4　使用过乳房 X 光的 40 岁及以上女性比重（2013 年）

美国黑人

黑人比白人更容易在经济上处于不利地位。尽管过去几十年取得了进步，但他们的健康状况仍然落后。黑人比白人的预期寿命短（见图 11 - 5）；大部分主要死因的年龄调整死亡率更高（见表 11 - 2）；孕产妇的年龄调整死亡率也更高（见图 11 - 6）；婴儿和新生儿死亡率也更高（见表 11 - 3）。在健康状况的自陈量表中，黑人比白人报告健康状况一般或较差的可能性更大。在行为风险方面，黑人男性吸烟率略高于白人男性（21.7% 比 18.8%）。尽管黑人女性吸烟率有所上升，但白人女性比黑人女性吸烟的概率更大（16% 比 13.4%）（见图 11 - 8）。相反地，黑人的血清胆固醇水平比白人低（见表 11 - 4）。在非西班牙裔黑人中，心脏病和脑卒中的死亡率是最高的，高血压患病率在这个种族群体里也是最高的。非西班牙裔黑人女性比非西班牙裔白人女性更容易因为乳腺癌减少预期寿命年。相较于非西班牙裔白人，西班牙裔和非西班牙裔黑人中，糖尿病的患病率是最高的〔国家卫生统计中心（NCHS），2016b〕。

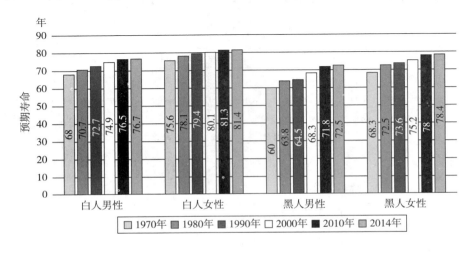

资料来源：National Center for Health Statistics（NCHS）. 2016b. *Health*, *United States*, 2015. Hyattsville, MD：U. S. Department of Health and Human Services. p. 93.

图 11 - 5　预期寿命（1970—2014 年）

表 11 - 2　　　　　　　　一些死因的标准化死亡率（1970—2014 年）　　　　　　单位：人

种族和死因	1970 年	1980 年	1990 年	2000 年	2010 年	2014 年
所有人：每 100 000 标准人口的死亡数						
总计	1 222.6	1 039.1	938.7	869.0	747.0	724.6
心脏疾病	492.7	412.1	321.8	257.6	179.1	167.0
缺血性心脏病	—	345.2	249.6	186.8	113.6	98.8
脑血管疾病	147.7	96.2	65.3	60.9	39.1	36.5
恶性肿瘤	198.6	207.9	216.0	199.6	172.8	161.2
慢性下呼吸道疾病	21.3	28.3	37.2	44.2	42.2	40.5
流感和肺炎	41.7	31.4	36.8	23.7	15.1	15.1
慢性肝病与肝硬化	17.8	15.1	11.1	9.5	9.4	10.4
糖尿病	24.3	18.1	20.7	25.0	20.8	20.9
获得性免疫缺陷综合征（艾滋病）	—	—	10.2	5.2	2.6	2.0

续表

种族和死因	1970 年	1980 年	1990 年	2000 年	2010 年	2014 年
所有人：每 100 000 标准人口的死亡数						
意外伤害	60.1	46 4	36.3	34.9	38.0	40.5
交通事故伤害	27.6	22.3	18.5	15.4	11.3	10.8
自杀	13.1	12.2	12.5	10.4	12.1	13.0
他杀	8.8	10.4	9.4	5.9	5.3	5.1
白人						
总计	1 193.3	1 012.7	909.8	849.8	741.8	725.4
心脏疾病	492.2	409.4	317.0	253.4	176.9	165.9
缺血性心脏病	—	347.6	249.7	185.6	113.5	99.3
脑血管疾病	143.5	93.2	62.8	58.8	37.7	35.2
恶性肿瘤	196.7	204.2	211.6	197.2	172.4	161.9
慢性下呼吸道疾病	21.8	29.3	38.3	46.0	44.6	43.1
流感和肺炎	39.8	30.9	36.4	23.5	14.9	15.1
慢性肝病与肝硬化	16.6	13.9	10.5	9.6	9.9	11.2
糖尿病	22.9	16.7	18.8	22.8	19.0	19.3
获得性免疫缺陷综合征（艾滋病）	—	—	8.3	2.8	1.4	1.1
意外伤害	57.8	45.3	35.5	35.1	40.3	43.1
交通事故伤害	27.1	22.6	18.5	15.6	11.7	11.1
自杀	13.8	13.0	13.4	11.3	13.6	14.7
他杀	4.7	6.7	5.5	3.6	3.3	3.0
黑人						
总计	1 518.1	1 314.8	1 250.3	1 121.4	898.2	849.3
心脏疾病	512.0	455.3	391.5	324.8	224.9	206.3
缺血性心脏病	—	334.5	267.0	218.3	131.2	112.8
脑血管疾病	197.1	129.1	91.6	81.9	53.0	49.7
恶性肿瘤	225.3	256.4	279.5	248.5	203.8	185.6
慢性下呼吸道疾病	16.2	19.2	28.1	31.6	29.0	28.4
流感和肺炎	57.2	34.4	39.4	25.6	16.8	16.1
慢性肝病与肝硬化	28.1	25.0	16.5	9.4	6.7	7.2
糖尿病	38.8	32.7	40.5	49.5	38.7	37.3
获得性免疫缺陷综合征（艾滋病）	—	—	26.7	23.3	11.6	8.3
意外伤害	78.3	57.6	43.8	37.7	31.3	33.8
交通事故伤害	31.1	20.2	18.8	15.7	10.9	11.1
自杀	6.2	6.5	7.1	5.5	5.2	5.5
他杀	44.0	39.0	36.3	20.5	17.7	17.2

资料来源：National Center for Health Statistics（NCHS）.2016b. *Health United States*，2015. Hyattsville，MD：U. S. Department of Health and Human Services. pp. 99 - 101.

表 11 - 3 　　　　　　不同种族的母亲，婴儿、新生儿、
新生儿后期的死亡率（每 1 000 活体）　　　　单位：人

母亲的种族	婴儿死亡率					新生儿死亡率					新生儿后期死亡率				
	1983年	1990年	2000年	2008年	2013年	1983年	1990年	2000年	2008年	2013年	1983年	1990年	2000年	2008年	2013年
总计	10.9	8.9	6.9	6.6	6.0	7.1	5.7	4.6	4.3	4.0	3.8	3.2	2.3	2.3	1.9
白人	9.3	7.3	5.7	5.6	5.1	6.1	4.6	3.8	3.6	3.4	3.2	2.7	1.9	2.0	1.6
黑人	19.2	16.9	13.5	12.4	10.8	12.5	11.1	9.1	8.1	7.3	6.7	5.9	4.3	4.3	3.5
美洲印第安人或阿拉斯加原住民	15.2	13.1	8.3	8.4	7.6	7.5	6.1	4.4	4.2	4.1	7.7	7.0	3.9	4.2	3.5
亚裔和太平洋岛民	8.3	6.6	4.9	4.5	4.1	5.2	3.9	3.4	3.1	3.0	3.1	2.7	1.4	1.4	1.1
西班牙裔	9.5	7.5	5.6	5.6	5.0	6.2	4.8	3.8	3.9	3.6	3.3	2.9	1.8	1.8	1.5

资料来源：National Center for Health Statistics（NCHS）. 2013. *Health*，*United States*，2012. Hyattsville，MD：U. S. Department of Health and Human Services. p. 66；National Center for Health Statistics（NCHS）. 2016b. *Health*，*United States*，2015. Hyattsville，MD：U. S. Department of Health and Human Services. p. 86.

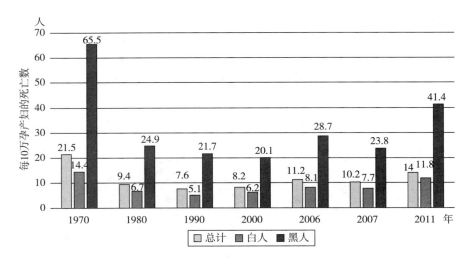

资料来源：National Center for Health Statistics（NCHS）. 2011. *Health*，*United States*，2010. Hyattsville，MD：U. S. Department of Health and Human Services. p. 231；Centers for Disease Control and Prevention（CDC）. 2016e. *Pregnancy Mortality Surveillance System*. Available at：https：//www. cdc. gov/reproductivehealth/maternal – infanthealth/pmss. html. Accessed July 2017.

图 11 - 6 孕产妇的年龄调整死亡率

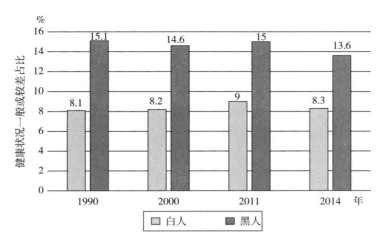

资料来源：*Health*，*United States*，1995. p. 172；*Health*，*United States*，2012. p. 168；*Health*，*United States*，2015. p. 182.

图 11 - 7　受访者健康状况自评

资料来源：National Center for Health Statistics（NCHS）. 2016b. *Health. United States*，2015. Hyattsville，MD：U. S. Department of Health and Human Services. p. 186.

图 11 - 8　18 岁及以上成年人吸烟者比重（2014 年）

表 11 - 4　　　　2011—2014 年 20 岁及以上成年人中健康风险指标　　　　　　单位：%

性别和种族①	患高血压比重	胆固醇≥240mg/dL 的比重	超重的比重
总计	30. 4	27. 8	69. 5
白人			
男性	30. 2	29. 4	73. 7
女性	28. 0	28. 0	63. 5
黑人			
男性	42. 4	24. 5	69. 6
女性	44. 0	25. 7	82. 0

①年龄调整 20 ~ 74 岁。

资料来源：National Center for Health Statistics（NCHS）. 2016b. *Health*，*United States*，2015. Hyattsville，MD：U. S. Department of Health and Human Services. pp. 202，204，216.

西班牙裔美国人

美国人口中，西班牙裔人口的增长速度明显快于其他人口组。在 2000 年至 2010 年中，美国总人口增长了 10%，而西班牙裔同比增长 43%（美国人口普查局，2011a，2011b）。2014 年，西班牙裔美国人约 5 500 万人，预计到 2060 年会达到 1.19 亿人。

西班牙裔也是美国最年轻的群体之一。2014 年，西班牙裔美国人的年龄中值为 28.4 岁，而非西班牙裔白人为 43.1 岁。2013 年，9.7% 的西班牙裔人小于 5 岁，而小于 5 岁的非西班牙裔白人占比为 5.1%（美国人口普查局，2013）。在 2012 年，25.6% 的西班牙裔人生活在联邦贫困水平以下（FPL），而这一比例在非西班牙裔白人中只有 9.7%（美国人口普查局，2013）。

许多西班牙裔美国人在获得医疗服务时都存在着显著的障碍。相较于来自南美洲（25.6% 在外国出生）和墨西哥（32.6% 在外国出生）的人，对来自中美洲的人来说更是一个棘手问题（39% 在外国出生）。出生地也导致了很多西班牙裔人不会说英语，这也是医疗服务可及性降低的一个相关因素。

因为相对较低的教育水平，西班牙裔美国人的失业率高于非西班牙裔白人（分别为 5.6% 和 4.0%，美国劳工统计局，2016），他们更可能受雇于半技术性、非专业性的职业（美国人口普查局，2011a）。因此，西班牙裔美国人比白人更可能没有保险或保险不足。2014 年，25.5% 的西班牙裔美国人没有保险，相比较，13.3% 的非西班牙裔白人和 13.7% 的非西班牙裔黑人或非裔美国人没有保险（NCHS，2016b）。在西班牙裔美国人中，27.2% 的墨西哥人没有保险，接着是 19.4% 的古巴人、13% 的波多黎各人和 26.2% 的其他西班牙裔美国人没有保险（NCHS，2016b）。

在 2006 年，他杀是西班牙裔男性死亡的第九大原因。他杀的死因排名在该族群中是最高的，与黑人族群一致（NCHS，2016b）。

相比较于非西班牙裔白人和某些其他种族，西班牙裔美国人接受预防医疗服务的可能性更低。40 岁及以上的西班牙裔女性使用乳腺 X 线摄影的可能性最低（61.4%，而非西班牙裔白人的这一比例为 66.8%，非西班牙裔黑人的这一比例为 67.1%；见图 11 - 4）。2014 年，相较于美国的平均水平，在孕早期开始进行产前护理的西班牙裔母亲较少（83.3% 的西班牙裔母亲，相较于 84.8% 的美国平均水平，见表 11 - 1）。2014 年，在西班牙裔 2 岁及以上人群中，59.7% 的人每年看牙科的次数至少 1 次，而每年至少看牙科一次的非西班牙裔白人占比则有 67.7%（NCHS，2016b）。

西班牙裔人比白人以及某些其他种族/族群的行为风险更大。例如，2014 年，在 18 岁及以上个人中，西班牙裔人每天饮酒量超过 5 瓶的比例高于其他种族（西班牙裔美国人的这一比例为 24.4%，黑人为 17.6%，亚洲人为 14.5%；见图 11 - 3）。然而，相较于与其他族裔，西班牙裔抽烟的人更少。2014 年，15.7% 的 18 岁及以上西班牙裔男性将自己认定为"正在吸烟者"，而有 20% 的非西班牙裔白人男性和 21.8% 的非西班牙裔黑人男性认定自己为"正在吸烟者"（NCHS，2016b）。在 2014 年，成年女性中，7.3% 的西班牙裔美国人吸烟，而 16.4% 的非西班牙裔白人和 14.2% 的非西班牙裔黑人吸烟（NCHS，2016b）。

亚裔美国人

由于亚裔在美国人口中占比较小，因此少数民族健康流行病学通常更关注黑人、西班牙裔、美洲印第安人以及阿拉斯加原住民。2015 年，亚裔仅占美国总人口的 5.6%，有 1 900 万人（美国人口普查局，2012a）。考虑到亚裔美国人的多样性，国家卫生统计中心（NCHS）已经将种族扩大分为九类：白人、黑人、美国原住民、中国人、日本人、夏威夷人、菲律宾人、其他亚洲/太平洋岛民，以及其他种族。然而，即使是"其他亚洲/太平洋岛民"这一个类别中，人种也多种多样，包括 21 个具有不同健康状况的亚族群。亚裔美国人是美国人口中增长最快的一部分。在 2000—2010 年，人口增长率为 43%，而美国总人口增长率只有 10%（美国人口普查局，2012a）。

在教育、收入和健康方面，亚裔美国人和太平洋群岛原住民（AA／PIS）有显著的不同。2013 年，86.2% 的 25 岁及以上的亚裔美国人/太平洋岛民至少是高中毕业，在非西班牙裔白人中则是 87.6%；此外，51.3% 或更多的亚裔美国人/太平洋岛民拥有学士及以上学历，在非西班牙裔白人中这一比例是 30.3%（美国人口普查局，2012a）。然而，亚族群之间的教育程度差异很大。例如，在 2007—2009 年，94% 的日本裔毕业于高中，而越南、老挝后裔中分别只有 72% 和 61%（美国人口普查局，2010a）。

2013 年，亚裔美国人（15 岁及以上）的收入中位数是 72 472 美元，非西班牙裔白人收入中位数为 40 963 美元（美国人口普查局，2010a）。同时，相较于黑人（27.4%）和西班牙裔（23.5%），生活在联邦贫困水平以下的亚裔较少（12.7%）（美国人口普查局，2011c）。

研究发现，相较于非西班牙裔白人儿童，华裔、印度裔、菲律宾裔以及其他亚裔美国人/太平洋岛民与健康专业人员的联系较少。公民地位、出生地、母亲受教育程度、贫困状况都是影响获取和利用医疗服务的独立风险因素（Yu 等，2004）。除此之外，文化习俗、态度都会阻碍亚裔美国人/太平洋岛女性接受合理的预防保健，如巴氏涂片和乳腺癌筛查。2013 年，65.3% 的 18 岁及以上的亚裔美国人/太平洋岛女性接受过巴氏涂片检测，相比之下，非西班牙裔白人女性为 68.7%，非西班牙裔黑人女性为 75.3%，西班牙裔女性为 70.5%（NCHS，2016b）。

如果不能揭示少数民族之间存在异质性，就会产生"所有亚裔美国人/太平洋岛民在健康和经济上都很成功"这样的神话。事实上，在很多健康状况指标上，亚裔美国人/太平洋岛民都存在异质性。比如，相较于韩国裔、华裔、菲律宾裔、印度裔和日本裔，越南裔认为自己的健康状况较差（NCHS，2014a）。超重和肥胖的差异也很大，菲律宾人肥胖的可能性比其他亚裔美国人/太平洋岛民高出 70%。虽然在美国人口中，亚裔美国人/太平洋岛民的整体吸烟率最低，但 22% 的韩国人吸烟，比黑人（17%）和西班牙裔成年人（10%）更高。与白人相比，印度裔患糖尿病的可能性是其他民族的两倍以上（CDC，2015a）。

美洲印第安人和阿拉斯加原住民

超过 3/4 的美洲印第安人和阿拉斯加原住民（AIAN）人口居住在保留区外或非保留区信托土地的农村和城市地区（美国人口普查局，2011d）。根据人口普查局统计，美洲印第安人和阿拉斯加原住民的人口以每年 26.7% 的速度增长。伴随而来的是，近几十年，该人群对扩大医疗服务范围的需求一直在上升，并且变得愈加尖锐。在美洲印第安人和阿拉斯加原住民中某些疾病发病率和患病率很高，如糖尿病、高血压、婴儿患病率和死亡率、药物依赖等。同时，艾滋病和与 HIV 病毒有关致死的严重现状也成为美洲印第安人和阿拉斯加原住民人群患病和死亡的一个主要问题。相比美国普通人群，美洲原住民酗酒、患结核病、患糖尿病、受伤、自杀和凶杀的死亡率更高 [印第安人健康服务局（HIS），2010a]。

美国原住民仍然是美国社会经济的底层人群，这不是什么秘密。美洲印第安人和阿拉斯加原住民贫困和失业的可能性是其他美国人的两倍（美国人口普查局，2011d）。不过，美洲印第安人的健康状况似乎正在改善。例如，美洲原住民孕妇的死亡率从 1972 年至 1974 年的每 10 万活产婴儿中 28.5 个死亡降至 2007 年至 2009 年每 10 万活产婴儿中 8.3 个死亡，婴儿死亡率从 2000 年的 8.3/千婴儿，降至 2013 年的 7.6/千婴儿（NCHS，2016b）。虽然取得了这些成绩，美国原住民与一般美国人相比在健康上还有差距。美国原住民的预期寿命比美国总体少 4.6 岁（HIS，2010a）。美洲原住民酗酒（高 519%）、患肺结核（高 500%）、患糖尿病（高 195%）、意外伤害（高 149%）、凶杀（高 92%）和自杀（高 72%）的死亡率高于其他美国人 [印第安人健康服务局（HIS），2010a]。

1832 年，作为土地契约补偿的一部分，联邦政府就为美国印第安人提供医疗服务进行了第一次谈判。随后法律扩大了服务范围，并给予美国印第安人更大的自主权来规划、开发和管理自己的医疗服务。这些法律明确允许传统医疗和西医的实施。

《印第安人医疗卫生促进法案》

1976 年的《印第安人医疗卫生促进法案》及其 1980 年的修正案，提出了一个 7 年计划，以帮助美国印第安人的健康水平达到一般人口水平。尽管健康平等依然未能实现，但法案在减少偏见、建立信任和让权利回到美国印第安人手上取得了成功。《平价医疗法》中包含了对《印第安人医疗保健改进法》的永久重新授权。

印第安人健康服务局

印第安人健康服务局这一联邦项目的目的是，确保可以将全面的、文化上可接受的医疗服务提供给美洲印第安人和阿拉斯加原住民（印第安人健康服务局，HIS，2013）。印第安人健康服务局（2010b）为超过 560 个联邦承认的部落的成员和后裔提供服务。然而，快速增长的印第安人的医疗服务需求超过了医疗资源的增长速度，且大部分印第安人的社区医疗服务仍然不足。

印第安人健康服务局分为 12 个地区办事处，每个办事处负责计划运营一个特定的地理区域。每个区域办事处都由各种处理行政和卫生相关服务的分支机构组成。提供健康服务是 161 个在本地运营的受管理服务单位的责任［印第安人健康服务局（HIS），2010b］。印第安人健康服务局的使命尤其难以完成，因为印第安保留社区是美国地理可及性最差的（Burks，1992）。

印第安医疗服务体系除了提供初级医疗和预防保健服务外，还在一些方面有特别的举措，诸如伤害控制、酗酒、糖尿病、心理健康、母婴健康、印第安青少年、老年照护和艾滋病毒/艾滋病［印第安人健康服务局（HIS），1999a］。其他重点领域还包括家庭暴力和儿童虐待、口腔健康和卫生［印第安人健康服务局（HIS），1999b］。尽管印第安人健康服务局的服务范围有限，仍有很多印第安人没有加入此服务体系，超过一半的低收入、无保险的印第安人未加入。在所有低收入人群中，加入印第安医疗服务体系的印第安人要比没有的印第安人状况好。

▶▶ 没有保险的人

在"医疗卫生服务筹资"章节讨论了美国没有保险的人数以及这些美国人一直

没有医疗保险的原因。虽然成年人中没有保险的比重在增加，但在儿童中没有医保的比重从 2008 年的 8.9% 下降到了 2015 年的 4.5%（NCHS，2016a），这主要归功于儿童健康保险计划（CHIP）的成功实施。

少数民族比白人更缺乏医疗保障。美国人口普查局（2014）估计，2014 年，19.9% 的西班牙裔居民没有保险，相比之下，11.8% 的黑人、9.3% 的亚裔以及 7.6% 的白人没有保险。大多数没有保险的人都是年轻工人（O'Neill 和 O'Neill，2009）。在美国的南部和西部地区以及在缺少大学学位的人群中，没有保险的现象也更为普遍。

通常，没有保险的人比一般人群的健康状况更差（NCHS，2016a）。研究还表明，没有保险的人比有保险的人获得医疗服务的可能性更少（CDC，2010a）。2015 年，55% 的未投保者没有固定的医疗服务来源（凯撒家庭基金会，2016d）。无保险人群的一大特征是较少使用低成本的预防医疗服务，这会导致更昂贵的急救医疗服务需求的增加。即使没有保险的人可以获得医疗服务，他们也会在支付药品费用上遇到困难。在 2015 年，20% 的未投保人因为费用推迟了所需处方药的使用，相比之下，只有 12% 的公共保险患者和 6% 的私人商业保险患者因为费用推迟使用所需药品（凯撒家庭基金会，2016d）。

未投保人群的困境会影响那些有保险的人。据估计，2013 年未保险人无法偿还的医疗费用达到 850 亿美元（凯撒家庭基金会，2014a），其大部分由医疗补助计划（Medicaid）承担，由联邦拨款给非营利性医院和慈善组织。

《平价医疗法》（ACA）在减少未投保率上取得了很大的成功。现在还不清楚新的改革方案《美国保健法》（AHCA）将如何解决未保险的问题。

►► 儿童

2015 年，生活在美国的 18 岁以下儿童大约有 7 400 万，占到了美国总人口的 23%。大约有 1 550 万（21%）育儿家庭在美国人口调查局公布的贫困线以下。美国儿童之间的种族和民族差异在持续扩大。尤其是，西班牙裔儿童占美国儿童总人数比重从 1980 年的 8.8%，上升到了 2015 年的 25%。美国 18 岁以下儿童中，约 20% 有一项特殊的医疗服务需求，如慢性病、持续 12 个月以上的行为或发育障碍，需要通过接受相关服务取得改善功能的结果（联邦儿童和家庭统计论坛，2016）。

儿童超重与其童年时期的过量发病和成年时期的超重有关。从 1988—1994 年到 2011—2014 年，6~17 岁肥胖儿童的比重增加了 8 个百分点——从 11% 增加到了 19%。同一时期，在非西班牙裔白人儿童中，肥胖儿童的比重增加了 7 个百分点；

非西班牙裔黑人儿童中，肥胖儿童的比重增加了 9 个百分点；墨西哥裔肥胖儿童增加了 10 个百分点（NCHS，2014b）。农村儿童比城市的同龄人更容易超重或肥胖，收入较低家庭的儿童比收入较高家庭的儿童更容易肥胖。低于联邦贫困水平的家庭中超重或肥胖儿童占比是收入高于贫困水平四倍以上家庭中的两倍［卫生资源和服务管理局（HRSA），2015］。

医疗保险是决定医疗服务获得和使用的主要因素。2000—2014 年，获得公共医疗保险儿童的比重在增加，没有保险和有私人保险的儿童比重在减少（联邦儿童和家庭统计论坛，2016）。在 2015 年，没有医疗保险的 18 岁以下儿童的比重是 4.5%（CDC，2016b），但未投保率在种族和民族之间存在着差异。没有医疗保险的西班牙裔儿童（10%）要比非西班牙裔白人儿童和非西班牙裔黑人儿童（各是 4%）多。相比较于西班牙裔儿童（31%）和非西班牙裔黑人儿童（34%），非西班牙裔白人儿童更有可能拥有私人保险（68%）。在城市和大的农村地区，生活在最低收入家庭的儿童，比那些生活在最高收入家庭的同龄人拥有医疗保险的机会更小。例如，在大的农村地区，生活在联邦贫困水平以下家庭的儿童中，95.3% 的儿童现在拥有医疗保险，而生活在联邦贫困水平 4 倍及以上家庭的儿童中，98.2% 的儿童现在拥有医疗保险，生活在小农村和大农村地区的儿童比生活在城市的儿童更有可能有医疗保险——他们拥有医疗保险的比率分别是 94.7%、95.3% 和 91.2%。

意外伤害是儿童和青少年的主要死因。2014 年，35% 的 15～19 岁少年死亡和 30% 的 1～14 岁儿童死亡都是意外伤害造成的。在所有年龄段中，机动车相关的伤害是意外伤害的主要原因（NCHS，2016b）。

哮喘是儿童慢性病中最常见的疾病之一。1980—1995 年，美国儿童哮喘的发病率翻了一番，到 21 世纪增长速度放缓。超过了 1 000 万（14%）的美国 18 岁以下儿童都曾被诊断患有哮喘；680 万（9%）的儿童现在仍患有哮喘（联邦儿童和家庭统计论坛，2016）。2014 年，13% 的非西班牙裔黑人儿童、8% 的非西班牙裔白人儿童患有哮喘病；8% 的西班牙裔儿童和 6% 的亚裔儿童患有哮喘病。

抑郁症对青少年的发展和幸福有显著影响。2014 年，大约有 11% 的年龄在 12～17 岁的青年在过去一年，患有重性抑郁障碍——比 2004 年的发病率高（9%）。情感、发展或行为有问题的 2～17 岁儿童中，61% 的儿童都在上一年度接受过心理治疗或咨询（联邦儿童和家庭统计论坛，2016；HRSA，2015）。

在儿童中，一些疾病的疫苗接种率也会因为种族、贫困状况以及居住地的不同而不同（见表 11－5）。与黑人相比，白人儿童白喉/破伤风/百日咳、小儿麻痹症、麻疹、B 型流感嗜血杆菌和混合疫苗的接种率很高。来自联邦贫困水平以下家庭的儿童，或生活在内陆城市的儿童比其他儿童的疫苗接种率要低。

表 11 – 5　　　　在大都市区，19～35 个月大儿童某些疾病疫苗接种率（2014 年）　　　　单位：%

疫苗	种族			贫困状况		大都市统计区	
	总计	白人	黑人	贫困线以下	贫困线及以上	市中心	其他
DTP①	84	86	80	79	87	84	85
小儿麻痹症②	93	93	92	92	95	93	94
麻疹疫苗或麻疹/流行性腮腺炎/风疹③	92	91	90	90	93	92	91
B 型流感嗜血杆菌④	82	84	75	83	76	81	83
混合系列⑤	72	73	65	66	75	71	73

①白喉/破伤风/百日咳，四剂量及以上。

②三剂量及以上。

③被访者会被问到是麻疹疫苗或麻疹/流行性腮腺炎/风疹疫苗。

④B 型流感嗜血杆菌，三剂量及以上。

⑤混合系列是指包含四剂量的 DTP、三剂量的小儿麻痹症疫苗、一剂量的麻疹疫苗（4∶3∶1∶3∶3∶1）。

资料来源：National Center for Health Statistics（NCHS）. 2016b. *Health*，*United States*，2015. Hyattsville，MD：U. S. Department of Health and Human Services. p. 238.

儿童医疗服务需求有许多独特性。主要因素是儿童成长的脆弱性、依赖性及其不同的发病和死亡模式。发育脆弱性是指那些塑造儿童性格的快速积累的身体和情感上的变化，例如，疾病、伤害、破坏性家庭、社会环境都会在儿童的人生轨道上产生潜在的影响。依赖性，是指儿童的特殊状况要求成年人（家长、学校看护人和邻居）读懂他们的健康需求并作出回应，代表他们寻找医疗服务、同意治疗，并且遵从治疗方案。这些依赖性关系是复杂的、随时间变化的，最终会影响到儿童的医疗服务。

儿童和美国的医疗保健系统

不同的儿童医疗服务项目在参与资格、管理，以及可能妨碍获得医疗服务的资助标准上都有明显的区别。"制度碎片化"加大了构建综合协调的医疗服务的难度。这些项目可以分为三大类部门：个人医疗和预防性医疗部门、以人口为基础的社区卫生服务部门、与卫生相关支持服务部门。

个人医疗和预防医疗部门包括初级医疗服务和专科医疗服务，这些服务由私立和公立的诊所、健康中心和医院提供。个人医疗服务主要由商业健康保险、医疗补助计划（Medicaid）和个人出资购买。

以人口为基础的社区卫生服务部门包括全社区健康促进和疾病预防服务，如免疫接种和检测、铅筛查和减排计划、儿童虐待和预防。其他项目还包括受虐儿童治疗项目，和为患有复杂的先天性疾病、慢性疾病和衰弱疾病的儿童提供康复服务。社区卫生服务部门还承担保障和协调职能，如慢性疾病儿童的个案管理和转诊计划、干预和监测处于发育障碍风险的婴儿。这些项目的资金主要由联邦负责，如医疗补助计划（Medicaid）的早期定期筛查、诊断和治疗项目（EPSDT）；社会保障法第五章（妇幼健康）规定的项目以及其他项目。

健康相关的支持项目包括营养教育、早期干预、康复、家庭支持等。一个康复服务的例子就是为携带艾滋病毒的儿童提供教育和心理治疗。因为生理或社会因素，有婴儿处于发育迟缓风险中，比如，出生体重低或者所在家庭收入低，家庭支持项目就会为这些家庭提供双亲教育和技能培训。这些项目的资金来源于不同部门，如农业部资助的妇幼营养补助计划（WIC），教育部资助的《残疾人教育法》（IDEA）。

▶▶ 妇女

2015 年，美国有 3.2 亿人口，女性占总人口的 50.8%（美国人口统计局，2016）。女性在提供医疗服务方面发挥越来越重要的作用。女性不仅是护理行业的主要提供者，在其他医疗健康行业中也有很好的表现，包括对症疗法和整骨疗法、牙科、足病学和验光学（见图 11 - 9）。

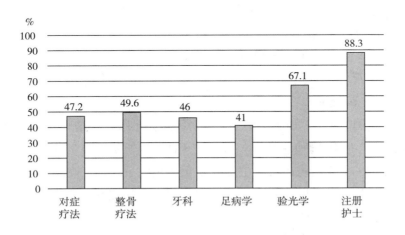

资料来源：Data from Association of American Medizel Colleges（AAMC）. 2017. *The state of women in academic medicine：The pipeline and pathways to lesdership*，2013 - 2014. Available at：htpps：//www. aamc. org/members/gwins/statistics/#bemch.

图 11 - 9　部分专业在校注册女性学生占比

美国女性的预期寿命比男性高约 4.8 岁（NCHS，2013），但她们的发病率更高、健康状况更差。即使不把与分娩相关状况考虑进去，女性发病率也高于男性。38% 的女性有慢性病，而男性只有 30%（Salganicoff 等，2005）。一些健康问题在女性当中也比在男性当中更为普遍（Sechzer 等，1996）。在人生各个阶段，心脏病和中风占女性死亡的比例比男性更高。一年内，大约有 42% 的心脏病女性患者死亡，而男性心脏病患者中这一比例只有 24%（Misra，2001）。研究也表明女性比男性更容易因健康而受到功能限制（女性和男性中这一比例分别为 35% 和 26%；NCHS，2013）。

在 2014 年国民健康访问调查的受访者中，60.2% 的女性认为自己健康状况非常好，26.8% 的女性认为自己健康状况好，13% 的女性认为自己健康状况一般或较差（NCHS，2016a）。男性和女性的自我健康状况评估结果相似，但在不同年龄和教育程度上差异很大。总之，女性比男性处在不健康状况的天数更多，在 2014 年，女性平均每月有 4.2 天身体不健康，而男性是 3.5 天。同样地，女性平均每月有 4.2 天心理不健康，而男性是 3.1 天（CDC，2014a）。

疾病控制中心将酗酒定义为：单次场合女性饮酒 4 瓶及以上，男性饮酒 5 瓶及以上。在 2015 年，男性比女性更可能在过去一年一天内至少酗酒一次（男性和女性分别为 29.9% 和 17.4%）。然而，在女性中，酗酒的发生率也从 2004 年的 11.2% 增加到了 2015 年的 17.4%。据估计，13.6% 的成年女性在吸烟，但这一比例最近几年也在下降。

许多日益增长的疾病和健康风险，与超重和肥胖有关。2011—2014 年，38.8% 的 20 岁及以上美国女性肥胖，比男性肥胖比例要高（34.5%）。除此之外，在过去的几十年间，非西班牙裔黑人女性和墨西哥裔女性的肥胖情况增长很明显，这也加大了种族间的健康差异。2011—2014 年，肥胖因素在非西班牙裔白人女性中的比重是 36.2%，在非西班牙裔黑人女性中的比重是 56.9%，在西班牙裔女性中的比重是 45%（NCHS，2016b）。

2014 年在美国，有 1 289 177 名 18 岁及以上女性死亡。这些死亡病例中，接近一半的人是因为心脏疾病和癌症——分别占死亡总数的 22.3% 和 21.6%。相比较于男性，慢性下呼吸道疾病在女性中的死亡负担更大（6%），慢性下呼吸道疾病是女性死亡的第三大原因、男性死亡的第四大原因。中风之后，阿尔茨海默症是女性死亡的第五大原因，是男性死亡的第八大原因（CDC，2015b）。2000 年至 2014 年，在女性中有三大死因的死亡负担增加：慢性下呼吸道疾病（从 5.1% 增加到 6%）、阿尔茨海默症（从 2.9% 增加到 5%）、意外伤害（从 2.6% 增加到 3.9%）（CDC，2015b）。

在医疗保险覆盖上，居住在美国的 19～64 岁女性有 9 800 万，她们中的大部分都拥有不同形式的医疗保险（凯撒家庭基金会，2016c）。然而，仍然有 11% 的女性没有保险。除此之外，女性比男性更不容易通过就业获得她们的医疗保险（分别是 35% 和 44%），更多情况是作为个体购买保险（分别是 24% 和 16%）（凯撒家庭基金会，2016c）。在美国，未投保率在不同州之间的差异也是巨大的，从得克萨斯州的 21% 到华盛顿地区的 4%（凯撒家庭基金会，2016c）。低收入女性、有色女性以及移民女性无法获得保险的可能性都很高（凯撒家庭基金会，2016c）。

妇女健康办公室

公共卫生服务处的妇女健康办公室（OWH）致力于促进实现一系列特定目标，跨越了从疾病到残疾失能。这些目标涵盖了整个生命周期，解决女性在文化和种族之间的差异。妇女健康办公室促进、协调和实施各政府机构关于妇女健康的研究、服务提供和教育的议程。

妇女健康办公室（OWH）致力于实施国家乳腺癌行动计划（NAPBC），这是一个致力于通过研究、服务提供和教育，改善乳腺癌的诊断、治疗和预防的 PPP 项目。根据 1994 年《妇女反暴力法》的要求，妇女健康办公室努力采取措施，防止妇女遭受身体虐待和性虐待。妇女健康办公室积极参与项目，促进母乳喂养、妇女健康教育、女孩和少女健康，以及心理健康。

在药物滥用和心理健康服务管理局（SAMHSA）内，妇女事务咨询委员会特别关注六个领域：对妇女的身体虐待和性虐待；医疗服务女性从业者；心理障碍和成瘾性障碍的妇女；携带艾滋病毒或感染艾滋病的妇女、性传播疾病和结核病的妇女；老年妇女；被拘留在刑事司法系统中的女性。

由美国国立卫生研究院（NIH）资助的"妇女健康倡议"研究计划，是美国历史上最大的临床试验，涉及超过 161 000 名女性（NIH，2002）。它专注于女性死亡和残疾的主要病因——心脏病、癌症和骨质疏松症。2002 年，妇女健康倡议出版了一份开创性的研究，发现了绝经后激素治疗对浸润性乳腺癌、冠心病、中风和肺栓塞的不利影响（NIH，2002）。

妇女和美国医疗卫生服务体系

妇女在获得以雇主为基础的医疗保险时存在明显的劣势，因为她们与男性相比，更有可能从事兼职工作、工资较低，而且她们的工作曾经中断过。因此，已婚妇女很有可能作为丈夫健康计划的被抚养人受到医保的覆盖，但这样有很高的没有保险的风险。妇女更依赖医疗补助计划（Medicaid）覆盖范围的扩大。2014 年，

11.9% 的女性没有保险，而男性则为 14.7%；医疗救助计划（Medicaid）覆盖 21.4% 的女性和 17.8% 的男性（NCHS，2016b）。

女性比男性更可能使用避孕用具（见图 11 – 10），但避孕用具在美国生殖保健服务中覆盖率很低。截至 2013 年 9 月，有 28 个州要求若私人健康保险计划涵盖其他处方药，也必须涵盖处方避孕药（Guttmacher Institute，2013）。

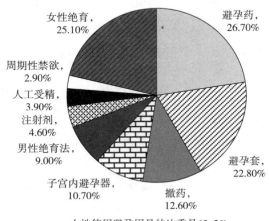

女性使用避孕用具的比重是62.2%。

注：由于四舍五入，加总不一定等于 100%。

资料来源：National Center for Health Statistics（NCHS）.2016b. *Health*，*United States*，2015. Hyattsville，MD：U. S. Department of Health and Human Services. pp. 81 – 82.

图 11 – 10　上月使用避孕用具的 15 ~ 44 岁女性比重

《平价医疗法》要求私人保险无偿地为妇女提供各种预防服务和额外服务，包括 FDA 批准的处方避孕药、家庭暴力筛查、支持母乳喂养和人乳头瘤病毒（HPV）测试。虽然这些服务还没有包含在医疗救助计划中，有几个州已开始有偿或者无偿对女性提供预防医疗服务（凯撒家庭基金会，2013）。《平价医疗法》的替代方案对这些服务的影响还有待观察。

▶▶ 农村居民健康

对于农村居民来说，获得医疗服务可能会受到贫穷、距离、农村地形、气候条件、落后交通和没有保险的影响。因此，农村居民相较于城市居民来说，利用医疗服务的次数较少、健康状况较差。大部分生活在农村的居民，认为相较于城市居民，他们的健康状况一般或较差（国家农村健康协会，2016）。除此之外，农村居民比城市居民更有可能报告诸如头痛、背部和颈部疼痛等健康问题（农村居民和城市居民的比例分别为 17.2% 和 14.7%；CDC，2012a，2012b）。

　　农村居民比城市居民更可能因为费用问题放弃或延误治疗——农村居民和城市居民的比例分别为 15.6% 和 13.3%（Ziller 等，2015）。在所有种族和民族中，农村居民的医保覆盖率较低。在所有生活在农村的西班牙裔居民中，45.3% 的人没有医疗保险，而生活在城市的西班牙裔居民中，有 40.9% 的人没有医疗保险；所有生活在农村的白人中，21.3% 的人没有医疗保险，而生活在城市的白人中，有 13.1% 的人没有医疗保险（美国人口调查局，2014；Ziller，2014）。没有保险的人通常没有可及的医疗服务资源（Larson 和 Fleishman，2003）。

　　由于地理空间分布不均，农村的专业医务人员短缺，从而造成农村居民获得医疗服务存在障碍。截至 2017 年 1 月，约有 6 600 个初级医疗专业人员短缺地区（HPSAs），5 500 个牙科专业人员短缺地区和 4 600 个心理健康专业人员短缺地区（HRSA，2017）。大约 21% 的美国人口居住在初级医疗专业人员短缺地区（HRSA，卫生专业局，2013a）。超过 3 300 万美国人生活在非大都市区、联邦认定的卫生专业人员短缺的地区（HRSA，卫生专业局，2013a）。短缺的医疗服务提供者涵盖了各种各样的专业人士，包括儿科医生、妇产科医生、内科医生、牙医、护士和医疗辅助人员（Patton 和 Puskin，1990）。农村医院经常处于财务紧张状态，导致其与城市医院相比，只能提供更少的医疗服务。

　　目前美国已采取各种措施改善农村医疗的可及性，包括推进建设国家卫生服务队伍（NHSC）、进行卫生专业人员短缺地区（HPSAs）和医疗服务不足地区（MUAs）认定，发展社区和移民健康中心（C/MHCs）以及制定《农村健康诊所法案》。2015 年，全美国有 4 099 家合格的农村健康诊所（凯撒家庭基金会，2015）。此外，成立于 1987 年的美国卫生与人类服务部的卫生资源及服务管理局下的农村卫生政策办公室，旨在改善美国农村医疗卫生服务（HRSA，农村卫生政策办公室，2015）。已通过投入资金和采取一些措施来提高农村急救医疗服务、加强农村卫生队伍建设以及发展农村医疗服务的能力（国家立法机关全国会议，2013）。

国家卫生服务队伍

　　根据《急救医疗人员法》，国家卫生服务队伍成立于 1970 年，负责医生短缺地区的医生招聘和留任，以提供所需的医疗服务。1972 年的一项修正案设立了针对专业人员短缺地区的奖学金计划。该奖学金和贷款计划适用于在医疗服务不足地区工作 2 年以上的医生、牙医、护士、助产士和心理健康专业人士。自 1972 年以来，已有超过 5 万名卫生专业人员被安置在医疗服务不足社区的医院和诊所（HRSA，

卫生专业局，2013）。目前，10 400 名卫生专业人员正在国家卫生服务队提供服务
（HRSA，NHSC，2017）。

卫生专业人员短缺地区

1976 年《卫生专业教育援助法》规定了卫生人力短缺地区的标准，后来改名
为卫生专业人员短缺地区（HRSA，卫生专业局，2007）。该法提供了三种不同健康
专业人员短缺的指定类型：地理区域类短缺、人口群体类短缺和医疗机构类短缺。

被认定为初级医疗专业人员短缺的地区必须符合以下三个条件：

（1）涉及的地理区域必须合理配置医疗服务。（2）该地区必须符合以下条件
之一：①该地区，总人口与全职初级医疗医师（PCP）的比例至少应该为 3 500∶1；
②该地区的人口与全职初级医疗医师（PCP）的比例大于 3 500∶1 但小于 3 000∶1，
并且对初级医疗的需求非常大或现有初级医疗提供者的服务或能力不足；（3）相邻
地区的初级医疗专业人员超负荷工作、距离较远或所考虑地区的人口不可及（HR-
SA，卫生专业局，2017）。

认定某人群为初级医疗专业人员短缺群体，须证明有某种壁垒阻止该群体成员
获得医疗服务。联邦与州大中型公立或私立非营利医疗机构可被视为医疗机构类的
医疗专业人员短缺。该类专业人员短缺按照 1 级至 4 级进行分类，其中 1 级和 2 级
表明是短缺程度最高的。

医疗服务不足地区

1973 年《健康维护组织法》中提到的医疗服务不足地区（MUA），主要指社区
卫生中心和农村卫生诊所计划。该法要求考虑以下几个因素，即与地区面积、人口
和健康指标相适应的医疗资源，影响医疗需求的护理和人口因素。为满足这一要
求，医疗服务不足指数有四个维度：低于贫困收入水平以下人口的比重、65 岁及
以上人口的比重、婴儿死亡率、每千人口中初级医疗服务从业人员数。该指数为从
介于 0 到 100 之间，数值低于 62（所有县的中位数）的区域都被划定为医疗服务不
足地区。

▶▶ 流动工人

流动工人是指常住地距离遥远，或者由于季节性的农作物变化或就业机会没有

常住地的农业工人。因为公民身份问题和人口的临时性，农业工人的确切人数很难估计，但有一点是公认的，即美国至少有 300 万流动工人（Larson 和 Plascencia，1993；流动健康促进会，2013；国家农业工人健康中心，2012；Rust，1990）。流动工人大部分由少数种族和族裔构成。截至 2009 年，72% 的流动工人出生在墨西哥或中美洲（美国劳工部，2011）。

2009 年，至少有一个成员是流动工人的家庭年平均收入在 17 500 美元至 19 999 美元。此外，目前只有 43% 的工人正在接受各种形式的公共援助（美国劳工部，2011）。截至 2013—2014 年，大约有 84% 的流动工人没有保险（美国劳工部，2016）。除此之外，大约有 30% 的怀孕流动工人直到妊娠中期才进行了第一次产检，大约有 14% 的怀孕流动工人直到妊娠晚期才进行了第一次产检（Bircher，2009）。这个群体除了职业暴露健康风险外，由于他们缺少获得和利用医疗服务的机会，也产生了糟糕的健康状况。

流动工人中，81% 的男性和 76% 的女性都患有肥胖症（Villarejo 等，2000）。他们在美国的第一年内还没有出现这个比重，因此后期的饮食变化是高肥胖率的主要原因。除了较高的慢性病比率，流动工人也处在感染传染病的高风险中。尤其是，因为他们的生活环境，流动工人患肺结核的风险很大。在 2011 年，有 388 个流动工人在健康中心诊断为肺结核，相当于 48.8/10 万人口的患病率。同样地，在非农业工人中，2011 年肺结核的患病率是 33.1/10 万人口（国家农业工人健康中心，2015）。在农业工人中携带艾滋病毒/患艾滋病的比率也比在普通人群中高得多，观察到的比率在 5% 和 26% 之间（国家农业工人健康中心，2011）。为解决该人群日益增长的健康需求，州项目或健康资源与服务管理局的移民健康会给流动工人及其家属提供医疗服务。

社区和移民健康中心（C/MHCs）

社区和移民健康中心（C/MHCs）采用变动区间收费方式，为低收入人群提供服务，从而解决地域和财务障碍。虽然在医疗服务不足地区都有社区卫生服务中心，但移民中心健康中心影响最大，每年至少为 4 000 名移民和至少 2 个月季节性农民工人提供医疗服务。四十多年来，社区和移民健康中心已经在医疗服务不足地区提供了初级医疗服务和预防性医疗服务。因为医生短缺，社区和移民健康中心很依赖非医生从业者（NPPs）提供的服务。2015 年，社区和移民健康中心约为 898 950 名移民和季节性农场工人提供医疗服务。

农村卫生诊所法

制定《农村卫生诊所法》解决当时的问题，因为单一的农村社区没有充足的收入来支付医师服务。在许多情况下，初级保健或急救医疗服务的唯一来源是当时没有资格参加医疗保险制度或医疗救助计划的非执业医师。该法允许医师助理（PAs）、从业护士（NPs）以及与乡村诊所相关的认证助产士（CNMs）在没有医生的直接指导下提供医疗服务；由医疗保险制度（Medicare）或医疗补助计划（Medicaid）报销有资质的农村卫生诊所（不是由非医疗人员提供）的服务费用；并将医疗补助金的水平与医保所确定的水平一致。

无论是公立的、私营的诊所或医院，只要被认定为农村卫生诊所，都必须符合以下几个标准，包括位于医疗服务不足地区，属于地理位置或人口的卫生专业人员短缺地区。在 50 个州，有超过 4 000 所的农村卫生诊所，为 800 多万人提供初级保健服务（NRSA，2015）。

▶▶ 无家可归的人

虽然确切数字未知，估计有 350 万人（其中 135 万是儿童）在某一年会经历无家可归（国家无家可归和贫困法律中心，2015）。2011 年，在全国范围，大约 200人中就有一个是无家可归［美国住房和城市发展部（HUD），2012］。虽然大多数无家可归的人生活在大城市，但令人吃惊的是，27.7% 的无家可归者生活在郊区和农村地区（HUD，2012）。

在无家可归的成年人中，63% 是男性、37% 是女性，22.8% 的无家可归者是 18岁以下儿童，35.8% 为有子女家庭，14% 是退伍军人（HUD，2012）。

尤其是无家可归的妇女面临巨大的困难：经济和住房需求以及与性别相关的特殊问题，包括怀孕、育儿责任、家庭暴力、支持支离破碎的家庭、工作歧视和工资差异。女性的经济地位往往比男性更不稳定，女性比男性更可能生活在贫困中。2015 年，有 1 700 万女性生活在贫困之中，其中 46% 的人生活在极度贫困中（美国妇女法律中心，2015）。女性面临的低工资和极度贫困增加了她们无家可归的风险。此外，家庭暴力被认为是造成无家可归的一个因素，18% 的家庭认为这是主要原因（美国梅奥论坛，2011）。所有无家可归的妇女当中，有 1/4 的人表示暴力是造成她们无家可归的直接原因（Jasinski，2005）。无论其养育状况如何，无家可归的女性都应该与社会服务、家庭支持、自助和住房资源相联系。有心理障碍的女性，在照顾孩子时需要着重考虑，重点需要提供育儿技能和为孩子提供特殊服务。因此，无家可归是涉及个人、社会和经济因素的多方面问题。

　　无家可归者的经济状况令人沮丧，且缺乏医疗保健和教育资源。大多数曾经无家可归、生活在贫困中的母亲有 60% 都没有读完高中（儿童、贫困和无家可归研究院，2011）。另外，大约有 38% 的流浪者无居所，生活在街上或室外（美国结束无家可归联盟，2012）。流浪者享受到的公共福利很少。调查显示，马里兰州卫生保健服务部门提供服务的 9 000 多名无家可归者中，有 75% 没有任何医疗保险（流浪者健康关怀计划，2012）。联邦政府对流浪者的帮助很少，因为联邦政府禁止对没有实际街道地址的人提供帮助。

　　低收入人群住房短缺是造成无家可归的主要因素之一。失业、个人或家庭生活危机、与通货膨胀率不成比例的租金增加、公共福利的减少也直接导致家庭损失。通过比较发现，疾病是导致家庭损失的间接因素。另一个导致无家可归的间接原因是公立精神病院去机构化、药物滥用和过度拥挤的监狱。

　　针对精神病患者的社区居住替代方案各不相同，从独立的公寓到有偿集体家庭。独立生活可能涉及独立公寓或入住大型酒店的单人间，而集体生活则至少有一部分时间有看护人员，并且提供一些传统现场精神卫生服务（Schutt 和 Goldfinger，1996）。

　　无家可归者——无论是成人还是儿童，没有治疗的急性或慢性疾病、心理问题和药物滥用问题的发生率都很高。发生率增加的原因还有待商榷。一些人认为是由于身体或心理疾病的发生导致了无家可归；另一些人则认为无家可归导致了一些身体或心理疾病的发生，因为无家可归与一些危险因素有关，包括过度饮酒、使用非法药物、吸烟；直立睡觉导致静脉淤滞；穿着不合适的鞋子走路；严重营养不良。造成无家可归者健康状况差的原因还没有达成一致，但造成的结果是清晰可见的。无家可归的成人通常有八九个健康问题或疾病（Breakey 等，1989）。无家可归的儿童死亡率几乎是有家儿童的两倍（Kerker 等，2011）。

　　无论无家可归者居住在避难所还是户外，他们面临的被殴打和受伤害的风险更高。他们生活在极热、寒冷的天气条件下，由于住所过度拥挤或生活在户外，患病风险很大。

　　2015 年至 2016 年，有无家可归经历的人数下降了 3%，这主要是因为人们居住在庇护所，但没有生活在庇护所的无家可归者人数增加了（HUD，2016）。2015 年至 2016 年，慢性疾病患者中无家可归者下降了 7%（HUD，2016）。

获得医疗服务的障碍

无家可归者面临的门诊服务障碍导致了高住院率。以这种方式大量使用住院服务会逐渐使住院服务代替门诊服务。个人因素（竞争需求、物质依赖和精神疾病）和系统因素（可及性、成本、便利性和护理的适当性）都会成为实施合理门诊服务的障碍。其他障碍包括缺少寻求医疗服务的交通方式，以及基本食物、住房和收入的压力，这些需求往往比获得医疗服务更为优先。经历心理困扰和精神疾病致残的流浪者可能最需要医疗服务，但同时也最不可能获得这些服务。无法获得医疗服务的原因主要归结为：这些个体的心理疾病特征为偏执狂、迷失方向、非传统的健康理念、缺乏社会支持、缺乏获得所需服务的组织能力，或由于先前收入福利机构而产生的对权威人物或机构的恐惧。街头生活的社会条件也会影响医疗服务的依从性，因为无家可归者缺乏合适的卫生设施和稳定的储存药物场所。除此之外，他们也很难获得一些医学指征所要求的食物，如糖尿病患者或高血压患者。

联邦政府努力为无家可归者提供医疗服务，主要是通过无家可归者保健（HCH）计划。1985 年，由罗伯特伍德约翰逊基金会/皮尤纪念信托计划支持的社区健康中心（随后由 1987 年的麦金尼无家可归者援助法所覆盖）已经解决了许多无家可归者面临的难以获取医疗服务和无法保证医疗服务质量的问题。2015 年，美国社区卫生中心为约 120 万无家可归的患者提供了服务（HRSA，2015）。入户预约系统减少了获得这些医疗设施的障碍。医疗保健、常规化验、滥用药物咨询和免费提供某些药物等，帮助无家可归者克服财务障碍。

无家可归者补助金计划中的精神健康服务项目，留出了资金，为各州患有精神疾病的无家可归者提供服务。这些服务包括上门服务、社区精神健康服务、康复、转院治疗、初级保健、药物滥用服务、健康管理服务，并在家中提供的支持性服务。

无家可归的退伍军人主要通过退伍军人事务部（VA）提供医疗服务。无家可归退伍军人慢性精神病服务计划，主要提供上门服务、健康管理服务，以及在美国 45 个城市的社区设施中，为无家可归的精神病退伍军人提供精神病住院治疗。从 2009 年至 2016 年，退伍军人中的无家可归者下降了 47%（HUD，2016）。退伍军人无家可归者计划中的家庭护理解决了有精神疾病或酒精、药物滥用问题的退伍军人的医疗需求，这项计划在全国 43 个地点提供了 2 000 张床位（美国退伍军人事务部，2012）。这个项目在 2010 年大概提供了 8 000 起医疗照护。

救世军组织也为无家可归者提供各种社会服务、康复服务和支持服务，其中包括成人康复、饮食方案和永久性及过渡性住房。

▶▶ 心理障碍

　　心理障碍是一种常见精神疾病，它在影响成年人的同时也是美国严重的公共卫生问题。在美国，心理障碍是导致残疾的主要原因之一（CDC，2014b）。心理疾病是造成自杀、心血管疾病和癌症死亡的风险因素。目前，自杀是美国第十大主要死因和 22 ~ 44 岁人群中的第四大死因（CDC，2015b）。85 岁或以上的非西班牙裔白人男子中，自杀率最高——每 100 000 人约有 50 人自杀死亡（美国人口咨询局，2006）。美洲印第安人和阿拉斯加原住民男性的自杀风险也很高，大约是每 10 万人中有 16 人自杀死亡（CDC，2015b）。

　　心理障碍既可以表现在心理上也可以表现在生理上。现在许多心理疾病，包括精神发育迟滞（MR）、发育障碍残疾（DD）和精神分裂症被认为起源于生物学。其他行为，包括与人格障碍和神经质相关的行为，仍然需要解释和专业判断。

　　国家研究认为，最常见的心理障碍包括恐惧症、物质滥用（包括酒精和毒品依赖）和情感障碍（包括抑郁症）。精神分裂症相对较少，占到美国总人口的 0.6%（Reeves 等，2011）。

　　每年大约有 1/5 的成年人经历过心理障碍（国家心理健康研究所，NIMH，2015）。在 2015 年，4 340 万的成年人（18 岁及以上）都有心理疾病，其中有 980 万的成年人有严重精神疾病（SMI）（NIMH，2015）。在所有已经有心理障碍诊断的成年人中，62.1% 没有寻求心理健康治疗（SAMHSA，2012a，2012b）。在医疗救助计划覆盖的 SMI 患者中，18 ~ 25 岁人群和女性人群最多（SAMHSA，2012a，2012b）。

　　近年来，儿童的心理健康问题日益受到关注。大约 1/5 的儿童患有心理障碍，比成年人患病比例还高；大约有 400 万的儿童和青少年患有 SMI（NIMH，2015）。在被确诊患有心理障碍的儿童中，仅有一半接受了相关治疗（美国公共卫生服务，2000）。如果放任不管，孩子的心理健康还会导致更严重、多发性的精神疾病（Kessler 等，2005）。

　　大多数心理健康服务由普通医疗部门提供，这是 Regier 和他的同事（1988）首次将其描述为事实上的心理健康服务体系，并非由正式的心理健康专业人员服务。这种实际上的心理健康服务将心理健康专业服务和一般的咨询服务结合到一起，例如，在初级医疗机构、护理之家和社区医疗中心，由部长、辅导员、自助团体、家人和朋友提供的心理服务。提供心理健康服务的机构具体有：公立的和私立的门诊和住院机构，包括州和县精神病院、私人精神病医院、非联邦综合医院的精神科服务、退伍军人的精神病服务、治疗中心、独立的精神病专科诊所（见表 11 – 6）。

表 11 – 6 　　　　　　　　　　2010 年心理健康服务提供机构 　　　　　　　单位：家

服务和机构	数量
总计	10 374
精神病医院	648
综合医院	1 170
诊所	6 305
情感障碍儿童住院治疗中心	781
其他	1 470

资料来源：Substance Abuse and Mental Health Services Administration （SAMHSA）. 2014a. *National Mental Health Services Survey* （*N – MHSS*）：2010. Data on Mental Health Treatment Facilities. BHSIS Series S – 69，HHS Publication No. （SMA）14 – 4837. Rockville，MD：Author.

最近几十年，心理障碍疾病总支出增加巨大，已经从 1986 年的 310 亿美元增加至 2009 年的 1 720 亿美元（SAMHSA，2014b）。尽管如此，仅有 37.9% 的精神疾病患者接受了心理健康服务，到 2010 年，医疗补助计划（Medicaid）／儿童医疗保险计划（CHIP）的覆盖人群中仅有 48.5% 接受了服务。美国精神卫生系统主要由两个子系统组成：一个主要针对有保险或私人资金的个人，另一个针对没有私人保险的个人。

获得心理健康服务的两个障碍

在美国，获得心理健康服务的两个主要障碍是：过高的服务价格和心理健康专业服务资源的不足。2013 年，在所有推迟或不寻求心理健康服务的年轻人中，50.1% 称其没有进行心理健康服务的原因是治疗费用高昂（SAMHSA，2015）。除了没有能力支付高昂的治疗费用，很多人也居住在心理健康服务资源短缺的地区。心理健康专业服务短缺地区被定义为："在一个地区，人口与心理健康专业人士的比例等于 30 000∶1，以及人口与精神病医生的比例为 30 000∶1（凯撒家庭基金会，2017）。截至 2017 年，在美国有超过 4 600 个心理健康专业服务短缺地区（凯撒家庭基金会，2017）。这一短缺现象造成的后果就是，只有 56% 的心理健康服务需求能得到满足，很多患者无法得到所需的服务（凯撒家庭基金会，2017）。

没有保险的患者与心理健康服务

没有保险或个人没有能力支付的患者是在州或县的心理健康医院或社区心理健康诊所治疗，同样在短期急性医院和急诊部也会提供心理健康服务。当地政府是兜底者，无论患者的支付能力如何，当地政府都要向所有患者提供身体和心理的健康服务。

有保险的患者与心理健康服务

对于有保险或有个人支付能力的患者，在最近几十年，心理健康住院和门诊服务的可及性大大扩展。对于有保险的患者，心理健康住院服务主要由私人精神病医院提供，这些医院可能是营利的也可能是非营利的。很明显，营利性连锁精神病院增长很快。

有保险的患者也更可能通过私人精神科医生、临床心理学家和有执照的社会工作者接受心理健康服务。退伍军人事务部和军队医疗保健系统也会提供心理健康服务，然而获得这些服务必须符合相关资格。

健康管理和心理健康服务

健康管理已将其服务扩展到心理健康领域。许多州和地方政府也与管理式医疗组织（MCOs）签订合同，来全面管理医疗保健福利，包括医疗救助计划人群的心理健康和物质滥用服务。

许多健康维护机构（HMOs）与提供健康行为管理的公司签订合同，这种安排称为剥离，这主要是因为健康维护组织内部缺乏提供治疗的能力。大多数病案管理员和审查员都是精神病护士、社会工作者和心理学家，这些专业公司负责监督并授权使用精神健康和药物滥用服务。病案审评人员使用临床方案来指导他们，尽可能地让患者接受最便宜且最适当的治疗，重视门诊替代护理。通过使用电子数据库，病案评审人员研究患者的具体病情，同时通过公司的选择性网络，为患者与适合的医生进行预约。平均而言，在一个服务提供者网络中，精神科医师约占 4.5%，心理学专业人员约占 18%，顾问约占 17%，精神科社会工作者约占 65%（NIMH，2015）。

心理健康从业人员

各种专业人士都可以提供心理健康服务（见表 11 - 7），包括但不限于精神科医生、心理学家、社会工作者、护士、咨询师和治疗师。

表 11 −7　　　　　　　　某年份各专业心理健康从业人员数量　　　　　　　单位：人

学科人员	数量	年份
精神科医师	33 727	2011
儿童及青少年精神科医师	6 398	2009
心理学家	95 545	2011
临床社会工作者	193 038	2008
精神科护士	13 701	2011
药物滥用咨询专家	48 080	2011
咨询师	144 567	2011
婚姻和家庭治疗师	62 316	2011

资料来源：Substance Abuse and Mental Health Services Administration（SAMHSA）. 2013. *Behavioral health*, *United States*, 2012. Available at：http：//archive. samhsa. gov/data/2012BehavioralHealthUS/2012 − BHUS. pdf.

精神科医师是专门从事诊断和治疗精神障碍的医师。在完成医学院学习后，精神科医师在研究生阶段会接受精神科专科培训和学习。精神科住院医师实习包括医疗以及行为的诊断和治疗。精神科医师占心理健康工作者总人数的比重较小，但他们有开药处方权和允许患者住院的权利，在心理健康服务体系中产生与其人数不成比例的、较大的影响。

心理学家通常持有博士学位，但也有些人持有硕士学位。这些专业人士受过解释和改变人们行为的训练。心理学家不能开处方药，但他们可以针对患者的神经病和行为问题提供各式服务。心理学家使用如心理治疗和咨询这样的技巧，精神科医师通常不会这样做的。心理（精神）分析是心理健康的一个专业，涉及精神病医生和心理学家的强化治疗。

社会工作者接受精神健康服务各方面的培训，特别是咨询。社会工作者受过硕士学位培训。他们还与心理学家竞争患者。

护士通过心理健康护理参与心理健康服务。护士的专科培训起源于 19 世纪后半叶。护士提供各种心理健康服务。

还有许多其他健康服务人员也在从事这一系列服务，包括婚姻和家庭咨询顾问、娱乐理疗师和职业顾问。许多人也在相关领域工作，如成人一天护理（ADC）、酒精和药物滥用咨询，以及机构设置中的精神科助理。

▶▶ 慢性病

慢性病现在是美国的主要死亡原因——心脏病、癌症和中风占每年死亡人数的

50% 以上。总的来说，10 个死亡病例中有 7 个是因为慢性疾病（CDC，2016c）。心脏病是美国死亡的头号原因，每 10 万人中就有 167 人死亡（NCHS，2016b）。2013 年至 2014 年心脏病的患病率是 10.7%，相当于 3 610 万美国人患有此病（NCHS，2016b）。2010 年，有超过 1/4 的成年人（8 000 万美国人）至少患有一种慢性疾病（沃德和席勒，2013）。

慢性疾病会产生不良后果，如日常生活的限制。在患有一个或多个慢性疾病的正常体重成年人中，因患病或不健康的日子而造成的年生产力损失超过 150 亿美元（Witters 和 Agrawal，2011）。对于患有一种或多种慢性疾病，且超重或肥胖的成年人，这一损失增加了一倍多，每年达到 320 亿美元。总体而言，每年由于超重、肥胖或其他慢性疾病导致的损失超过 1 530 亿美元。

慢性病是昂贵的，因为它给人类潜力的发挥和工作时长造成了损失，但慢性病也给国家带来了巨大的经济需求。2013 年，慢性病治疗费用占美国卫生总花费的 86%，达到 2.9 万亿元（CDC，2015c）。2008 年，与肥胖有关的支出估计有 1 470 亿美元（Finkelstein 等，2009）。2012 年，糖尿病的花费大约有 2 450 亿美元，其中包括 1 760 亿美元的直接医疗费用和 690 亿美元的生产损失（CDC，2016c）。2009 年至 2012 年，由于吸烟造成的花费超过了 2 890 亿美元。除此之外，2009 年与心脏病有关的费用总计超过 4 750 亿美元（Lloyd – Jones 等，2009）。

慢性病的许多负担来自四种可改变的风险行为：体育活动、营养、吸烟和酒精（CDC，2010b）。2011 年，超过一半的 18 岁以上成年人没有达到疾病控制中心建议的有氧锻炼或体育活动要求；除此之外，76% 的成年人没有达到肌肉强化锻炼的建议量（CDC，2016c）。在高中生中，参与体育运动班的人数也有所下降，从 1991 年的 42% 下降到 2011 年的 31%。总体上，这个国家人口营养不良，超过 1/3（36%）的青少年和 38% 的成年人每天吃水果的次数少于一次，同时 38% 的青少年和 23% 的成年人每天吃蔬菜的次数少于一次（CDC，2016c）。

更多关于慢性病的细节可以在"信仰、价值观和健康"章节中了解。

失能

截至 2015 年，美国约有 5 300 万失能人（CDC，2015d）。随着预期寿命的增加，失能患病率也在增加，80 岁及以上人口的 70.5% 有不同程度的失能（美国人口普查局，2012b）。造成失能最主要的慢性疾病包括关节炎、心脏病、背部问题、哮喘和糖尿病（Kraus 等，1996）。失能人群更倾向于参加公共医疗保险（占 30%）和医疗救助计划（占 10%），没有失能的人更可能购买私人健康保险（美国人口普查局，2011e）。医疗救助计划支付残疾人长期照顾费用（40%），包括康复住院费用、居家和社区的服务费用（凯撒家庭基金会，2014a）。

失能可以分为精神、身体以及社会交往三个方面；失能的测试往往比其他类别更敏感。身体失能通常与人们在日常生活中的移动和其他基本活动有关，精神失能涉及认知和情绪状态，社会交往失能被认为是最严重的失能，因为社会角色的管理需要身心健康（Ostir 等，1999）。

两种常用的测量残疾指标——日常生活活动能力量表（ADLs）和工具性日常生活活动能力量表（IADLs），这两个将在"信仰、价值观和健康"章节介绍。评估失能的另一种工具是收入和计划参与调查（SIPP），通过询问参与者功能限制来衡量失能情况（行为的难度，诸如看、听、行走、语言理解等），但是 ADL 量表和IADL 量表比 SIPP 使用更广泛。

尽管有社区和机构为有功能限制的人提供长期护理服务，但约有 1/5 的人没有得到他们所需的帮助（Newcomer 等，2005）。此外，少数种族群体的这类需求更加难以得到满足（Newcomer 等，2005）。

▶▶ HIV/AIDS

图 11 – 11 说明了艾滋病的趋势。根据报告，艾滋病病例的数量在 1987 年至1993 年有所增加，1994 年至 1999 年有所下降，2000 年至 2004 年增加，并自 2005年以来再次下降（美国人口普查局，2010c）。

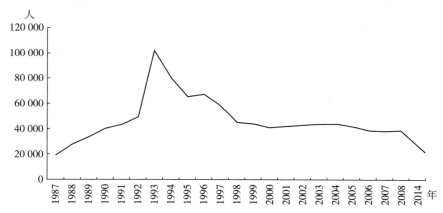

资料来源：Centers for Disease Control and Prevention，Statistical Abstracts of the United States，2001，p. 119；Statistical Abstracts of the United States，2007，p. 120；Statistical Abstracts of the United States，2008，p. 121；Statistical Abstracts of the United States，2009，p. 120；Statistical Abstracts of the United States，2010，p. 122. ；Statistical Abstracts of the United States，2012，p. 125；Centers for Disease Control and Prevention（CDC）. 2016a. *HIV in the United States*：*At a glance.* Available at：https//www. cdc. gov/hiv/statistics/overview/ataglance. html. Accessed March 2017.

图 11 – 11　美国报告艾滋病例数（1987—2014 年）

2005 年至 2014 年，艾滋病死亡人数下降 19%（CDC，2016a）。艾滋病病例数下降主要归因于新的治疗方法；死亡率的下降反映了新治疗方法的好处得到充分实现。这也导致了艾滋病患者人数持续增加。2010 年，487 692 人患有艾滋病；在 2001 年，这个数字是 341 332 人（CDC，2011）。

对于黑人、西班牙裔和少数民族女性来说，艾滋病毒/艾滋病仍然是一个重要的公共健康问题。2014 年，男性和黑人仍然比女性和白人患艾滋病的比率高（见表 11 - 8）。显著的是，只有在黑人男性中，艾滋病是主要死因（CDC，2012c）。2011 年，艾滋病的比例是每 10 万黑人中有 51.3 人患艾滋病，每 10 万西班牙裔中有 16.2 人患艾滋病，每 10 万白人中有 4.9 人患艾滋病（CDC，2012d）。2009 年，黑人占年度诊断率的比重是白人的 8 倍（CDC，2013c）。艾滋病感染的种族差异可能反映社会、经济、行为和其他与艾滋病毒传播风险有关的因素。

表 11 - 8　　　　　　　　　　　**美国艾滋病病例数**

特征	2010—2014 年累计病例数		2014 年病例数	
	数量（人）	百分比（%）	数量（人）	百分比（%）
总计	1 201 185	100.0	44 073	100.0
性别				
男性（13 岁及以上）	947 580	78.9	35 571	80.7
女性（13 岁及以上）	244 044	20.3	8 328	18.9
13 岁以上儿童	9 561	0.8	174	0.4
种族/民族群体				
白人	436 952	38.1	12 025	27.3
黑人	499 734	41.9	19 540	44.3
西班牙裔	217 650	17.5	10 201	23.1
亚裔	9 689	0.8	1 046	2.4
夏威夷原住民及其他太平洋岛民	842	0.1	58	0.1
美洲印第安人/阿拉斯加原住民	3 498	0.3	222	0.5

资料来源：National Center for Health Statistics（NCHS）. 2016b. *Health*, *United States*, 2015. Hyattsville, MD: U. S. Department of Health and Human Services. p. 154.

农村地区的艾滋病毒感染

2015 年，39 513 人被诊断感染艾滋病病毒，18 303 人被诊断患艾滋病。自从 20 世纪 80 年代早期艾滋病流行开始，在美国共有 1 216 917 人被诊断患有艾滋病（CDC，2016a）

感染艾滋病毒和患有艾滋病的农村人更可能是年轻人、非白人和女性，并通过异性性行为被感染。此外，越来越多的艾滋病毒感染者居住在南部农村，这个地区的传统特点就是穷人和少数族裔多、强烈的宗教信仰和严厉的约束，以及获得综合卫生服务机会减少（CDC，1995）。在农村地区，艾滋病毒和艾滋病发展的趋势显示，穷人和非白人居民患病的比例很高（Aday，1993；Lam 和 Liu，1994）。

儿童艾滋病毒

在没有防止艾滋病毒传播的特定治疗的情况下，艾滋病毒女性感染者有20%的机会生下携带艾滋病毒的孩子（Cooper等，2000）。基于20世纪90年代齐多夫定药物治疗的成功，临床研究确立了在产前实施抗逆转录病毒疗法，从而减少母婴传播率（Cooper等，2000）。抗逆转录病毒疗法的使用使母婴传播比率下降到只有2%（Cooper，2000）。2012年已经建立了针对感染艾滋病毒和艾滋病的孕妇使用抗逆转录病毒药物的指南（NIH，2012；WHO，2004）。在美国所有儿童中，68%的艾滋病病例是通过怀孕、妊娠、分娩或母乳喂养的方式传播的，这也表明了预防围产期传播非常重要。

生来患有艾滋病的儿童无法像健康的孩子一样成长和发育。没有干预，这种发育不良可能会导致发育迟缓，并可能会对孩子的终生及其家人造成负面后果。

女性艾滋病毒

女性在艾滋病毒和艾滋病患者中所占的比例快速增长。在2015年，女性占全世界艾滋病病毒和艾滋病病例的51%（UN Women，2015）。2010年，在美国15～44岁的黑人女性和25～44岁的西班牙裔女性中，艾滋病是她们的十大死因之一。对于女性来说，性行为是感染艾滋病毒的最主要原因，然后是静脉注射吸毒（IDU）（CDC，2017）。除了静脉注射吸毒固有的风险外，毒品的使用也会导致感染艾滋病毒的风险增加，因为静脉注射吸毒后更容易和异性发生性行为，同时为了毒品和金钱也会进行性交易（CDC，2013b）。尤其是黑人和西班牙裔女性处在这一风险中。尽管不到美国女性总人数的1/4，但黑人和西班牙裔女性占所有女性艾滋病病例的3/4以上（76%）（CDC，2017）。

艾滋病毒/艾滋病相关问题

研究的必要性

艾滋病相关研究旨在开发一种预防艾滋病毒阴性人群感染艾滋病毒的疫苗。研究人员也在开发治疗性疫苗以防止艾滋病毒阳性人群出现艾滋病症状。

艾滋病毒和艾滋病患者代表着多样的社会阶层、种族、民族、性取向和性别。因此，行为干预研究应特别关注最容易感染艾滋病毒的人群以及最急需预防性干预的人群。这些人口包括同性恋青年和年轻人，尤其是黑人和西班牙裔；被剥夺公民权和贫穷的妇女；异性恋男人，尤其是黑人和西班牙裔；内陆城市青年；未接受治疗的药物滥用者及其性行为伙伴。研究不仅要关注个人，还要关注干预措施的影响（如吸毒者或涉及性方面的网络或社区团体），因为这些措施改变行为规范，也因此影响个人行为（Merson，1996）。

公共健康问题

艾滋病发展的趋势强调了贫困与静脉吸毒之间的协同作用。此外，因为还有与生存有关的问题亟待解决，如无家可归与犯罪的医疗服务可及性问题，控制艾滋病毒在穷人中的传播受到了阻碍。

此外，结核病的流行与艾滋病毒之间也是存在关系的。确实，结核病是艾滋病常见的机会性感染（OI），在全球，结核病是艾滋病毒感染者主要的死因。艾滋病毒携带者中的结核病也是需要特别关注的公共卫生问题，因为他们发展为耐多药结核病的风险更大。耐多药结核病难以治疗并且可能是致命的（CDC，1999a，1999b）。

减少艾滋病的传播需要理解和接受各种各样的性问题，从男性也会进行匿名同性性交的可能性，到青少年控制性冲动的难度。对同性恋者的歧视表现为同性恋恐惧症，即对同性恋者的厌恶和恐惧。同性恋恐惧症解释了最初针对艾滋病流行的政策制定缓慢的原因。

不幸的是，艾滋病病毒检测不会遏制其传播，因为许多知道自己携带艾滋病毒的人不会控制有可能传播艾滋病毒的行为。艾滋病毒无法治愈，目前的治疗不会影响艾滋病毒的传播。

刑法也被用来遏制艾滋病毒的传播和保护公共卫生。例如，美国的一些法律要求对性侵定罪者进行艾滋病毒检测。然而这些法律，不成比例地强制卖淫者服从。这些法律建议那些测试结果为阳性的人们要受到更长的监狱刑期；然而这一惩罚是否可以减少艾滋病毒的传播仍值得怀疑。

促进健康的努力，包括那些用来减少艾滋病毒传播的努力，常常受到社会心理因素和其他因素的影响。例如，人类一般难以改变他们的行为。此外，很多人的行为是与功能需求有关系（例如，不安全的性行为可能满足了亲密关系的需要）。社会学习理论解释说，行为改变首先需要知识，其次是改变态度或观点。

歧视

HIV 阳性者在获得医疗卫生服务时可能会遭受歧视。政府出台的许多试图解决这一问题的政策，其实同样也对艾滋病毒和艾滋病患者产生了歧视性影响。例如，社会保障管理署在判定残疾索赔方面没有考虑女性、静脉注射吸毒者的艾滋病相关症状。又比如，国防部向感染艾滋病毒的军人提供充足的医疗照护，但同时也规定检测艾滋病毒呈阳性的新兵不能加入军队。

提供者培训

对艾滋病了解的加深，以及与艾滋病病毒感染者接触的增多，改善了医疗服务提供者对艾滋病病毒感染者的态度，同时也使得他们愿意提供医疗照护。对医疗照护人员的培训不应该仅包括医疗和治疗相关的信息，还应包括一系列与人际交往能力有关的培训。

在社交领域的培训，有以下几方面的特征才能被称为有效的培训：良好的沟通技巧（建立融洽关系的能力、提问和倾听）、积极的态度（尊重、自主、信任）、采用整体照护的方式。在文化能力方面，主要包括：理解和尊重人的特定文化；了解种族和民族中有许多重要和复杂的部分或功能单位；承认在文化能力背景下，存在的性别和性取向问题；尊重人的文化的习俗，包括交流方式。在物质滥用领域，以下因素对于初级保健提供者很重要：了解感染艾滋病毒的吸毒者的复杂性；理解与医疗照顾有关的、复杂的社会心理、伦理和法律问题；认识到个人对成瘾的态度可能会损害提供者客观和非判断地给予治疗的能力（如疼痛药物治疗的管理；Gross 和 Larkin，1996）。

艾滋病毒/艾滋病的费用

为艾滋病毒/艾滋病患者提供的医疗服务非常昂贵。医药公司称高昂的艾滋病药物与他们对这些药物研发高成本的投资有关。医疗救助计划（Medicaid）已经覆盖超过 24 万的艾滋病病毒感染者（凯撒家庭基金会，2016a）。2016 财年，联邦和州医疗救助计划（Medicaid）在艾滋病感染者身上的支出合计 94 亿美元，是美国艾滋病毒和艾滋病医疗最主要的公共资金来源。其中，2012 财年，联邦政府支出 59 亿美元，占联邦艾滋病医疗支出的 30%（凯撒家庭基金会，2016a）。缺乏保险、保险不足是获得艾滋病毒/艾滋病治疗的巨大财务障碍。

美国政府也在艾滋病研究和发展方面投入了大量资金，主要是通过对 NIH 和 CDC 研究的支持。政府在艾滋病毒的几个研究领域都投入大量资金（见图 11 - 12）。其中，73% 的资金投入抗逆转录病毒药物，13% 投入住院治疗，9% 投入门诊，5% 用于其他 HIV 相关药物和实验室的支出。当患者的 CD4 细胞数是 200/L 时开始进行高效抗逆转录病毒疗法（HAART），预期寿命是 22.5 年，终生贴现成本是 354 100 美元，未贴现成本为 567 000 美元（Schackman 等，2006）。间接成本包括生产力损失，主要是由就业人员的发病和死亡产生。其他影响艾滋病毒流行有关的成本预测等因素，包括艾滋病毒阳性人员的就业水平；护理成本的区域差异（这与许多地区缺乏亚急性护理有关）；艾滋病传播的速度。

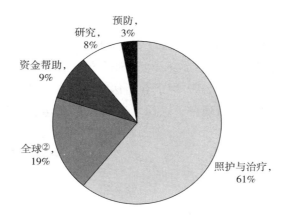

①这个项目可能包括跨多个机构/项目的资金。

②"全球"包括美国国立卫生研究院的国际艾滋病研究。

资料来源：Kaiser Family Foundation. 2016b. *U. S. federal funding for HIV/AIDS：Trends over time*. Available at：http：//kff. org/global – health – pollcy/fact – sheet/u – s – federal – funding – for – hivaids – trends – over – time/. Accessed March 2017.

图 11 – 12 联邦政体对 HIV/AIDS 的投入项目①（2016 财年）

控制日益上涨的医疗费用，以及协调医疗护理的工作，是两项艾滋病专项工作的目标：医疗救助制度减免计划和瑞恩·怀特全面艾滋病资源紧急援助法案。通过医疗救助制度减免计划，各州可以为特定人群设计服务包，如老年人、残疾人和HIV 阳性者。目前，该计划是否具有成本效益还未知。

1990 年瑞恩·怀特综合艾滋病资源紧急援助法案的通过，为艾滋病毒携带者和艾滋病患者的治疗和护理选择提供了联邦资金支持。该立法的第二部分由各州管理，并已用于在缺乏这种所需资源的地区建立艾滋病毒诊所和开展相关服务。一些公共卫生系统已经使用了瑞恩·怀特综合艾滋病资源紧急援助法案提供的资金，为贫困或所在地区医疗服务不足、得不到适当的照顾的人们提供艾滋病毒和艾滋病医疗服务。2016 年，联邦针对瑞恩·怀特综合艾滋病资源紧急援助法案的支出大约是24 亿美元（凯撒家庭基金会，2016a）。

艾滋病和美国医疗卫生服务体系

艾滋病病程的特征是病人的身体、认知、情绪功能和幸福感逐渐衰退。这种全面的衰退需要一个持续性的医疗服务体系，包括急救、初级医疗、住房和监护、心理健康和社会支持、非医疗服务和临终关怀。这一持续性的医疗服务体系还要包含外展服务、病例追查、预防服务、门诊和住院服务、私人和公共医疗保险的协调。

随着艾滋病病情的发展，许多人失能并依赖公共福利或私人残疾计划的收入和医疗福利。这些方案包括由社会保障局管理的社会保障残疾收入和补充安全收入。因为残疾的发生和个人资金的耗尽，医疗保险制度（Medicare）和医疗救助计划（Medicaid）成为医疗保健的主要付款人。大约有 7 万没有保险的艾滋病毒携带者和艾滋病患者都可以在《平价医疗法》下获得医疗保险。大部分人由于医疗救助计划（Medicaid）覆盖面的扩大而获得了医保（凯撒家庭基金会，2014b）。

▶▶ 总结

本章介绍了美国特殊人群，即少数种族/族裔、儿童和女性、居住在农村地区的人们、无家可归者、流动工人、心理障碍者、艾滋病毒携带者/艾滋病患者，在获得医疗保健服务时面临的挑战和障碍。这些人群的医疗需求是多样的，提供给他们的服务也需要多样化。这些人群和其他人群目前存在的差别表明美国必须要为这些人群的特殊健康问题作出重大努力。

▶▶ 测试题

专业术语

获得性免疫缺陷综合症（艾滋病）（acquired immunodeficiency syndrome，AIDS）
慢性病（chronic）
依赖性（dependency）
发展脆弱性（development vulnerability）
失能（disability）
同性恋恐惧症（homophobia）
人类免疫缺陷病毒（艾滋病毒）（human immunodeficiency virus，HIV）
医疗补助豁免计划（medicaid waiver program）
心健康服务体系（mental health system）
机会性感染（opportunistic infection，OI）
精神科医师（psychiatrists）
心理学家（psychologists）

复习题

1. 在美国，脆弱性模型是如何用于研究弱势群体的？

2. 在美国，主要有哪些种族/少数民族类别？

3. 相较于少数民族，白人面临的健康挑战有哪些？

4. 什么是亚裔美国人/太平洋岛民？

5. 什么是印第安人健康服务局？

6. 儿童的哪些健康问题最引人关注？

7. 儿童的哪些特征对医疗系统有特殊意义？

8. 有哪些提供给儿童的医疗服务？

9. 女性的哪些健康问题最引人关注？

10. 妇女健康办公室扮演的角色是什么？

11. 农村地区面临的健康挑战有哪些？

12. 美国采取了哪些措施提高农村地区医疗服务的可及性？

13. 无家可归者健康问题的主要特点有哪些？

14. 美国的心理健康服务体系是怎样提供医疗服务的？

15. 主要有哪些心理健康专业人员？

16. 艾滋病如何影响美国的不同群体？

17. 为了战胜艾滋病，美国采取了哪些措施和政策？

18. 《平价医疗法》对弱势群体产生了哪些影响？

▶▶ 参考文献

Aday, L. A. 1993. *At risk in America: The health and health care needs of vulnerable populations in the United States.* San Francisco, CA: Jossey-Bass Publishers.

Association of American Medical Colleges (AAMC). 2017. *The state of women in academic medicine: The pipeline and pathways to leadership, 2013-2014.* Available at: https://www.aamc.org/members/gwims/statistics/#bench.

Bircher, H. 2009. Prenatal care disparities and the migrant farm worker community. *MCN American Journal of Maternal-Child Nursing* 34, no. 5: 303-307.

Breakey, W. R., et al. 1989. Health and mental health problems of homeless men and women in Baltimore. *Journal of the American Medical Association* 262 no. 10: 1352–1357.

Burks, L. J. 1992. Community health representatives: The vital link in Native American health care. *IHS Primary Care Provider* 16, no. 12: 186–190.

Centers for Disease Control and Prevention (CDC). 1995. *Facts about women and HIV/AIDS.* Atlanta, GA: CDC.

Centers for Disease Control and Prevention (CDC). 1999a. *CDC fact sheet: Recent HIV/AIDS treatment advances and the implications for prevention.* Available at: http://www.cdc.gov/nchstp/hiv_aids/pubs/facts.htm. Accessed December 2010.

Centers for Disease Control and Prevention (CDC). 1999b. *CDC fact sheet: The deadly intersection between TB and HIV.* Available at: http://www.cdc.gov/nchstp/hiv_aids/pubs/facts.htm. Accessed December 2010.

Centers for Disease Control and Prevention (CDC). 2010a. Vital signs: Health insurance coverage and health care utilization, United States, 2006–2009 and January–March 2010. *Morbidity and Mortality Weekly Report* 59: 1–7.

Centers for Disease Control and Prevention (CDC). 2010b. *Chronic disease and health promotion.* Available at: http://www.cdc.gov/chronicdisease/pdf/2009-Power-of-Prevention.pdf. Accessed January 2011.

Centers for Disease Control and Prevention (CDC). 2011. *HIV surveillance report: Diagnoses of HIV infection and AIDS in the United States and dependent areas, 2011.* Vol. 23. Atlanta, GA: U.S. Department of Health and Human Services.

Centers for Disease Control and Prevention (CDC). 2012a. Deaths: Leading causes for 2009. *National Vital Statistics Reports* 61, no. 7.

Centers for Disease Control and Prevention (CDC). 2012b. Youth Risk Behavior Surveillance—United States, 2011. *Morbidity and Mortality Weekly Report* 61: SS-4.

Centers for Disease Control and Prevention (CDC). 2012c. *HIV surveillance by race/ethnicity.* Available at: http://www.cdc.gov/hiv/pdf/statistics_surveillance_raceEthnicity.pdf. Accessed September 2013.

Centers for Disease Control and Prevention (CDC). 2012d. *HIV among pregnant women, infants, and children in the United States.* Available at: http://img.thebody.com/cdc/2013/hiv_wic_us.pdf. Accessed May 2017.

Centers for Disease Control and Prevention (CDC). 2013a. *HIV among women.* Available at: http://action.naacp.org/page/-/Health%20Documents/HIV_among_Women_Fact_Sheet.pdf. Accessed May 2017.

Centers for Disease Control and Prevention (CDC). 2013b. HIV infection among heterosexuals at increased risk—United States, 2010. *Morbidity and Mortality Weekly Report* 62 no. 10: 183–188.

Centers for Disease Control and Prevention (CDC). 2013c. Social determinants of health among adults with diagnosed HIV infection in 18 areas, 2005-2009. *HIV Surveillance Supplemental Report* 18, no. 4.

Centers for Disease Control and Prevention (CDC). 2014a. *Behavioral Risk Factor Surveillance System, 2014.* Available at: http://www.americashealthrankings.org/explore/2015-annual-report/measure/PhysicalHealth/state/ALL. Accessed March 2017.

Centers for Disease Control and Prevention (CDC). 2014b. *Web-based injury statistics query and reporting system (WISQARS).* Available at: http://www.cdc.gov/ncipc/wisqars. Accessed March 2017.

Centers for Disease Control and Prevention (CDC). 2015a. *Current cigarette smoking among adults in the United States.* Available at: https://www.cdc.gov/tobacco/data_statistics/fact_sheets/adult_data/cig_smoking/. Accessed March 2017.

Centers for Disease Control and Prevention (CDC). 2015b. *Deaths: Leading causes for 2014.* Available at: https://www.cdc.gov/nchs/data/nvsr/nvsr65/nvsr65_05.pdf. Accessed March 2017.

Centers for Disease Control and Prevention (CDC). 2015c. *At a glance 2015: National Center for Chronic Disease Prevention and Health Promotion.* Available at: https://www.cdc.gov/chronicdisease/resources/publications/aag/pdf/2015/nccdphp-aag.pdf. Accessed March 2017.

Centers for Disease Control and Prevention (CDC). 2015d. *53 million adults in the US live with a disability.* Available at: https://www.cdc.gov/media/releases/2015/p0730-us-disability.html. Accessed March 2017.

Centers for Disease Control and Prevention (CDC). 2016a. *HIV in the United States: At a glance.* Available at: https://www.cdc.gov/hiv/statistics/overview/ataglance.html. Accessed March 2017.

Centers for Disease Control and Prevention (CDC). 2016b. *National Vital Statistics System.* Available at: http://www.cdc.gov/nchs/nvss.htm. Accessed March 2017.

Centers for Disease Control and Prevention (CDC). 2016c. *Chronic disease overview.* Available at: https://www.cdc.gov/chronicdisease/overview/. Accessed March 2017.

Centers for Disease Control and Prevention (CDC). 2016d. *Smoking prevalence and cessation before and during pregnancy: Data from the birth certificate, 2014.* National Vital Statistics Reports 65. Available at: https://www.cdc.gov/nchs/data/nvsr/nvsr65/nvsr65_01.pdf. Accessed July 2017.

Centers for Disease Control and Prevention (CDC). 2016e. *Pregnancy Mortality Surveillance System.* Available at: https://www.cdc.gov/reproductivehealth/maternalinfanthealth/pmss.html. Accessed July 2017.

Centers for Disease Control and Prevention (CDC). 2017. *HIV among women.* Available at: https://www.cdc.gov/hiv/group/gender/women/#refe. Accessed March 2017.

Congressional Budget Office. 2012. Updated estimates for the insurance coverage provisions of the Affordable Care Act. Washington, DC: Government Printing Office.

Cooper, E. R., et al. 2000. Combination antiretroviral strategies for the treatment of pregnant HIV-1–infected women and prevention of perinatal HIV-1 transmission. *Journal of Acquired Immune Deficiency Syndromes* 29, no. 5: 484–494.

Federal Interagency Forum on Child and Family Statistics. 2016. *America's children in brief: Key national indicators of well-being.* Available at: https://www.childstats.gov/pdf/ac2016/ac_16 .pdf. Accessed March 2017.

Finkelstein, E. A., et al. 2009. Annual medical spending attributable to obesity: Payer- and service-specific estimates. *Health Affairs* 28, no. 5: w822–w831.

Gross, E. J., and M. H. Larkin. 1996. The child with HIV in day care and school. *Nursing Clinics of North America* 31, no. 1: 231–241.

Guttmacher Institute. 2013. *Insurance coverage of contraceptives.* Available at: http://www .guttmacher.org/statecenter/spibs/spib_ICC .pdf. Accessed September 2013.

Health Care for the Homeless. 2012. *Client demographics.* Available at: http://www.hchmd .org/demographics.shtml. Accessed September 2013.

Health Resources and Services Administration (HRSA). 2017. *Shortage Areas.* Available at: https://datawarehouse.hrsa.gov/topics/shortage Areas.aspx. Accessed May 2017.

Health Resources and Services Administration (HRSA). 2015. *2015 health center data.* Available at: https://bphc.hrsa.gov/uds/datacenter.aspx. Accessed March 2017.

Health Resources and Services Administration (HRSA), Bureau of Health Professions. 2007. *Shortage designation.* Available at: https:// bhw.hrsa.gov/shortage-designation. Accessed December 2008.

Health Resources and Services Administration (HRSA), Bureau of Health Professions. 2013. *National Health Service Corps.* Available at: http://nhsc.hrsa.gov/corpsexperience/aboutus /index.html. Accessed September 2013.

Health Resources and Services Administration (HRSA), National Health Service Corps (NHSC). 2017. *About the NHSC.* Available at: https://nhsc .hrsa.gov/corpsexperience/aboutus/. Accessed May 2017.

Health Resources and Services Administration (HRSA), Office of Rural Health Policy. 2015. *About FORHP.* Available at: https://www.hrsa .gov/ruralhealth/aboutus/index.html. Accessed May 2017.

Hung, M. C., et al. 2016. Racial/ethnicity disparities in invasive breast cancer among younger and older women: An analysis using multiple measures of population health. *Cancer Epidemiology* 45: 112–118.

Indian Health Service (IHS). 1999a. *Fact sheet: Comprehensive health care program for American Indians and Alaskan Natives.* Washington, DC: Public Health Service.

Indian Health Service (IHS). 1999b. *A quick look.* Washington, DC: Public Health Service.

Indian Health Service (IHS). 2010a. *Indian health disparities: IHS fact sheet.* Washington, DC: Public Health Service.

Indian Health Service (IHS). 2010b. *IHS year 2010 profile: IHS fact sheet.* Washington, DC: Public Health Service.

Indian Health Service (IHS). 2013. *Agency overview.* Available at: http://www.ihs.gov/aboutihs /overview/. Accessed September 2013.

Indian Health Service (IHS). 2014. *Trends in Indian health: 2014 edition.* Available at: https://www.ihs.gov/dps/includes/themes /newihstheme/display_objects/documents /Trends2014Book508.pdf. Assessed March 2017.

Institute for Children, Poverty and Homelessness. 2011. *Profiles of risk: Education.* Research Brief No. 2. Available at: https://www.onefamilyinc .org/Blog/wp-content/uploads/2011/10/icph _familiesatrisk_no-2.pdf. Accessed May 2017.

Jasinski, J. L. 2005. *The experience of violence in the lives of homeless women: A research report.* Available at: https://www.ncjrs.gov/pdffiles1 /nij/grants/211976.pdf. Accessed January 2014.

Kaiser Family Foundation. 2013. *Health reform: Implications for women's access to coverage and care.* Available at: http://kaiserfamilyfoundation. files.wordpress.com/2012/03/7987-03-health -reform-implications-for-women_s-access-to -coverage-and-care.pdf. Accessed September 2013.

Kaiser Family Foundation. 2014a. *The Affordable Care Act's impact on Medicaid eligibility, enrollment, and benefits for people with disabilities.* Available

at: http://kff.org/health-reform/issue-brief/the
-affordable-care-acts-impact-on-medicaid
-eligibility-enrollment-and-benefits-for
-people-with-disabilities/. Accessed March
2017.

Kaiser Family Foundation. 2014b. *Assessing the
impact of the Affordable Care Act on health
insurance coverage of people with HIV.* http://
kff.org/hivaids/issue-brief/assessing-the
-impact-of-the-affordable-care-act-on-health
-insurance-coverage-of-people-with-hiv/.
Accessed May 2017.

Kaiser Family Foundation. 2015. *Number of Medicare
certified rural health clinics.* Available at: http://kff
.org/other/state-indicator/total-rural-health
-clinics/?currentTimeframe=0&sortModel=%7B
%22colId%22:%22Location%22,%22sort%22:
%22asc%22%7D. Accessed March 2017.

Kaiser Family Foundation. 2016a. *Medicaid and
HIV.* Available at: http://kff.org/hivaids/fact
-sheet/medicaid-and-hiv/. Accessed March 2017.

Kaiser Family Foundation. 2016b. *U.S. federal
funding for HIV/AIDS: Trends over time.*
Available at: http://kff.org/global-health-policy
/fact-sheet/u-s-federal-funding-for-hivaids
-trends-over-time/. Accessed March 2017.

Kaiser Family Foundation. 2016c. *Women's health
insurance coverage.* Available at: http://kff.org
/womens-health-policy/fact-sheet/womens
-health-insurance-coverage-fact-sheet.
Accessed March 2017.

Kaiser Family Foundation. 2016d. *Key Facts about
the Uninsured Population.* Available at: http://kff
.org/uninsured/fact-sheet/key-facts-about-the
-uninsured-population/#footnote-198942-19.
Accessed May 2017.

Kaiser Family Foundation. 2017. *Mental health
care health profession shortage areas (HPSAs).*
Available at: http://kff.org/other/state-indicator
/mental-health-care-health-professional
-shortage-areas-hpsas/?currentTimeframe=0&s
ortModel=%7B%22colId%22:%22Location%22,
%22sort%22:%22asc%22%7D. Accessed March
2017.

Kerker, B. D., et al. 2011. A population-based
assessment of the health of homeless families in
New York City, 2001–2003. *American Journal of
Public Health* 101, no. 3: 546–553.

Kessler R. C, et al. 1997. Childhood adversity and
adult psychiatric disorder in the US National

Comorbidity Survey. *Psychological Medicine* 27,
no.5: 1101–1119.

Kraus, L. E., et al. 1996. *Chartbook on disability
in the United States, 1996. An InfoUse Report.*
Washington, DC: U.S. National Institute on
Disability and Rehabilitation Research.

Lam, N., and K. Liu. 1994. Spread of AIDS in
rural America, 1982–1990. *Journal of Acquired
Immune Deficiency Syndrome* 7, no. 5: 485–490.

Larson, A., and Plascencia, L. 1993. *Migrant
enumeration study.* Washington, DC: Office of
Minority Health.

Larson, S. L., & Fleishman, J. A. 2003. Rural-
urban differences in usual source of care and
ambulatory service use: Analyses of national
data using Urban Influence Codes. *Medical
Care,* III65–III74.

Lloyd-Jones, D., et al. 2009. American Heart
Association Statistics Committee and Stroke
Statistics Subcommittee. Heart disease and
stroke statistics—2009 update: A report from
the American Heart Association Statistics
Committee and Stroke Statistics Subcommittee.
Circulation 119: e21–181.

Merson, M. H. 1996. Returning home: Reflections
on the USA's response to the HIV/AIDS
epidemic. *Lancet* 347, no. 9016: 1673–1676.

Migrant Health Promotion. 2013. *Farmworkers
in the United States.* Available at: http://www
.migranthealth.org/index.php?option=com
_content&view=article&id=38&Itemid=30.
Accessed September 2013.

Misra, D., ed. 2001. *Women's health data book: A
profile of women's health in the United States,*
3rd ed. Washington, DC: Jacobs Institute of
Women's Health and Henry J. Kaiser Family
Foundation.

National Alliance to End Homelessness. 2012.
The state of homelessness in America 2012.
Homelessness Research Institute. Available at:
http://www.endhomelessness.org/page/-/files
/file_FINAL_The_State_of_Homelessness_in
_America_2012. Accessed May 2017.

National Center for Farmworker Health. 2011. *HIV
/AIDS farmworker factsheet.* Available at: http://
www.ncfh.org/uploads/3/8/6/8/38685499
/fs-hiv_aids.pdf. Accessed March 2017.

National Center for Farmworker Health. 2012.
Facts about Farmworkers. Available at: http://
www.ncfh.org/uploads/3/8/6/8/38685499

/fs-facts_about_farmworkers.pdf. Accessed May 2017.

National Center for Farmworker Health. 2015. *Tuberculosis*. Available at: http://www.ncfh.org /uploads/3/8/6/8/38685499/fs-what_is_tb.pdf. Accessed March 2017.

National Center for Health Statistics (NCHS). 1996. *Health, United States, 1995*. Hyattsville, MD: U.S. Department of Health and Human Services.

National Center for Health Statistics (NCHS). 2010. *Health, United States, 2009*. Hyattsville, MD: U.S. Department of Health and Human Services.

National Center for Health Statistics (NCHS). 2011. *Health, United States, 2010*. Hyattsville, MD: U.S. Department of Health and Human Services.

National Center for Health Statistics (NCHS). 2013. *Health, United States, 2012*. Hyattsville, MD: U.S. Department of Health and Human Services.

National Center for Health Statistics (NCHS). 2014a. *National Health Interview Survey*. Available at: https://www.cdc.gov/nchs/nhis/. Accessed March 2017.

National Center for Health Statistics (NCHS). 2014b. *National Health and Nutrition Examination Survey 2013–2014*. Available at: https://wwwn .cdc.gov/nchs/nhanes/search/nhanes13_14 .aspx. Accessed March 2017.

National Center for Health Statistics (NCHS). 2016a. *Early release of selected estimates based on data from the National Health Interview Survey, January–June 2016*. Available at: https:// www.cdc.gov/nchs/data/nhis/earlyrelease /earlyrelease201611_01.pdf. Accessed May 2017.

National Center for Health Statistics (NCHS). 2016b. *Health, United States, 2015*. Hyattsville, MD: U.S. Department of Health and Human Services.

National Conference of State Legislatures. 2013. *Improving rural health: State policy options*. Available at: http://www.ncsl.org/documents /health/RuralHealth_PolicyOptions_1113.pdf. Accessed March 2017.

National Institute of Mental Health (NIMH). 2015. *Any mental illness (AMI) among U.S. adults*. Available at: https://www.nimh.nih.gov/health /statistics/prevalence/any-mental-illness-ami -among-us-adults.shtml. Accessed March 2017.

National Institutes of Health (NIH). 2002. *News release: NHLBI stops trial of estrogen plus progestin due to increased breast cancer risk, lack of overall benefit*. Available at: http://www .nhlbi.nih.gov/new/press/02-07-09.htm. Accessed December 2006.

National Institutes of Health (NIH). 2012. *Guidelines for the use of antiretroviral agents in HIV-1- infected adults and adolescents*. Department of Health and Human Services. Available at: http://aidsinfo.nih.gov/contentfiles/lvguidelines/ AdultandAdolescentGL.pdf. Accessed September 2013.

National Law Center on Homelessness and Poverty. 2015. *Homelessness in America: Overview of data and causes*. Available at: https://www.nlchp .org/documents/Homeless_Stats_Fact_Sheet. Accessed May 2017.

National Rural Health Association. 2016. *Rural health care*. Available at: https://www.ruralhealthweb .org/about-nrha/about-rural-health-care. Accessed March 2017.

National Women's Law Center. 2015. *National snapshot: Poverty among women & families, 2015*. Available at: https://nwlc.org/wp-content /uploads/2016/09/Poverty-Snapshot-Factsheet -2016.pdf. Accessed May 2017.

Newcomer, R., et al. 2005. Living quarters and unmet need for personal care assistance among adults with disabilities. *Journals of Gerontology Series B: Psychological Sciences and Social Sciences* 9, no. 4: S205–S213.

O'Neill, J. E., and D. M. O'Neill. 2009. Who are the uninsured? An analysis of America's uninsured population, their characteristics and their health. New York, NY: Employment Policies Institute.

Ostir, G. V., et al. 1999. Disability in older adults 1: Prevalence, causes, and consequences. *Behavioral Medicine* 24, no. 4: 147–156.

Patton, L., and D. Puskin. 1990. *Ensuring access to health care services in rural areas: A half century of federal policy*. Washington, DC: Essential Health Care Services Conference Center at Georgetown University Conference Center.

Population Reference Bureau. 2006. *Elderly white men afflicted by high suicide rates*. Available at: http://www.prb.org/Publications/Articles/2006 /ElderlyWhiteMenAfflictedbyHighSuicideRates .aspx. Accessed May 2017.

Reeves, W. C., et al. 2011. *Mental illness surveillance among adults in the United States*.

Available at: https://www.cdc.gov/mmwr/preview/mmwrhtml/su6003a1.htm. Accessed March 2017.

Regier, D. A., et al. 1988. One month prevalence of mental disorders in the United States: Based on five epidemiologic catchment area sites. *Archives of General Psychiatry* 45, no. 11: 977–986.

Rust, G. S. (1990). Health status of migrant farmworkers: A literature review and commentary. *American Journal of Public Health* 80, no. 10: 1213–1217.

Salganicoff, A., et al. 2005. *Women and health care: A national profile*. Menlo Park, CA: Henry J. Kaiser Family Foundation.

Schackman, B. R., et al. 2006. The lifetime cost of current human immunodeficiency virus care in the United States. *Medical Care* 44, no. 11: 990–997.

Schutt, R. K., and S. M. Goldfinger. 1996. Housing preferences and perceptions of health and functioning among homeless mentally ill persons. *Psychiatric Services* 47, no. 4: 381–386.

Sechzer, J. A., et al. 1996. *Women and mental health*. New York, NY: Academy of Sciences.

Shi, L., and G. Stevens. 2010. *Vulnerable populations in the United States*. 2nd ed. San Francisco, CA: Jossey-Bass Publishers.

Shortell, S. M., et al. 1996. *Remaking health care in America*. San Francisco, CA: Jossey-Bass Publishers.

Solis, J. M., et al. 1990. Acculturation, access to care, and use of preventive services by Hispanics: Findings from HHANES 1982–84. *American Journal of Public Health* 80 (suppl): 11–19.

Substance Abuse and Mental Health Services Administration (SAMHSA). 2012a. *Mental health, United States, 2010*. HHS Publication No. (SMA) 12-4681. Rockville, MD: Author.

Substance Abuse and Mental Health Services Administration (SAMHSA). 2012b. *Results from the 2011 National Survey on Drug Use and Health: Mental health findings*. NSDUH Series H-45, HHS Publication No. (SMA) 12-4725. Rockville, MD: Author.

Substance Abuse and Mental Health Services Administration (SAMHSA). 2013. *Behavioral health, United States, 2012*. Available at: http://archive.samhsa.gov/data/2012BehavioralHealthUS/2012-BHUS.pdf.

Substance Abuse and Mental Health Services Administration (SAMHSA). 2014a. National Mental Health Services Survey (N-MHSS): 2010. Data on Mental Health Treatment Facilities. BHSIS Series S-69, HHS Publication No. (SMA) 14-4837. Rockville, MD: Author. Available at: https://www.samhsa.gov/data/sites/default/files/NMHSS2010_Web/NMHSS2010_Web/NMHSS2010_Web.pdf. Accessed May 2017.

Substance Abuse and Mental Health Services Administration (SAMHSA). 2014b. *Projections of national expenditures for treatment of mental and substance use disorders, 2010–2020*. HHS Publication No. SMA-14-4883. Rockville, MD: Author.

Substance Abuse and Mental Health Services Administration (SAMHSA). 2015. *1.5 million young adults do not receive needed mental health services*. Rockville, MD: Author. Available at: https://www.samhsa.gov/data/sites/default/files/report_1975/Spotlight-1975.html. Accessed May 2017.

Summer, L. 1991. *Limited access: Health care for the rural poor*. Washington, DC: Center on Budget and Policy Priorities.

UN Women. 2015. *Facts and figures: HIV and AIDS*. Available at: http://www.unwomen.org/en/what-we-do/hiv-and-aids/facts-and-figures. Accessed March 2017.

U.S. Bureau of Labor Statistics. 2016. *Labor force characteristics by race and ethnicity*, 2016. Washington, DC: Government Printing Office.

U.S. Census Bureau. 2009. *The 2010 census questionnaire: Informational copy*. Available at: https://www.census.gov/history/pdf/2010questionnaire.pdf. Accessed May 2017.

U.S. Census Bureau. 2010a. *The Two or More Races Population: 2010*. Available at: http://www.census.gov/prod/cen2010/briefs/c2010br-13.pdf. Accessed May 2017.

U.S. Census Bureau. 2010b. *Current population survey, 2010 annual social and economic supplement*. Washington, DC: Government Printing Office.

U.S. Census Bureau. 2010c. *2007–2009 American Community Survey, 3-year estimates*. Washington, DC: Government Printing Office.

U.S. Census Bureau. 2011a. *Overview of race and Hispanic origin: 2010*. Washington, DC: Government Printing Office.

U.S. Census Bureau. 2011b. *The Hispanic population: 2010. 2010 Census Briefs.* Washington, DC: Government Printing Office.

U.S. Census Bureau. 2011c. *Income, poverty, and health insurance coverage in the United States: 2010.* Washington, DC: Government Printing Office.

U.S. Census Bureau. 2011d. *The American Indian and Alaska Native population: 2010. 2010 Census Briefs.* Washington, DC: Government Printing Office.

U.S. Census Bureau. 2011e. *American Community Survey, American FactFinder, Table B18135.* Available at: http://factfinder2.census.gov. Accessed September 2013.

U.S. Census Bureau. 2012a. *Statistical abstract of the United States: 2012.* Washington, DC: Government Printing Office.

U.S. Census Bureau. 2012b. Americans with disabilities: 2010. Household economic studies. *Current Population Reports.* Available at: http://www.census.gov/prod/2012pubs/p70-131.pdf. Accessed September 2013.

U.S. Census Bureau. 2013. *The Hispanic population in the United States: 2013.* Available at: https://www.census.gov/data/tables/2013/demo/hispanic-origin/2013-cps.html. Accessed May 2017.

U.S. Census Bureau. 2014. *Health Insurance Coverage in the United States: 2013.* Washington, DC: Government Printing Office.

U.S. Census Bureau. 2015. *2015 census: Profile of general population and housing characteristics.* Washington, DC: Government Printing Office.

U.S. Census Bureau. 2016. *QuickFacts United States.* Available at: https://www.census.gov/quickfacts/table/PST045216/00. Accessed March 2017.

U.S. Conference of Mayors. 2011. *Hunger and Homelessness Survey.* Available at: http://www.ncdsv.org/images/USCM_Hunger-homelessness-Survey-in-America's-Cities_12%202011.pdf. Accessed May 2017.

U.S. Department of Housing and Urban Development (HUD). 2012. *The 2011 Annual Homeless Assessment Report to Congress.* Available at: https://www.onecpd.info/resources/documents/2011AHAR_FinalReport.pdf. Accessed September 2013.

U.S. Department of Housing and Urban Development (HUD). 2016. *2016 Annual Homeless Assessment Report (AHAR) to Congress.* Available at: https://www.hudexchange.info/resources/documents/2016-AHAR-Part-1.pdf. Accessed March 2017.

U.S. Department of Labor. 2011. *Changing characteristics of U.S. farm workers: 21 years of findings from the National Agricultural Workers Survey.* Available at: http://migrationfiles.ucdavis.edu/uploads/cf/files/2011-may/carroll-changing-characteristics.pdf. Accessed September 2013.

U.S. Department of Labor. 2016. *Findings from the National Agricultural Workers Survey (NAWS) 2013–2014.* Available at: https://www.doleta.gov/agworker/pdf/NAWS_Research_Report_12_Final_508_Compliant.pdf. Accessed March 2017.

U.S. Department of Veteran Affairs. 2012. *Homeless incidence and risk factors for becoming homeless in veterans.* Available at: https://www.va.gov/oig/pubs/VAOIG-11-03428-173.pdf. Accessed March 2017.

U.S. Public Health Service. 2000. *Report of the Surgeon General's Conference on Children's Mental Health: A national action agenda.* Washington, DC: Department of Health and Human Services.

Villarejo, D., et al. 2000. *Suffering in silence: A report on the health of California's agricultural workers.* Davis, CA: California Institute for Rural Studies.

Ward, B. W., and J. S. Schiller. 2013. *Prevalence of multiple chronic conditions among US adults: Estimates from the National Health Interview Survey, 2010.* Available at: http://www.cdc.gov/pcd/issues/2013/12_0203.htm. Accessed September 2013.

Witters, D., and S. Agrawal. 2011. *Unhealthy U.S. workers' absenteeism costs $153 billion.* Available at: http://www.gallup.com/poll/150026/unhealthy-workers-absenteeism-costs-153-billion.aspx. Accessed January 2014.

World Health Organization. 2004. *Antiretroviral drugs for treating pregnant women and preventing HIV infection in infants: Guidelines on care, treatment and support for women living with HIV/AIDS and their children in resource-constrained settings.* Available at: http://www.who.int/hiv/pub/mtct/en/arvdrugsguidelines.pdf. Accessed May 2017.

Yu, S. M., et al. 2004. Health status and health services utilization among US Chinese, Asian

Indian, Filipino, and other Asian/Pacific Islander children. *Pediatrics* 113, no. 1 part 1: 101–107.

Ziller, E. C. 2014. *Access to medical care in rural America*. New York, NY: Springer Publishing.

Ziller, E. C., et al. 2015. *Rural adults delay, forego, and strategize to afford their pre-ACA health care*. Available at: https://muskie.usm. maine.edu/Publications/rural/healthcare-affordability-pre-ACA.pdf. Accessed March 2017.

Zuckerman, S., et al. 2004. Health service access, use, and insurance coverage among American Indians/Alaska Natives and whites: What role does the Indian Health Service play? *American Journal of Public Health* 94, no. 1: 53-59.

第四部分

体系产生

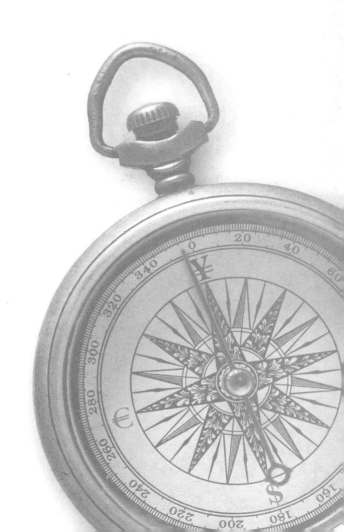

第12章　成本、可及性与质量

学习目标

- 明确医疗卫生服务成本的意义，回顾近期发展趋势
- 分析导致成本逐渐上涨的因素
- 应用常规方法与市场导向的方式控制成本
- 解释一些成本控制方法为何不奏效
- 讨论照护框架的可及性与多种形式的照护可及性
- 描述可及性指标及其参考值
- 解释质量的本质、范围与规模
- 区分质量保障与质量评价
- 讨论《平价医疗法》对医疗卫生服务体系的成本、可及性与质量的影响

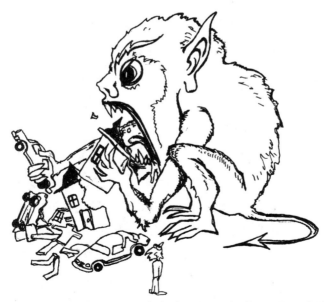

医疗服务行业就像一个有着贪婪胃口的怪物，需要被控制。

▶▶ 简介

成本、可及性与质量是医疗卫生服务体系建设的三大基础。多年以来，美国的雇主与第三方支付者均致力于控制医疗卫生服务支出的上涨。成本与可及性往往紧密相连，增加医疗服务可及性的初期会增加医疗卫生服务支出。两者相互影响的本质原因是美国曾尝试实施全民医疗保险，但以失败告终，实现这一目标依旧很困难。虽然，成本与可及性一直是美国医疗服务体系最为关注的问题，但医疗卫生服务的质量近年来也开始引起人们重视。成本、可及性与质量三者以复杂的方式相互影响。

从宏观角度看，医疗卫生服务的成本通常被视为国家卫生支出（NHE），其常用的测量方式为某个国家的医疗卫生总费用占国民生产总值（GDP）的比例。从微观角度看，医疗卫生服务成本指的是雇主购买医疗保险产生的费用，以及雇员生病治疗时所使用的医疗卫生服务费用。改善医疗卫生服务的可及性，确保医疗卫生服务质量，取决于宏观层次与微观层次的费用支出。

可持续的高质量照护应当具有较好的成本效益。因此，成本是评价质量的重要因素之一。另外，实现高质量的医疗服务离不开与时俱进的能力培养、循证照护方式与结果的测量。当系统的服务水平与医疗卫生服务实践对个人和群体都实现了令人满意的结果时，质量目标便实现了。

本章主要探讨医疗卫生支出快速上涨的主要原因；与其他国家进行成本比较，检验成本管控措施及其结果；也涉及可及性的相关内容；最后，讨论照护的质量及其测量方式。

▶▶ 医疗卫生服务的成本

"成本"在医疗卫生服务体系中有多重含义，具体内容取决于不同人群的观点。消费者和金融专家提及成本一词时，通常意味着医疗卫生服务的"价格"，即医生开出的账单，处方的价格或医疗保险费的支出。从国家视角出发，医疗卫生服务成本即指一个国家的医疗卫生服务总费用，即国家卫生支出（NHE）。由于支出（E）等于价格（P）乘以数量（Q），因此医疗卫生费用上涨，可归咎于医疗服务价格提升和服务数量的增加。从供方视角出发，成本即指医疗卫生服务的生产成本，如员工薪水、购买房屋、医用设备以及购置其他必需品的资金、租用空间的费用等。

国家卫生支出的趋势

医疗卫生服务筹资一章中描述了国家与个人的医疗卫生支出概况以及私人支出与公共支出的组成与比例。自 1965 年老遗残医疗保险与医疗补助实施以来，医疗卫生费用在 20 世纪 70 年代以两位数的速度螺旋上升。至 1970 年，政府的医疗卫生支出已增长了 140%，从 79 亿美元增长至 189 亿美元（美国卫生与人类服务部，1996）。从 20 世纪 80 年代开始，国家卫生支出每年以平均两位数的速度增长，但增长率相对放缓（见图 12 - 1）。20 世纪 90 年代，医疗卫生领域的通货膨胀终于得到控制，费用以个位数的速度增长，这主要是因为管理式医疗有效管控了支付与医疗服务的利用。随后，增长率再次上涨，但相对较慢（见表 12 - 1）。2010 年，美国医疗卫生支出为 2.6 万亿美元，相当于每人 8 402 美元（凯撒家庭基金会，2012）。通常，国家健康支出趋势预测一般有三种方式。

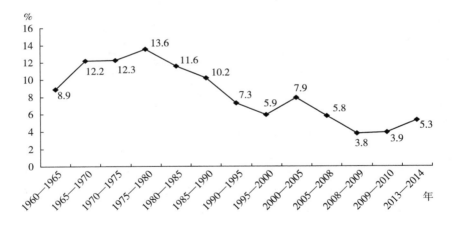

资料来源：Centers for Medicare & Medicaid Services （CMS）. 2014. *National health expenditure data.* Available at：https//www. cms. gov/Research - Statistics - Data - and - Systems/Statistics - Trends - and - Reports/National-HealthExpendData/NationalHealthAccountsHistorical. htm. Accessed February 2017.

图 12 - 1　美国国民医疗卫生的每五年年均增长率（1960—2014 年）

表 12 - 1　　美国医疗卫生支出的年均增长率（1975—2014 年）

时期	增长率（%）	时期	增长率（%）
1975—1980 年	**13. 6**	1979—1980 年	14. 8
1975—1976 年	14. 7	**1980—1985 年**	**11. 6**
1976—1977 年	13. 7	1980—1981 年	16. 1
1977—1978 年	11. 9	1981—1982 年	12. 5
1978—1979 年	12. 9	1982—1983 年	10. 0

续表

时期	增长率（%）	时期	增长率（%）
1983—1984 年	9.7	1999—2000 年	6.9
1984—1985 年	9.9	**2000—2005 年**	**7.9**
1985—1990 年	**10.2**	2000—2001 年	8.7
1985—1986 年	7.6	2001—2002 年	9.3
1986—1987 年	8.5	2002—2003 年	8.2
1987—1988 年	11.9	2003—2004 年	5.9
1988—1989 年	11.2	2004—2005 年	6.5
1989—1990 年	12.1	2005—2006 年	6.7
1990—1995 年	**7.3**	**2005—2010 年**	**5.0**
1990—1991 年	9.2	2006—2007 年	6.1
1991—1992 年	9.5	2007—2008 年	4.7
1992—1993 年	6.9	2008—2009 年	3.8
1993—1994 年	5.1	2009—2010 年	3.9
1994—1995 年	4.9	**2010—2014 年**	**4.0**
1995—2000 年	**5.9**	2010—2011 年	3.9
1995—1996 年	4.6	2011—2012 年	3.9
1996—1997 年	4.7	2012—2013 年	2.9
1997—1998 年	5.4	2013—2014 年	5.3
1998—1999 年	5.7		

资料来源：Health, United States, 1995, p. 243；*Health, United States*, 1996 - 97, p. 249；*Health, United States*, 1999, p. 284；*Health, United States*, 2000, p. 322；*Health, United States*, 2002, p. 288；*Health, United States*, 2005, p. 363；*Health, United States*, 2006, p. 377；*Health, United States*, 2008, p. 415；*Health, United States*, 2009, p. 396；*Health, United States*, 2011, p. 374；*Health, United States*, 2012, p. 323；*Health, United States*, 2013, p. 327；*Health, United States*, 2015, p. 293；Levit, K., et al. 2003. Trends in U. S. health care spending, 2001. *Health Affairs* 22, No. 1：154 - 164.

第一种方法是比较医疗通货膨胀与总体通货膨胀，总体通货膨胀每年的变化由居民消费价格指数（CPI）体现。1978—1981 年期间，美国经历了恶性通货膨胀期，医疗通货膨胀率一直高于总体通货膨胀——以 CPI 表示（见图 12 - 2）。

第二种方法是比较国家卫生支出的变化与 GDP 总量的变化。除了少数例外，医疗卫生支出增长率一直高于经济总量增长率（见图 12 - 3），这意味着医疗卫生消费占经济总量的比重增大。换句话说，越来越多的经济资源用于医疗卫生服务。

第三种方法是国际比较。与其他国家相比，美国用于医疗卫生的经济资源的份额更大（见表 12 - 2）。另外，美国的医疗卫生总支出增长速度超过其他国家（见图 12 - 4），造成费用上涨的原因有很多，多年来为防止费用失控也采取了多种措施。

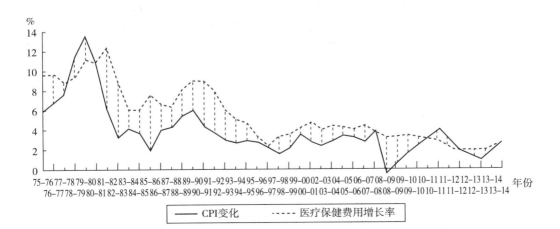

资料来源：Bureau of Labor Statistics. 2017a. Consumer price index 1975 – 2014. Available at：https：//www. bls. gov/cpi/. Accessed April 2017；Bureau of Labor Statistics. 2017b. Medical care inflation 1975 – 2014. Available at：https：//data. bls. gov/timeseries/CUUROOOOSAM？output _ view = pct _ 12mths. Accessed April 2017；*Health*, *United States*, 1995, p. 241；*Health*, *United States*, 1996 – 97, p. 251；*Health*, *United States*, 2002, p. 289；*Health*, *United States*, 2006, p. 375；*Health*, *United States*, 2008, p. 413；*Health*, *United States*, 2009, p. 394；*Health*, *United States*, 2010, p. 367；*Health*, *United States*, 2011. p. 371；*Health*, *United States*, 2012, p. 321.

图 12 – 2　1975—2014 年 CPI 和医疗通货膨胀年变化百分比

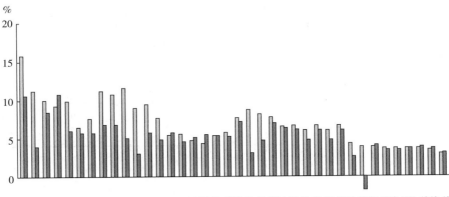

资料来源：*Health*, *United States*, 1996 – 97, p. 249；*Health*, *United Stetes*, 2002, p. 288；*Health*, *United States*, 2006, p. 374；*Health*, *United States*, 2008, p. 412；*Health*, *United States*, 2009, p. 393；*Health*, *United States*, 2010, p. 366；*Health*, *United States*, 2011, p. 370；*Health*, *United States*, 2012, p. 320；*Health*, *United States*, 2013, p. 327；*Health*, *United States*, 2015, p. 293.

图 12 – 3　美国国家医疗卫生支出与国内生产总值年变化百分比（1980—2013 年）

表 12 - 2　　　　美国医疗卫生支出占 GDP 比例、人均支出、人均 GDP

（选定年份，选定经合组织国家；人均支出）　　　单位：%，美元

国家	1990 年	1995 年	2000 年	2005 年	2009 年	2014 年
澳大利亚	7.8 1 307	8.2 1 745	9.0 2 220	8.8 2 999	— 	9.0 4 207
奥地利	7.0 1 338	8.0 1 870	7.6 2 184	10.3 3 507	11.0 4 289	10.3 4 896
比利时	7.4 1 345	8.4 1 820	8.7 2 279	10.6 3 385	10.9 3 946	10.4 4 522
加拿大	9.0 1 937	9.2 2 051	8.9 2 503	9.9 3 460	11.4 4 363	7.7 4 496
丹麦	8.5 1 567	8.2 1 848	8.4 2 382	9.5 3 179	11.5 4 348	10.6 4 857
芬兰	7.8 1 422	7.5 1 433	6.7 1 718	8.3 2 523	9.2 3 226	9.5 3 871
法国	8.6 1 568	9.5 2 033	9.3 2 456	11.1 3 306	11.8 3 978	11.1 4 367
德国	8.5 1 748	10.6 2 276	10.6 2 761	10.7 3 251	11.6 4 218	11.0 5 119
意大利	7.9 1 391	7.3 1 535	8.1 2 049	8.9 2 496	9.5 3 137	9.1 3 207
日本	5.9 1 115	6.8 1 538	7.6 1 971	8.2 2 474	— 	11.4 4 152
荷兰	8.0 1 438	8.4 1 826	8.3 2 259	9.5 3 156	12.0 4 914	10.9 5 277
瑞典	8.4 1 579	8.1 1 738	8.4 2 273	9.2 3 012	10.0 3 722	11.2 5 065
英国	6.0 986	7.0 1 374	7.3 1 833	8.2 2 580	9.8 3 487	9.9 3 971
美国	11.9 2 738	13.3 3 654	13.1 4 539	15.2 6 347	17.4 7 960	16.6 9 024

资料来源：National Center for Health Statistics （NCHS）. 2010. *Health，United States*，2009. Hyattsville，MD：U. S. Department of Health and Human Services. p. 392；National Center for Health Statistics （NCHS）. 2012. *Health，United States*，2011. Hyattsville，MD：U. S. Department of Health and Human Services. p. 369；Organization for Economic Co-operation and Development （OECD）. 2016. *Health spending*. Available at：https：//data. oecd. org/healthres/health - spending. htm. Accessed April 2017.

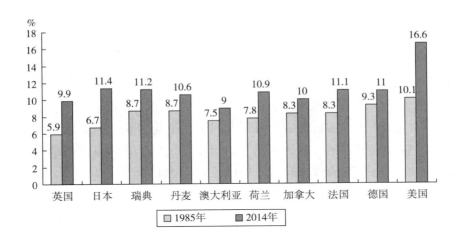

资料来源：National Center for Health Statistics（NCHS）. 2002. Health，United States，2002. Hyattsville，MD：U. S. Department of Health and Human Services. p. 287；National Center for Health Statistics（NCHS）. 2016b. *Health*，*United States*，2015. Hyattsville，MD：U. S. Department of Health and Human Services. p. 293；Organization for Economic Cooperation and Development（OECD）. 2016. *Health spending*. Available at：https：//data. oecd. org/healthres/health – spending. htm. Accessed April 2017.

图 12 – 4　美国及选定经合组织国家（OECD）的
医疗卫生支出占 GDP 比例（1985—2014 年）

随着管理式医疗的普及，1993—2000 年期间的医疗卫生支出增长率降到了最低水平（年均增长 5. 7%）。但是，这种乐观局面于 2002 年停了下来，这一年的增长率达到 1992 年以来的最高水平（9. 3%）。然而，增长率已经逐年缓慢下降（见表 12 – 1）。2009 年增长率下降至 3. 9%，下降的主要原因是由于美国经历着自 1933 年以来最严重的经济衰退，个人医疗卫生支出仅增加了 2. 8%，这是自 20 世纪 90 年代实施管理式医疗以来的最低水平（Hartman 等，2011）。

《平价医疗法》（ACA）和它的替代品是决定未来医疗卫生支出的主要因素。增加的医疗卫生服务供给毫无疑问地将导致医疗费用通货膨胀，除非采取措施抑制价格和服务量上涨。联邦预算办公室认为，该法通过收紧支付比例、实施激励手段等措施使医疗成本下降，促成了医疗卫生支出增长的放缓。

2014 年，美国的医疗卫生总费是 3 万亿美元，占 GDP 的 17. 5%（疾病控制预防中心，2016a）。老年医疗保险与医疗补助中心（CMS）与精算办公室认为，以目前的增长趋势继续下去，医疗卫生总费用在 2025 年将占 GDP 的 19. 9%。2007 年，国会预算办公室预估医疗卫生在 2050 年将消耗 GDP 的 37%，到 2082 年将消耗 GDP 的 49%。预测数据说明，医疗卫生将是美国经济中增长最为迅速的部分。

医疗卫生费用应该控制吗？

比起医疗卫生支出的增加，美国人更喜欢其他部分的增长，如制造业，美国人不会对制造业的快速增长感到忧虑。增加医疗支出创造了新的医疗卫生服务工作岗位，同时不污染空气、拯救生命、减轻人们正在遭受的痛苦，为什么美国人不愿意投入更多资源去照护老年人与病人呢？比起投资汽车、服装或其他消费品，医疗卫生投资才是对社会资源的最佳利用（Feldstein，1994）。

与经济学中的商品和服务不同，医疗卫生服务不能在市场上自由交易（见第1章）。美国私营部门和政府在医疗融资方面的份额应大致相当。在美国，主要从三个方面评估医疗卫生总费用的多少。

1. 国际比较（见表12-2），这是个有偏差的工具，各国政府会用多种理性工具决定其医疗卫生投资，如补需方或补供方。相对而言，在发展新技术（如药品）与价格控制方面资助较少，从而维持一定水平的预定支出。

2. 私人部门保费上升，导致私人雇主放弃了传统的按项目付费保险计划，在20世纪80年代，他们开始参加健康维护机构（HMO）为员工提供医疗保险。

3. 政府通过公共保险项目补贴受益人的医疗费用。对这些公共保险项目的可持续性方面的担忧曾在医疗卫生服务筹资这一章中讨论过。

专家们一致认为美国在医疗卫生服务领域投入了过多的资金，因此，支出必须得到控制。主要原因有以下几个方面。

1. 不断上升的医疗费用消耗整个经济产出的比例越来越大。经济资源是有限的，过多的资源投入医疗卫生领域就意味着美国人不得不放弃购买其他商品与服务。

2. 资源有限，应当提高使用价值。在自由市场中，消费者根据自己对价值的感知作出购买决定，他们知道为了社会保障需要放弃其他商品和服务（Feldstein，1994）。在医疗卫生服务体系中，医疗保险可能导致道德风险、提供者诱导需求等现象（在第1章中讨论），两者都导致资源利用效率低下。

3. 美国企业认为，不断上涨的保费一定会提高服务价格并转嫁给消费者，这可能对企业保持全球竞争力具有负面影响。例如，医疗保险费增长速度高于经济总量、通货膨胀率或近年来工人薪资的增长。2006—2016年，医疗保险费累计增长58%，而累计通货膨胀率为19%，累计工资增长率为33%（劳动统计局，2017c，2017d；凯撒家庭基金会，2016）。

4. 快速增长的保险费限制了雇主医疗福利的供给能力，尤其是小型企业。这些企业即使提供了这些福利，也会限制雇员通过雇主保险购买医疗服务（凯撒家庭基金会，卫生研究和教育，2010）。

5. 不断上升的医疗卫生费用使普通收入和低收入的美国人遭受了损失。2016年联邦基金国际卫生政策调查指出医疗保健的负担能力是许多美国人最大的经济问题之一（联邦基金，2016）。只有25%的美国人有能力负担严重疾病费用。22%的美国人（与其他国家8%的平均水平相比）有医疗问题却因为缺少费用没有去看医生，或因费用问题没有完成处方。

6. 政府提高社会保障税的空间有限。大多数美国纳税人认为他们付出的税款比他们应付的份额要多。矛盾的是，半数美国人没有缴纳联邦工薪税和所得税，但其中很多人却在使用税收资助的医疗卫生服务（《今日美国》，2010）。

▶▶ 费用上升的原因

导致医疗卫生服务支出增加的原因很多，且以复杂方式相互影响。经济的通货膨胀是导致医疗卫生支出增加的一个最明显原因，因为这导致更高的职工薪资和医疗卫生服务成本。导致医疗成本上涨的原因还有第三方支付、不完全市场、技术进步、老年人口增加、医疗卫生服务提供模式、多方支付导致的管理成本、防御性医疗、浪费和滥用、实践模式的变化。

第三方支付

医疗是为数不多的由第三方而非消费者支付大部分费用的服务。支付方是政府或私营保险公司，个人支付的部分远低于服务本身的实际价格（Altman 和 Wallack，1996）。因此，病人对医疗费用并不敏感。引入预付费制度与按人头付费制度，在很大程度上限制了供给诱导需求。然而，消费者和医疗提供方对管理式医疗持反对意见。从某种意义上说，医疗卫生服务提供方都对高成本的技术和其他过度服务敞开了大门。同样，按项目付费在门诊部门仍然广泛使用，其价格也在持续增长。因此，供给诱导需求的现象没有真正从系统中铲除。

不完全市场

在高度管制或高度竞争的市场中，医疗卫生服务提供者收取的费用可能更接近产品与服务本身的价格（Altman 和 Wallack，1996）。美国的医疗卫生服务体系既不遵循高度管制的单一支付模式，也不遵循自由市场模式，医疗卫生服务的使用很大程度上不受监管，医疗服务价格高于服务的真实成本（Altman 和 Wallack，1996）。由于数量与价格仍然不受监管，准市场化的结局即医疗卫生服务支出不断增加。

技术的增长

美国属于早期通过快速采用和传播技术以促进经济增长的典型国家（TECH 技术研究网络，2001）。驱动技术创新、传播和利用的因素及其对医疗成本上升的影响已在第 5 章讨论了。高级成像扫描在医生办公室和门诊的使用从 1996 年到 2007 年翻了超过三倍（NCHS，2010a）。老年人医疗保险 B 部分在医师费方面因影像服务的支出翻了一倍以上，从 2000 年的 69 亿美元增加到 2006 年的 141 亿美元（政府问责办公室，2008）。然而，随着影像报销的降低，增长已经放缓（美国医疗物理协会，2011）。新技术的发展成本昂贵，且研发成本包括在总的医疗卫生支出中。加拿大和欧洲国家相比美国医疗成本更低的一个原因是它们在医疗研发上的投入远小于美国。

老年人口增加

20 世纪初期以来，美国人的期望寿命持续延长（见图 12 – 5）。出生时的期望寿命已经超过 30 年并持续增加，从 1900 年的 47.3 岁到 2014 年的 78.8 岁（NCHS，2016b）。因此，美国与其他工业国家的人口老龄化日益加剧。自 1900 年以来，美

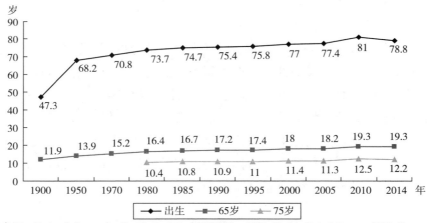

资料来源：National Center for Health Statistics（NCHS）. 2002. *Health. United States*，2002. Hyattsville，MD：U. S. Department of Health and Human Services. p. 116；National Center for Health Statistics（NCHS）. 2010. *Health*，*United States*，2009. Hyattsville，MD：U. S. Department of Health and Human Services. p. 187；National Center for Health Statistics（NCHS）. 2016b. *Health*，*United States*，2015. Hyattsville，MD：U. S. Department of Health and Human Services. p. 95.

图 12 – 5　美国人出生、65 岁和 75 岁时的预期寿命（1900—2014 年）

国老年人口的增长速度已经超过了非老年人口的增长速度。图 12 – 6 展示了 1970 年至 2014 年美国人口构成的变化。最引人注目的是 85 岁以上人群正在增长而年龄最小的人群正在缩小（相对而言）。老年人口的增长预计将持续到 21 世纪中期。在 2000 年至 2030 年，美国 65 岁以上人口的比例预计将从 12.4% 上升到 20%，也就是说到 2030 年，每 5 个美国人中就有 1 个是老年人。85 岁以上的人数预计将翻一倍以上。

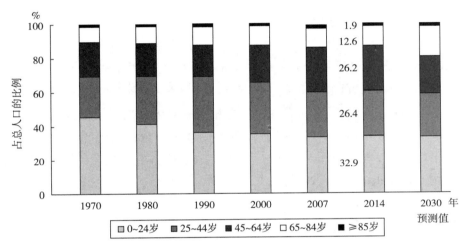

资料来源：National Center for Health Statistics （NCHS）. 2013. *Health*，*United States*，2012. Hyattsville，MD：U. S. Department of Health and Human Services. p. 45；U. S. Census Bureau. 2000. *Projections of the total resident population by 5 – year age groups，and sex with special age categories：middle series*，2025 to 2045. Available at：https：//www. census. gov/population/projections/files/natproj/summary/np – t3 – f. pdf. Accessed April 2017.

图 12 – 6 美国人口结构的变化（1970—2014 年）与 2030 年的预测结果

老年人比年轻人消耗更多的医疗卫生资源。在 2012 年，65 岁及以上人士的平均医疗开支为每人 18 988 元，相比之下，65 岁以下的人花费儿童为每人 3 552 美元，工作年龄的成人为每人 6 632 美元（CMS，2016a）。换句话说，老年人的医疗费用是非老年人的 2.6 倍。因此，由于美国人口持续老龄化，除非采取严厉措施减少支出，否则医疗卫生支出一定会增加。老年人医疗保险（Medicare）支出总额预计将从 2005 年占 GDP 比例的 2.7%，增加至 2050 年占 GDP 比例的 9%（Van de Water 和 Lavery，2006）。

医疗卫生服务模式

医疗强调个人生病后的医疗干预（见第 2 章），没强调预防和生活方式的改变能够促进健康。虽然健康促进和疾病预防并不是所有健康问题的答案，但这些原则在美国医疗卫生服务体系中没有得到应有的重视。因此，必须使用更昂贵的医疗卫生资源来治疗那些本可以避免的疾病。例如，与吸烟有关的疾病，估计每年直接花费美国 755 亿美元的医疗卫生费用，并造成额外 1 670 亿美元的生产力损失（CDC，2005）。有证据显示戒烟项目能够节约巨大的成本，且不会给保险公司和雇主带来过多的成本负担（Levy，2006）。尽管吸烟率一直在缓慢下降，但是 2015 年仍有 16.7% 的美国成年男性和 13.6% 的美国成年女性吸烟（NCHS，2010b）。

近年来，在美国与其他发达国家中，超重与肥胖人口的增长率已达到警戒的程度。据估计，20 岁以上的美国人中有 70.7% 的人超重，其中 37.9% 的人肥胖（CDC，2016b）。超重和肥胖会大大增加患心脏病、糖尿病、某些类型的癌症、肌肉骨骼疾病与胆囊疾病问题的风险。在美国的医疗卫生支出总额中，10% 的支出（1 470 亿美元）可归因于超重和肥胖，与之相当的支出归因于吸烟（Finkelstein 等，2009）。Medicare 和 Medicaid 都花费了过多的资金用于治疗与超重和肥胖相关的健康问题。平均来看，Medicare 中肥胖的受益人比正常体重的受益人每年多产生 600 美元的费用（Finkelstein 等，2009）。

多支付系统和管理成本

管理成本是与财务、交付以及支付功能的管理有关。它们包括登记流程、与供应商签订合同、索赔处理、利用监测、拒绝和上诉以及市场营销和促销费用的管理。私营雇主资助的医疗计划与公共资助的医疗补助、医疗保险计划的登记过程包括确定资格、注册和除名。每个活动都有相关的成本。私人保险公司也要承担营销成本来推广和销售他们的计划。

提供者必须处理许多计划，这些计划的利益范围和报销并没有统一标准。在不断变化的规章制度中维持现状是既困难又昂贵的一件事。

拒绝付款的结果是重发账单和随访。拒绝提供服务会导致受保人上诉并产生费用，保险方会回顾案件并要求供方提供拒绝支付服务项目的理由，从而产生成本。医疗使用的审查和照护的授权也会导致支付方和提供方产生额外费用。

根据老年人医疗保险与医疗补助中心（CMS，2005）的规定，行政成本、税收、利润和私人医疗计划的其他非福利支出平均占保费的 12%（Lemieux，2005）。《平价医疗法》（ACA）要求保险计划的电子数据交换格式标准化以降低管理成本，但没有关于信息如何传送的具体准则（Blanchfield 等，2010）。ACA 只处理了整个管理过程的一小部分成本，因此，其产生的影响可能是微不足道的。

防御性医疗

美国的医疗保障体系需要服务提供者承受一定的诉讼风险（见第 1 章）。例如，担心承担法律责任是导致不必要剖宫产的原因之一，因为实施剖宫产能够避免潜在的出生损伤情况。法院无节制的医疗事故赔偿金和医师医疗事故保险费的上涨对医疗卫生服务成本有重大影响。

欺诈和滥用

欺诈和滥用是医疗卫生服务资源的另一种浪费（见第 6 章）。欺诈被定义为对已知事实的漠视，这也是老年人医疗保险和医疗补助计划的主要问题。欺诈可能发生在账单索赔或成本报告被故意篡改，也可能发生在提供医学上没有必要的服务或未提供服务却被计费。上调编码是另一种欺诈行为，这意味着当较低价格的服务交付时，实际上却按照价格较高的服务进行收费。根据《虚假申报法》，这些行为是违法的。

根据反回扣规定（《老年人医疗保险与医疗补助制度病人保护法》，1987），因介绍获得服务而向个人收取报酬或任何实物且由老年人医疗保险与医疗补助负担的情形均是违法的。故意提供这样的财政引诱行为将被联邦政府处以监禁。《史塔克法》禁止医生自行转诊至实验室或其他指定的医疗卫生服务机构（见第 5 章）。

实践的变化

John Wennberg 等的工作是将医生令人不安的行为搬到了公众面前，这些行为使得相似的病人在治疗模式上有很大的差异。在美国与其他国家的许多研究中都有文献记载：住院病人的医疗服务使用率有显著差异（Feldstein，1993）。这些执业差异被称为小区域差异（SAV），因为执业模式的差异只与国家地理区域有关。例如，在早期研究中，新英格兰各地区扁桃体切除率的变化无法由人口统计学差异或其他特征所解释（Wennberg 和 Gittelsohn，1973）。同样，东波士顿老年人口的住院医疗利用要比纽黑文老年人口的高（Wennberg 等，1987）。近年来，调查地区老年人医疗保险的支出差异表明：住院治疗和专科服务的比率较高，会导致更高的成本却没有显著改善的服务质量、健康结果、服务路径以及病人满意度（Fisher 等，2003a，2003b）。这个高达两倍的差异，无法被解释为由年龄、性别、种族、价格变化或健康状况的差异所导致（Baucus 和 Fowler，2002）。

2016 年的一项研究发现，40% ~50% 的医疗服务利用率地理差异可以归咎于需求因素，包括健康和偏好，而其余部分可能是由于地点相关的供给因素（Finkelstein 等，2016 年）。这种地理差异表明美国医疗卫生服务体系的低效率，它们提升了成本却没有显著获得更好的健康结果。这些体系同样不公平，因为处于低成本和更高效率区域的工人和医疗保险受益人在资助高成本区域的人（Wennberg，2002）。

SAVs 不能被需求诱因所解释。例如，加拿大和英国的医师没有被激励去诱导需求，但与美国类似的差异也存在于这些国家。SAVs 表明国家某些区域的患者接受了过多的治疗，其他患者可能接受得过少。医疗选择通常在临床治疗的适合程度上有所差异，医师关于入院和手术的决策标准也是不一致的（Gittelsohn 和 Powe，1995）。

▶▶ 成本管控——规范方法

许多尝试控制医疗卫生服务开支的举措都是在美国进行的。然而，多数尝试只取得了部分成功，其原因在于在准市场中几乎不可能实施全系统范围的成本管控。美国的成本控制措施是碎片化的，只能在某个时间点影响医疗卫生服务体系中的特定部分。例如，当价格被管制时，利用率就不再改变；当支出需要预先批准时，进行生产的运营成本也就获得豁免。

其他工业化国家的单一支付制度创造了国家监管机制，使它们的医疗支出与 GDP 保持一致。这些国家都遵循着所谓的自上而下的对总支出的控制。他们为整个医疗卫生服务部门制定预算系统。资金按照总额预算分配给提供者。因此，总开支仍然在既定预算范围内。这种方法的缺点是在固定的预算下，提供者并不会响应病人的需要，并且不能激励人们提高服务效率。预算拨款一旦用完，提供者就被迫削减服务，尤其是对那些暂无生命威胁的病人或未处于紧急情况的病人。这种"自上而下"的方法与美国使用的"自下而上"的方法形成了鲜明的对比，美国的每个供应商和管理式医疗组织都会制定自己的费用或保费（Altman 和 Wallack，1996）。具体由雇主购买最合适的保险费率，以及管理式医疗组织与同意优惠收费的供应商签约，这两种行为创造出的竞争决定了总支出。在一定程度上，美国也在监管成本，虽然不像其他国家的医疗卫生服务体系那样全面。

在美国，成本控制工作的特点是结合了政府监管和市场竞争。碎片化的成本控制方法使得供应商能够转移成本（见第 6 章"成本转移"），主要是从低支付者转移到高支付者，或者从一个交付部门转移到另一个交付部门。例如，当监管控制被用来挤压住院部门的成本时，医疗服务提供者感觉到住院方面的收入减少了。为了弥补收入损失，他们会增加门诊服务的利用率，因为这部分是不受控制的。在另一个场景中，当政府实施成本控制措施时，提供者可能会向私人支付者收取更高的费用。这种做法在养老行业中很常见，由于报销受联邦医疗补助（Medicaid）费率制定标准的限制，所以养老院的管理者有意识地试图通过建立更多的私人付费制度来弥补损失。

在美国和其他地方，控制成本的监管方法通常通过控制医疗卫生服务供应、价格和利用率来实现（见展示例表 12 - 1）。供应面控制（卫生规划）能够使决策制定者限制医院的病床数和昂贵技术的使用，但是监管限制了医疗卫生服务系统的容量，不可避免地会造成供应方面的垄断。为了确保这些人为创造的垄断并没有利用他们的经济力量，卫生规划总是伴随着昂贵的价格和预算控制（Reinhardt，1994）。

展示例表 12 - 1　　以规则为基础和以竞争为基础的成本管控策略

以规则为基础的成本管控策略	
供给面控制	限制资金支出（新的建设，变革与技术传播） 例如：医院需求证书
	限制医生供给 例如：为国外的医学毕业生设置准入门槛
价格控制	人为决定价格 例如：报销规则 预付费系统 疾病诊断相关分组 资源利用分组 全面预算
利用控制	同行评审组织
以竞争为基础的成本管控策略	
需求面的激励	成本分摊 分摊保费 免赔额和共同付费
供给面的规则	反垄断规则
付费者主导的竞争	保险公司之间的竞争 提供者之间的竞争
资源利用控制	服务管理

卫生规划

卫生规划指的是政府承担匹配和分配医疗卫生服务资源的作用，这样至少在政府看来，这个系统会为所有人实现预期的健康结果。在中央控制的国家医疗卫生服务体系中，规划的功能十分重要，它使基本人口的健康保健需要得到满足，卫生支出维持在预定的水平。

中央规划职能不适合超过一半的医疗卫生服务资金归属私人、没有中心行政机构监督的体系。相反地，各个规划中医疗卫生服务的类型、地理分布、可及性和由提供者收取的费用都会独立发展。支出的水平无法预先确定，这样的制度不利于实现宏观社会目标。尽管如此，美国还是尝试在自愿或强制的基础上制订卫生规划，但这些努力获得的成功是有限的。

美国的卫生规划实践

在美国，一些早期控制医疗费用的方法是自愿式卫生规划形式，其目的是尽量减少重复的服务。在 20 世纪 30—40 年代，一些大城市的医院建立社区范围的志愿组织。各家医院同意分享或整合服务，或者医院通过协商关闭一项服务来拓展另一项服务（Williams，1995）。自愿规划只在有限的基础上起作用，参与的医院可以通过合作规划获得利益。因此，自愿规划对整体效率几乎没有贡献（Gottlieb，1974）。

联邦政府在 20 世纪 60 年代通过《老年人医疗保险和医疗补助法》后也实施了卫生规划。在认识到联邦政府投入医保的资金正在增长后，国会认为它们有权控制不断上升的成本（Williams，1995）。20 世纪 60 年代中期，全面的卫生规划立法强制建立了本地以及国家卫生规划机构。这些机构会评估当地的卫生保健需求，促进协调和分配资源。然而，这些机构几乎没有实际的监管权力，而且效率低下（Williams，1995）。当对这些机构进行评估后发现，规划与非规划区域的设备和服务重复度都相同，且医院成本的上升程度也相同（May，1974）。

医院需求证书制度

正如第 5 章所探讨的那样，医院需求证书（CON）是由国家法律制定，其目的是控制医疗卫生机构的资金支出。CON 程序需要得到政府事先的批准才能建设新的机构、扩展现有设施或收购昂贵的新技术。批准是基于社区对附加服务的需求。虽然 CON 立法的原因是为了提出更好的资源规划、控制增加支出，但是事实证明 CON 在那些竞争激烈的州拥有更好的适应性（Wendling 和 Werner，1980）。本质上，这种模式说明当对医院有利时，医院便支持立法。这些医院并不希望竞争对手在新建筑和设备方面增加资本支出。

CON 立法似乎并没有降低平均每个病人的基础住院费用。CON 同样也代表了一种保守的控制医院支出上涨的方法，因为 CON 并不能处理偿付，也不能积极引导病人与医生的行为（Feldstein，1993）。不过，养老院通过 CON 法规能够控制医疗补助的支出。面对越来越多的养老院床位的需求时，CON 法规限制了养老院床位的供应，否则多出的床位就会被使用。最近，居家和社区服务（HCBS）弃权项目，也包括 1915（c）弃权法案（详见长期照护章节），对于缩减护理床位的利用与支出起到了显著作用。

价格控制

也许控制住院服务费用的最好办法便是转变医疗保险的付费方式，从后付制转为基于疾病诊断相关分组（DRGs）的预付费制度。该制度由 1983 年的社会保障法修正案（详见第 6 章）授权通过。以 DRGs 为基础的付费制度降低了住院服务的费用支出，但是对医疗保险的人均支出几乎没起作用，其原因在于费用由住院服务转向了门诊服务（见图 12 - 7）。

正如第 6 章所说的那样，医疗保险通过多种多样付费方式改革控制医疗支出，涉及医生、居家照护、住院服务的供应等。事实上，这些措施似乎是成功的。例如，在实施以资源为基础的相对价值比率（RBRVS）支付医师费之前，医保人均支出已在 20 世纪 80 年代至 90 年代升高了 11.7%。在实施 RBRVS 后，CMS 的数据显示，医保人均支出在 1995 年至 2005 年的增长率仅为 5%。

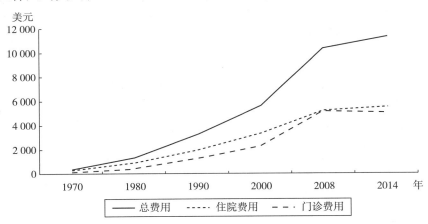

资料来源：National Center for Health Statistics（NCHS）. 2016b. *Health*, *United States*, 2015. Hyattsville, MD：U. S. Department of Health and Human Services. p. 327.

图 12 - 7　美国人均医疗保险支出的增加份额（1970—2014 年）

一份 2016 年医疗救助和儿童健康保险支付和准入委员会（MACPAC）的简报中提到国家医疗补助计划可以运用老年人医疗保险所制定的相对价值以及转换因子，或运用他们自己的转换因子并在适当的时候进行更新。各州也可以通过制定复杂的规则来生成任意报销率和支付上限来控制 Medicaid 支出。

最近的提案旨在使医疗保险的支付与医疗质量相一致。2003 年，作为 Medicare 处方药、改善与现代化法案的一部分，美国国会要求医学研究院（IOM）评估实施论绩效付费（P4P）的可能性（IOM，2004）。IOM 发现了 P4P 有效的各种证据，也发现了 P4P 的副作用，包括减少照护可及性、增加照护之间的差距、阻碍创新等。一方面，IOM 得出的结论是严密监视 P4P 可以减少不良后果。另一方面，IOM 认为如果医疗保险不改变支付结构，它们会阻碍医疗质量的改善。

迄今为止的研究并没有表明 P4P 能显著改善结果或控制成本（Eijkenaar 等，2013；Kruse 等，2012；Ryan，2009；Shih 等，2014）。从长远来看，前几年已取得的改进成果往往会逐渐消失（Jha 等，2012；Werner 等，2011）。此外，几乎没有证据表明医院会对 P4P 的激励手段作出相应的回应（Nicholas 等，2011）。相反地，如果 P4P 导致了医疗服务提供者收入损失或付费者的花费增加，可能会产生负面影响（Kruse 等，2012）。

尽管有争议，但是 ACA 还是引导 CMS 建立了以价值为基础的付费方式（VBP）。该法律还指导 CMS 将 VBP 扩展到提供医疗卫生服务的其他领域，如家庭保健机构和技术性护理机构。2017 年，医院 VBP 项目的资金来自扣除参与医院的 2017 基本财务年的运营 Medicare 诊断相关组（MS–DRG）支付的 2%。这些被扣的资金将根据各家医院的总体表现得分进行重新分配（CMS，2017）。

老年人医疗保险并不是唯一一个考虑 P4P 策略的。2012 年，美国 19 个州都在着手将 P4P 加入他们的 Medicaid 项目中（Hu，2016）。由于这些项目还处于早期发展阶段，CMS 向各州提供技术援助以实施和评估 P4P。其中最大的一个是马萨诸塞州医疗 P4P 计划，该项目于 2008 年由马萨诸塞州医疗补助计划实施。与 Medicare 相似，到目前为止这个项目的评估只对质量改善造成了很有限的影响（Ryan，2009）。加利福尼亚整合医疗组织（IHAs）全州范围的 P4P 项目自 2003 年就开始运营，它是目前为止美国最大的且运行时间最长的私营 P4P 项目（James，2012）。然而，尽管医疗照护组织进行了投资，尤其在信息系统和数据获取方面，但"没有达成突破性的质量改善"，也没有证据表明"在成本方面有任何节省或延缓的迹象"。

同行评审

同行评审指的是由医生直接参与或监督的医疗利用与质量回顾过程（Wilson 和 Neuhauser，1985）。基于这个概念，1972 年的社会安全修正案要求建立专业标准复审组织（PSGOs）。这些医师组成的协会负责审查由专业医师和机构所提供的 Medicare 或 Medicaid 覆盖下的服务。其声明，这些规定的目的在于监测并控制成本与质量。当国会评估 PSROs 的成本控制效果时，该项目没有产生任何节约。

由于对其效果存疑，PSROs 在 1984 年被一项新的同行评审组织所取代，如今被称为质量改善组织（QIOs）。QIOs 是私人组织，由各州的医生及其他医疗卫生服务专业人士所组成，它们审查由 CMS 按照合同支付的医疗保险受益人所享受的医疗服务。为了控制医疗利用，QIOs 会评估照护是否合理和必要，是否是最适当的机构提供的。

▶▶ 成本管控：竞争性方法

竞争是指商家之间争夺顾客的竞争（Dranove，1993）。在医疗卫生服务体系中，这意味着医疗服务提供者会尝试吸引有多种选择的病人。虽然竞争通常指价格竞争，它也可能是基于技术质量、便利设施、距离或其他因素（Dranove，1993）。因为竞争是自由市场运作的基本要素，有竞争力的方法也称为面向市场的方法。竞争力战略可分为广义上的四大类：需求方激励、供给方管制、付款人驱动的价格竞争和利用率控制（见展示例表 12 – 1）。

需求方激励

成本分担的基本概念是：如果消费者享用的医疗卫生服务的自费份额较大，他们的消费就将会更为理性。从本质上讲，成本分担鼓励消费者理性配给自己的卫生保健。例如，成本分摊导致人们患小病时放弃专业服务，但问题严重时却不这样（Wong 等，2001）。

成本分摊（这几乎是所有健康计划的共同特征）在兰德医疗保险实验之后变得流行起来，该实验证实了成本分摊的效果。作为同类实验中最全面的一个，该实验跨度从 1974 年直至 1981 年。它将 7 000 位病人纳入了共 14 种不同的健康计划中。其中包括一项免费计划，不包含任何起付线或共同支付的费用。另外三项计划涉及不同程度的成本分摊。研究者发现，与免费计划相比，成本分摊会带来更低的成本。25％的共同保险率使支出下降了 19％，因为自付成本降低了卫生保健的利用率。共同保险费率的增加会导致医疗利用和支出的进一步下降。兰德实验的另一个重要发现是由于成本分摊而降低的利用率并不影响大部分健康状况测量值。参加免费计划的人在三个方面做得更好：视力、血压和牙齿健康。但是，参与免费计划人们的平均死亡率与那些参与成本分摊计划的人群的风险很接近（Feldstein，1993）。

供给方管制

正如第 9 章所指出的，美国反垄断法禁止扼杀供应商间竞争的商业行为。这些做法包括价格限定、价格歧视、吞并等司法部认定的反竞争行为。反垄断政策的目的是为了确保竞争力和经济市场的效率。在竞争激烈的环境中，管理式医疗组织、医院和其他卫生服务机构必须保证成本有效利用。

支付方驱动的价格竞争

一般来说，消费者驱动竞争。然而，医疗卫生服务市场不完美，病人不是市场上典型的消费者，因为作为被保险的病人缺乏成为良好购物者的动力。同时，患者面临信息障碍，阻碍他们成为高效的消费者。尽管我们处于信息爆炸的时代，但是对于患者及其代理人来说，获取所需的有质量的医疗信息是极其困难的。

管理式医疗形式的支付方驱动竞争克服了患者驱动竞争的弊端（Dranove，1993）。支付方驱动竞争通常发生在以下两种情况：第一，根据保费成本及其福利，雇主会购买价值最高的产品（保险公司之间的竞争）；第二，管理式医疗组织（MCOs）从卫生服务提供者那里购买价值最高的产品（提供者之间的竞争）。

利用率管制

管理式医疗同样帮助克服了不完美的医疗卫生服务市场中其他的一些低效率。管理式医疗中的医疗利用率控制已经为消费者去掉了许多不必要或不恰当的医疗服务（已在第9章探讨）。管理式医疗的设计就是要干涉医疗服务提供者所作出的决定，以确保他们只能提供必要且恰当的服务。MCOs 的干预信息一般不提供给消费者。在这种情形下，MCOs 是代消费者采取行动（Dranove，1993）。

▶▶ 医疗改革之下的成本控制

为了避免成本恶性上升，一些成本控制措施是至关重要的。主要成本控制措施包括：ACA 规定的相关成本控制措施使 Medicare 减少对医疗提供者的支付。同样，人们相信通过交换产生的健康计划之间的竞争将控制医疗保险的保费。然而，各种针对健康计划的强制性措施实际上将会增加保费，所增加的保费主要由提供医疗保险的雇主承担，因为他们不会得到政府补贴。目前尚不清楚医疗保险 D 部分的福利，即扩大处方药的覆盖范围、逐步缩小覆盖范围差距的措施是否会对成本造成影响。对成本的另一个主要影响来自 ACA 的各种新税收。2017 年 5 月通过的《美国医疗保险法》的众议院版本主张废除大部分此类税收。如何评估 ACA 对未来医疗卫生服务费用的影响，目前还不清楚政府将如何报告医疗卫生支出。政府为数百万美国人购买医疗保险提供的补贴是否算作医疗成本吗？同时为收税和惩罚产生的与管理服务扩张相关的成本是否应当计入其中？

一些 ACA 拥护者断言，ACA 能够控制医疗费用上涨（凯撒家庭基金会，2013；Zuckerman 和 Holahan，2012）。根据联邦预算办公室的说法，ACA 改革已经通过紧缩支付和降低成本的激励措施使医疗支出上涨速度放缓，仅医疗保险在 2020 年前就可以少支出 1 万亿美元（Schoen，2016）。

▶▶ 医疗卫生服务的可及性

可及性是指一个人在需要时获得医疗卫生服务的能力。更广泛地说，可及性是指获得所需的、负担得起的、方便的、可接受的、有效的个人医疗卫生服务的能力。这也指的是个人是否有稳定的医疗服务来源（如初级保健医生），使用医疗卫生服务的能力（基于可获得性、便捷性与转诊等），以及反映特定服务的可接受性（根据个人的喜好和价值观）。在医疗卫生服务体系中，可及性有几个关键的含义：

- 医疗卫生服务的可及性与环境、生活方式与遗传因素构成了健康的重要因素。
- 可及性是评估医疗卫生服务体系有效性的一个重要基准。例如，可及性可以用来评估针对具体目标的国家趋势，这些都在《健康公民 2010》和《健康公民 2020》中被提到。
- 可及性的衡量标准反映了医疗卫生的提供是否公平有效。
- 可及性也与照护质量和所需服务的有效利用有关。

可及性的框架

医疗卫生服务可及性的概念最早可追溯到 Andersen（1968），随后被 Aday 与 Andersen（1975）、Aday 及其同事（1980）所修正。Andersen（1968）认为，除了需求外，诱发因素和有利条件会诱导人们更多地使用医疗服务。诱发因素包括一个人的社会人口特征，如年龄、性别、教育程度、婚姻状况、家庭规模、种族、民族等宗教偏好。这些因素表明一个人使用医疗卫生服务的倾向程度。例如，保持其他条件不变时，老年人比年轻人更有可能使用医疗卫生服务。有利条件是收入、社会经济状况、医疗服务价格、医疗服务筹资与职业。这些因素关注于个人的方法，使之能够使用医疗服务。例如，在其他条件不变时，高收入人群比低收入人群更有可能使用医疗卫生服务，尤其在那些没有全国性医疗保险的国家。

诱发因素与有利条件之间的差别可应用于评估医疗卫生系统的公平性（Aday等，1993）。如果医疗卫生服务利用的最主要不同的可解释为需求与特定的诱发因素（如年龄、性别），则医疗卫生服务体系就可认为是公平的。当可及性特性造成了医疗服务利用的差距时，医疗服务体系就可被认为是不公平的。

这种医疗服务模式的可及性已扩大并包含卫生政策和医疗卫生体系的特征（Aday等，1980）。卫生政策的例子包括主要的卫生保健筹资倡议（Medicare、Medicaid和CHIP）与卫生服务体系组织（Medicaid的管理式医疗、社区健康中心）。医疗卫生服务体系的特点包括可及性（服务的数量和分布）和组织（进入和在系统内移动的机制）。与诱发因素、可及性和需求的个人特征相比，卫生政策与医疗服务体系都是一个整体的组成部分。扩展到医疗卫生服务模式的可及性的系统性和结构性障碍，对于在比较不同国家的卫生政策和医疗服务体系可及性方面很有用。

由于管理式医疗在美国医疗卫生领域的主导地位，医疗卫生的可及性框架由Docteur及其同事做了修订（见图12-8）。根据这个模式，医疗卫生的可及性在管理式医疗中分为两个阶段过程。第一阶段，个人在可用的健康计划中选择他们可以选择的计划，这种选择权受结构性的、财务的和个人特征限制。第二阶段，个人在寻求医疗卫生服务时，被迫受到计划特异性与非计划的因素。医疗可及性框架考虑了人们进入和留在计划中或退出计划的行为，它还将实际的利用率与临床与政策结

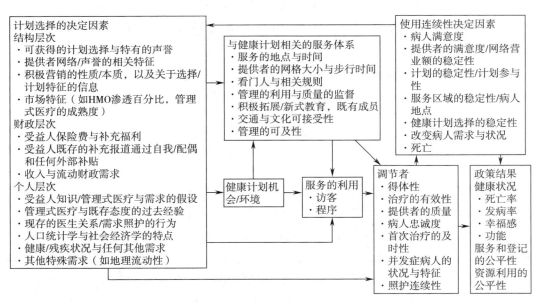

资料来源：Docteur，E. R.，et al. 1996. Shifting the paradigm：monitoring access in Medicare managed care. *Health Care Financing Review* 17，No. 4：5-21.

图12-8 管理式医疗中的可及性框架

果联系起来。虽然综合模式可用于概念化医疗可及性，但是因为变量的范围与分析水平不同，他们进行测量是较为困难的。

可及性的维度

Penchansky 和 Thomas（1981）认为医疗服务的可及性包含五个方面：可用、可获得、可负担、服务供给以及可接受。

可用即指服务水平符合个人的需求。与可用相关的问题包括病人是否可用预防服务、提供者是否能够开展服务，如转诊、语言和社会服务；健康计划是否有足够的专科医师以满足病人的需要；基础医疗服务是否能够一周七天、每天 24 小时供应？

可获得即指病人与医疗服务提供者之间的位置距离尚可接受。如交通工具，个人很可能会有对于可获得性的不同看法。与可获得相关的问题包括便捷性（提供者能够通过公共或私人交通工具及时抵达目的地吗？）、设计性（提供者是否能够设计出符合残疾人或老年人需要的场地？）以及支付选项［提供者会不考虑支付来源去接受病人吗？（如医疗保险、医疗救助）］。

可负担即指病人的支付能力。即使是有医疗保险的病人通常也要在使用前考虑起付线和共付额。与可负担相关的问题包括保险费率是否过高？计划所涵盖的服务的起付线与共付额是否合理？处方药是否负担得起？

服务供给即指服务资源组织的方式与个人使用这种安排的能力能够匹配。与服务供给相关的问题包括：能为病人安排预约吗？排定的办公时间是否与大多数病人的工作和生活方式相匹配？多数紧急情况能否在 1 小时内看诊？多数病人遇到急性非紧急问题时，能否在 1 日之内看诊？大多数合理的例行预约要求，如预防检查，能否在一星期之内解决？是否允许未预约服务？

可接受即指基于患者和提供者的态度，是指患者与提供者之间的兼容性，包括患者对提供者个人和习惯特征的态度，以及提供者对患者的个人特征和价值观的态度。可接受性相关问题包括预约的等候时间，是否鼓励病人提出问题并回顾他们的病历，无论病人和提供者的种族、地区与宗教信仰如何都能接受？

可及性的类型

Andersen（1997）描述了可及性的四种类型：潜在的可及性、已实现的可及性、公平或不公平的可及性，以及有效且高效率的可及性。潜在的可及性指的是医疗卫生服务体系的特点和能力特征。医疗卫生服务体系的特征包括能力（如医生占总人口比）、组织（如管理式医疗渗透力）和资金机制（如医疗保险覆盖率）。可及性特征包括个人（如收入）和社区资源（如公共交通）。

已实现的可及性指的是医疗服务的类型、地区与目的（Aday，1993）。医疗服务的类型指的是所提供的服务类别：外科医生、牙科医生或其他医疗服务人员；住院或长期护理机构的入院；处方和医疗设备等。医疗服务的地区指的是得到服务的场所，例如：住院部（短期住院部、心理机构，或养老院），又如日间机构（医院的门诊部、急诊部、医生办公室、员工式 HMO、公共健康诊所、社区健康中心、独立式的急救中心、病人的家中）。目的指的是医疗服务的原因：在没有症状时的健康促进（一级预防），确诊后及早治疗并尽可能恢复（二级预防或疾病相关的治疗），或用于康复或维护慢性病患者的身体状况（三级预防或长期照护）。

公平的可及性即指按病人实际需要配置医疗资源（如症状、疼痛、身体和功能状态），或由医疗专业人员评估病人的需求（如疾病史、检查结果）。不公平的可及性即指根据执行需要配置医疗资源（如收入、保险状况）。

有效且高效的医疗服务将已实现的可及性与健康结果联系在一起（医学研究院，1993）。例如，通过测量出生体重是否是充足的产前照护导致了良好的生产结果；疾病免疫是否与儿童接种疫苗有关，如白喉、麻疹、腮腺炎、百日咳、小儿麻痹症、风疹和破伤风；预防服务是否与早检测、早诊断的疾病有关；有效且高效的服务与照护质量的可及性相关联。

可及性的测量

运用概念模型，可及性可通过三个不同的层面进行测量：个人、健康计划和分配体系。个人层面的可及性指标包括：（1）在控制医疗需求不变的情况下，测量医疗服务利用率与可及性因素和诱导因素的关系（Aday 和 Andersen，1975）；（2）患者评估与提供者的交互。例如，不同种族、宗教信仰、性别、年龄、收入、医保状况看诊时的差异。患者感知的可及性水平与病人满意度密切相关，同时这也是可及性框架的组成部分之一（Aday 等，1984）。

在健康计划层面，这些指标包括：（1）影响投保的因素，如保险费的成本、起付线、共付额、预防性照护的覆盖程度、新且昂贵的新技术的授权、医生转诊激励，与非计划性使用；（2）影响可及性的计划实践，如获得普通医疗资源的交通时间和病人等候医生的时间（可获得性）；是否需要预约、手术时间、语言等其他可行性服务（提供性），医患之间的互动内容，包括已预约完成的检查，以及转介其他专家（联系）；（3）由健康结果数据和信息机构（HEDIS）所测量的计划质量（见第 9 章）以及病人满意度的调查。

医疗卫生系统层面的可及性指标包括影响人群而非个人的生态措施。系统指标有助于研究者研究环境上的可及性，即环境是如何影响个人与群体的。例如，系统的可及性指标有：卫生政策或与项目有关的可及性，如医生占总人口比例、每千人病床数、医疗保险覆盖率、家庭收入中位数、国家人均福利支出和预防保健，以及无法获得初级保健的人口比例。

由联邦统计机构发起的人口调查是用于分析医疗服务可及性的主要资料来源。大型全国性调查，如全国健康访谈调查、医疗支出固定样本调查（MEPS）和社区追踪调查是主要的数据来源，这些数据可用于监视可及性趋势或探讨其他相关话题。其他已知的全国性调查包括全国人口调查、全国出院调查、日间照护调查、国家养老院调查、国家家庭和临终关怀调查。另外，联邦政府定期收集关于特殊情况的数据，如 HIV／AIDS，心理健康，退伍军人、服役军人及其家属的医疗服务利用情况，病人满意度，社区卫生中心。

除了联邦政府外，各州、专业协会与研究机构还定期收集他们比较关注的数据。例如，以州为单位的调查活动，包括各州医疗服务利用数据（全支付方的医院出院数据系统）、各州的管理式医疗卫生服务数据（管理式医疗的数据），以及各州参与医疗补助计划人群的满意度数据（医疗补助制度满意度调查）。例如，以协会为基础的调查包括医师数据（从 1969 年至今开展的美国医学会医生总体和周期性调查）与医院（从 1946 年至今，美国医院协会每年进行的调查）的数据。以研究院为基础的调研例子包括收集医疗卫生服务体系的数据（临床科学评价中心：达特茅斯医疗保健地图集）、女性健康（凯撒家庭基金会：妇女健康调查）、少数种族健康（联邦基金：少数民族健康调查）、家庭健康（城市学院：全国家庭调查）、健康保险（联邦基金：两年期健康保险调查），以及照护可及性［罗伯特·伍德·约翰逊基金会（RWJF）：全国可及性调查］。

可及性的当前状况

在美国，医疗卫生服务可及性的障碍依然存在于个人与系统层面。这些障碍中有许多是脆弱人群所经历的（见第 11 章）。可及性可被种族、收入与职业所预测。这三个因素是相互关联的。少数群体往往是贫穷的，他们没有受过良好的教育，而且更有可能从事有较大健康风险的工作。表 12 - 3 与表 12 - 4 为医生按年龄、性别、种族、收入和地理位置分类的病人就诊情况。表 12 - 5 为牙科医生看诊的总结。然而，这些结果并没有根据健康需要进行调整。因此，这并不是可及性的真正指标。相反，它们将医疗利用率作为可及性度量指标。

表 12 - 3 医师办公室的访问量（2012 年）

特点	访问数量（百万次）	分配百分比（%）	每 100 人的每年访问量（次）
所有访问量	928.6	100.0	292
年龄			
小于 18 岁	171.0	18.4	232
18 ~ 44 岁	234.6	25.3	211
45 ~ 64 岁	275.3	29.6	335
65 ~ 74 岁	126.4	13.6	532
75 岁以上	121.2	13.1	670

资料来源：National Center for Health Statistics（NCHS）. 2016b. *Health*，*United States*，2015. Hyattsville，MD：U. S. Department of Health and Human Services. p. 265.

表 12 - 4 根据所选病人的特点开展护理访视次数（2014 年）

特点	无	1 ~ 3 名访客	4 ~ 9 名访客	≥10 名访客
总计	15.3%	50.4%	22.8%	11.5%
性别				
男	19.7%	51%	20.1%	9.3%
女	11.1%	49.9%	25.4%	13.6%
人种				
白种人	15.2%	49.6%	23.3%	11.9%
黑种人	14.8%	52.1%	22.8%	10.3%
收入在联邦政府贫困线的百分比				
低于 100%	18.9%	42.5%	22.9%	15.7%
100% ~ 200%	19.2%	45.9%	22.3%	12.6%
超过 200%	26.9%	99.1%	45.6%	21%
地理位置				
东北部	13.3%	51.6%	23.1%	12.0%
中西部	13.6%	50.9%	23.3%	12.2%
南部	16%	49.7%	23.1%	11.2%
西部	17.2%	50.5%	21.4%	110.8%
居民位置				
城市统计范围内	15.3%	51%	22.5%	11.3%
城市统计范围外	15.3%	47.2%	24.6%	12.9%

资料来源：National Center for Health Statistics（NCHS）. 2016b. *Health*，*United States*，2015. Hyattsville，MD：U. S. Department of Health and Human Services. p. 235.

表 12 - 5　　　　　　　　2014 年 18 ~ 64 岁人士须进行牙科检查的数量

特点	人口比例（%）
所有人	66.6
收入在联邦政府贫困线的百分比	
100% 以下	52.5
100% ~ 199%	54.4
200% ~ 399%	65.8
400% 或更多	80.4
种族与西班牙裔	
白种，非西班牙裔	69.7
黑种，非西班牙裔	60.6
西班牙裔	59.7
性别	
男	64.1
女	68.9

资料来源：National Center for Health Statistics. 2016b. *Health*, *United States*, 2015. Hyattsville, MD: U. S. Department of Health and Human Services. p. 270.

▶▶《平价医疗法》与医疗服务可及性

由于《平价医疗法》（ACA）的实施，保险的总体覆盖率与医疗卫生服务的可及性增加。例如，美国无照护资源人口的比例由 2013 年的 29.8% 下降到 2014 年的 26%（Karpman 等，2015）。2015 年 3 月，73.9% 的非老年人口享有照护资源，这一数字较 2013 年 9 月增长了 3.4%（Shartzer 等，2016）。这一改变在享有医疗补助计划的低收入人群中更为显著：这类人群中享有医疗卫生资源的比例增加了 5.2%（Shartzer 等，2016）。与此同时，成年人看医生或寻求其他医疗服务的困难显著下降（Karpman 等，2015），在获取医疗服务时存在财务困难的人也越来越少（Collins 等，2015）。同样，ACA 显著改善自我获取基本医疗卫生服务与药物治疗服务的趋势。与 ACA 实施前相比，因缺少私人医生、就医困难而不能获取医疗服务的美国人比例显著下降。

虽然改革取得了一定成效，但是医疗服务的可及性与费用偿付仍存在缺口，尤其是低收入人群。而且，新投保人面临着许多挑战，如改变其获取服务的模式与行为、有些人可能会遇到提供者能力问题。超过 25% 的非老年人群并没有享有基本医疗资源；在那些通报可及性问题的人群中，超过 1/3 的人找不到医生看诊，约 70% 的人因为没有预约而导致看诊延迟。与享有医疗资源的人群相比，这类成年人更可能是年轻人、男性、拉美裔并且低收入的（Shartzer等，2016）。

ACA 同样也改善了医疗保险人群获取医疗服务的可及性。2011 年，7 100 万拥有私人保险计划的美国人得到了覆盖范围更大的预防服务，如癌症筛查、流感疫苗接种、胆固醇监测（Skopec 和 Sommers，2013），而这些服务无须其分担成本。ACA 还专门为女性提供了无成本分担的预防服务，如女医师看诊、避孕、哺乳等综合支持与法律咨询。

►► 医疗卫生的质量

在医疗卫生体系中，对质量的追求落后于对成本与可及性的重视，其原因在于很难定义与衡量质量。自从 20 世纪 90 年代，几年的快速增长后，医疗成本上涨放缓，那时人们担心成本控制会对质量产生负面影响。虽然已取得一定成效，但是在决定什么是好的医疗质量、如何确保它适合病人以及如何奖励那些在质量改善方面有成效的提供者和医疗保险上仍有很长的一段路要走。实现这一目标的主要挑战之一是病人、供应者与支付者每个人对质量的理解都有差异，从而其对医疗服务体系质量的期望不同，于是，引发了不同的质量评价方法（McGlynn，1997）。

IOM 把质量定义为"医疗服务对个人与人群的服务程度增加了预期健康结果的可能性且符合当前的专业知识"（McGlynn，1997）。这一定义还有以下几个引申含义：

1. 质量表现的程度是连续性的，理论上比较难达到卓越水平。

2. 重点是由医疗卫生体系提供的服务，而非个人提供的服务。

3. 质量可以从个人、人群或社区的角度来评价。

4. 强调的重点是达到预期的健康结果，科学研究必须确定服务能够改善健康结果。

例如，布鲁姆的健康和福利模型（已在第 2 章所讨论）清楚地指出，各种因素——除了医疗服务外——在决定个人和人群健康的福祉上会起到更关键的作用。因此，更多的医疗服务支出并不一定会促进健康，高质量的照护必须具有一定的成本效益。

　　大多数医疗服务的交付都处在曲线的平坦处（见第 5 章），这清楚地指出，需要将整合医疗费用纳入质量评估之中。

▶▶ 质量的维度

　　质量需要从微观和宏观两方面来探讨。微观层面关注个人服务现场及其后续影响，以及与个人照顾和医疗卫生服务体系有关的组织。宏观层面从人群的角度来看待质量。通过评估指标反映整个医疗卫生服务体系的绩效，如预期寿命、死亡率、发病率、患病率与某些特定健康状况，等等。

微观层面

　　医疗卫生服务质量的微观层面围绕临床方面的照护、照护的人际关系，以及生活质量来展开。

临床方面

　　临床方面涉及技术质量，如照护提供机构的场所、照顾者的资格和技能、干预措施的使用与过程、照护的成本效益与结果以及对患者健康的影响。

　　临床质量欠佳的例子便是医疗差错。据 IOM 报告称：美国医院每年有 4.4 万到 9.8 万名病人因医疗差错而死亡。一项 2016 年的研究表明医疗差错是美国第三大致死原因，仅在心脏病和癌症之后（Makary 和 Daniel，2016）。医疗卫生服务研究和质量机构（AHRQ，2000）认为医疗差错有四种。

　　● 药物错误或药物不良事件（ADEs）：是指在给病人开处方和给药时出现的错误；

　　● 手术差错：是手术操作中的失误；

　　● 诊断不准确会导致错误的治疗和不必要的检查；

　　● 系统因素，如医疗卫生服务体系和资源的分配等因素，也可能导致可预防性不良事件的发生。

人际关系方面

　　从病人的角度来看，医疗卫生服务的人际关系变得很重要。病人缺乏治疗经验，常常通过他们对医师在临床接触过程中的偏好、关注和举止来判断医疗照护的质量（Donabedian，1985）。在医疗卫生服务体系的整体环境下，人际关系和满意度变得更加重要。病人与医护人员之间的积极互动已成为达成治疗效果的重要因素，这体现在良好的依从性与病人回访上（Svarstad，1986）。表达爱、希望与同情能够增加治疗的疗效。

从组织管理的角度来看，人际关系的质量也很重要。消费者，即病人及其代理人，是通过他们被从业者对待的方式获得对机构质量的长期印象。这样的员工与消费者的互动，不仅仅包括直接医务人员，还包括与医疗卫生服务组织有关的各种从业人员，如接待员、食堂工人、计费员工和行政管理人员。

为了衡量人际关系的质量，病人满意度调查广泛应用于各类医疗卫生服务机构中。由消费者为人际关系进行评级是最合适的方法（McGlynn 和 Brook，1996）。满意度调查已被用于反馈医师其人际交流与服务的质量。

生活质量

生活质量的概念近年来备受关注，这是因为患有慢性病的人群存活时间更长了，且这部分人影响了国家的整体健康水平。慢性疾病常常严重限制病人的功能状态（身体、社交和心理功能）、社区资源可及性，以及幸福感（Lehman，1995）。

从复杂意义上说，在疾病期或疾病后期，一个人对自身健康的感知、身体功能的发挥、源于身体或情绪问题的角色限制，以及个人幸福均被称为与健康有关的生活质量（HRQL）。一般来说，与健康有关的生活质量（HRQL）指的是人类整体幸福的重要组成部分，几乎适用于所有人。特定疾病的 HRQL 完全关注于该疾病以及治疗它带来的正副作用导致的损伤本身。例如，关节炎的生活质量与关节疼痛、运动和抗炎的副作用有关；抑郁症的生活质量与抑郁症状的处理有关，如自杀的想法，以及药物副作用的不明确、视力障碍、口干、便秘、阳痿（Bergner，1989）；特定癌症相关的生活质量包括对癌症复发的焦虑（Ganz 和 Litwin，1996）和疼痛管理。

除了临床方面与人际关系方面，与机构相关的生活质量也同样重要。它指的是病人住在医院期间的生活质量。与机构相关的生活质量的影响因素可以被分为三大类：环境舒适度、自我管理和人为因素。清洁程度、安全性、噪声水平、气味、照明情况、空气循环情况、环境温度和家具，这些均是影响舒适度的关键因素。自我管理意味着自主作出决定，自由发泄不满而不惧报复，合理地调试个人喜好。人为因素与照护提供者的态度与处置有关。这包括隐私与保密性，以及在治疗的过程中保持尊严与尊重，不受身体伤害或精神虐待。

▶▶ 质量评估与质量保障

质量评估与质量保障常常在医疗服务质量的论文中一同出现，然而，这些术语并没有被很好地定义和区分。质量评估指的是根据既定标准，对质量进行测量。这个包括质量判定标准的制定过程，确定测量的具体变量或指标，收集适当的数据以使测量成为可能，统计分析，以及评估结果的解释（Williams 和 Brook，1978）。质量保障与质量改进是同义词。这是通过持续评估与使用质量改进结果将质量制度化的过程（CQI）（Williams 和 Torrens，1993）。因此，质量保障是超越质量评估的一步。这是一个全系统、全组织致力于在持续变化的基础上改进质量的过程。

虽然，质量评估与质量保障是相关的，但质量保障离不开质量评估。质量评估成为质量保障的一个组成部分。相反，不进行质量保障也是可以从事质量评估工作的。

过去，质量保障的重点是通过检查技术手段来观察与既定标准的偏差，且与采取惩罚措施是共用的。养老院是一个典型的例子。养老院患者照护的标准及其表现评估的体系主要是由老年人医疗保险与医疗补助计划共同制定的。CMS 制定的联邦法规被视为最低标准，或是定义居民质量的基线标准。机构通过定期检查来了解标准的遵循情况，严重违反的行为会受到金钱惩罚和被排除出老年人医疗保险和医疗补助制度的威胁。

质量保障基于全面质量管理（TQM）的原则，也称为 CQI。TQM 的理念在正式应用于医疗卫生服务体系以前，已经并被广泛应用于其他行业。许多医院和医疗系统采用 TQM 进行精简管理，包括减少住院日，改善临床结果，并产生更高水平的病人满意度（HCIA Inc. 与 Deloitte 和 Touche，1997）。

Donabedian 模型

著名的 Donabedian 模型帮助人们定义与衡量医疗服务机构的质量，Donabedian 建议医疗服务质量应分为三个层次，即结构面、过程面和结果面。结构、过程和结果在紧密相连的同时也有层次（见图 12 - 9）。结构是医疗卫生服务质量的基础。良好的过程需要良好的结构。换句话说，结构的不足之处对医疗卫生体系会产生消极影响。结构与过程共同影响质量结果。结构面主要影响过程面，仅对结果面产生次级影响。质量的改进，结果必须与预先确定的标杆进行衡量和比较。当预期的结果没有实现时，必须要做的是检查与识别过程面和结构面的缺陷，并予以纠正。

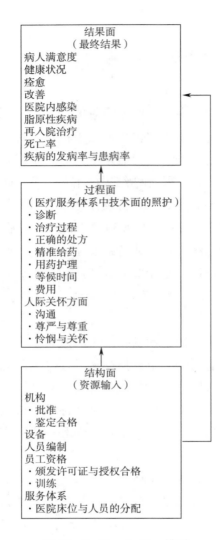

图 12 - 9 Donabedian 模型

结构面和过程面的质量决定着结果面的质量。一些面向过程改善的重大举措均已开始进行，包括临床实践指南、成本效率测量、关键路径和风险管理。

提高质量的流程

临床实践指南

临床实践指南（也称医学实践指南）即明确描述指定条件的首选临床过程。临床实践指南是以科学为基础的、指导临床决策的指南（详见第 5 章）。其目的在于帮助从业者为有健康问题的病人提供医疗服务时采取"最佳实践"的方法（Ramsey，2002）。这类以证据为基础的指南规范了医学实践并提高了医疗质量。倡议者相信这些指南能够同时降低成本和提高质量。批判者认为这些指南是减少医疗利用的行政管理工具。

美国医疗保健研究与质量管理局（AHRQ）的主要任务之一即建立医疗服务工作的科学基础，但并没有起到作用。AHRQ 建立了国家临床指引交换中心（NGC），并与美国医学会（AMA）和美国健康保险计划合作。NGC 是以证据为基础的临床实践指南及相关资料的综合性数据库。它通过把资料放在一个网站来促进不同地区的组织获取信息。NGC 是一个以互联网为基础的线上资源，使医疗卫生专业人员能够比较各种临床建议。指南按以下领域分类：疾病；化学品和药物；分析、诊断和治疗技术和设备；以及行为学科和活动。

成本效益

成本效益是质量评估中的重要概念。当获得的利益大于服务所需费用时即具备成本效益。处于曲线的水平位置的医疗照护并不具备成本效益（详见第 5 章）。

过度使用发生在成本或治疗风险超过其收益时，但是额外的照护却依旧被继续提供。当医疗卫生服务过度使用，它的价值会被稀释，因为资源被浪费了。因此，低效率也同样被认为是不道德的，因为它剥夺了其他人潜在的收益。未充分利用的情形发生在当干预措施的好处大于其风险或成本，但该措施却未被使用时（Chassin，1991）。与未充分利用有关的健康结果的潜在不利之处，包括通过更充分和及时的医疗可避免入院的情形、由于缺乏产前照护而导致的低体重儿、由于缺乏早期小儿照护所导致的新生儿死亡，以及由于缺乏早期诊断与治疗的低癌症存活率。

成本效益指标的原则是医疗卫生服务成本在不降低医疗质量的前提下得到控制。相反地，在不增加成本的情况下质量也是可以改善的。成本与质量之间并不会发生交易。在老年人医疗保险中引入 PPS 就是一个例子。开始，由 PPS 所导致的病人更快出院却病得更重的情形引起了一些人关于质量下降的警示，但是实际上医院照护流程确实得到了改善，死亡率保持不变甚至有所下降（Rogers 等，1990）。其他潜在的消极健康结果也是能够通过缩减过度利用而避免的，包括危及生命的药物相互作用、医院感染和医源性感染疾病。

关键路径

关键路径是以结果为基础的、以病人为中心的个案管理工具，其本质上是跨学科的，会促进多个临床部门和医疗提供者的协作。这样一个时间轴可以为特定的诊断或疾病类别（多由 DRG 定义）确定计划性医疗干预，并判定预期的结局，通常由 DRG 所定义。包含于关键路径中的结局与干预手段定义较广泛。除了技术性的结局，路径也可以衡量如病人满意度、自我报告健康状况、心理健康及日常生活活动能力（ADLs）等指标。干预措施包括治疗、给药、诊断测试、饮食和活动疗程、咨询、出院计划和病人教育。一个关键路径会作为包括为病人执行的所有学科医疗服务的行动计划，且整合了评估关键路径变异和文档记录系统。

关键路径对于机构来说是独一无二的，因为它们是基于该机构及其照护提供者的具体实践。一种路径是根据病人群体与可用的病人医疗资源定制的。

关键路径的目的是促进医院和其市场环境内的多学科合作。后者是通过患者和家庭积极参与到这个流程中实现的。基于以上原因，关键路径很难从一个组织复制到另一个组织。使用关键路径可以通过减少差错、促进多学科合作、流程化个案管理职能、提供用于评估医疗的系统性数据以及减少操作变化来降低成本并提高质量（Giffin，1994）。

风险管理

风险管理是指预防临床医疗与设备管理相关的不良事件所作出的积极努力，其尤其注重避免医疗事故（Orlikoff，1988）。作为诉讼威胁的回应，医疗卫生服务机构积极采取行动回顾临床流程、建立协议书以减少医疗事故诉讼，这些行动实际上能够改进质量。由于医疗事故也会导致防御性医疗，因此风险管理的方法应与标准化的实践指南和关键路径一起采用成本效益原则。

医疗事故诉讼的威胁也有不利的一面，这一点也许并不令人意外。对起诉的恐惧实际上会导致医院和医生不愿意披露已发生的可预防的伤害和实际医疗错误。在这方面，一般认为对诉讼的担心可能使医院隐藏了危及患者安全的问题（Lamb 等，2003）。

▶▶ 质量的公告

在 20 世纪初，有关宏观层面的质量水平公开报告有所增加。本部分总结主要的公开报告计划。

CMS 的质量项目

CMS 于 2001 年开始启动质量计划（CMS 2013a）。针对老年人医疗保险的质量项目包括家庭健康质量倡议、医院基于价值的付费计划、临终关怀质量报告计划、住院康复机构质量报告、长期照护医院质量报告、成效测量管理制度、养老院质量倡议、结果与评估信息资料集（OASIS）、医生比较，ESRD 终末期肾病质量奖励计划和急性后期照护质量倡议（http：//www. cms. gov /Medicare/Medicare. html）。CMS 也有积极性改善由医疗补助与 CHIP 计划参与人提供的照护质量，包括 EPSDT（早期定期筛查、诊断和治疗方案）、口腔照护、肥胖、母婴健康、家庭和社区服务、疫苗、预防、健康差异、绩效测量、患者安全、外部质量检查、国家质量策略、改善照护的过渡（http：//www. medicaid. gov/Medicaid – CHIP – Program – Information/By – Topics/Quality – of – Care/Quality – of – Care. html）。下面几个例子便是 CMS 改善质量所作出的努力：

● CMS 开发了一个大型的公开报告项目，称为医院比较，该项目提供全美国 Medicare 认证的 4 000 家医院的医疗质量（https：//www. medicare. gov/ hospitalcompare）。医院比较项目已经由最初的只有 10 项流程面测量指标，扩大到现在包括结构面指标、急诊吞吐量、依从性和医院门诊机构的相关数据，急性心肌梗塞、心脏病与肺炎三种疾病的医院 30 天风险标准化死亡率与再入院率，病人体验与满意度，医学影像使用（Medicare. gov，2016；Ross 等，2010），以及 ACA 下的基于价值付费的医院数据（CMS，2013b）。

● CMS 与 AHRQ 共同发展了一项医疗卫生服务提供者与系统的医院消费者评估调查（CAHPS），该调查会收集病人对于住院治疗中各方面看法的统一衡量指标（CMS，2005）。其结果公布在 CMS 医院比较的网站上，医疗机构、公共和私人医疗保健组织购买者、消费者和研究者都可以使用这些数据作购买服务或签订合同的决策，从而提高医疗卫生服务质量（AHRQ，2010b）。CAHPS 调查会询问患者对于治疗计划、医师及包括医院和养老院在内的特定机构的体验（https：//www/ ahrq. gov/cahps）。

● 医师质量报告系统允许医师及其他有资格的专业人士向 CMS 报告与他们提供给特定疾病患者服务相关的质量指标（http：//www. cms. gov/PQRS）。医生可以通过报告来获得奖励。2015 年，该项目开始对未充分报告数据的个人或机构减少支付额。

● 质量改进组织（QIOs）与 CMS 签订合约，在各州审查医疗卫生服务、帮助保险受益人解决关于照护质量的问题。QIOs 的合同期限为 3 年。QIO 项目的核心功能是提高受益人的照护质量、保护医疗保险信托基金的完整性、通过解决个人投诉来保护受益人（CMS，2013a）。CMS 指导下的两种 QIOs 类型为：以受益人和家庭为中心的 QIOs，它专注于帮助 Medicare 受益人践行其获得高质量照护的权利；质量创新网络 QIOs，该项目为收益人、提供方和社区提供共同提高病人安全和健康的活动（CMS，2016b）。

- 日间手术中心质量报告是一个付费质量数据项目，在该项目下，日间照护中心要根据照护标准化量表报告质量，才能获得完整的年度支付（CMS，2013b）。其决定支付额的指标包括病人烧伤、跌倒、医院转诊/入院，包括错误手术部位、错误患者、错误术式或错误移植在内的医疗事故（CMS，2016c）。

AHRQ 质量指标

自 2003 年以来，AHRQ 每年都出版《国家医疗质量报告》与《国家医疗卫生差异报告》（AHRQ，2012，2013a）。在明确这些报告中的关键衡量指标上，联邦跨部门工作组将重点放在了《健康公民 2010》中的重点领域（AHRQ，2005）。AHRQ 已经建立了一系列的质量指标（QIs），以衡量门诊或住院的环境中的照护流程面质量（Farquhar，2008）。预防性 QIs 指标识别那些本可避免的入院。住院 QIs 和病人安全指标都反映了医院内部的照护质量，前者关注住院死亡率，后者关注可避免的并发症与医源性的事件。儿科质量指标反映了儿童在医院所接受的照护质量，识别潜在的可避免的住院。

目前 AHRQ 中的 QI 模块包括预防性质量指标、住院质量指标、患者安全指标、儿科质量指标。这些测量指标在医疗成本和利用项目（HCUP）的指标基础上做了丰富，且部分指标得到了国家质量论坛（NQF）的支持。每个模块的单独质量指标的特定信息都可以在网页 http：//www. qualityindicators. ahrq. gov/中找到。精选指标也被用在 CMS 的医院比较网站上（http：//www. medicare. gov/hospitalcompare/search. html；AHRQ，2013b；NQF，2013）。

一个正在进行的 AHRQ 质量计划是 AHRQ 患者安全网络（PSNet）。PSNet 是一个基于互联网的资源，介绍有关病人安全的新闻和资讯。网站提供了最新的文献、新闻、工具和会议，并提供浏览功能与网站自定义功能（https：//psnet. ahrq. gov）。

国家公布的医院质量报告

许多州还提供关于医院照护结果的数据，重点关注获得性感染、住院后再入院率和由 CMS 报告的因相同临床情况（急性心肌梗塞、心脏病和肺炎）住院治疗后的死亡率。国家公共报告项目的优势之一便是报告内容不仅限于老年人医疗保险的按项目付费的受益者，还包括通过购买私人保险和加入 Medicaid 附属 HMO 而受保的更年轻的成人和更年老的老年人。

►► 《平价医疗法》 与照护质量

ACA 通过将给付与 Medicare 质量成果、质量设施的加强及鼓励开展新患者照护模式——如以病人为中心的医疗之家（见第 7 章）——和责任医疗组织（见第 9 章）联系在一起的方法，加入了一些提高照护质量的条款。

ACA 建立了国家质量战略（NQS），设立改善医疗照护质量的国家目标。到目前为止，已建立了三个主要目标：（1）使卫生保健更可及、安全、以病人为中心；（2）解决环境、社会和行为对健康与医疗卫生的影响；（3）使医疗费用更加可负担（RWJ，2013）。

平价医疗法（ACA）中新的支付模式，如责任医疗组织（ACOs），运用了以价值为基础的模式，在这个模式下医疗组织的报销额根据医疗质量指标的结果决定。ACOs 计划促进医疗服务范围内的病人照护整合和协调，如门诊、住院、急性后期照护服务等。以价值为基础的付费模式的设计初衷是通过用多种病人安全、照护协调性、病人/照护提供者的体验相关的质量指标评价组织的，确保病人得到高质量的照护，同时节省资金（CMS，2016d）。组织有两种激励方式提供高质量的服务：（1）对未报告质量数据进行处罚；（2）通过分享由于实施这些质量措施而产生的结余资金。

除了 ACOs 之外，还有许多以价值为基础的支付模式正在探索中，包括按绩效付费、照护改善的捆绑式支付、多种国家创新模式及改变基础照护形式的措施（CMS，2015）。绝大多数以价值为基础的模式仍旧处于早期阶段，他们有效性的证据及其影响还没有公开。

通过这些改善照护质量的努力，病人安全与医疗差错自 2010 年起开始下降。2010 年至 2013 年，病人伤害事件发生率已下降 17%，这相当于大约 5 万人免于因可预防差错与感染事件而死亡（AHRQ，2014）。2010 年至 2014 年，医院获得性感染下降的幅度大约使超过 87 000 人免于死亡（AHRQ，2015）。老年人医疗保险受益人中的再入院率也同样下降，从 2010 年的平均 19.1% 下降至 2015 年的 17.8%，减少了 565 000 人次的再入院（Zuckerman 等，2016）。

此外，自 ACO 计划形成以后，照护可及性的自行报告与基层医生的特殊照护的通告均显著改善。患慢性病且很可能有高额花费的病人也同样报告称医生的评分、与医生的交流和整体医疗质量都有显著提高（McWilliams 等，2014）。

以病人为中心的结果研究组织（PCORI）由 ACA 出资筹建。该机构负责比较性效益研究，其研究健康结果、临床效益与不同治疗方式的合理性（Frank 等，

2014）。PCORI 的主要使命在于改善质量及与其相关的可获得的证据以帮助病人、照护提供者、医师、雇主与保险人，使他们作出信息充分的医疗决策。其目标是通过为病人提供高质量的证据服务支持他们作出信息充分的医疗照护决策。

ACA 的证据对于健康结果的总体影响程度有限，但是它的影响可能与那些为先前未受保人群提供健康保险的医疗服务提供方相似。在过去，医疗补助计划覆盖扩大使得自行报告的身心健康水平提高并减少了死亡率（Baicker 等，2013；Sommers 等，2012）。由 ACA 所覆盖的年轻人提高了自行报告的身心健康的水平（Barbaresco 等，2015）。

虽然 ACA 使很多创新性的以绩效为基础的交付体系产生，改善了照护质量，但是要完全理解如何设计并实施以价值为基础的支付项目，还需要相当多的工作（Damberg 等，2014）。而且，现在准确判断 ACA 对质量的影响仍旧太早了。虽然，初始数据显示出了很好的前景，展示出医源性感染与医保再入院率的减少，但引起这些趋势的原因需要更深入的调查。评估 ACA 对照护质量的影响还需要更多的证据与时间。

▶▶ 总结

成本增加、可及性缺乏、质量相关问题，是美国医疗卫生服务体系面临的最大挑战。在某种程度上，这三个问题是相互关联的。增加的成本限制了系统扩展可及性的能力。缺乏全民医保，对未投保人的健康状况有负面影响。尽管美国在医疗保健方面花费了最多的资源，但是在发达国家中，结果指标依然排名垫底，如期望寿命与婴儿死亡率。

通过总额预算，拥有国民健康保险的国家可以控制整个系统的成本。这种方法在美国是不可能的，因为美国是多方支付系统。在美国，已采取监管手段来限制供应面，但是限制的重点是对提供者的报销额。一些竞争性的方法均已被使用，如通过管理式医疗的手段。向预付费制度和管理式医疗模式的发展在很大程度上可以说是 20 世纪 90 年代医疗卫生服务支出放缓的原因。

医疗卫生服务的可及性是健康状况的决定性因素之一，其他决定性因素还包括环境、生活方式与遗传因素。可及性同样也被认为是评估医疗卫生服务体系有效性的重要基准之一。可及性可以用可行性与诱发因素解释，其他因素与卫生政策和医疗卫生服务体系有关。可及性有五种维度：可用性、可获得性、可提供性、可负担性和可接受性。可及性的测量与个人、医疗保健计划和医疗卫生服务体系有关。

　　医疗卫生的质量一直难以界定和衡量，即使它已受到了越来越多的重视。在微观层面，医疗服务质量包括医疗服务体系的临床方面，医疗服务体系的人际关系方面与生活质量。宏观层面的质量指标，与预期寿命、死亡率和发病率有关。质量评估是按既定标准衡量质量。质量保障强调的是运用持续改进质量的原则改善质量。Donabedian 模型认为质量应从三个维度进行评估：结构、过程和结果。这三个维度是互补的，并且应该联合运用以监测照护质量。信度和效度是衡量质量的重要概念。自 2000 年起，为报告宏观层面的质量，几个联邦级和州级措施已经开始执行。

▶▶ 测试题

专业术语

可及性（access）

成本—效益（cost – efficiency）

与健康相关的生活质量（health – related quality of life，HRQL）

行政管理成本（administrative costs）

关键路径（critical pathways）

必要的资格认证（certificate of need）

防御性医疗（defensive medicine）

机构相关的生活质量（institution – related quality of life）

临床实践指南（clinical practice guidelines）

欺诈（fraud）

竞争（competition）

健康计划（health planning）

结果（outcomes）

过度利用（overutilization）

质量改善组织（quality improvement organization，QIO）

全面质量管理（total quality management，TQM）

同行评审（peer review）

质量（quality）

风险管理（risk anagement）

未充分利用（underutilization）

质量评估（quality assessment）

小范围变化（small area variations）

质量保证（quality assurance）

下行控制（top - down control）

待修正编码（upcoding）

复习题

1. "医疗卫生服务费用"是什么意思？请描述术语"成本"的三个含义。

2. 美国为什么要控制日益上涨的医疗卫生服务支出？

3. 兰德医疗保险实验的发现如何强化了与第三方支付以及增长的医疗服务费用之间的关系？

4. 解释在不完善的市场条件下，医疗卫生服务如何使价格和数量比竞争市场上要高。

5. 医疗费用增加的原因是什么？为什么归咎于医疗卫生服务提供者？

6. 国家医疗保险中，美国所使用的广泛成本控制法与其他国家使用的方法有什么区别？

7. 讨论医院需求证书制度在控制医疗卫生支出方面的有效性。

8. 讨论医疗卫生服务支出的控制及其效力。

9. 讨论质量改善组织在成本管控中所扮演的角色。

10. 以竞争为基础的四种成本管控策略包括什么？

11. 健康与医疗卫生体系的可及性的含义是什么？

12. 在获得治疗的过程中，促进和诱发因素的作用是什么？

13. 简述可及性的五个维度。

14. 由 Andersen 所述的四种主要可及性是什么？

15. 描述可及性在个人、健康计划与体系层次的衡量方式。

16. 由医学会提议的质量定义有哪些引申含义？这个定义在哪些方面是不完整的？

17. 从微观和宏观的层面讨论质量的维度。

18. 讨论两种与健康相关的生活质量（HRQL）。

19. 请简述质量评估和质量保障的区别。

20. 全面质量管理的基本原则是什么？［TQM 或持续质量改进（CQI）］

21. 简要介绍 Donabedian 的质量模型。

22. 讨论近年来已发生的过程改善的主要进展。

23. 讨论 ACA 对医疗卫生服务的可及性、成本和质量的含义。

▶▶ 参考文献

Aday, L. A. 1993. Indicators and predictors of health services utilization. In: *Introduction to health services.* 4th ed. S. J. Williams and P. R. Torrens, eds. Albany, NY: Delmar Publishers. pp. 46–70.

Aday, L. A., and R. Andersen. 1975. *Development of indices of access to medical care.* Ann Arbor, MI: Health Administration Press.

Aday, L. A., et al. 1980. *Health care in the US: Equitable for whom?* Newbury Park, CA: Sage.

Aday, L. A., et al. 1984. *Access to medical care in the US: Who has it, who doesn't?* Research Series No. 32. Chicago, IL: Center for Health Administration Studies, University of Chicago, Pluribus Press.

Aday, L. A., et al. 1993. *Evaluating the medical care system: Effectiveness, efficiency, and equity.* Ann Arbor, MI: Health Administration Press.

Agency for Healthcare Research and Quality (AHRQ). April 2000. *Reducing errors in health care: Translating research into practice.* AHRQ Publication No. 00-PO58. Available at: https://archive.ahrq.gov/qual/errors.htm. Accessed May 2017.

Agency for Healthcare Research and Quality (AHRQ). 2005. *National healthcare quality report: Background on the measures development process.* Available at: https://archive.ahrq.gov/research/findings/nhqrdr/nhqr02/nhqrprelim.html. Accessed May 2017.

Agency for Healthcare Research and Quality (AHRQ). 2010. *Consumer Assessment of Health—care Providers and Systems (CAHPS).* Available at: http://www.cahps.ahrq.gov. Accessed January 2011.

Agency for Healthcare Research and Quality (AHRQ). 2012. *Annual progress report to Congress: National strategy for quality improvement in health care.* Available at: from http://www.ahrq.gov/workingforquality/nqs/nqs2012annlrpt.pdf. Accessed January 2014.

Agency for Healthcare Research and Quality (AHRQ). 2013a. *National healthcare quality & disparities reports.* Available at: http://www.ahrq.gov/research/findings/nhqrdr/index.html. Accessed September 2013.

Agency for Healthcare Research and Quality (AHRQ). 2013b. *AHRQ quality indicators.* Available at: http://www.qualityindicators.ahrq.gov/. Accessed January 2014.

Agency for Healthcare Research and Quality (AHRQ). 2014. *Interim update on 2013 annual hospital-acquired condition rate and estimates of cost savings and deaths averted from 2010 to 2013.* Available at: https://www.ahrq.gov/sites/default/files/wysiwyg/professionals/quality-patient-safety/pfp/interimhacrate2013.pdf. Accessed February 2017.

Agency for Healthcare Research and Quality (AHRQ). 2015. *Saving lives and saving money: Hospital-acquired conditions update.* Available at https://www.ahrq.gov/professionals/quality-patient-safety/pfp/interimhacrate2014.html. Accessed February 2017.

Altman, S. H., and S. S. Wallack. 1996. Health care spending: Can the United States control it? In: *Strategic choices for a changing health care system.* S. Altman and U. Reinhardt, eds. Chicago, IL: Health Administration Press.

American Association of Physicists in Medicine. 2011. *MedPAC verifies drop in imaging spending, utilization.* Available at: http://www.aapm.org/pubs/enews/documents/MedPACverifies.pdf. Accessed February 2017.

Andersen, R. 1968. *A behavioral model of families' use of health services.* Research Series No. 25. Chicago, IL: Center for Health Administration Studies, University of Chicago.

Andersen, R. 1997. *Too big, too small, too flat, too tall: Search for "just right" measures of access in the age of managed care.* Chicago, IL: Paper presented at the Association for Health Services Research Annual Meeting.

Baicker, K., et al. 2013. The Oregon experiment: Effects of Medicaid on clinical outcomes. *New England Journal of Medicine* 368, no. 18: 1713–1722.

Barbaresco, S., et al. 2015. Impacts of the Affordable Care Act dependent coverage provision on health-related outcomes of young adults. *Journal of Health Economics* 40: 54–68.

Baucus, M., and E. J. Fowler. 2002. Geographic variation in Medicare spending and the real focus of Medicare reform. *Health Affairs* (Suppl Web Exclusives): W115–W117.

Bergner, M. 1989. Quality of life, health status, and clinical research. *Medical Care* 27, no. 3 (Suppl): S148–S156.

Blanchfield, B. B., et al. 2010. Saving billions of dollars and physicians' time by streamlining billing practices. *Health Affairs*, 29, no. 6: 1248–1254.

Bureau of Labor Statistics. 2017a. *Consumer price index 1975–2014.* Available at: https://www.bls.gov/cpi/. Accessed April 2017.

Bureau of Labor Statistics. 2017b. *Medical care inflation 1975–2014.* Available at: https://data.bls.gov/timeseries/CUUR0000SAM?output_view=pct_12mths. Accessed April 2017.

Bureau of Labor Statistics. 2017c. *CPI inflation calculator.* Available at: https://www.bls.gov/data/inflation_calculator.htm. Accessed February 2017.

Bureau of Labor Statistics. 2017d. *Employment, hours, and earnings from the Current Employment Statistics survey.* Available at: https:// www.bls.gov/ces/. Accessed May 2017.

Centers for Disease Control and Prevention (CDC). 2005. Annual smoking-attributable mortality, years of potential life lost, and productivity losses—United States, 1997–2001. *Morbidity and Mortality Weekly Report* 54, no. 25: 625–628.

Centers for Disease Control and Prevention (CDC). 2016a. *Health expenditures.* Available at: https://www.cdc.gov/nchs/fastats/health-expenditures.htm. Accessed February 2017.

Centers for Disease Control and Prevention (CDC). 2016b. *Obesity and overweight.* Available at: https://www.cdc.gov/nchs/fastats/obesity-overweight.htm. Accessed February 2017.

Centers for Medicare and Medicaid Services (CMS). 2005. *Costs and benefits of HCAHPS.* Available at: http://www.cms.gov/HospitalQualityInits/downloads/HCAHPSCostsBenefits200512.pdf. Accessed January 2011.

Centers for Medicare and Medicaid Services (CMS). 2013a. *Quality improvement organizations.* Available at: https://www.cms.gov/medicare/quality-initiatives-patient-assessment-instruments/qualityimprovementorgs/index.html. Accessed January 2014.

Centers for Medicare and Medicaid Services (CMS). 2013b. *ASC quality reporting.* Available at: https://www.cms.gov/Medicare/Quality-Initiatives-Patient-Assessment-Instruments/ASC-Quality-Reporting/. Accessed January 2014.

Centers for Medicare & Medicaid Services (CMS). 2014. *National health expenditure data.* Available at: https://www.cms.gov/Research-Statistics-Data-and-Systems/Statistics-Trends-and-Reports/NationalHealthExpendData/NationalHealthAccountsHistorical.htm. Accessed February 2017.

Centers for Medicare and Medicaid Services (CMS). 2015. *Better care, smarter spending, healthier people: Improving our health care delivery system.* Available at: https://www.cms.gov/Newsroom/MediaReleaseDatabase/Fact-sheets/2015-Fact-sheets-items/2015-01-26.html. Accessed February 2017.

Centers for Medicare and Medicaid Services (CMS). 2016a. *NHE fact sheet.* Available at: https://www.cms.gov/research-statistics-data-and-systems/statistics-trends-and-reports/nationalhealthexpenddata/nhe-fact-sheet.html. Accessed February 2017.

Centers for Medicare and Medicaid Services (CMS). 2016b. *Quality improvement organizations.* Available at: https://www.cms.gov/Medicare/Quality-Initiatives-Patient-Assessment-Instruments/QualityImprovementOrgs/index.html?redirect=/QualityImprovementOrgs/. Accessed February 2017.

Centers for Medicare and Medicaid Services (CMS). 2016c. *ASC quality reporting.* Available at: https://www.cms.gov/Medicare/Quality-Initiatives-Patient-Assessment-Instruments/ASC-Quality-Reporting/. Accessed February 2017.

Centers for Medicare and Medicaid Services (CMS). 2016d. *Improving quality of care for Medicare patients: Accountable care organizations.* Medicare Learning Network. Available at: https://www.cms.gov/medicare/medicare-fee-for-service-payment/sharedsavingsprogram/downloads/aco_quality_factsheet_icn907407.pdf. Accessed February 2017.

Centers for Medicare and Medicaid Services (CMS). 2017. *Hospital value-based purchasing.* Available at: https://www.cms.gov/Medicare/Quality-Initiatives-Patient-Assessment-Instruments/hospital-value-based-purchasing/index.html?redirect=/hospital-value-based-purchasing/. Accessed February 2017.

Chassin, M. R. 1991. Quality of care: Time to act. *Journal of the American Medical Association* 266, no. 24: 3472–3473.

Collins, S. R., et al. 2015. The rise in health care coverage and affordability since health reform took effect. New York, NY: Commonwealth Fund.

Commonwealth Fund. 2016. *2016 Commonwealth Fund International Health Policy Survey of Adults.* Available at: http://www.commonwealthfund.org/interactives-and-data/surveys/international-health-policy-surveys/2016/2016-international-survey. Accessed February 2017.

Congressional Budget Office. November 2007. *The long-term outlook for health care spending.* Available at: http://www.cbo.gov/ftpdocs/87xx/doc8758/11-13-LT-Health.pdf. Accessed January 2011.

Damberg, C. L., et al. 2009. Taking stock of pay-for-performance: A candid assessment from the front lines. *Health Affairs* 28, no. 2: 517–525.

Damberg, C. L., et al. 2014. *Measuring success in health care value-based purchasing programs: Summary and recommendations.* Available at: http://www.rand.org/pubs/research_reports/RR306z1.html. Accessed February 2017.

Docteur, E. R., et al. 1996. Shifting the paradigm: monitoring access in Medicare managed care. *Health Care Financing Review* 17, no. 4: 5–21.

Donabedian, A. 1985. *Explorations in quality assessment and monitoring: The methods and findings of quality assessment and monitoring.* Vol. 3. Ann Arbor, MI: Health Administration Press.

Dranove, D. 1993. The case for competitive reform in health care. In: *Competitive approaches to health care reform.* R. J. Arnould et al., eds. Washington, DC: Urban Institute Press. pp. 67–82.

Eijkenaar, F., et al. 2013. Effects of pay for performance in health care: A systematic review of systematic reviews. *Health Policy* 110, no. 2: 115–130.

Farquhar, M. 2008. Chapter 45. AHRQ quality indicators. In *Patient safety and quality: An evidence-based handbook for nurses.* R. G. Hughes, ed. Rockville, MD: Agency for Healthcare Research and Quality). Available at: https://www.ncbi.nlm.nih.gov/books/NBK2664/. Accessed February 2014.

Feldstein, P. J. 1993. *Health care economics.* 4th ed. Albany, NY: Delmar Publishers.

Feldstein, P. 1994. *Health policy issues: An economic perspective on health reform.* Ann Arbor, MI: AUPHA Press/Health Administration Press.

Finkelstein, A., et al. 2016. Sources of geographic variation in health care: Evidence from patient migration. *Quarterly Journal of Economics*, 131, no. 4: 1681–1726.

Finkelstein, E. A., et al. 2009. Annual medical spending attributable to obesity: Payer- and service-specific estimates. *Health Affairs* 28, no. 5: W822–W831.

Fisher, E. S., et al. 2003a. The implications of regional variations in Medicare spending. Part 1: The content, quality, and accessibility of care. *Annals of Internal Medicine* 138, no. 4: 273–287.

Fisher, E. S., et al. 2003b. The implications of regional variations in Medicare spending. Part 2: Health outcomes and satisfaction with care. *Annals of Internal Medicine* 138, no. 4: 288–298.

Frank, L., et al. 2014. The PCORI perspective on patient-centered outcomes research. *Journal of the American Medical Association* 312, no. 15: 1513–1514.

Ganz, P. A., and M. S. Litwin. 1996. Measuring outcomes and health-related quality of life. In: *Changing the US health care system: Key issues in health services, policy, and management.* R.M. Andersen et al., eds. San Francisco, CA: Jossey-Bass Publishers.

Giffin, M., and R. B. Giffin. 1994. Market memo: Critical pathways produce tangible results. *Health Care Strategic Management* 12, no. 7: 1–6.

Gittelsohn, A., and N. R. Powe. 1995. Small area variation in health care delivery in Maryland. *Health Services Research* 30, no. 2: 295–317.

Gottlieb, S. R. 1974. A brief history of health planning in the United States. In: *Regulating health facilities construction.* C. C. Havighurst, ed. Washington, DC: American Enterprise Institute for Public Policy Research.

Hartman, M., et al. 2011. Health spending growth at a historic low in 2008. *Health Affairs* 29, no. 1: 147–155.

HCIA Inc., and Deloitte & Touche. 1997. *The comparative performance of US hospitals: The sourcebook.* Baltimore, MD: HCIA Inc.

Hu, T., et al. (2016). Medicaid pay for performance programs and childhood immunization status. *American Journal of Preventive Medicine* 50, no. 5: S51–S57.

Institute of Medicine (IOM). 1993. *Access to health care in America.* M. Millman, ed. Washington, DC: National Academy Press.

Institute of Medicine (IOM). 2000. *To err is human: Building a safer health system.* L. T. Kohn et al., eds. Washington, DC: National Academy Press.

Institute of Medicine (IOM). 2004. *Rewarding provider performance: Aligning incentives in Medicare.* Washington, DC: National Academies Press.

James, J. October 11, 2012. Health Policy Briefs: Pay-for-performance. *Health Affairs.* Available at: http://www.healthaffairs.org/health policybriefs/brief.php?brief_id=78. Accessed September 2013.

Jha, A. K., et al. 2012. The long-term effect of premier pay for performance on patient outcomes. *New England Journal of Medicine* 366: 1606–1615.

Kaiser Family Foundation. May 2012. *How much does the U.S. spend on health and how has it changed?* Available at: http://kff.org/report -section/health-care-costs-a-primer-2012 -report/. Accessed February 2017.

Kaiser Family Foundation. 2013. *Health costs.* Available at: http://www.kaiseredu.org/issue -modules/us-health-care-costs/background -brief.aspx. Accessed January 2014.

Kaiser Family Foundation. 2016. *2016 Employer health benefits survey.* Available at: http://kff .org/report-section/ehbs-2016-summary-of -findings/. Accessed February 2017.

Kaiser Family Foundation, Health Research and Education Trust. 2010. *Employer health benefits 2010 annual survey.* Available at: http://kaiserfamilyfoundation.files.wordpress .com/2013/04/8085.pdf. Accessed May 2017.

Karpman, M., et al. 2015. QuickTake: Access to health care providers improved between September 2013 and September 2014. Health Reform Monitoring Survey 2015. Available at: http://hrms.urban.org/quicktakes/Access -to-Health-Care-Providers-Improved.html. Accessed February 2017.

Kruse, G. B., et al. 2012. The impact of hospital pay-for-performance on hospital and Medicare costs. *Health Services Research* 47, no. 6: 2118–2136.

Lamb, R. M., et al. 2003. Hospital disclosure practices: Results of a national survey. *Health Affairs* 22, no. 2: 73–83.

Lehman, A. F. 1995. Measuring quality of life in a reformed health system. *Health Affairs* 14, no. 3: 90–101.

Levit, K., et al. 2003. Trends in U.S. health care spending, 2001. *Health Affairs* 22, no. 1: 154–164.

Levy, D. E. 2006. Employer-sponsored insurance coverage of smoking cessation treatments. *American Journal of Managed Care* 12, no. 9: 553–562.

MACPAC. 2016. *Issue brief: Medicaid physician payment policy.* Available at: https://www .macpac.gov/wp-content/uploads/2016/04 /Medicaid-Physician-Payment-Policy.pdf. Accessed February 2017.

Makary, M. A., & M. Daniel. 2016. Medical error: The third leading cause of death in the US. *BMJ* 353: i2139.

May, J. 1974. The planning and licensing agencies. In: *Regulating health facilities constructions.* C. C. Havighurst, ed. Washington, DC: American Enterprise Institute for Public Policy Research.

McGlynn, E. A. 1997. Six challenges in measuring the quality of health care. *Health Affairs* 16, no. 3: 7–21.

McGlynn, E. A., and R. H. Brook. 1996. Ensuring quality of care. In: *Changing the US health care system: Key issues in health services, policy, and management.* R. M. Andersen et al., eds. San Francisco, CA: Jossey-Bass Publishers.

McWilliams, J. M., et al. 2014. Changes in patients' experiences in Medicare accountable care organizations. *New England Journal of Medicine* 371, no. 18: 1715-1724.

Medicare.gov. 2016. *Hospital Compare: Measures and current data collection periods.* Available at: https://www.medicare.gov/hospitalcompare /Data/Data-Updated.html#. Accessed February 2017.

National Center for Health Statistics (NCHS). 1996. *Health, United States, 1995.* Hyattsville, MD: U.S. Department of Health and Human Services.

National Center for Health Statistics (NCHS). 1997. *Health, United States, 1996–97.* Hyattsville, MD: U.S. Department of Health and Human Services.

National Center for Health Statistics (NCHS). 1999. *Health, United States, 1999.* Hyattsville,

MD: U.S. Department of Health and Human Services.

National Center for Health Statistics (NCHS). 2000. *Health, United States, 2000.* Hyattsville, MD: U.S. Department of Health and Human Services.

National Center for Health Statistics (NCHS). 2002. *Health, United States, 2002.* Hyattsville, MD: U.S. Department of Health and Human Services.

National Center for Health Statistics (NCHS). 2005. *Health, United States, 2005.* Hyattsville, MD: U.S. Department of Health and Human Services.

National Center for Health Statistics (NCHS). 2006. *Health, United States, 2006.* Hyattsville, MD: U.S. Department of Health and Human Services.

National Center for Health Statistics (NCHS). 2009. *Health, United States, 2008.* Hyattsville, MD: U.S. Department of Health and Human Services.

National Center for Health Statistics (NCHS). 2010. *Health, United States, 2009.* Hyattsville, MD: U.S. Department of Health and Human Services.

National Center for Health Statistics (NCHS). 2011. *Health, United States, 2010.* Hyattsville, MD: U.S. Department of Health and Human Services.

National Center for Health Statistics (NCHS). 2012. *Health, United States, 2011.* Hyattsville, MD: U.S. Department of Health and Human Services.

National Center for Health Statistics (NCHS). 2013. *Health, United States, 2012.* Hyattsville, MD: U.S. Department of Health and Human Services.

National Center for Health Statistics (NCHS). 2014. *Health, United States, 2013.* Hyattsville, MD: U.S. Department of Health and Human Services.

National Center for Health Statistics (NCHS). 2016a. *Early release of selected estimates based on data from the 2015 National Health Interview Survey.* Available at: https://www.cdc.gov/nchs /data/nhis/earlyrelease/earlyrelease201605.pdf. Accessed February 2017.

National Center for Health Statistics (NCHS). 2016b. *Health, United States, 2015.* Hyattsville, MD: U.S. Department of Health and Human Services.

National Conference of State Legislatures. 2016. CON: Certificate of need state laws. Available at: http://www.ncsl.org/research/health/con -certificate-of-need-state-laws.aspx. Accessed February 2017.

National Quality Forum (NQF). 2013. *Endorsed individual and composite measures.* Available at: https://www.qualityindicators.ahrq.gov /Downloads/Modules/V45/Module_NQF _Endorsement_V4.5.pdf. Accessed May 2017.

Nicholas L. H., et al. 2011. Do hospitals alter patient care effort allocations under pay-for-performance? *Health Services Research* 46, no. 1: 61–81.

Organization for Economic Cooperation and Development (OECD). 2016. *Health spending.* Available at: https://data.oecd.org/healthres /health-spending.htm. Accessed April 2017.

Orlikoff, J. E. 1988. *Malpractice prevention and liability control for hospitals.* 2nd ed. Chicago, IL: American Hospital Publishing.

Penchansky, R., and J. W. Thomas. 1981. The concept of access: Definition and relationship to consumer satisfaction. *Medical Care* 19: 127–140.

Ramsey, S. D. 2002. Economic analyses and clinical practice guidelines: Why not a match made in heaven? *Journal of General Internal Medicine* 17, no. 3: 235–237.

Reinhardt, U. E. 1994. Providing access to health care and controlling costs: The universal dilemma. In: *The nation's health.* 4th ed. P. R. Lee and C. L. Estes, eds. Boston, MA: Jones and Bartlett Publishers. pp. 263–278.

Robert Wood Johnson Foundation (RWJF). 2013. *What is the national quality strategy?* Available at: http://www.rwjf.org/en/research-publications /find-rwjf-research/2012/01/what-is-the-national -quality-strategy-.html. Accessed January 2014.

Rogers, W. H., et al. 1990. Quality of care before and after implementation of the DRG-based prospective payment system: A summary of effects. *Journal of the American Medical Association* 264, no. 15: 1989–1994.

Ross, J. S., et al. 2010. State-sponsored public reporting of hospital quality: Results are hard to find and lack uniformity. *Health Affairs* 29, no. 12: 2317–2322.

Ryan, A. M. 2009. Effects of the Premier Hospital Quality Incentive demonstration on Medicare patient mortality and cost. *Health Services Research* 44, no. 3: 821–842.

Schoen, C. February 2016. *The Affordable Care Act and the U.S. economy: A five-year perspective.* Commonwealth Fund. Available at: http://www.commonwealthfund.org/publications/fund-reports/2016/feb/aca-economy-five-year-perspective. Accessed February 2017.

Shartzer, A., et al. 2016. Access to care and affordability have improved following Affordable Care Act implementation; problems Remain. *Health Affairs (Millwood)* 35, no. 1: 161–168.

Shih, T., et al. 2014. Does pay-for-performance improve surgical outcomes? An evaluation of phase 2 of the Premier Hospital Quality Incentive Demonstration. *Annals of Surgery* 259, no. 4: 677.

Skopec, L., and B. D. Sommers. 2013. *Seventy-one million additional Americans are receiving preventive services coverage without cost-sharing under the Affordable Care Act.* Available at: https://aspe.hhs.gov/basic-report/seventy-one-million-additional-americans-are-receiving-preventive-services-coverage-without-cost-sharing-under-affordable-care-act. Accessed May 2017.

Sommers, B. D., et al. 2012. Mortality and access to care among adults after state Medicaid expansions. *New England Journal of Medicine* 367, no. 11: 1025–1034.

Sommers, B. D., et al. 2015. Changes in self-reported insurance coverage, access to care, and health under the affordable care act. *Journal of the American Medical Association* 314, no. 4: 366–374.

Svarstad, B. L. 1986. Patient–practitioner relationships and compliance with prescribed medical regimens. In: *Applications of social sciences to clinical medicine and health policy.* L. H. Aiken and D. Mechanic, eds. New Brunswick, NJ: Rutgers University Press.

TECH Research Network. 2001. Technology change around the world: Evidence from heart attack care. *Health Affairs* 20, no. 3: 25–42.

U.S. Census Bureau. 2000. *Projections of the total resident population by 5-year age groups, and sex with special age categories: middle series,* *2025 to 2045.* Available at: https://www.census.gov/population/projections/files/natproj/summary/np-t3-f.pdf. Accessed April 2017.

U.S. Department of Health and Human Services (DHHS). 1996. *Health, United States, 1995.* Hyattsville, MD: National Center for Health Statistics.

U.S. Government Accountability Office. 2008. *Medicare Part B imaging services: Rapid spending growth and shift to physician offices indicate need for CMS to consider additional management practices.* Available at: http://www.gao.gov/products/GAO-08-452. Accessed January 2011.

USA Today. 2010. *Our view on financing government: When 47% don't pay income tax, it's not healthy for USA.* Available at: https://usatoday30.usatoday.com/news/opinion/editorials/2010-04-16-editorial16_ST_N.htm. Accessed May 2017.

Van de Water, P. N., and J. Lavery. 2006. Medicare finances: Findings of the 2006 trustees report. *Medicare Brief* 13: 1–8.

Wendling, W., and J. Werner. 1980. Nonprofit firms and the economic theory of regulation. *Quarterly Review of Economics and Business* 20, no. 3: 6–18.

Wennberg, J. E. 2002. Unwarranted variations in healthcare delivery: Implications for academic medical centres. *British Medical Journal* 325, no. 7370: 961–964.

Wennberg, J. E., and A. Gittelsohn. 1973. Small area variations in health care delivery. *Science* 183: 1102–1108.

Wennberg, J. E., et al. 1987. Are hospital services rationed in New Haven or over-utilized in Boston? *Lancet* 1, no. 8543: 1185–1189.

Werner, R. M., et al. 2011. The effect of pay-for-performance in hospitals: Lessons for quality improvement. *Health Affairs* 30, no. 4: 690–698.

Williams, K. N., and R. H. Brook. 1978. Quality measurement and assurance. *Health Medical Care Services Review* 1: 3–15.

Williams, S. J. 1995. *Essentials of health services.* Albany, NY: Delmar Publishers.

Williams, S. J., and P. R. Torrens. 1993. Influencing, regulating, and monitoring the health care system. In: *Introduction to health services.* 4th ed. S. J. Williams and P. R. Torrens, eds. Albany, NY: Delmar Publishers. pp. 377–396.

Wilson, F. A., and D. Neuhauser. 1985. *Health services in the United States.* 2nd ed. Cambridge, MA: Ballinger Publishing.

Wong, M. D., et al. 2001. Effects of cost sharing on care seeking and health status: Results from the Medical Outcomes Study. *American Journal of Public Health* 91, no. 11: 1889–1894.

Zuckerman, R. B., et al. 2016. Readmissions, observation, and the hospital readmissions reduction program. *New England Journal of Medicine* 374, no. 16: 1543–1551.

Zuckerman, S., and J. Holahan. 2012. *Despite criticism, the Affordable Care Act does much to contain health care costs.* Available at: http://www.urban.org/UploadedPDF/412665 -Despite-Criticism-The-Affordable-Care-Act -Does-Much-to-Contain-Health-Care-Cost .pdf. Accessed January 2014.

第13章 医疗政策

学习目标

- 讨论美国医疗政策的定义、范围和作用
- 认识美国医疗政策的主要特征
- 描述制定医疗政策立法的过程
- 明确美国的关键医疗政策问题
- 从政治角度讨论《平价医疗法》（ACA）的通过、实施和废除

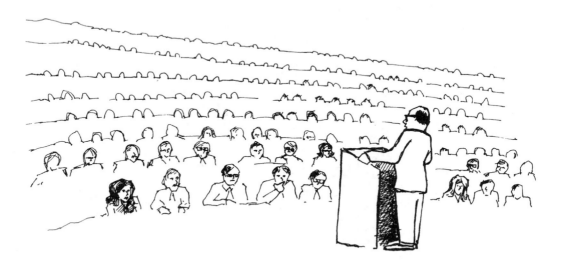

"女士们、先生们，为了制定统一的医疗政策，我们将分成31个不同的群体。"

▶▶ 简介

尽管美国没有中央控制的医疗保健系统，但联邦政府、地方政府确实在参与医疗保健和医疗政策的制定过程。政府参与社会福利计划可以追溯到 19 世纪两个著名的政府管理机构：救济院和传染病院（见第 3 章）。直到今天仍然具有影响力的、最为人熟知的政策干预，是富兰克林·罗斯福在 20 世纪 40 年代担任总统期间根据《社会保障法》制定的社会福利项目。1965 年，《社会保障法修正案》增加了大规模的公共医疗保险计划，即医疗保险（Medicare）计划和医疗补助（Medicaid）计划，还有 1997 年的儿童医疗保险计划（CHIP），以及 2010 年奥巴马签署的《平价医疗法》（ACA）。

政府通过医疗政策推动社会变革的成功，为进一步扩大税收资助的医疗保健奠定了坚实基础。因此，政府继续寻找新的机遇，试图通过创新公共政策改善医疗保健服务。本章定义了什么是医疗政策，并探讨了美国医疗政策的主要特征。另外，描述了法律和政策制定的过程，并为包括 ACA 在内的许多医疗保健领域的发展提供了政策背景。

▶▶ 公共政策

公共政策即指行政部门或者司法部门作出的权威性决策，旨在指导或影响他人的行动、行为或决定（Longest，2010；Shi，2014）。当公共政策涉及或影响人们的健康行为时，它们成为医疗政策。医疗政策可以被定义为"陈述或未陈述的原则的集合……它描述了影响人口健康的资源、服务和政治影响的分布"（Shi，2014）。

公共政策应该符合公众利益。然而，"公共"一词在政治格局中却有不同的解释。在最一般的层面上，"公共"一词指的是所有美国人。"公众"也可以指政治选举中的选民或可能的选民。最后，该术语也可能仅包含那些政治活跃的人，包括那些通过书面或电话直接与其代表沟通的美国人、向政治家或政治团体捐款、代表特定利益或候选人参加抗议或其他论坛，或以其他方式宣传他们的意见和政策偏好的美国人。年龄较大、教育程度更高并且有较强的政党认同感的人可能在政治上更活跃。

立法者和政策制定者倾向于回应这些活跃的美国人的观点或愿望，特别是对于自己选区内选民的观点和愿望。相比之下，政客们也常常强烈倾向于支持符合他们自己的意识形态或推进他们自己的政治议程的政策。由于大多数政策制定者也是政治家，所以政策制定和政治往往密切相关。危险在于，政策制定变得高度政治化，并在特定时期成为执政党意识形态的质押品。执政党也会对其成员施加相当大的压力，以支持党派政策。对于大多数政治家来说，他们的主要关注点可能是当选或重新当选。因此，某些政策的驱动力来自实现竞选承诺或取悦一些强大的组织集团。

这种政治方针政策不要求也不考虑拟议政策的成本—收益。出于政治考虑驱动的政策很可能是短视的。此外，党派政治使美国公众在重大问题上分歧很深，正如2016年总统大选期间所见证的那样。

政策运用

监管工具

医疗政策可用作监管工具（Longest，2010）。它要求政府监督某一特定群体，规定和控制其行为并在其不遵守时实施制裁。监管政策的案例在医疗服务系统中很多。例如，联邦资助的质量改进组织（QIOs，以前的同行评审组织）在医疗保险计划下制定和执行有关合理照护的标准（见第12章）。全国各地的国家保险部门对保险公司和管理式医疗机构进行监管，以保护客户免受保险公司财务破产、保险费过高和虚假做法而导致保险违约。在2010年3月ACA通过后，美国卫生与人类服务部（DHHS）负责执行ACA的许多规定，财政部则通过国税局（IRS）负责监管雇员雇主的权责问题，并收取ACA的各项税款。

有些医疗政策是"自我监管"。例如，医生制定医疗实践标准，医院之间按照联合委员会制定的标准对彼此进行认知，在公共卫生方面，公共卫生学院决定哪些课程应纳入其研究生课程中。同样，管理式医疗组织（MCOs）使用健康计划雇主数据和信息集（HEDIS）数据（见第9章）向国家质量保证委员会报告质量相关数据，而国家质量保证委员会是一个自愿的非政府机构。

分配工具

医疗政策也可用作分配工具（Longest，2010）。它涉及向某些个人或机构的群体直接提供收入、服务或商品。医疗卫生领域的分配工具可以是分配性的或再分配性的。

分配政策惠及整个社会。典型的分配政策包括通过美国国家卫生研究院（NIH）资助医学研究、医疗人员的发展（例如，通过国家医疗服务团队进行医学教育）、医疗设施的建设（例如，在20世纪50年代和60年代期间，Hill – Burton

计划下建立的医院），以及新机构的启动（例如，根据 1973 年《健康维护组织法》成立的 HMOs）。

再分配政策的目的是通过从一个群体获取资金并将其用于另一个群体的利益，让特定群体受益。该系统有明确的受益者和出资人。出于这个原因，医疗政策在执行再分配功能时往往具有政治色彩，最容易被察觉。再分配政策包括医疗补助计划（Medicaid），该计划从更富裕的人那里获取税收，并以免费医疗保险的形式将其用于穷人。其他再分配政策包括儿童医疗保险计划（CHIP）、社会福利和公共住房计划。

再分配政策尤其被认为对解决健康差异至关重要。作为 ACA 的一个重要目标，扩大未保险人群的医疗保险也是基于再分配方法。

不同形式的医疗政策

医疗政策是社会政策的副产品。例如，1935 年通过的《社会保障法》（*Social Security Act*）主要是作为老年人的退休收入保障措施而通过的，但它也包含了老年救助计划（Old Age Assistance program），该计划使老年人能够支付养老院和寄宿家庭的服务费用。第二次世界大战后，将附加福利排除在所得税或社会保障税之外的政策，以及 1948 年最高法院对于员工福利（包括医疗保险）可以合法地纳入集体谈判过程（见第 3 章）裁决，都促进了以就业为基础的私人医疗保险。因此，基于雇主的健康福利在 20 世纪中期迅速增长。

医疗技术在美国的快速发展也可以追溯到直接支持生物医学研究并鼓励私人投资此类研究的医疗政策。20 世纪 30 年代初成立时，国家卫生研究院（NIH）的预算约为 1 000 万美元。随着资助的指数级增长，拟议的 2017 财年 NIH 预算为 313 亿美元（NIH，2016）。在如使得公司可以收回其研发投资的专利法等法律政策的鼓励下，私人产业成为美国生物医学研究和发展的最大出资方。

医疗政策影响个人或群体，如医生、穷人、老人和儿童。医疗政策也可以影响各种类型的组织，如医学院、HMOs、医院、护理院、医疗技术制造商和雇主。比如，各州对医生和护士的许可；医疗保健机构的联邦认证，认证后获得公共资金来为政府的医疗保险和医疗补助计划中的患者提供医疗服务；法院根据联邦反托拉斯法而阻止两家医院合并；禁止在公共场所吸烟的地方法令等。

法规或法律也被视为广义政策。例如，1983 年的社会保障法修正案中规定的预期支付系统（PPS），要求医疗保险预先偿付医院。另外，制定医院需求证书制度（certificate - of - need programs，CON）以规范医疗机构的资本扩张（见第 5 章）。虽然在过去的 30 年里 CON 制度发生了重大变化，直到 2016 年仍有 34 个州保留着

CON，14 个州终止了，3 个州有 CON 的衍生项目。保留 CON 的州通常针对门诊和长期看护机构，因为这两种机构的市场份额正在增加（全国州立法机构大会，2016）。

医疗政策的范围受到国家政治和经济体制的限制。在美国，个人主义和亲市场情绪占主导地位，公共政策是渐进而非综合性的。即使是庞大的 ACA 也被认为是一项重大的渐进式改革。国家政策和计划通常基于这样一种观念，社区最有能力满足人们的特定需求。由于社区受到国家和州一级制定的政策和法规的约束，因此社区层面可以实施的变革受到明显限制。

►► 美国医疗政策的主要特征

美国医疗政策的主要特征如下：政府是私营部门的附属机构，分散的、渐进式的和零散的改革，与政策需求者和政策提供方相关的多元化政治，国家的分权体制，以及总统领导力的影响。这些特征经常起作用或相互作用，影响医疗政策的发展和演变。

政府是私营部门的附属机构

在许多发达国家，国家医疗保健计划建立在一个共识上，即医疗保健是公民权利，政府应该在提供医疗服务方面发挥主导作用。在美国，医疗保健并未被视为公民权利或政府的一个重要责任。相反，私营部门发挥了主导作用。传统上，除了帮助弱势群体外，美国人一直反对政府对医疗筹资和医疗服务的任何重大干预。在过去的几年里出现了医疗保健是一种权利的论点，并成为了 ACA 的基础。但并不是所有美国人都支持自由主义观点，因此 ACA 在美国造成巨大分歧，特朗普政府已经承诺废除它。

美国人对政府的普遍不信任可以追溯到这个国家的成立之始。《独立宣言》通过对政府侵犯个人自由的强烈抗议，对这个新生的国家作出了定义。它阐述了个人的生命权、自由权和追求幸福的权利。宪法进一步限制了政府的权力。大多数美国人仍然认同的基本信念和价值观（见第 2 章）是从这些早期的建国文件中演变而来的。

总体上，政府在美国医疗保健中的作用在逐渐增加，主要是为了解决已知的问题和弱势群体的不良健康后果。此外，在国内活动中进行政策干预的最有说服力的理由是，确定市场失灵或无法有效运作的情况。具有讽刺意味的是，尽管美国的医疗服务在不完善的市场条件下也发挥作用（见第 1 章），医疗服务中的问题和事件还是往往归咎于"市场"，这促使政治家们通过政策干预和规范医疗保健。例如，人们认为医疗成本上升是由于私人部门无法控制医疗费用，这为各种支付改革铺平了道路。

不幸的是，某些政策干预措施推动了医疗服务支出的增长，至少有间接的推动作用。一个很好的例子是，许多州通过立法遏制管理式医疗机构，由于缺乏其他成本控制的替代方案，一些州立法将医疗救助受益人也纳入管理式医疗计划。相反，在联邦医保优势（C 部分）计划中，由医疗保险参加者自愿登记的举措并不太成功（见第 9 章）。

政府的卫生保健支出主要限于填补私营部门不愿或无法解决的某些空白。例如，法院对于 Duggan v. Bowen 和 Olmstead v. L. C 的判决，在很大程度上促进了精神疾病患者和残疾人从美国各地机构向社区医疗机构的大规模转移。其他政策干预包括各种公共卫生措施，如环境保护、传染病控制、灾害和生物恐怖主义应急。

分权体制

美国政府分权制遵循了建国之父们的设计，他们开发了"制衡"结构，以限制政府的权力。联邦、州和地方政府实施自己的政策，很少对各自的目的或计划进行协调。政府的辅助作用以及随之而来的私人和公共医疗保健供给的双规制导致了医疗保健筹资模式的复杂性。其中：（1）雇员主要通过他们及其雇主的缴费进行自愿保险；（2）老年人享有政府的医疗保险，包括个人缴纳的工薪税；（3）联邦和州的税收组合，通过医疗补助计划覆盖穷人；（4）特殊人口群体，如退伍军人、美洲印第安人、武装部队成员，国会和行政部门雇员，直接由联邦政府提供医疗保险。

渐进的和零散的政策

美国渐进的和零散的医疗政策是考虑各种利益冲突作出妥协的结果。1965 年以来，医疗补助计划不断扩大覆盖范围。1984 年采取的初步措施，规定覆盖满足收入要求的双亲家庭的孕妇和儿童，并要求覆盖所有符合医疗补助计划要求的所有 5 岁及以下儿童。1986 年，各州可以选择在收入低于联邦贫困水平（FPL）100% 的家庭中覆盖 5 岁以下的孕妇和儿童。1988 年，该选项扩增到覆盖 FPL 的 185% 的家庭。1997 年，在 CHIP 下，各州有权使用医疗补助计划将保险范围扩大到没有资格参加现有医疗补助计划的未参保儿童。医疗补助经验说明了如何通过两个政党之间的妥协陆续地立法来改革或扩大一个项目。

政府的医疗保险计划也逐步扩大。起初，它仅涵盖 1965 年《老遗残社会保障法》的 A 部分和 B 部分覆盖老年人的基本医疗和康复。1972 年扩大到包括语言、物理和脊椎按摩疗法等服务。在 20 世纪 80 年代，医疗保险计划将支付选项添加了 HMO。多年来，国会将 Medicare 资格扩大到获得社会保障赔偿保险金支付的患有永久性残疾的年轻人和患有终末期肾病（ESRD）的病人。1982 年，该计划还增加了临终关怀福利，2001 年，医疗保险进一步扩大到覆盖患有肌萎缩侧索硬化症的年轻人。

政策需求者的利益集团

美国的医疗政策是各利益集团相互妥协的结果。展览 13 - 1 总结了主要利益集团的主要关注点。参与医疗保健的强大利益集团历来抵制对现有医疗服务系统进行重大改革（Alford，1975），每个群体都在努力维护自己的利益最大化，但最后的结果对任何一个群体都不是最佳的。组织良好的利益集团是最有效的政策"需求者"。通过结合和集中其成员的资源，有组织的利益集团可以极大地改变参与政策变革的成本收益比率。这些利益集团代表各种个人和实体，例如美国医学协会（AMA）的医生；与美国退休人员协会（AARP）结盟的老年人；机构提供方，例如属于美国医院协会（AHA）的医院；属于美国医疗保健协会的护理院；以及组成美国药物研究和制造商（PhRMA）的公司。

展览 13 - 1　　　　　　　　选定的利益集团的主要医疗保健问题

联邦和州政府	医师
● 成本控制	● 维持收入
● 医疗可及性	● 专业自治
● 医疗质量	● 医疗事故改革
雇主	提供商组织
● 成本控制	● 盈利能力
● 工作场所的健康和安全	● 行政简化
● 最低监管	● 减少不良债务
消费者	技术生产者
● 医疗可及性	
● 医疗质量	● 税收待遇
● 降低自付费用	● 监管环境
保险公司	● 研究经费
● 行政简化	
● 消除成本转移	

医生们经常发现很难用一个声音来表达他们的利益，有很多专业团体。如美国儿科学会参与倡导儿童健康问题。其他专业团体包括国家健康计划医生协会、美国

麻醉医师协会和胸外科医生协会，他们在整个集团利益遇到威胁时团结起来。例如，1992 年医疗保险决定将支付方式从按照服务数量付费改为基于资源相对价值量表（RBRVS）付费，各种医生团体在 1992 年进行了合并。值得注意的是，最终医生们并没有如愿以偿。

利益集团的政策议程反映其成员的利益。例如，美国退休人员协会（AARP）提倡扩大老年人医疗保健筹资的计划。通过支持 2003 年《医疗保险处方药改进和现代化法》，它成为医疗保险受益人处方药保险的主要倡导者。令人惊讶的是，AARP 热情地支持 ACA，尽管 ACA 提出的医疗保险削减计划遭到老年人的反对。有人提出，削减医保优势（MA）计划的支付额可能会引发参与的保险公司退出MA，这将使 AARP 获得经济利益，因为它是 Medigap 计划的最大赞助商（Roy，2012）。只有这一次，该组织似乎放弃了支持老年人利益的主要使命。

还有工会，它们已成为国家医疗保险最坚定的支持者。教育和研究机构以及认证机构的主要关注点在于可以产生更多资金以支持其教育和研究活动的政策。

制药和医疗技术组织关注的是医疗政策的变化，以及影响有关药物和设备批准和监测政策的制定。促使医疗政策关注医疗技术的三个主要因素是：

- 医疗技术是导致医疗成本上升的重要因素；
- 医疗技术往往可以带来健康益处；
- 利用医疗技术可以在医疗保健和其他经济部门创造就业机会，从而创造经济效益。

这些因素可能是美国医疗技术政策的重要决定因素。推动美国技术政策的另一个因素是，政策制定者希望开发节约成本的技术并扩大其获取途径。政府正在将越来越多的资金投到成果研究和比较效果研究上，以确定替代技术的价值，从而以低成本实现更好的医疗。

企业也是主要的利益集团，尽管它通常分为大小雇主两大派系。美国雇主的健康政策关注点主要是他们要在多大程度上为员工、员工家属和退休人员提供健康保险福利。许多小企业主坚决反对要求他们保障员工健康的政策，他们认为无法承担提供这种福利的成本。员工也关注影响员工健康或劳资关系的健康政策。例如，雇主必须遵守联邦和州有关员工健康和福祉以及预防与工作相关的疾病和伤害的规定。监管机构经常对雇主进行检查，以确保他们遵守工作场所的健康和安全政策。

其他相对较新的医疗政策界成员代表消费者的利益。例如，在通过 ACA 的立法斗争期间，代表保守派美国人在华盛顿及各地游行，发动茶党运动[1]，最终他们没有

---

[1] 茶党运动是在 1773 年英国公众认为英格兰税已经太多（Tax Enough Already），取字头为 TEA（茶），发起了抗议行动。2009 年，美国保守派反对奥巴马加税用于补贴穷人购买医保，复制了英国的做法。

成功。在 ACA 辩论期间，自由派方面的消费者代表显然是沉默的，可能有两个主要原因：（1）据认为，国会中的自由多数派和自由派总统已经在代表他们采取行动；（2）茶党运动在新闻媒体中经常被边缘化（主要基于虚假报道）。

政策制定的多元化参与者

在美国，每个政府部门和各级别政府都可以影响医疗政策。例如，联邦、州和地方各级的行政和立法部门都可以制定医疗政策，司法部门可以维持、删减或修改联邦、州或地方各级卫生和医疗保健有关的现行法律。也许最重要的因素是总统和国会控制权的转变，两者可以创造或削减改革的机会（Oliver 等，2004）。当控制权从一个政党转移到另一个政党。某一政党的倡导者试图采取政策行动时，左倾或右倾倾向的基本意识形态就会脱颖而出。

只要强大的利益集团和美国人民没有抵制情绪，占主导地位的政党往往会顺利完成其议程。若想出现对建议政策的有意义的支持或抵制，政策制定者必须保证透明度和提供真实信息，并且必须由新闻媒体忠实地向公众传播。

政府的所有三个部门（立法、行政和司法）都是政策的制定者。其中，立法部门在政策制定方面的工作最多，尤其是法规或法律形式的政策。立法者在提供各自选区所要求的政策方面发挥着核心作用。

行政部门的成员也充当政策制定的参与者。总统、州长和其他高级公职人员以拟议立法的形式提出政策，并敦促立法者制定他们想要的政策。负责政府部门和机构的管理人员以规则和条例的形式制定政策，而规则和条例是用于实施法规和计划的。通过这种方式，他们解释了国会的利益，从而成为政策的中间制定者。

政府的司法部门也是政策制定者。每当法院对模棱两可的法规进行解释、建立司法判例或解释宪法时，都是在制定政策。这些活动与立法者制定法规或行政部门成员在制定法规实施的规则和条例方面没有实质区别。所有这三项活动都与政策的定义一致，因为它们是政府内部制定的权威决策，用于影响或指导他人的行动、行为和决策。

各州的分散角色

在美国，根据联邦制理论，联邦政府和各州政府之间共享政治权力。因此，各州在制定和实施医疗政策方面发挥着重要作用。一个例子是州政府在管理医疗服务方面的主导作用。其他例子包括为穷人和长期残疾人的护理和治疗提供财政支持，通过国家执照和监管对医疗从业人员和设施进行监督，培训医务人员（各州支付培训医疗保健专业人员的大部分费用），以及地方政府授权提供的医疗服务。

展览 13－2 列出了经常引用的支持在州一级下放卫生计划的论据。

与治疗有关的许多渐进式政策行动都源于州政府。各州采取的一项举措是建立"保险风险池"，这是一种帮助人们获得私人保险的计划。因为他们给保险公司带来了医疗风险，所以若没有这项计划，他们将无法获得保险。这些特殊计划的资金来源是个人保费和对保险公司征收的税收。ACA 废除了以州为基础的风险池的需要，因为它的假设是法律不允许保险公司对任何已经存在医疗状况的人拒绝提供保险，无论病情有多严重。

展览 13－2　　　　　　加强州在医疗政策制定中的作用的理由

- 美国人一般不信任中央集权政府，尤其缺乏对联邦政府的信任
- 联邦政府变得过于庞大，具有干涉性和家长式作风
- 联邦政府过于没有人情味、疏远、反应迟钝
- 州和地方政府更贴近人民，更熟悉当地需求；因此，它们更容易被公众接受和对公众负责，并且能够比联邦机构更好地制订响应计划
- 国家标准降低了灵活性，严重限制了各州进行试验和创新的能力
- 各州有能力承担这些职能（即他们有更多的全职立法者、专业人员和官员）
- 各州更有可能实施和执行自己制订的计划
- 各州已成为测试不同结构、方法和计划的重要实验室，可以为制订和实施过程中遇到的政治和技术障碍提供见解
- 各州可以更快地应对危机
- 改变州法比联邦法更容易
- 各州更愿意承担风险

各州还制订了其他计划以满足弱势群体的需求。例如，新泽西州制订了一项计划，以确保所有孕妇都能获得护理。佛罗里达州建立了一个名为"健康儿童集团"（Healthy Kids Corporation）的计划，该计划将医疗保险与学校联系起来。华盛顿为工作中的穷人制订了一项特殊计划，该计划使用健康维护机构（HMOs）和优选医疗机构保险（PPOs）在州内提供医疗服务。缅因州建立了医疗保险，以适中的价格向雇佣 15 名或以下员工的小型企业提供基于 HMO 的保险。明尼苏达州制订儿童健康计划，旨在为 9 岁及以下儿童提供福利，这些儿童的家庭收入低于 FPL 的 185%，但不符合医疗补助计划的资格。

有两个州采取了大胆的政策举措来扩大医疗保险范围。1989 年，俄勒冈开展了一项有争议的方案，通过减少单人补助福利（Bodenheimer，1997），将医疗补助计划覆盖面增加了 10 万多人。2006 年，马萨诸塞州通过了一项基于雇主和雇员权利的全民医疗保险计划（见第 3 章）。

联邦—州的二元政策制定方法存在缺陷。首先，各州和联邦政府之间的分歧使

得在许多领域很难协调国家战略。例如，如果某些州没有参与或者国家不以统一的方式收集和报告数据，则很难规划国家疾病控制项目。

　　各州对于联邦激励措施的解释方式可能与该政策的最初目的相左。例如，许多州通过把一些以前由国家资助的服务包含在"扩大的"医疗补助计划下来获得额外的联邦资金，但他们在"扩张"之后提供的服务水平与扩张前完全相同。这种被称为医疗补助最大化的现象，虽然只有少数几个州在这样做，但在这些州之外也产生了影响，并可能导致了 20 世纪 90 年代初国家医疗保健成本上升（Coughlin 等，1999）。在 2012 年美国最高法院裁决之后，正如 ACA 最初规定的那样，各州可以选择扩大或不扩大其医疗补助计划，而不用担心失去联邦配套资金。根据 ACA，由于医疗补助计划的扩展而产生的额外费用将由联邦政府支付。

总统领导力的影响

　　医疗法律法规要通过国家政策提案，几乎总是需要强有力的总统角色。林登·约翰逊在 Medicare 和 Medicaid 立法的通过中起的作用，乔治·W. 布什在向 Medicare 增加处方药保险决策中的作用，以及巴拉克·奥巴马在制定 ACA 中的作用都是关键的例子。总统们有很多机会可以影响国会的结果，特别是当政策涉及他们自己的首选议程时，会通过各种努力促成让步、搞政治操纵或利用经济或政治局势等。

　　即使在最有利的政治环境下，总统也很难让国会全面采纳他的议程。例如，在竞选国会参议员席位时，候选人奥巴马明确表示他支持单一支付医疗保健系统。这一立场遭到医院、保险公司和制药业的反对。只有在奥巴马政府与这个强大的行业障碍达成妥协之后 ACA 才成为现实。

　　总统的政治议程也会在多年后变得无意义甚至有不良后果。1946 年，哈里·杜鲁门总统利用有关报道，即美国医院存在严重能力缺陷，全国许多人无法获得急性护理服务，这些报道成为国会于 1946 年通过的 Hill - Burton 法案的垫脚石。这项法案为医院、护理院和其他医疗机构的建设和现代化提供了补助和贷款。1965 年，林登·约翰逊总统为了在国会通过他的医疗保险和医疗救助议程构建了一个"伟大社会的图景"。杜鲁门和约翰逊主张的计划都是经过政治妥协而通过的。然而，随着时间的推移，过度建设医院和无限制地使用医疗保险和医疗救助资金使医疗保健成本陷入无法控制的增长。矛盾的是，当国家像 Hill - Burton 法案所设想的那样在 1980 年达到了每千人口 4.5 张社区医院病床的目标时（见第 8 章），政府认为医疗保险和医疗救助计划因为医疗费用的迅速上升而无法再维持下去了。随后，罗纳德·里根总统批准了 PPS 支付方式，以降低医院的使用率，这使住院率开始下降，并在美国许多地方造成大量空床位。

医疗保险和医疗救助计划实施后不久医疗服务费用上涨，为尼克松总统于 1973 年通过《健康维护组织法》提供了机会。此外，尼克松根据 1974 年《国家健康计划和资源开发法》颁布了《审批许可法》（CON）。该法是为了遏制迅速上升的医疗保健费用而作出的努力，它规定需要获得批准后才能购买新的医疗保健技术或实施新的医院建设项目。

在 20 世纪 90 年代，尽管比尔·克林顿总统的全面医疗改革工作失败了，但他的渐进举措确实成功创建了 CHIP，并于 1996 年颁布了《医疗保险流通与责任法》（HIPAA）。克林顿第一个任期的特点是，公众对医疗改革的兴趣相对较高（见第 3 章），但他的政府没有迅速采取行动。此外，他的提案的细节在公开的时候被证明过于复杂，大多数人无法理解。美国人不希望通过增加税收来支付医疗改革。

《平价医疗法》（ACA）政策

在巴拉克·奥巴马（Barack Obama）2008 年总统大选中获胜之前，他的支持者对于第一位黑人总统的前景感到非常兴奋，尤其是一位竞选口号是"希望和改变"的黑人总统。任何对奥巴马的希望和变革愿景提出的任何尖锐问题都有可能被美国媒体扭曲成种族问题。因此，在选举的兴奋中，相关问题往往得不到解决。关于医疗保健，奥巴马只是说每个人都会有医疗保险。似乎是故意地连有关计划的简易框架都没有提出。尽管如此，奥巴马受到了自己党派成员的压倒性支持。

ACA 通过的政治形势或许是美国政策制定史上独一无二的。当时，民主党在国会两院都占据多数席位和强大的领导者，如众议院的南希·佩洛西（Nancy Pelosi）和参议院的哈里·雷登（Harry Reid）。美国当时处于自大萧条以来最严重的经济衰退时期，失业率超过 10%。奥巴马和他的民主党同事认为，美国的各种弊病都是前总统乔治·W. 布什的责任。此外，他们还将保险业描绘成医疗费用上涨的罪魁祸首。

虽然，克林顿计划于 1993 年颁布，但 ACA 立法的细节对公众是保密的。民主党几乎没有作出任何努力来让 ACA 的制定成为两党合作的过程。最终，在国会两院中占少数的共和党人几乎没有参与卫生保健改革的辩论。最后，ACA 虽然通过了，但所有共和党都投了反对票。

Oberlander（2010）探索了其他促成 ACA 通过的因素。众议院议员没有采用新的改革策略，而是提出了一项单一的健康改革法案，该法案结合了三个众议院委员会的三项法案，表明民主党人之间达成了更大程度上的一致意见。最终立法还允许个人和雇主权责的某些豁免。Oberlander（2010）表示，医疗行业利益相关者对该法案较弱的反对意见起到了关键作用。奥巴马和国会民主党人没有对这个行业直接论战，一个妥协策略增加了数百万医疗保健参保人，他们收到包括美国药品研究和制造商协会（PhRMA）和 AHA 在内的利益相关者支持医疗改革的承诺。连保险业和 AMA 也支持了这项立法，但随着时间的推移又逐渐消失了。

ACA 成功的另一个关键因素是通过立法加速改革。一个显著的缺陷是公众对立法感到困惑且不支持（Patel 和 McDonough，2010）。最终，这似乎并不重要。公众现在对立法仍然存在严重分歧。2017 年 5 月的民意调查显示，42% 反对 ACA，而 49% 支持 ACA（Kaiser Family Foundation，2017d）。

▶▶ 医疗政策和法律的制定

制定美国医疗政策是个复杂的过程，涉及私营和公共部门，包括多个层级的政府，它反映了美国政府和美国民众的几个独特方面，含政府与私营部门的关系、联邦政府体系内的权力和责任分配、政策制定与实施之间的关系、作为政治基础的多元意识形态、渐进主义的改革策略。

▶▶ 医疗政策法律的周期

医疗政策的形成和实施有周期性。包括五个组成部分：（1）问题的提出；（2）政策设计；（3）寻求公众支持；（4）立法决策和建立政策支持；（5）立法决策和政策实施。国会和利益集团在不同程度上参与到这些活动中。

很显然，问题的提出在政策制定周期中至关重要。在制定新政策之前，通常会有一些行为会让人们意识到广泛存在着一个需要解决的问题。总统可以从各种来源形成政策概念，包括竞选信息，顾问、内阁成员和部门主管的建议，个人兴趣，专家意见，以及民意调查。

政策制定的第二个组成部分是具体政策提案的设计。总统有大量资源来制定新的政策建议，比如，可以召集政府行政部门的下属机构，如医疗保险和医疗补助服务中心以及美国卫生与人类服务部内的政策人员，或者采用肯尼迪和约翰逊都喜欢的替代方案，使用外部特别工作组。

在建立公众支持方面，总统有一系列的战略选择，包括向全国发表重要讲话，以及动员他们的行政当局公开呼吁和组织活动以增加利益集团的支持。为促进立法决策和政策支持建设，总统、主要工作人员和部门官员与国会密切合作。总统每个月有几天早上要与立法领导人会面，以制定即将到来的立法议程，并讨论法案通过各委员会时可能出现的问题。

立法委员会和小组委员会

立法部门制定医疗政策并分配实施这些政策所需的资源。国会有三个重要权力，使其在医疗政策过程中具有极大的影响力。

第一，宪法赋予国会"制定所有必要和可执行的法律的权力"。隐含权力的学说指出，国会可以使用宪法未直接禁止的任何合理手段来实现人民的意愿。这项任务赋予了它制定影响各种医疗政策的强大权力。

第二，国会拥有税收权，这使其能够影响和规范个人、组织和各个州的健康行为。例如，卷烟税旨在减少个人烟的消费，而雇主福利税减免则旨在增加劳动人民的保险覆盖。

第三，国会拥有花钱的权力。这种能力允许通过联邦计划（如 Medicare 和 NIH）直接支付公众健康开支，分配资源的权力也使国会能够促使各州遵守联邦政策目标。国会可以规定向各州分配资金的条款，例如强制执行联邦/州资助的医疗补助计划的基本要求。

众议院至少有 14 个委员会和小组委员会，参议院有 24 个委员会和小组委员会，以及其他 60 多个此类立法小组都可以直接影响立法（Falcone 和 Hartwig，1991；Morone 等，2008）。这些委员会提出的改革方案面临着极大而艰巨的政治挑战——在每个议院分别审议和通过，在一个联合会议委员会进行谈判，以调和两院通过的法案，然后回到每个议院进行审批。在参议院，100 名成员中有 41 名可以随时阻止整个过程。在某些情况下，可以使用一种叫做"核选择"的议会程序，允许参议院以 51 票的简单多数推翻一项规则或先例。

五个委员会——众议院三个委员会和参议院两个委员会——控制着国会的大多数立法活动（Longest，2010）。这将在以下小节中讨论。

众议院委员会

宪法规定所有涉及税收的法案必须由众议院提出。众议院的组织结构将此权力授予财政立法委员会。因此，财政立法委员会凭借其征税权拥有最大的影响力。这个委员会是 20 世纪 60 年代和 70 年代初在威尔伯·米尔斯（Wilbur Mills），（阿肯色州民主党人）的主持下通过的医疗筹资立法的起点。财政立法委员会对医疗保险 A 部分、社会保障、失业补偿、公共福利和医疗改革拥有唯一的管辖权。该委员会还与众议院能源和商务委员会共享医疗保险 B 部分的管辖权。能源和商务委员会对医疗补助、Medicare B 部分、公共卫生、心理健康、卫生人员、卫生保健、食品和药品、空气污染、消费品安全、健康规划、生物医学研究和健康保护等事项拥有管辖权。

拨款委员会负责为实质性立法规定提供经费。其劳工、卫生和人类服务、教育和相关机构小组委员会负责卫生拨款。从本质上讲，这个委员会掌握着财政大权。委员会和小组委员会负责为个人健康计划划拨和分配联邦基金，但不包括由各自的信托基金提供资金的 Medicare 和社会保障。

参议院委员会

劳工和人力资源委员会对大多数健康法拥有管辖权，包括《公共医疗服务法》；食品，药品和化妆品法；保健组织、卫生人员和精神卫生立法（例如《社区精神卫生中心法》）。该委员会以前包括一个健康与科学研究小组委员会，该小组委员会被当时的主席、参议员爱德华·肯尼迪（民主党—马萨诸塞州）作为讨论美国是否应该制定国家医疗保健计划的论坛。20 世纪 80 年代，当全体委员会由共和党控制时，小组委员会被废除。

财务委员会及其健康小组委员会和财政立法委员会类似，对税收和收入具有管辖权，包括与社会保障、医疗保险、医疗补助和母婴健康有关的事项（《社会保障法》第五章）。财务委员会负责许多 Medicare 和 Medicaid 修正案，例如 QIO、PPS 以及控制医院和护理院费用的修正案。

立法程序

当众议院提出法案时，众议院领导人（众议院议长）将其分配给适当的委员会。委员会主席将该法案转交给适当的小组委员会。小组委员会向受立法影响的机构提交拟议立法，举行听证会（加价）和证词，并可增加修正案。小组委员会和委员会可以推荐或不推荐提交法案。不同的利益集团、个人、该领域的专家及商业、劳工和专业协会经常通过竞选捐款和激烈游说对该法案施加影响。随后全体众议院听取该法案，并可能会增加修正案。该法案可以在有或没有修改的情况下批准。然后将批准的法案发送给参议院。

在参议院，该法案将发送给适当的委员会，然后转发给适当的小组委员会。小组委员会可将该法案发送给将受影响的机构，并且举行所有有关方面（例如公民、企业、劳工、机构和专家）的听证会。小组委员会对拟议的立法进行投票和转发，并提出适当的建议，增加或不增加修订。参议院全体成员听取该法案，并可能增加修正案。如果该法案和众议院修正案被接受，该法案将提交给总统。如果参议院增加未经众议院表决的修正案，该法案必须回到众议院进行表决。

如果修正案意义很小且没有争议，众议院可以投票通过该法案。如果修正案意义重大且有争议，众议院可能会召集一个会议委员会来审查这些修正案。会议委员会由来自参众两院同级委员会的成员组成。如果会议委员会的建议不被接受，则召集另一个会议委员会。

该法案在众议院和参议院以相同的形式通过后，将送交总统签字。如果总统签署这项法案，它将成为法律。如果总统不签署这项法案，在 21 天后，它将成为法律，除非总统否决这项法案。如果国会会议期还剩下不到 21 天，那么总统的无所作为就会导致否决权。这被称为"口袋否决权"。总统否决可以被国会 2/3 多数推翻；否则，该法案就失败了。

▶▶ 政策实施

立法一旦签署成为法律，并不是既成事实。新法律被转交给行政部门的适当机构，那里多层级的联邦官僚机构必须解释和执行法律，必须编写规则和规章，详细说明受法律影响的实体必须怎么做才是遵守法律。在此过程中，政客、利益集团或项目受益者可能会影响立法的最终结果。有时候，结果可能与政策制定者的意图有很大的不同。政策制定的过程非常复杂，政策的实施更艰难。

美国总统或国会的控制力有限，在出台法规、收集关于法规的评论和重修法规时，要在联邦登记册上公布拟议的法规，并就如何执行该法律举行听证会。然后，该计划继续延伸到 50 个州，以便在适当的情况下通过立法。与此同时，有组织的利益集团雇用当地的律师和说客，一个全新的政治周期开始了。最后，所有当事方都可以向法院要求休庭，将由长期的诉讼来决定最终结果。

ACA 的实施

自 2010 年 3 月 23 日 ACA 签署成为法律以来，一些条款已经生效，包括 2010 年的 26 项、2011 年的 18 项、2012 年的 10 项（凯撒家庭基金会，2017e）。截至 2013 年 8 月，另有 11 项规定在 2013 年最后期限前生效，15 项规定在 2014 年最后期限内生效，3 项规定在 2015 年和以后的最后期限内生效（凯撒家庭基金会，2017e）。

各个州对 ACA 条款的接受程度不同。截至 2017 年 1 月，只有 31 个州和哥伦比亚特区签署了医疗补助扩大法案（凯撒家庭基金会，2017a）。12 个州已经决定在 2017 年 1 月建立州医保交易所，另外 5 个州将通过联邦平台建立一个以州为基础的医保市场，6 个选择州与联邦建立伙伴关系的市场（凯撒家庭基金会，2017b）；剩下的 28 个州的医保交易所由联邦政府建立。

►► 关键性的政策问题

过去的大多数医疗政策措施侧重于医疗服务可及性、医疗费用和医疗质量。一些美国人认为，不管什么样的收入阶层，都有权以最少的费用获得最好的医疗（质量）。了解立法的具体内容和获取有关扩大保险覆盖范围（在农村地区的外展项目）、成本控制（PPS，RBRVS）和质量［创建医疗保健研究和质量管理局（AHRQ）并呼吁制定临床实践指南，参见"成本、可及性和质量"章节］。

随着《健康公民 2010 计划》与《健康公民 2020 计划》的出版，消除社会人口亚群体之间的健康差异已成为一项大胆的政策目标。由于健康差异主要是由非医疗因素引起的（参见第 2 章），这一目标的推进意味着将医疗政策与更广泛的社会政策结合起来的新政策方向。虽然这个目标在最近一段时间很可能难以实现，但这一政策目标的推动反映了政府的重大承诺。在本节的剩下部分将重点讨论三个最重要的医疗政策问题。

医疗可及性

政府加强医疗服务可及性政策的基本理由是社会公正原则，即获得医疗保健是一项应该受到保障的所有美国公民的权利。这一论点有两种不同的说法：（1）所有公民都享有同等的医疗水平；（2）所有公民都有权享有最低限度的医疗。美国从未在政策圈内公开辩论应该支持哪个立场。过去，确保获得全面服务的努力主要针对最贫困和需要帮助的人群，就像医疗补助一样。相比之下，医疗保险并未包含相同的获取水平，因为其覆盖范围受到高起付线和共付额以及排除某些服务的限制（参见第 6 章）。

提供方

政策问题包括确保有足够数量和适当地理分布的各种类型的医疗提供方。关于医生供给的争论是一个重要的公共政策问题，因为政策决定影响进入医疗行业的人数，而这个数字反过来又影响到与可及性和成本有关的政策。新进入这一行业的人数受到政府对学生的资助项目和政府直接向教育机构提供的捐款的影响。医生的供给增加，特别是专科医生的供给增加，可能会导致由于医生引起的对医疗需求增加而造成的医疗支出增加。在任何医疗保险范围扩大的情况下，必须增加医生，特别是初级保健医生的供给，才能为新保险人提供基本医疗服务。例如，如果初级保健医生的供给没有增加，ACA 可能仍然无法实现其可及性目标。

共和党人和民主党人似乎都同意的一个目标是保护社区卫生中心作为弱势群体的安全网。因此，联邦政府增加了对这些中心的支持。在乔治·W. 布什政府的 5 年间，社区卫生中心的资金增加了一倍，该计划在 2009 年的《美国复苏与再投资法》中获得了 20 亿美元的资金。此外，ACA 还建立了社区医疗服务中心基金。5 年间提供了 110 亿美元的资金，用于扩大美国各地的医疗中心（卫生资源和服务管理局，2013 年）。

整合性医疗可及性

在许多社区，医疗服务可及性仍然是一个问题，1983 年以来的医疗政策侧重于医保支付系统的狭义范围。美国尚未制定统一的战略，即在整合性服务政策的基础上改革整个体系。尽管对 ACA 倡导的责任关怀组织以及整合长期护理服务等其他提供的依赖程度越来越高，但现在还很难预测 ACA 是否会在实现整合性医疗可及性方面取得重大进展。例如，长期护理服务不仅需要整合到他们自己的服务轨道内，还需要整合到更大的医疗保健服务系统中。

可及性和老年人

关于医疗保险政策的辩论主要有三个焦点：（1）应该限制支出以保持医疗保险计划的可行性；（2）该计划没有充分关注慢性病的管理；（3）该计划没有涵盖长期护理机构。这些关注的假设是，老年人支付能力有限需要公共援助。由于对稳定性和可行性的担忧，2012 年 ACA 提出的社区生活援助服务和支持（CLASS）条款被否定（Colello 和 Mulvey，2013）。虽然 CLASS 条款将不会实施，但长期护理委员会基于其必要性，在 2013 年就国会制定和实施长期护理制度提出了建议（2012 年《美国纳税人救济法》，PL 112－240；Colello 和 Mulvey，2013；长期护理委员会，2016）。

可及性和少数群体

正如第 11 章所指出的那样，少数群体比白人更有可能面临医疗卫生服务可及性的问题。但是，除美洲原住民外，美国境内其他少数群体没有专门为满足其需求而设计的计划。解决少数群体面临的问题需要制定旨在满足少数群体特殊需求的政策、鼓励对其特殊需求的专业教育方案，并制订方案以扩大向少数群体居住地区提供的服务。

ACA 于 2010 年重新授权少数民族健康办公室"通过制定消除健康差异的医疗政策和计划来改善少数种族和少数民族人口的健康"（DHHS，2016）。2011 年启动了两项减少医疗差异的战略计划：减少种族和民族健康差异的 DHHS 行动计划和实现健康公平的国家利益相关者战略。为了进一步改善医疗公平性，2013 年更新了医疗保健（国家 CLAS 标准）的文化和语言相关服务的国家标准（DHHS，2016）。

偏远地区的可及性

农村社区医疗服务的提供，一直存在着一个问题，那就是如何将先进的医疗服务带给人口稀少地区的居民。在急性和长期照护领域，已经制定了一些政策，如摇床计划和急重症医院（见第 8 章）。

在医疗保健领域，为少数人提供高科技设备不具有成本效益，可能很难找到想要住在偏远地区的医生。远程医疗的使用，特别是作为增加偏远地区慢性病患者医疗可及性的手段，预计将在未来几年内增加。最近一份报告预测，到 2020 年家庭中使用电信应用的消费者数量将增长到 7 850 万（Tractica，2015）。由于卫生系统面临越来越大的压力，要求在严格的财政限制范围内提供高质量的医疗服务，远程医疗可能成为使用医疗保健资源的更经济有效的方式。例如，据估计，与昂贵的就诊和住院治疗相比，有效使用远程医疗每年可以减少 9% 的慢性糖尿病照护费用（Wilson 和 Maeder，2015）。此外，随着可靠的无线通信和用户界面设备的日益普及，远程医疗的应用很可能会得到改善；这些设备可能使远程医疗在医疗点更容易使用。

最近一篇文献综述认为，远程医疗发展有两个主要驱动因素（Wilson 和 Maeder，2015）。一是对特定服务的大量需求，在这种情况下很难将病人和专家联系起来以满足病人的需要。二是在高危紧急的情况下，迫切需要提供临床专业知识的服务。远程医疗的应用正在扩展，不仅仅为偏远地区提供医疗服务，而且为越来越多的患者提供具有成本效益的医疗服务。

第 11 章讨论了旨在减轻偏远地区医疗服务专业人员短缺问题的各种政策尝试。其中包括联邦指定为卫生专业短缺领域（HPSA）和为国家医疗服务团提供资金。然而，后者的资金只涵盖了每位医生有限的一段时间，因此无法长期缓解医疗保健工作者的短缺。ACA 中包含了一些条款，旨在增加医疗服务人员数量，并为美国国家医疗服务团提供资金。

可及性和低收入

在美国，低收入母亲及其子女比其他群体更有可能没有保险。这些家庭中的许多人也住在医疗服务欠缺的地区，例如内陆城市。低收入家庭的孕妇接受产前医疗服务的可能性远远低于高收入家庭的女性。CHIP 需要定期重新授权，这可能会妨碍已注册服务的连续性。2015 年《医疗服务可及性与儿童健康保险项目再授权法》（MACRA）将 CHIP 的授权延长至 2017 年 9 月 30 日（Congress. gov，2015）。

可及性和艾滋病人

艾滋病患者在获得保险时可能面临重大障碍，他们的疾病可能导致巨大的卫生保健支出。ACA 规定拒绝为 HIV/AIDS 患者提供保险是非法的。然而，由于许多法律要求加重了医疗保险公司的负担，许多保险公司的保费预计将飙升。如果发生这种情况，艾滋病患者和其他患有严重疾病的人很可能会被纳入医疗补助计划。

2003 年，乔治·W. 布什总统承诺在 5 年内拨出 150 亿美元用于防治发展中国家的艾滋病毒/艾滋病，特别是非洲。2010 年，白宫发布了国家艾滋病毒/艾滋病战略，该战略概述了降低感染率、增加医疗服务可及性和减少治疗差异等目的（White House，2010）。为了实现这些目标，联邦增加了国内和全球艾滋病毒/艾滋病方案和政策提供的资金，拟议在 2017 财年拨款 340 亿美元（Kaiser Family Foundation，2016）。

医疗费用

在过去 30 多年中，控制医疗成本受到的关注比医疗保健政策的任何其他方面都多。成本控制的主要武器就是削减供方费用。预付系统（PPS）在减少住院费用方面取得了成功，但门诊费用却持续攀升。公共医疗保险支付者尚未尝试直接控制利用率（除了俄勒冈州的医疗补助计划），但 HMOs 直接控制利用率的尝试遭到普遍反对。是否可以利用公共政策分配美国的医疗保健服务资源有待观察，碎片化的支付系统不利于成本控制策略。例如，处方药支出在过去几年中迅速上升，显著推高了医疗保健总成本。处方药总体支出在 2014 年和 2015 年增长了 12% 以上，是 10 多年来的最大增幅。相比之下，美国药品处方市场从 2003 年到 2013 年的平均年增长率仅为 2%（Aitken 等，2016）。最近药物支出的增加是由于专利药进入市场和仿制药的价格上涨所致。从 2008 年到 2015 年，超过 3 500 种仿制药的价格至少翻了一番，某些药物的价格涨幅达 1 000%（Jaret，2015）。制造商认为是研发的成本推高了药价（Pharmaceutical Research 和 Manufacturers of America，2016）。同时，几种新的高值药物获得了食品药品管理局（FDA）的上市批准，它们进入美国市场进一步推高了处方药的总成本（PwC Health Research Institute，2016）。

药价上涨引起公众的广泛关注，例如 2016 年迈兰（Mylan）将其肾上腺素比（EpiPen）的价格从 100 美元增加到 600 美元而引起人们的强烈谴责。然而，政府没有采取任何行动来阻止制药公司在未来提高价格。因此，处方药的价格在未来几年可能会继续上涨。

医疗质量

除了可及性和成本之外，医疗质量是医疗保健政策的第三个关注点。2001 年 3 月，医学研究所发布了一份综合报告《跨越质量鸿沟》。在 IOM 委员会收集的大量证据的基础上，该报告确定了六个需要改进质量的领域（Berwick，2002）。

- 安全性：患者在医疗保健设施中应该和在家中一样安全。
- 有效性：医疗保健系统应避免无效医疗的过度使用和有效医疗的不充分使用。
- 以患者为中心：在提供服务时必须尊重患者的选择、文化、社会背景和特殊需求。
- 及时性：应该持续减少患者和护理人员的等待时间和延迟。
- 效率：医疗服务应该通过减少浪费（如物资、设备、空间、资金的浪费）和创新的人类精神，从而不断降低总成本。
- 公平：该系统应设法消除健康状况中的种族和族裔差距。

质量研究

为评估新的治疗方法和诊断工具而提供的资金急剧增加。同样，衡量医疗干预的成果和医疗程序的适当性的研究资金也在急剧增长。医疗保健研究和质量机构（AHRQ）（DHHS 的 12 个机构之一）的使命是改善所有美国人的医疗质量、安全性、效率和有效性。AHRQ 通过开发卫生保健系统以及与卫生保健系统合作实现以下目标：

- 通过循证研究和技术促进最佳医疗，降低医疗服务伤害风险；
- 转变医疗实践，以实现对有效服务更广泛的获取，并减少不必要的医疗费用；
- 通过鼓励提供方、消费者和患者使用循证信息作出明智的治疗决策来改善医疗结局。

最终，AHRQ 通过将研究转化为改进的医疗实践和政策来实现其目标。卫生保健提供方、患者、政策制定者、支付方、管理者和其他人使用 AHRQ 研究结果来改善医疗的质量、可及性和医疗结果（AHRQ，2013）。

相对有效性研究（CER）是 AHRQ 最近的一项研究。有效的卫生保健计划（EHCP）对研究人员、研究中心和学术组织与 AHRQ 的合作提供资助，以产生有效性和比较效果的研究。该项目是 2003 年《医疗处方药改进和现代化法》（MMA）的成果。EHCP 审查和综合已发表和未发表的证据，产生新的证据和工具，并将研究结果转化为更有帮助的形式。该项目生成研究评论、原始研究报告和研究总结（AHRQ，2017）。

医疗事故变革

联邦政府开始采取行动，通过 1986 年《医疗服务质量法》减轻医疗事故危机，并更加注重监督医疗质量。该法要求在 DHHS 内建立一个国家数据库，以提供针对法律诉讼的数据。该数据库帮助在招聘者发现应聘医生在其他州发生的诉讼。然而，迄今为止，尽管政治家们对全面的侵权改革及其好处进行了大量呼吁，但其仍未实现。

最近的文献报道了医疗费用和医疗保健支出之间的联系（Bilimoria 等，2016；Popescu，2015），并提出几乎没有证据表明改革是处理医疗事故的有效方法（Born 和 Karl，2016）。一些州在医疗事故案件中的损害赔偿金额有限，但没有统一的国家政策。这一领域惯性的一个主要原因是庭审律师和消费者团体的反对，他们认为限制诉讼赔偿会伤害严重医疗错误的受害者，降低保护患者安全的动机。

研究在政策制定中的作用

学术界可以通过文献查阅、分析和建议来影响医疗政策制定（Longest，2010）。研究对政策制定的第一个作用是文献查阅，即收集、编目和关联那些描绘决策者所面临的世界状况的事实。这个过程可能有助于界定一个特定的公共政策问题或提高其政治重要性。

研究对政策制定的第二种影响方式是实证分析，识别什么起作用，什么不起作用。比如项目评估和结果研究。通常采取示范项目的形式来确定某一政策干预的可行性、有效性或实用性，相关分析可以帮助确定医疗政策问题的解决方案。

研究影响政策制定的第三种方式是政策建议。有些研究会表明政策制定者正在考虑的一项行动方针会/不会导致不良后果或意想不到的结果，这些研究对政策制定有重要意义。

展望医疗政策的未来

国内医疗政策

随着 ACA 的颁布及废除，美国医疗政策的格局又一次走到重大变化的边缘。虽然 ACA 之后的医疗政策改革将影响医疗服务的获取，但也必须更加注意确保为每一位患者提供高质量、个性化和有效的医疗。这一考虑在初级保健和预防性医疗政策领域尤其重要，这些政策可作为改善医疗结果和确保长期成本控制的工具。目前，正在采取措施扩大和评估初级保健服务模式，例如，以患者为中心的医疗之家旨在提供一致、持续和高质量的医疗服务。

国际医疗政策

与国内医疗政策努力一样，近年来，由于政府继续努力削减开支，国际卫生倡议也面临挑战。因此，政府在全球卫生项目上的支出大体上保持稳定。例如，奥巴马总统在 2009 年至 2014 年发起的"全球健康倡议"（Global Health Initiative，2014）——全球健康项目的保护伞——为实现健康目标投入了超过 500 亿美元，其中包括 130 亿美元用于孕产妇健康和儿童生存，390 亿美元用于艾滋病基金。

在目前的预算限制下，各项倡议必须设法解决当前的医疗问题，并建立美国和其他国家处理不断变化的医疗问题的能力，因此要求在全球医疗政策中更加强调创新。全球公共卫生政策常常因政治气候的变化而摇摆不定。例如，2017 年 1 月，美国总统唐纳德·特朗普（Donald Trump）恢复了墨西哥城政策，该政策规定外国非政府组织若想获得美国全球卫生资金，就不得开展或推动堕胎。这一政策在 1984 年由里根政府首次实施，到 2017 年为止，在过去 32 年里，有 17 年都在实行。（Kaiser Family Foundation，2017c）

▶▶ 总结

美国的医疗保健系统是许多医疗政策的产物，这些政策一直在演变。制定医疗政策是为公共利益服务；然而，公共利益是多样的。一方面，利益集团政治对政策制定的影响显著。另一方面，一个复杂的制定过程和意见分歧可能会使公众甚至无法参与到重大的政策决定中。尽管公众希望政府控制医疗费用，但公众也认为联邦政府对美国人的日常生活已经有了太多控制。总统领导和政党政治在 ACA 的通过中发挥了重要作用，但涉及可及性、成本和质量的几个关键的政策问题仍未解决。在未来的诸多挑战中，成本控制将是最艰巨的任务。现在还不知道在美国实行明确的配给制度的公共政策是否具有政治可行性。

▶▶ 测试题

专业术语

分配工具（allocative tools）

医疗政策（health policy）

再分配政策（redistributive policies）

分配政策（distributive policies）

公共政策（public policies）

监管工具（regulatory tools）

复习题

1. 什么是医疗政策? 如何将医疗政策用作监管或分配工具?

2. 美国医疗政策的主要特点是什么? 为什么美国的医疗政策有这些特点?

3. 有哪些医疗利益群体? 这些群体有哪些关注点?

4. 你认为为什么克林顿的医疗改革失败了, 而奥巴马的医疗改革成功了?

5. 美国立法医疗政策的过程是什么? 这个过程与美国医疗政策的主要特征有什么关系?

6. 请描述与医疗的获取、成本和质量相关的重要政策问题。

▶▶ 参考文献

Agency for Healthcare Research and Quality (AHRQ). 2013. *AHRQ annual highlights, 2012.* Available at: http://www.ahrq.gov/news/newsroom/highlights/highlt12.html. Accessed August 2013.

Agency for Healthcare Research and Quality. Effective Health Care Program. 2017. *What is the Effective Health Care Program?* Available at: https://effectivehealthcare.ahrq.gov/index.cfm/what-is-the-effective-health-care-program1/. Accessed February 2017.

Aitken, M., et al. 2016. Has the era of slow growth for prescription drug spending ended? *Health Affairs* 35, no. 9: 1595–1603.

Alford, R. R. 1975. *Health care politics: Ideology and interest group barriers to reform.* Chicago, IL: University of Chicago Press.

American Taxpayer Relief Act of 2012 (ATRA). Pub. L. 112-240, Sec 643.

Berwick, D. M. 2002. A user's manual for the IOM's "Quality Chasm" report. *Health Affairs* 21, no. 3: 80–90.

Bilimoria, K. Y., et al. 2016. Association between state medical malpractice environment and surgical quality and cost in the United States. *Annals of Surgery* 263, no. 6: 1126–1132.

Bodenheimer, T. 1997. The Oregon health plan: Lessons for the nation. *New England Journal of Medicine* 337, no. 9: 651–655.

Born, P. H., and J. B. Karl. 2016. The effect of tort reform on medical malpractice insurance market trends. *Journal of Empirical Legal Studies* 13, no. 4: 718–755.

Colello, K. J., and J. Mulvey. 2013. *Community Living Assistance Services and Supports (CLASS): Overview and summary of provisions.* CRS Report R40847. Washington, DC: Congressional Research Service.

Commission on Long-Term Care. 2016. *Home.* Available at: http://www.ltccommission.org/. Accessed February 2017.

Congress.gov. 2015. *H.R.2: Medicare Access and CHIP Reauthorization Act of 2015.* Available at: https://www.congress.gov/bill/114th-congress/house-bill/2. Accessed February 2017.

Coughlin, T., et al. 1999. A conflict of strategies: Medicaid managed care and Medicaid maximization. *Health Services Research* 34, no. 1: 281–293.

Falcone, D., and L. C. Hartwig. 1991. Congressional process and health policy: Reform and retrenchment. In: *Health policies and policy.* 2nd ed. T. Litman and L. Robins, eds. New York, NY: John Wiley & Sons. pp. 126–144.

Global Health Initiative. 2014. *U.S. global health programs.* Available at: https://www.ghi.gov/about/index.html#.WJy0mm8rLIU. Accessed February 2017.

Health Resources and Services Administration. 2013. *The Affordable Care Act and health centers.* Available at: http://bphc.hrsa.gov/about/healthcenterfactsheet.pdf. Accessed August 2013.

Jaret, P. 2015. *Prices spike for some generic drugs: Costs for brand names also increasing.* Available at: http://www.aarp.org/health/drugs-supplements/info-2015/prices-spike-for-generic-drugs.html. Accessed January 2017.

Kaiser Family Foundation. 2016. *U.S. federal funding for HIV/AIDS: Trends over time.* Available at: http://kff.org/global-health-policy/fact-sheet/u-s-federal-funding-for-hivaids-trends-over-time/#footnote-190024-2. Accessed February 2017.

Kaiser Family Foundation. 2017a. *Status of state action on the Medicaid expansion decision, as of January 1, 2017.* Available at: http://kff.org/health-reform/state-indicator/state-activity-around-expanding-medicaid-under-the-affordable-care-act. Accessed February 2017.

Kaiser Family Foundation. 2017b. *State Health Insurance Marketplace Types, 2017, as of January 2017.* Available at: http://kff.org/health-reform/state-indicator/state-health-insurance-marketplace-types. Accessed February 2017.

Kaiser Family Foundation. 2017c. *The Mexico City Policy: An explainer.* Available at: http://kff.org/global-health-policy/press-release/the-mexico-city-policy-an-explainer/. Accessed February 2017.

Kaiser Family Foundation. 2017d. *Kaiser Health Tracking Poll: The Public's Views on the ACA.* Available at: http://www.kff.org/interactive/kaiser-health-tracking-poll-the-publics-views-on-the-aca/#?response=Favorable--Unfavorable&aRange=twoYear. Accessed June 2017.

Kaiser Family Foundation. 2017e. *Summary of the Affordable Care Act.* Available at: http://www.kff.org/health-reform/fact-sheet/summary-of-the-affordable-care-act/. Accessed June 2017.

Longest, B. B. 2010. *Health policymaking in the United States.* 5th ed. Ann Arbor, MI: Health Administration Press.

Lowry, R. October 29, 2013. Obama's false insurance promise. *New York Post.* Available at: http://nypost.com/2013/10/29/obamas-false-insurance-promise. Accessed October 2013.

Morone J. A., et al. 2008. *Health policies and policy.* 4th ed. New York, NY: Delmar.

National Conference of State Legislatures. 2016. *CON: Certificate of need state laws.* Available at: http://www.ncsl.org/research/health/con-certificate-of-need-state-laws.aspx. Accessed May 2017.

National Institutes of Health (NIH). 2016. *NIH FY 2017 budget roll-out.* Available at: https://www.nih.gov/sites/default/files/about-nih/nih-director/testimonies/fy17-budget-rollout-slides-20160209.pdf. Accessed February 2017.

Oberlander, J. 2010. Long time coming: Why health reform finally passed. *Health Affairs* 29, no. 6: 1112–1116.

Oliver, T. R., et al. 2004. A political history of Medicare and prescription drug coverage. *Milbank Quarterly* 82, no. 2: 283–354.

Patel, K., and J. McDonough. 2010. From Massachusetts to 1600 Pennsylvania Avenue: Aboard the health reform express. *Health Affairs* 29, no. 6: 1106–1111.

Pharmaceutical Research and Manufacturers of America. 2016. *Prescription medicines: Costs in context.* Available at: http://phrma-docs.phrma.org/sites/default/files/pdf/prescription-medicines-costs-in-context-extended.pdf. Accessed January 2017.

Popescu, G. H. 2015. Increased medical malpractice expenditures as a main determinant of growth in health care spending. *American Journal of Medical Research* 2, no. 1: 80.

PwC Health Research Institute. 2016. *Medical cost trend: Behind the Numbers 2016.* Washington, DC: PwC.

Roy, A. 2012. *How the AARP made $2.8 billion by supporting Obamacare's cuts to Medicare.* Available at: http://www.forbes.com/sites/aroy/2012/09/22/the-aarps-2-8-billion-reasons-for-supporting-obamacares-cuts-to-medicare. Accessed October 2013.

Shi, L. 2014. *Introduction to health policy.* Chicago, IL: Health Administration Press, AUPHA.

Tractica. 2015. *Home health technologies.* Available at: https://www.tractica.com/research/home-health-technologies/. Accessed June 2017.

U.S. Department of Health and Human Services (DHHS). 2016. *HHS finalizes streamlined Medicare payment system that rewards clinicians for quality patient care.* Available at: https://wayback.archive-it.org/3926/20170127192642/https://www.hhs.gov/about/news/2016/10/14/hhs-finalizes-streamlined-medicare-payment-system-rewards-clinicians-quality-patient-care.html. Accessed May 2017.

White House. 2010. *National HIV/AIDS strategy for the United States.* Available at: http://aids.gov/federal-resources/national-hiv-aids-strategy/nhas.pdf. Accessed August 2013.

Wilson, L. S. and A. J. Maeder. 2015. Recent directions in telemedicine: Review of trends in research and practice. *Healthcare Informatics Research* 21, no. 4: 213–222.

第五部分

系统的前景

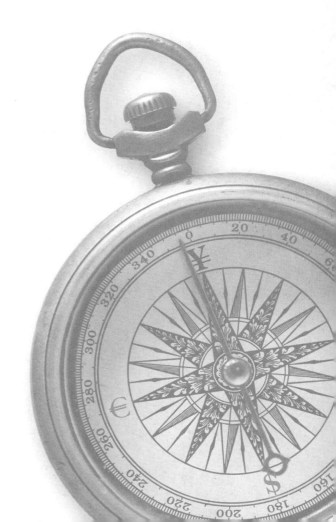

第 14 章　未来的医疗服务

学习目标

- 确定导致未来医疗保健服务变化的主要力量
- 评估美国过渡时期的医疗改革措施
- 探讨不断发展的医疗服务基础设施建设和人口健康的进展
- 描述未来的护士、医生和其他医疗工作者所需的特殊技能
- 评估长期护理的未来
- 描述国际合作在应对全球威胁中的作用
- 概述最前沿的临床技术
- 基于比较成效研究和以病人为导向结果的研究和循证医学的未来

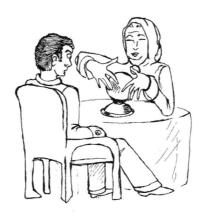

"未来美国会有单一支付的医疗服务体系吗?"

▶▶ 简介

对美国医疗卫生服务前景的判断，主要基于现阶段的成果以及这些成果在可预见未来的发展方向。任何试图预测医疗卫生未来的尝试引发的问题必然多于答案，然而，未来总是与人们所预期的不同（Kenen，2011）。的确，预言是一门艺术，既充满了可能无法实现的假设，也无法预见到其他的发展（Vitalari，2016）。

尽管在《平价医疗法》中包含了对企业和个人的强制性规定，但以雇佣关系为基础的医疗保险在大小企业中的贯彻都不是很好的，该法的主要受益者是获得医疗救助的人群［2016 年有 1 100 万人；国会预算办公室（CBO），2016］，因为联邦补贴降低了保费成本，使得很多人能够通过政府资助而获得个人保险（2016 年登记的 1 200 万人中 1 000 万人获得补贴；CBO，2016），以及那些加入父母健康计划的 26 岁以下的成年人（450 万人；Furman 和 Fiedler，2015）。2016 年，没有保险的美国人大约有 2 700 万（国会预算办公室，2016）。在医疗服务提供者方面，医疗保健行业对这些趋势作出了应对，相互合作与联盟，医院、医生以及管理式医疗组织（MCOs）进行了整合，成为彼此重要的合作伙伴。

当我们把医疗保健服务作为机构来看待时，可以发现一些强大的组织外部影响力量，促使这个机构改变以顺应环境发展。例如，人口趋势和政治动态将遵循一个可预见的路径，以及在此基础上所做的一些预测。对于外部力量来说，即使是短期预测也是困难重重的。例如，预测美国经济和家庭收入的未来走向是不可能的，但国家经济和家庭收入都会影响美国人的支付能力。

未来的变化也依赖于历史经验和数据。美国医疗保健的某些基本特征，如私人基础设施和基本价值观，在过去影响人们反对任何全面改革医疗保健的提议。然而，某些历史先例也被用作变革的跳板，这无疑对未来的变革将会产生影响。

本章将医疗保健的未来放在国家和全球的范围内来说明，还评估了未来可能的医疗改革方向、临床技术和医疗保健服务的新模式。

▶▶ 未来变化的力量

本章提出的框架试图帮助人们理解为什么过去发生了某些变化，并告诉我们未来可能发生变化的方向。可以从宏观角度来审视医疗保健和公共政策。此外，医疗保健管理人员可以使用这一框架制订组织发展战略，以适应更广泛的医疗环境的变化。

本框架中包含的八种力量：（1）社会和人口；（2）政治；（3）经济；（4）技术；（5）信息；（6）生态；（7）全球化；（8）人类文化。这些力量常常相互交织和相互影响，而且这种相互影响的作用需要界定却很难解释清楚。然而，通过对这些力量敏锐的观察可以发现变革的机会。

机会是如何发现、利用或被放弃的，决定了变革的能动本质。随着时间的推移，一些力量变得更具有支配力，将影响医疗保健成本，从而影响医疗支付能力、医疗服务的获取以及医疗保健系统主要参与者和相互间的权力制衡。因此，美国的医疗保健系统将继续发展，但没有人真正知道它的最终方向。

几十年来，美国的医疗保健体系并没有完全被自由市场的力量所驱动。政府已经控制了越来越多的医疗融资，并且通过其法律和监管权力控制私营部门。然而，政府依然需要私人医疗部门为数百万受益人提供服务。至少在可预见的未来，私营和公共医疗部门之间的力量制衡和博弈将继续下去，无论结果好坏都将看到美国人接受医疗服务的方式正在发生变化。

目前，医疗服务支出几乎占了美国经济的 1/5。因此，无论医疗服务是由私人保险计划还是公共保险计划埋单，持续的医疗服务水平都与国家经济健康发展水平息息相关。

社会和人口力量

从统计学角度看，美国人口正在变得越来越多、越来越老和种族多样化。人口结构、文化力量和生活方式的转变不仅影响医疗服务的需要，而且影响满足这些需要的方式。人口趋势也将继续影响美国支付医疗保健服务的能力。

老年人、弱势群体和患有某些高成本疾病的人有各种不同需求，他们主要通过医疗保险和医疗救助获得医疗服务，他们的医疗资源利用率最高，是医疗系统变革的主要驱动力。在 2004—2014 年，频繁获得医疗救助的成人受益者的比例从 28.9% 增加到 39.7%（国家卫生统计中心，2016，第 320 页），医疗保险计划中的残障人口也有所增加（国家卫生统计中心，2016 年第 330 页）。一项研究发现，在高需求人群中即患有三个或更多慢性病并有残障的成年人，平均每人每年的医疗保健支出比普通成年人要高四倍，是患有慢性病但没有残障的人的三倍。高需求人群主要由医疗保险和医疗救助所覆盖（Hayes 等，2016）。

可见，这些不断扩大的政府项目是不可持续的，这些项目支出增长预计将超过总体经济的增长。国会预算办公室（2017）预计美国 2017 年度国内生产总值（GDP）将增长 2.1%，但医疗保险支出增长率预计为 4.1%，医疗救助支出增长率为 5.5%。之后，医疗救助和医疗保险的净支出预计将以年均 7% 的速度增长（国会预算办公室，2017），高于一般通货膨胀率和国民经济增长率。此外，老年人口持续增长，劳动人口增长放缓，医疗服务受益群体将远大于纳税群体。

多年来，医保信托基金的受托人一直在预测信托基金何时将会破产。时至今日，信托基金仍有偿付能力。虽然无法预测未来的经济状况，2016 年医保信托基金预计将在 2028 年破产（Davis，2016）。这个信托基金的命运最终将取决于纳税人是否有能力通过政府税收减免来支持这个计划，以及补充医疗保险（SMI）信托基金和医疗救助计划。补充医疗保险主要覆盖支付给医生的费用（Part B）和处方药费用（Part D），为缓冲支出增长，保费已经增加。未来的医疗保险和医疗救助是否要执行福利削减计划，谁也无法准确判断。

人口变动影响医疗保健劳动力的组成，医疗服务是一个劳动密集型的工作。在一个自由的社会里，人们自由选择他们的职业和工作地点。因此，社会和人口力量在确定医疗卫生专业人员的数量和地理分布方面起着重要的作用。未来的移民可能是影响医疗卫生专业人员供应的一个力量。

美国社会文化融合也反映了移民的速度和性质，它将影响着美国的医疗体系。例如，患者和医护人员都会受到语言和其他文化障碍的影响，这只是这个复杂文化难题的冰山一角。社会和文化力量影响疾病暴露和易感性、冒险行为、健康促进和疾病预防以及寻求健康照护的行为。例如，黑人对急诊科的使用率比白人高很多（国家卫生统计中心，2016）。约 1 130 万的大量没有任何医疗保险的非法移民，也通过使用急诊和慈善医疗占用国家医疗资源。过去，美国并没有探索出一个健全的移民政策。因此，移民对经济和医疗的影响尚不明确。社会和文化力量也影响着人们对健康问题的看法和反应。

人口增长和老龄化在很大程度上是不可控力量。甚至个人对自身健康的责任也在很大程度上超出了雇主和政府的控制范围，除非他们有激励机制鼓励人们主动预防疾病和残疾。个人生活方式将极大地影响健康、预防、健康促进以及与融资和医疗服务相关的社会负担。

经济力量

经济增长、就业、家庭收入和国家债务水平是决定医疗服务可及性、成本和负担能力的主要力量。家庭收入，尤其是中产阶级家庭的收入，在很大程度上决定了医疗保健的支付能力，而家庭收入取决于国家的经济状况和就业质量。美国联邦储备委员会（2016）的一项调查显示，几乎 1/3 的美国成年人表示，他们在财务上"难以维持"或"勉强维持"。1/5 多一点的在职成年人表示，他们要么从事多个工作，要么在主要工作之外从事有偿的非正式工作，要么两者兼而有之。

需要更高教育水平、更多相关经验的工作比那些需要较低水平的工作增长率更快。然而，美国工人的收入增长缓慢（25 年增长了 16%），并且以雇主为基础的医疗保健和退休福利都有所下降（Pew 研究中心，2016）。

在 Pew 研究中心（2016）进行的一项调查中，很大一部分美国人表示担心将工作外包给其他国家对美国本土的劳动阶层伤害很大。外包似乎对受过良好教育的人群影响更大，因为收入较高的家庭和受教育程度较高的人比收入较低、受教育程度较低的人对工作的趋势更加感到失望。

美国人也对学院和大学为今天的就业市场而对其学生进行的教育效果褒贬不一。例如，只有 16% 的美国人认为四年制学位对于高薪工作"很有帮助"，29% 的人认为"不太有帮助或根本没有帮助"，大约一半人认为"有一点帮助"（Pew 研究中心，2016）。显然，高等教育机构为将来提供与工作有关的技能负有重大责任。正如美国总统特朗普所承诺的那样，可以把更高收入的工作带到美国，但劳动阶层并没有做好充分的准备。为了解决未来医疗保健所面临的挑战，这种状况急需改变。

美国联邦债务预计将从 2017 年的 20.3 万亿美元增长至 2027 年的 30 万亿美元（国会预算办公室，2017）。虽然各种意见纷纭，但到目前为止，还没有合适的解决办法。一些专家甚至声称没有必要偿还债务。基于他们作出的假设各不相同，经济学家们往往在关键问题上存在分歧，但在这个问题上，可以提出一个简单的论点：个人债务必须偿还，否则，违约往往会带来不良的后果。国家债务肯定也同样如此：如果发生违约，将对美国人民带来不良后果。任何违约都会对经济、家庭以及诸如医疗救助、医疗保险和社会保障等福利项目产生负面影响。因此，人们认为公共债务必须减少。削减债务的解决方案与产生债务的过程相反，需要削减开支、增加税收和经济增长相结合。削减开支和增加税收在政治上既令人不快也不受欢迎。即使美国可以刺激其经济增长，使增长率达到每年 4% 或 5%（2016 年 GDP 增长仅为 1.6%；《交易生态经济学》，2017），这仍将远低于公共卫生保健项目的预期增长率。

唐纳德·特朗普的总统任期在本书完成时才刚刚开始。从目前所知不多的情况看，美国经济前景及其对医疗保健的影响可能取决于特朗普任期计划背景下的几个力量：

1. 就业机会从国外到国内。美国制造业的复苏将增加家庭收入和税收。

2. 国内能源行业的发展。美国拥有几个世界上最大的石油和天然气储备。因此，能源自给自足将对美国经济是一个巨大的推动，增加工资并为消费者降低能源价格。

3. "取消和替换"《平价医疗法》。如果更多兼职工作转化为全职工作，从而可以提高家庭收入；如果扩大医疗保健覆盖，数百万美国人将从中受益。

4. 对美国公司在海外生产、在美国出售的货物征收"边境税"。这种税会导致消费者价格上涨，对消费者产生负面影响，除非这里讨论的其他力量能够远远超过这个力量的影响。

5. 减税、增加国防开支和基础设施建设开支。这些支出可以改善就业但会增加联邦负债。

6. 减少监管。可能会增加商机并促进企业招聘。

目前还不清楚这些举措合起来实施最终可能会产生什么样的综合效应。

政治力量

公共政策几乎与医疗保健的各个方面都息息相关。公共政策影响国内教育政策以及移民政策，不仅会影响未来医疗保健工作者的人数，还会影响医疗服务质量。政客们同时控制着国家经济总支出和税收政策。他们有决心削减失控的政府开支吗？

在美国和其他国家的医疗保健历史上，很多重大变革背后都有政治意图，这取决于哪个政党拥有多数立法席位。政党的思想路线会阻碍重大举措的发展。然而，当一个国家服从于人民的需要时，政治才能最好地服务这个国家。美国人在重大政策问题上仍存在分歧，医疗保健就是其中之一。因此，政客们必须设法评估其主要选民的需求和愿望。

唐纳德·特朗普在 2016 年赢得总统大选的同时，也是共和党自 2003 年至 2007 年乔治·W. 布什总统执政以来首次同时在众议院和参议院赢得多数席位。因此，特朗普的很多议程都有可能通过国会审议。然而，美国政府的行政、立法和司法的三权分立，意味着它们三者之间可能会产生严重的分歧。尤其是当美国国会和法院在思想路线上有分歧时。基于这一现实，无论特朗普作为一个商人有多成功，他在政治舞台上将面临一个完全不同的领域。

技术力量

人们普遍认为医学领域的技术创新会持续对医疗保健产生革命性影响。美国公司都热衷于持续创新以及新技术的获得和使用。这种偏好的一个近期案例是 2016 年的《21 世纪治愈法》，该法旨在推动医疗创新和新疗法快速推广。鉴于医疗支出增长将持续超过 GDP 增长，研究和发展的高昂成本，以及无限制地使用技术所带来的潜在成本，这种模式还能持续多久令人生疑。自力更生或有成本效益的技术理论会得到更多关注。

信息力量

信息技术（IT）在医疗保健中的应用十分广泛，成为当今医疗服务机构不可或缺的管理工具。信息技术潜力的充分实现仍在发展中并将在未来一直发展下去。比如，在医疗保健中使用智能卡可以打击伪造和身份盗窃，从而减少欺诈和滥用（Horowitz，2012）。美国人对于智能卡一直充满怀疑和不信任，主要是担心他们个人的健康信息会受到侵害。欧洲医疗系统已经广泛使用了智能卡，这对于美国来说也只是时间问题。从医疗保险和医疗救助受益人开始使用智能卡不失为一个好办法。

生态力量

新发疾病、自然灾害和生物恐怖主义对公众健康构成严重影响，甚至会产生全球影响。传染病——如新的流感毒株以及与环境力量有关的疾病——如媒介传染病（例如西尼罗河病毒和基孔肯雅病毒）——可以引发群体性癔症，特别是在人口密集的中心当中以及尚无治疗方法时。例如在 2014 年，一些致命的埃博拉病毒感染病例在美国引起了广泛关注，尤其是在医护工作人员当中。蚊子传播的寨卡病毒也引起了美国普通民众的担忧。人畜共患疾病是由脊椎动物向人类自然传播的疾病或感染。全球人口的增长将加剧人类—动物—生态系统之间的相互作用，从而提高感染各种尚未知晓疾病的可能性。

当很多人受到疾病感染或威胁时，疾病的研究和技术革新将进入高速发展阶段。例如遥感和地理信息系统（GIS）等技术将在这种情况下在公共卫生和安全方面得到持续应用。

自然灾害不仅破坏人们的日常生活，而且还通过污染食物和水造成严重的健康风险。健康问题和心理疾病常会随之而来。随着新挑战的出现，疾病控制和预防中心（CDC）和其他合作机构的作用将持续演变。从不利的一面来看，对抗新的生态威胁的需求越来越大，这将把医疗资源从常规的医疗保健转移到对患者的救治上。

全球力量

世界经济日益全球化。全球化已经成为一个极其复杂的现象，因为这里讨论到的各种力量在全球化发展的过程中相互作用（Huynen 等，2005）。例如，雷恩和马腾斯（Rennen 和 Martens）将当代全球化定义为跨国家文化、经济、政治、社会和技术互动的强化。因此，各国的医疗保健将通过多种途径继续受到不同方式的影响。例如，为缓解发达国家的医疗短缺现象，来自发展中国家的医生、治疗师和护士的人才流失到发达国家。这类移民通常是出于个人经济原因，但社会、文化和技术力量可能会阻碍这些医疗专业人员的进一步学习以及才能的施展。来自发达国家的医疗专业人员在经济落后国家提供医疗服务的数量在全球范围内也在增长（Martiniuk 等，2012），这造成了经济落后国家的"人才获得"。医学传教士从事慈善工作是出于一种根深蒂固的个人道德和同情心，但跨文化力量影响了他们的最佳表现。

有迹象表明医疗保健全球化趋势将会加剧。越来越多在亚洲国家生产的仿制药品出口到欧洲、加拿大和美国。这使得美国的药物更加便宜，但既要持续确保药品的安全性，又要保证充足供应以满足需求，这给食品药品管理局（FDA）带来了重大挑战。

随着越来越多的人选择消费者驱动的医疗保健计划，医疗旅游的数量可能会增加，这赋予了消费者权利决定如何将积蓄花在医疗服务上。考虑到在美国和欧洲医疗保健服务的高成本，其他国家的提供者将继续提供几乎相同的高质量但价格更低的医疗服务，这些服务通常也伴随更大的便利性（Reeves，2011）。

最后，与医疗旅游结合使用的跨境远程医疗正在成为一个快速发展的趋势（George 和 Henthorne，2009）。一些美国医院已经和国外的医院建立了附属关系。未来，国外医院和诊所可能会在美国境内提供服务。

人类文化力量

在医疗保健领域，"人类文化"指的是社会信仰、价值观、民族精神、传统和经验。在美国，传统信仰和价值观主要是指美国中产阶级所拥护的信仰和价值观。

这些信仰和价值观一直以来都是一种强有力的威慑力量，阻止了融资和医疗服务发生根本性改变。在一个愈发多元文化的社会中，在政府是否有责任为所有美国人提供医疗保险这个问题上，美国人现在的看法差异不大：2015 年，47% 的美国人认为联邦政府有责任向所有美国人提供医疗保险（Gallup，2016a），这反映了美国人传统观念的逐渐转变。有关医疗经历，2014 年《平价医疗法》实施时，有 67% 的人对医疗保健服务感到满意，到 2016 年变成了 65%。这一比例在不同类型的医疗保险覆盖人群中都有明显下降（Gallup，2016b）。

▶▶ 医疗保障改革的未来

单一支付系统的前景由于一些原因被推迟了。尽管《平价医疗法》可能会被废除，它的一些特性仍将被保留。美国医疗保险全覆盖虽然是可能实现的，但也面临着某些挑战。

没有单一支付系统

随着《平价医疗法》预期被废除（在撰写本文的时候），医疗保健单一支付系统的前景也变得渺茫。单一支付体系即指由联邦政府统筹融资和保险的国家医疗保健项目。在 2010 年民主党议员的国会审议中，有一些立法者希望建立单一支付系统，被称为"公共计划"（McHugh，2013）。由于一些民主党人缺乏对《平价医疗法》内部提案的支持，单一支付最终被放弃了（Halpin 和 Harbage，2010）。虽然特朗普赞扬加拿大和苏格兰等国家的单一支付制度（Camp，2016），但任何来自白宫与之相关的提议都无疑将面临国会共和党人的强烈反对，将导致共和党的党内分裂。然而，58% 的美国成年人赞成用联邦政府资助的医疗保险（Gallup，2016c）。

在美国建立单一支付计划有如下六个主要争议：

1. 大部分成本从私有部门转移到公共部门，也就是转移到纳税人身上。增加税收是美国人历来反对的。

2. 需要建立公开配给机制以削减成本，这并不受大多数美国人欢迎。在其他发达国家中，全民医疗可及性——人人享有基本医疗保险已经成为社会文化的一部分，随之而来的是更高的税收。具有健全的初级保健系统才得以实现全民医疗，这恰恰是美国缺乏的。

3. 对根深蒂固的传统计划产生重大干扰，如医疗保险和医疗救助计划。尤其是为了医疗保险计划而投入了整个职业生涯的老年人，对政府剥夺医疗保险的任何尝试都持怀疑态度。

4. 政府将承担保险和融资的职能。这将扩大政府机构的规模，以管理占全国经济 1/5 的支出。因此，政府的效率低下将给单一支付带来不良影响。

5. 政府对保险和融资的控制将对医疗服务行业造成重大破坏，引起保险公司和医疗服务提供者的反对。

6. 从历史和文化角度看，根据美国宪法，向所有公民提供医疗服务不是政府的主要职能。

单一支付系统的支持者可能会继续推进他们的议程。例如 Gaffney 和他的同伴依然希望看到《平价医疗法》转换成单一支付。这些作者认为：

尽管有《平价医疗法》，美国的医疗保健仍然存在诸多严重问题。没有保险和低保险的情况仍然存在，官僚主义正在增长，成本很可能上升，医疗服务价值可能被医疗保险公司和医疗服务提供者的金融特权所绑架。单一支付可能为美国国家健康计划提供了一个有益的选择。

多年的医疗保险和医疗救助的经验证明了，单一支付不一定能解决当前医疗服务系统中的成本、可及性和质量问题。医疗救助和随之而来的政府官僚机构仍然不受医生们的欢迎。此外，《平价医疗法》（ACA）的民意调查显示，美国中产阶级似乎并不热衷于通过政府法令对美国医疗体系进行彻底改革。在 2016 年的盖洛普（Gallup）民意调查中显示，55% 的美国人表示他们更喜欢私营医疗体系，而只有41% 的人喜欢政府运营的医疗体系。中产阶级选民对《平价医疗法》的不满已经成为竞选议题，这很可能是导致 2016 年总统大选中击败希拉里·克林顿（特朗普的对手）的一个重要力量。除了经济，医疗保健和《平价医疗法》是在这次选举中选民最关心的问题（Gallup，2016a）。因此，在可预见的未来，美国的单一支付系统似乎是不可能实现的。

改革中的改革

因为特朗普承诺"废除和取代奥巴马医改法"，目前的医疗改革没有止步。《平价医疗法》是一项复杂的立法，全面废除和替代将是一项艰巨的任务。如果随意处理，任何新的改革措施都有可能破坏医疗保健的一些关键领域。因此，特朗普承诺的改革很有可能会保留现有法律的一些条款。从本质上讲，《平价医疗法》可以通过一些主要方式进行转换，而不是完全废弃。《平价医疗法》中最不受欢迎的部分，如个人和商业的授权与处罚，也是最有可能被废除的部分。

未来的医疗保健改革必须解决两大问题：公司、个人的医疗保险费用和医疗保健服务成本（下一节讨论）。从本质上讲，总成本需要降低到大多数人能够负担医疗保险的水平，并使他们在必要时能够获得相应的医疗服务。不幸的是，《平价医疗法》一直没有解决这些问题。

特朗普建议保险公司可以在美国销售健康计划。有人认为，这将刺激竞争，给人们提供更多的选择并降低价格。批评者反驳说，因为各州法规不同以及建立供应商网络的任务过于艰巨，将很难实施在全国范围内销售健康计划（Sanger－Katz，2015）。如果要让健康计划的州际营销变得可行，就必须降低与《平价医疗法》相关的高行政成本。例如，由于《平价医疗法》产生的新行政成本预计为 2 736 亿美元，相当于每个新投保人 1 375 美元，或联邦政府《平价医疗法》计划总支出的22.5%（Himmelstein 和 Woolhandler，2015）。

在任何新的改革方案中，联邦补贴都以某种形式帮助低收入人群购买医疗保险。过去，共和党议员们提议用税收抵免凭证帮助这些人购买医疗保险。更重要的是，那些受益于联邦补贴的人都不愿意放弃这些补贴。

由于消费者导向的高免赔额健康计划（HDHPs）加上免税消费账户将在未来的医改中扮演重要的角色，因为这些计划对健康的年轻人特别有吸引力。高免赔额健康计划提供了一种激励措施来减少不必要的医疗，而其他类型的医疗保险计划因为存在道德风险和供给诱导的需求而鼓励了过度医疗。多年研究表明，高免赔额健康计划确实长期地减少了医疗保健费用的支出。更重要的是，在至少三年的时间里，这项研究没有发现任何证据表明医疗费用支出的减少会导致放弃治疗而产生的并发症的增加（Haviland 等，2016）。

与基于雇主的退休计划类似的缴费计划也可以成为医疗改革的一部分。在这种情况下，雇员的福利是雇主支付的固定金额。然后，雇员可以自行决定最适合本人及其家人的医疗保险计划类型。

在通过交易所提供的《平价医疗法》计划中，个人注册的一个关键问题是注册的年轻和健康人群数量少于预期。参与交易计划的人中只有 28% 是 18～34 岁年龄组，这一比例远低于使计划保持稳定所需的 40%（Herman，2016）。这种模式构成了一种称为逆向选择的现象。在这种模式下，真正需要使用医疗保健服务的人——如那些有疾病史的人——比注册的健康人数要多。《平价医疗法》这种逆向选择的结果是保费不得不提高到无法承受的水平，一些大保险公司干脆因为财务持续损失而离开了交易所。在《平价医疗法》之前，许多州已经有了自己的高风险资金池，使有条件的人能够以比其他方式更实惠的价格购买医疗保险。为了降低保费成本，新改革方案将重新建立高风险资金池。

医疗救助在历史和法律上都是允许每个州在各自管辖范围内进行调整和修改

的。2012 年，美国最高法院的裁决维持了每个州在医疗救助方面的行政权力，这是对《平价医疗法》的合宪性提出首次重大挑战。由于联邦基金可能的损失风险，在《平价医疗法》下扩大了医疗救助的州将来会怎么做还有待观察。在 2016 年，《平价医疗法》为联邦基金提供了 100% 医疗救助的扩张费用，到 2020 年逐渐将这一比例降至 90%。

根据特朗普的竞选承诺，退伍军人健康管理局（VHA）的改革将是大规模医改的一部分。特朗普承诺，退伍军人可以通过在退伍军人健康管理局或私人医疗机构寻求治疗来获得及时的健康服务。

其他的变化包括为减轻针对医生和医院不当行为导致诉讼而进行的侵权改革。侵权改革可能会降低医疗保健的成本，因为医疗事故诉讼的成本最终会以更高保费的形式转嫁给消费者。国会预算办公室（2013）曾经估计减少特大医疗事故的索赔可以在 10 年内节约 570 亿美元，从而减少美联储的赤字开支（这最终增加了国家债务[①]）。

困扰美国医疗保健体系的监管负担必须削减，避免政府法规增加负担和扼杀经济增长的负面影响，并导致的低效率和生产力损失。

展望未来，消除《平价医疗法》中一些有争议领域的改革措施并非易事。专家们已经作出了预测，许多人声称任何变化都将不可避免地带来伤害。理论家之间的斗争在未来也将会加剧。无论如何，美国政府确实需要解决《平价医疗法》所带来的或是它未能解决的恼人问题。

全民医保和可及性

毫无疑问，美国需要某种类型的全民医保，但国家也需要加强医疗保健基础设施建设。正如拉姆和布兰克（Lamm 和 Blank，2005）共同阐述的那样，全民医保是可行的，但要想维持这种体系，美国人就必须"放弃一个宝贵的梦想：全面的、普遍的、按需提供免费医疗服务的梦想"。因此，必须要改变心态。正如保卢斯（Paulus）和他的同事所提出的，改变哲学/理念的基础应该是寻求医疗保健的价值。这样的改变使我们不得不提出这样的问题：我们付出这些，想要换取什么回报？我们应该为想要合理得到的东西付出多少代价？

《平价医疗法》推动医疗服务组织采用信息技术，并通过责任关怀组织和以病人为中心的家庭医疗模式，促进特定人群的医疗协调，这可能是实现基于价值医疗的正确方向。《平价医疗法》还推广了一些创新的支付方式——例如，与责任关怀

---

① 译者注：577 页左上角。原文错误，不合逻辑。Increase 应该是拼错了，应该改为"decrease"，译为"减少"。

组织的支付协议中的储蓄共享。这些医疗服务和支付模型的影响需要仔细的检测，以确定哪些模型在提供最有价值的医疗服务方面是成功的。未来的医疗改革应该在基于最有价值的方法上进行。

▶▶ 未来医疗保健服务的基础设施

一些新模式在为资金创造更大价值和改善患者治疗结果方面很成功，未来医疗保健服务的基础设施将会继续发展。责任关怀组织和以病人为中心的医疗中心仍处于起步阶段。可能会出现更新的模式，而且如果这些新模式能顺应医疗服务的价值，则会被采用。为了满足多种需要，几种不同的医疗模式将在美国医疗保健体系中找到立足点。然而，拥有不同的医疗模式绝不意味着要抛弃不同类型的医院、大小诊所和其他现有医疗设施组成的传统医疗机构。通过在支付体系中利用某些激励机制，医疗机构可以将组织分成正式和非正式的机构，促进用更低的成本提供更好的医疗服务的理想目标。

为了实现这些目标，医疗机构必须克服某些组织性的以及和患者相关的困难。采用新的医疗模式通常需要组织变革和员工重组，这对领导力提出了挑战。参与这些联盟的医疗机构需要得到资金的全额报销，来支付他们提供服务的所有花费。因为患者不能自己选择责任关怀组织或医疗中心，而是被付款人指配定点医疗机构，所以患者存在的疑虑必须要得到解决。因此，在实施任何新模式时，必须考虑实际的影响。从概念过渡到实践并不容易。

随着医疗保健设施的不断发展，医疗协调、患者操作系统的便利性、预防性医疗和慢性疾病管理将继续成为重点。从患者个人角度来看，患者能动性和以病人为中心的医疗仍将是驱动力。此外，以社区为导向的初级保健和人群健康将受到越来越多的关注。持续采用信息技术，使用节约成本的技术和循证医学将减少浪费、提高效率和改善疾病预后。例如，跨多个医疗机构的医疗协调必须要实现信息交换，而信息技术系统对信息交换来说是必不可少的。付款人将要求医疗机构为实现上述目标而负责。总的来说，这些力量表明医疗改革不可能是静止的，也不是能一蹴而就的。

医生和护士必须接受以健康为导向的医疗模式的培训。在某种程度上，在新的模式中，原来的患者和医疗服务提供者之间的周期性接触将演变为包括远程监控健康状态和虚拟咨询的持续关系（Adler 等，2009）。据估计，到 2020 年，在初级医疗保健提供者和患者之间进行虚拟咨询的数量将翻倍，预期增长率为每年25%。联合健康等大型保险公司是这种模式的有力支持者（Japsen，2015）。相比之下，在公共部门，这种服务的报销能力则是有限的。然而，如果虚拟咨询显示能够产生良好的价值，如在取得相同或更好结果的情况下减少对急诊科的访问，这种情况可能会发生改变。

医疗机构和保险高级管理人员提供了一些关于未来几年医疗服务如何发展的见解（Phillips，2015）。成本控制将是未来发展的主要驱动力。患者的生活中由于频繁就诊而出现的干扰将会减少，因为更多的医疗行为将在患者的住所进行。例如，家庭护理将广泛用于管理更高风险人群。传感器、早期预警系统和远程监控将使这一转变成为可能。非危及生命但需要紧急医疗的病症如外伤和骨折的患者，将去往独立急诊和紧急照护诊所，这些诊所的数量一直在增长。非医生从业者将提供大部分医疗保健工作，把医生留给那5%～10%的病情最重的患者。同样，临床护士助理将接管一些护士的工作。使用移动通信设备将提供所需要的支持。临床决策支持系统和循证治疗方案将是不可或缺的。基于价值的付费模式将成为常态。

走向人口健康

在过去，以社区为导向的初级保健模式和责任关怀机构模式已经显示出了在改善人口健康方面的缺陷。面向社区的初级保健模式以其独特的公共卫生和医学一体化而著称。责任关怀机构在通过《平价医疗法》后引起了人们的广泛关注，它们在医疗整合方面将持续发挥作用。遗憾的是，这些组织未能成功地构建社区联系来改善人口健康（Tipirneni等，2015）。也许没有成功的原因是大多数责任关怀机构是由医生团体、医院和保险公司赞助的，而不是由社区组织赞助的（Muhlestein，2013）。

健康关怀共同体

为改善人口健康，一个由医疗保险和医疗救助服务中心赞助的，称为健康关怀共同体（AHCs）的新模式出现了。这些组织试图通过整合医疗、公共卫生和社会服务来从社区角度解决人口健康问题。在某些情况下，健康关怀共同体与这些可信赖医疗组织形成社区联盟，通过相关健康部门的综合努力，解决广泛的社区健康问题（Tipirneni等，2015），减轻对患者医疗和健康结果产生负面影响的社会力量（Chaiyachati等，2016）。例如，营养不足或不健康的生活条件可以增加慢性疾病的风险，降低一个人管理疾病的能力，并导致可避免的医疗服务利用。

佛蒙特州的蓝图

2006年，佛蒙特州启动了"佛蒙特州健康蓝图计划"，该计划旨在满足该州社区居民的医疗和社会需要。家庭医疗是这个项目的基础。此外，该计划还允许雇佣实践促进者来帮助进行持续的质量改进。家庭医疗和社区健康团队在一起，扩大了医疗服务范围，包括医疗合作、咨询、药物滥用治疗支持以及健康指导等服务（佛蒙特州，2017），目的是通过加强医疗与非医疗服务的获取和协调来改善总体人口健康状况。该模型成功地提供了高质量的医疗，同时因降低住院率和门诊设施使用而减少了费用（Jones 等，2016）。

患者主动性

患者主动性指的是患者积极参与自己医疗保健的技能、信心、能力和动机。它不同于依从性，因为依从性强调的是患者遵从医疗服务提供者的医学建议（Hibbard 和 Greene，2013）。主动性常常具备行为的实际改变，例如改变饮食、参加体育活动和定期检查身体。

在以病人为中心的医疗中，患者可以作出最适合自己个人情况的选择（医学院，2001），而患者主动性比以病人为中心的医疗更进了一步。通过这种医疗行为，医疗专业人员花时间了解患者的个人需求、偏好和价值，并邀请患者参与到医疗过程中来。进而，与以病人为中心的医疗相比，主动的患者会更积极地参与并对自身健康更加负责。

越来越多的研究指出，患者主动性是一种改善健康状况和降低医疗费用的有前途的新方法。该方法需要沟通，让患者参与进来，并向他们灌输维持促进健康行为所需要的知识和信心（塔弗茨大学医学院，2014）。创新的医疗服务系统会考量患者的主动性，以达到护理的改善和个性化，并增强患者在改善健康结局方面的角色（Hibbard 和 Greene，2013）。

通过信息、教育、支持和鼓励，主动性会随着时间的推移得到改善。不同的社会经济和健康状况，主动性的差异很大，这造成了一个挑战。例如，在所有被医疗保险覆盖的群体中，参加医疗救助的人是主动性最低的（Hibbard 和 Cunningham，2008）。

未来的劳动力挑战

充足和训练有素的劳动力是医疗保健基础设施的关键组成部分。劳动力相关的问题和挑战将继续得到关注，尤其是鉴于在前几节讨论过的新出现的医疗模式。本节强调了未来的需求和改革建议。

护理专业

2010 年，医学研究所发表了题为《护理的未来：引领变革、促进健康》的报告，它在新的医疗保健领域为护理提出了建议。本节简要概述了该报告的主要建议并提供了驱动未来变化的最新进展。这里的主要内容来自美国医学研究所（2016）。正如以下几点所强调的，护理行业将面临持续的挑战，这对医疗机构、教育机构和政策制定者也会有影响。

护士应充分发挥其教育和培训的作用。2015 年，只有 21 个州通过法律赋予从业护士（NPs）充分执业和开药权，比 2010 年只增加了 8 个州。随着他们试图扩大执业范围，高级执业护士（APNs）遇到了医生组织的抵制。为了提供更高效率更优质的服务，新的医疗模式将要求所有健康专业执业人员充分发挥教育和培训的实效，这也将提高专业人员满意度。因此，建议健康专业人员找到共同点，消除实践范围的限制，增加专业间协作，并与政策制定者合作，以实现卫生政策的必要改变。

护士应获得更高水平的教育和培训，以充分满足患者群体的复杂需求。护理能力应包括领导能力、卫生政策、系统改进、循证实践研究、团队合作以及在特定专业领域的能力，包括社区健康、公共卫生和老年医学。护士也被要求扮演不断扩展的角色，掌握技术工具和信息管理系统，同时与健康专业团队合作并协调好医疗工作。授予学士学位护士（BSN）的课程入学率自 2010 年以来大幅增加。然而，在进入护理行业后，护士的人事变动率却很高。已经发现，提高组织、管理和交流技能，加强过渡到实践的实习能更多地留住护理人才。此外，迫切需要培养博士水平的护士进行教学和研究工作，并在临床实践和卫生政策改革方面担任领导者。最后，为了适应日益复杂的、以团队为基础的医疗保健系统的需要，护士的继续教育工作必不可少。

在护理人员中实现文化多样性仍然是一个挑战，尤其是在黑人和西班牙裔中。同样，注册护士（RN）中，男性所占比例还不足 10%。人们相信，更加多样化的护理人员将更适合提供更多与文化相关的护理工作。

协作要求团队所有成员代表患者的利益充分发挥他们的合作潜能。护理需要在医疗服务、质量和安全领域担当起领导角色，贡献他们独特的观点和专业知识。例如，在 2014 年，医生占医院董事会成员的 20%，护士仅占 5%。此外，护理人员需要与主要利益相关者和媒体在医疗保健持续需求方面进行有效沟通。

有效劳动力规划和政策制定需要更好的数据和更完善的信息系统。数据收集和分析应该通过角色、技能组合、地区和人口统计数据来推动对劳动力需求的系统评估和预测，以告知护理实践和教育的变化。

初级保健医生

初级保健医生的短缺以及未来这种情况的继续恶化，只是医疗保健劳动力必须克服的挑战之一。考迪尔（Caudill）和他的同事（2011）认为，由于各种力量的影响，目前的初级保健医生不具备发挥预期职责所需的必要技能。主要是因为未来将有越来越多患有复杂慢性疾病的人，因此未来的医疗保健将要求初级保健医师扮演"全科专家"的角色。这些全科专家需要在多个领域成为专家：

1. 预测、预防和控制常见复杂疾病的进展和/或并发症；

2. 掌握复杂药理学；

3. 理解生命终结问题和医学伦理学；

4. 医疗协调；

5. 领导医疗团队。

这些医生的实践环境需要包含支持全面医疗的要素和系统，例如高级信息系统。全科专家还需要能够指导和协调包括患者教育、心理健康和行为矫正、物理和职业治疗、药房和家庭健康方面的专业知识（Caudill 等，2011）。

为了培养未来的初级保健医生，医生教育必须更有效、更完整和更专业。必须为医学生创造时间，在不牺牲基本知识的前提下，了解患者安全和质量的基本要素以及在医疗环境中的团队合作、健康维护和医疗连续性。"教育绩效和成果支付"模式，即对教育成本的组织性捆绑，可能需要以类似新医疗模型试点的方式进行试验（Caudill 等，2011）。

学术界的专家也发现在他们的家庭医学项目中，缺乏对人口健康的关注。居民/教师的时间需求被认为是课程成功的障碍（Vickery 等，2015）。

老年医学培训

美国老龄人口的增长归因于婴儿潮一代的预期寿命增加和老龄化。到 2030 年，预计有超过20%的美国人口为 65 岁或以上老年人，这个数字在 2010 年时则为 13%（Ortman 等，2014）。

医学研究所（2008）指出，美国的医疗工作者没有做好为老年患者提供最好的医疗服务的准备。老年医学没有吸引足够数量的专业人员。由于老年医学专家的临床专业知识和他们在老年医疗保健工作人员教育培训方面所起的作用，将需要大量的老年医学专家。2007 年，美国有 7 000 多人获得了老年医学的认证；到 2030 年，预计将增长不到10%。然而，为了充分照顾到日益增长的老年人口，需要 36 000 名老年医学专家。

虽然这一目标可能永远得不到满足，但国际移民组织提出了一些建议，在某种程度上可以缓解这个难题。这些建议包括住院医师培训、改进招聘和职位保留机制、为吸引各专业的老年医学专家而采取财政激励、提高从业人员报酬，如老年医学的贷款宽限和奖学金补助等联邦计划项目、直接提高老年医疗工作者工资和福利，以及支持技术创新以提高为老年人服务的能力（医学研究所，2008）。

▶▶ 长期护理的未来

未来，重大的人口和经济趋势将使多数美国人负担不起长期护理（LTC），会有更多人依赖医疗救助，现在对医疗救助的依赖程度已经很高了。有几个主要力量使得个人很难作出未来长期护理的计划，比如不可预测长期护理的未来需求（许多老年人不需要长期护理）、服务成本的升级、人们为退休储蓄支付自付费用的能力下降，以及因为保费过高而无法负担长期护理保险的能力。因此，有人呼吁将长期护理列为国家重点议题（Kwak 和 Polivka，2014）。医疗救助计划不能持续地支付长期护理不断增加的成本，否则该计划最终会崩溃。直接削减这一福利的提议很可能因为党派政治而流产。任何有意义的改革都必须着眼于整个福利体系——例如，为那些能够摆脱接受救济的人制订计划。

由于越来越多需要长期护理服务的人在家和社区机构接受服务，长期护理在过去几年经历了一些结构上的变化。结果，养老院的需求下降了。基于人们愿意接受长期护理的地理偏好，这一趋势已经在美国文化中根深蒂固。然而，养老院的需求不会消失。机构的专业护理和生活辅助护理将继续在长期护理服务范围内占有一席之地。目前的三个主要趋势将支持对护理机构的需要：

1. 家庭成员和朋友等非正式照顾者的数量相对于老年人口的增长一直在下降。

2. 严重事故、痴呆和严重疾病人员将需要医疗机构照护。

3. 现行政策是，根据《平价医疗法》的规定，将惩罚 30 天内再入院率过高的医院。

因此，急性期后的服务将继续在长期护理中占有一席之地。

从社会角度来看，长期护理机构中的生活环境已经变得很丰富，而导致这一变化的文化变革运动将继续。文化变革强调提供适宜的生活环境，以提高整体生活质量，用感官刺激来克服无聊和嗜睡，并授权患者根据自己的喜好做决定。

长期护理部门也会受到之前讨论过的劳动力问题的影响。事实上，由于员工更倾向于在医院和诊所而不是在长期护理机构工作，长期护理可能会比其他医疗保健领域受到这些问题的影响更大。基于当前趋势，长期护理领域中增长最快的职业包括社会工作者、社区和社会服务协调员、家庭健康和个人医疗助理（Spetz 等，

2015）。

　　然而，新技术将取代某些人类功能或提高人的效率和生产力。例如，长期护理需要对患者进行频繁的监护，这一功能可以部分被传感器技术代替。传感器技术还可以测量血压和心率。信息技术的发展将促进患者在医院和养老院之间的转运。这将节省一些社会工作和护理时间。机器人外骨骼技术将被用于协助患者适应残疾生活。类似的技术将用于防止在转运患者时经常发生的工伤，如把病人从床移动到卫生间。

▶▶ 全球威胁和国际合作

　　世界面临诸多挑战。至少在可预见的未来，世界各国将继续面临由于人口需求导致的资源短缺，这些短缺将继续不成比例地影响人们。因此，在大多数国家，分配的医疗服务不可避免地、不幸地成为了现实。

　　疾病和残疾将继续对全球人口构成重大挑战。无预警的自然灾害导致大规模的环境破坏，接踵而来的则是疾病和残疾。例如，2010 年 1 月发生的海地大地震，2011 年 3 月发生的日本大地震和海啸造成了数千人死亡，还有 2010 年 4 月在墨西哥湾发生的石油钻井机爆炸的工业事故。大规模生物恐怖主义事件尚未发生，但在极端主义崛起的全球动荡下，未来是有可能发生的。这样的前景需要持续的准备、资源的迅速配置和足够的医疗保健基础设施来应对大规模的伤亡。当重大灾害发生时，对资源的需求往往远大于供应。因此，应对灾害需要国际援助、合作和共同的努力。

　　航空旅行的增加使得传染性疾病在全球迅速传播，例如，2003 年由中国传播到加拿大的严重急性呼吸道综合征（SARS）和 2005 年从印度传播到明尼苏达州北部的脊髓灰质炎病毒（Milstein 等，2006）。事实上，SARS 最终蔓延到了 20 多个国家。这些案例强调了早期识别潜在传染威胁，以及为防止疾病进一步传播所作出的快速反应的重要性，如果没有国际间的合作，这些工作通常很难完成（Johns 等，2011）。例如，结束埃博拉病毒（EVD）的爆发需要 3 年史无前例的国际合作（Mackey，2016）。

　　鉴于这种努力的范围，全球健康问题已经成为国际法的主题。《国际卫生条例》（IHR）构成了一项国际法规，对 194 个国家具有约束力。《国际卫生条例》的目标是促进国际间的努力，以预防和应对有可能跨国并威胁全世界人民的急性公共健康风险。在不能或可能不会向全球卫生社区报告此类事件的国家中，发现和追踪可能出现的重大公共卫生威胁仍然是一项持续的挑战。例如，埃博拉病毒（EVD）这种古老而严重的传染病的再现给世界卫生组织（WHO）施加了更大的压力，要求其改革在全球卫生问题中的作用。与此同时，人们也越来越认识到，应对复杂的全球健康挑战已不再仅仅是世界卫生组织独有的责任（Mackey，2016）。

中东和非洲的战争和恐怖主义导致了一些国家的衰败，使数百万人远离家乡和社区，并增加了健康突发事件的发生。2015 年，世界难民总数达到惊人的 6 530 万人（联合国难民署，2015）。在救援人员努力解决他们身体和精神方面的困扰，并提供需要的医疗服务的同时，医疗资源愈发紧张。这种趋势会在好转之前变得更加糟糕。

另一个公共健康和安全的威胁是新出现的抗生素耐药性问题。几乎所有天然存在的抗生素抗性病原体都可以通过强制突变或克隆进行生物改造。此外，现有病原体可以通过操纵基因，使它们对可用抗生素产生耐药性。加强全球卫生安全的努力包括：在全球范围内监测疾病爆发的重要性和紧迫性、有关新病原体的技术信息交换、对严重动物疫病爆发进行早期预警和控制、预防耐药性感染和发展新型抗菌药物。

尽管有国际公约，如 1972 年《生物武器公约》（BWC），禁止生物和毒性武器发展、占有、收购、储存和转让，但此类禁令的遵守和执行仍然令人担忧。一些国家仍在研制生化武器。虽然有些国家公然蔑视国际公约而没有受到惩罚，但各个国家的合作通常只是对国际法的自愿遵守。

向全世界数百万人提供足够的医疗保健取决于数量足够和训练有素的医务劳动者。世界卫生组织（2016）预计，在 2013 年至 2030 年，各类医疗工作者的供应将显著增加，但全球将持续存在 1 400 万人力短缺，主要分布在非洲和东地中海国家。

许多国家的问题是由劳动力分布不平等、缺乏培训和"人才流失"导致的。此外，尽管大多数国家的社区卫生工作者在扩大基本服务方面发挥着关键作用，但这类劳动力却没有得到足够的支持（Chatterjee，2011）。

►► 临床技术的最新前沿

尽管临床技术的最新前沿与成本升级有关，但技术进步仍将继续。技术评估方面的更多努力将与创新携手共进。临床决策将在何种程度上受技术成本效益的影响，仍然是一个悬而未决的问题。随着成本效益研究的不断推进，其结果可能会被纳入卫生政策。

医学正朝着多个方向发展。由于更好的治疗方法、更高质量的医疗以及更好的生活质量，未来是光明的。对人类基因组的深入认识为许多预防和治疗疾病的新方法铺平了道路。然而，未来的创新和进步不会自动到来，而很大程度上要依靠未来法规、保险覆盖和资金支持。

遗传医学为了解基因与特定疾病的联系开辟了一条路径。遗传医学的一个应用是基因治疗，它涉及使用基因来预防或治疗常见的疾病，如高血压、糖尿病和癌症。基因治疗目前仍处于试验阶段，最终会允许医生将一个功能基因插入患者靶细胞中，以矫正先天缺陷，或为细胞提供新功能。这种技术有望取代某些领域的药物治疗或外科手术治疗。未来的挑战是如何将刚刚好的遗传物质传递给正确细胞。由于目前的技术（手术、放疗和化疗）会极大地降低患者的生活质量并且只对一半癌症病例有效，癌症的基因治疗备受关注。

个性化和精准医疗将推动药物治疗领域的发展。每个患者的个体差异非常大，并不是所有药物都适用于每个人。因此，"一刀切"的方法既浪费又无效。在个性化医疗中，患者的特定基因突变将与特定药物的反应相匹配，以提高疗效并减少副作用。精准医疗不仅要考虑基因的多样性，还要考虑环境和生活方式的影响。

理性药物设计将取代非常昂贵的"试错法"来发现新药。理性设计将利用各种科学的多学科进展来解决特定的目标，例如引起疾病的微生物或人体缺陷分子等问题。其目的是缩短药物研发过程，从而降低新药成本。

靶向给药有助于通过纳米颗粒作为药物载体提供更有效的治疗。例如，细胞摄取纳米颗粒可以有效地将药物分子转移到肿瘤中而不损害健康组织（Ding 和 Ma，2013）。纳米技术也有可能将抗病毒药物用于体内特定的靶位和病毒池（Lembo 和 Cavalli，2010）。

成像技术在医疗保健方面的一些最显著的进步主要是来自半导体技术的进步（Busse，2006）。当前研究主要集中在以下四个方面：

1. 寻找新的能量源和聚焦能量束以避免对邻近组织的损伤并尽量减少残留损伤。

2. 微电子技术在数字探测器中的应用及其在造影剂中能更精确地检测异常介质的进展。

3. 使用三维（3D）技术更快更准确的分析图像。

4. 显示技术的改进以生产更高分辨率的显示器。

例如，EchoPixel 的 3D 技术可以进行数百次的二维磁共振成像（MRI）和计算机断层扫描（CT），并生成 3D 图像，使医生不仅可以查看图像，而且还能与患者的组织和器官互动。此前，在解读二维图像时，重要的信息则有可能被忽略。

微创手术的进展包括影像引导下的脑部手术、微创心血管手术以及腹主动脉瘤血管内支架置换。机器人手术尚处于起步阶段，但将会在许多不同手术中得到更多应用。"液体活检"包括新兴的血液检查技术，它会在诊断癌症方面取代一些传统组织活检。

疫苗一直被预防性地用于预防特定的传染病，如白喉、天花和百日咳。然而，疫苗在治疗非感染性疾病如在癌症方面的应用，为医学研究开辟了新的前沿。与此同时，新发传染病疫苗的研发仍处于研究中。人们将继续努力，以研制出更安全地预防大规模生物武器如天花和炭疽等病毒的疫苗。

免疫疗法是癌症治疗方面一个很有前途的领域。新技术可以在基因水平改造患者自身免疫系统来识别和杀死癌细胞。

有朝一日，血液替代品可能会被广泛使用。即使输血安全性已经有了很大提高，但当供应不足时，尤其是在战争和自然灾害时期，血液替代品却是十分必要的。

将动物组织移植到人体中的过程叫异种移植，这是一个不断发展的研究领域，它有望成为解决现有供体器官严重短缺的一种手段。来自基因工程的动物器官可能在未来用于人类器官移植（Schneider 和 Seebach，2013）。3D 生物打印技术是一门新兴科学，可能在未来生产出能够用于人类移植的器官。在手术室，外科医生可以使用这种技术来定制植入物。

再生医学是第一个真正的利用和汇集了几乎所有领域的跨学科领域。这个新领域通过修复技术使受损组织和器官再生（在活体内），使得以前无法修复的器官能够自愈。再生医学同样使科学家能够在试管中培养组织和器官（在实验室条件下），并在人体无法自我修复时将它们安全地移植到人体内。这一革命性技术有潜力开发出新的疗法，治愈目前无法治疗的疾病。

►► 循证医学的未来

循证医学（EBM）的主要目标是指导和评估医疗的有效性。在循证医学中，要以足够的确定性表明新型医疗实践优于常规实践（Fischer 和 Ghelardi，2016）。循证实践指南旨在代表"最佳实践"和"已证实的治疗方法"。

研究表明，收取更高费用不一定能提供更好的结果。将循证医学纳入医疗实践的意义在于通过减少误用和过度使用而增加医疗服务的价值（Slawson 和 Shaughnessy，2011）。在降低成本的同时提高医疗质量，从而提高医疗保健的价值，是一个时代词的重大挑战。例如，Halm 和他同事的报告（2007）揭示了是什么因素导致颈动脉内膜切除术患者的比例显著降低（如果颈动脉内膜因斑块变厚或损伤，需要外科手术来清除颈动脉内膜）。循证医学也在国际上引发了浓厚的兴趣和广泛的行动（Kredo 等，2016）。然而，循证医学的全部潜力还没有完全被挖掘出来，这一领域的工作仍在进行中。

比较成效研究是一个新概念，是在不同方法比较的科学证据指导下选择最佳干预方法。因此，比较成效研究在决定哪种治疗方法更好方面发挥了关键作用。2009年，美国医学研究所将比较成效研究定义为如下：综合评估证据，与替代疗法相比，在预防、诊断、治疗和检测临床表现或改善医疗方面的利弊。其目的是帮助消费者、临床医生、消费者和政策制定者作出明智的选择，以提高个人和整个群体的健康水平。

比较成效研究的一个重要力量是确保在研究中测量出适当的结果，从而可以在不同研究中比较和对比并为临床和政策制定者提供有效的证据（Gorst 等，2016）。关键问题是应该评估哪些指标或结局。因此，研究人员在结果的标准上能够达成一致是至关重要的。还需要做的工作是确定这种核心结果集（COS），然后将对其进行评估，并在临床研究中报告。

虽然促进健康服务研究的努力是值得称赞的，但在实践中仍未充分利用循证医学，而且将循证医学研究结果应用于临床实践常规的速度较慢。因此，知识和实践之间存在着巨大的鸿沟。循证医学的实现是复杂的，实施研究的整个过程一直在不断发展。仅仅基于接收信息，不太可能改变医疗服务提供者的行为，甚至也不可能仅通过改变医疗服务提供者的实践行为，就让培训产生预期的结果（Leathers 等，2016）。因此，任何研究工作都需要有适当的策略来激励研究者利用研究成果。需要密切关注的一些关键领域包括：研究的稳定性、结果的合理解释、明确和具体的临床实践指南的制订、性能测量、临床决策支持工具和适当的财务激励（Timbie 等，2012）。由于依从性受到多种力量的影响，必须采用一种全面的应变策略来改变医疗服务提供者的行为。

循证医学的实施策略

改进指导方针和议定书及其遵守的未来战略应该包括以下措施：

1. 医疗保健领导者必须继续强调在其组织中采用证据的指导方针。采用循证医学的动力必须来自对实施循证医学有充分承诺和支持的高级管理人员。

2. 系统协商是一种比较新的策略。它包括将临床实践指南翻译成基于清单的实施计划；使用同级医生教练（称为系统顾问）来培训医生和协助指导方针的实施；并专注于减少从业者实践中的差异（Quanbeck 等，2016）。

3. 基于循证医学的计算机模型，将有助于实现多学科医疗，促进不同医护人员的最佳实践，包括医生和护士。循证医学应被纳入临床决策支持系统（Stijn 等，2016）。随着新证据的出现，临床指南应该不断更新。

4. 一种审计和向员工提供反馈意见的机制已被证明可以提高对循证医学的依

从性（Munn 等，2015）。

5. 未来的实践指导方针必须促进经济分析，以改善医疗保健的成本效益。

6. 必须重新设计包括报销等财政激励。报销方法应侧重于为治疗过程中可达到的、最有效的治疗方法埋单，而不是为服务量付费（Gauthier 等，2006）。

比较成效和以病人为中心研究的策略

在进行比较成效研究时，有七个关键步骤：

1. 识别新的和新出现的临床干预措施。
2. 对当前医学研究进行回顾和整合。
3. 确定现存医学研究与临床实践需求之间的差距。
4. 促进和产生新的科学证据和分析工具。
5. 培养和发展临床研究者。
6. 将研究成果翻译和传播给不同的利益相关者。
7. 通过公众（医疗保健研究和质量管理局，2011）联系利益相关者。

Etheredge（2010）指出，如果我们能够利用现存的临床试验数据库和其他研究数据集的大量信息，而不仅依靠新的比较成效研究，那么我们对比较成效研究的集体知识将增长得更快。尽管存在不可比性的问题，如果现有信息可以以有意义的方式被提取出来，那么比较成效研究就可以用来填补研究空白。

比较成效研究未来的优先事项包括提高进行实验性和准实验性比较研究的能力，评估广泛的、系统层面的指标，如福利政策、计划设计和定价与支付方式改革；关注亚健康人群，包括最需要接受帮助的弱势群体；研究结果的传播；以及在医疗信息管理、数据生产和对证据的实际使用（Benner 等，2010）。目前仍不清楚，如医生和患者等许多重要的利益相关者将来在多大程度上可以参与到以病人为中心的研究中。

美国人对于可以提供治疗方案信息的研究表示支持。相比之下，公众对研究的支持取决于如何在实践中使用医学证据。公众仍然反对使用研究来分配资源或强制某些治疗决策（Gerber 等，2010）。公众的态度很可能成为未来具有成本效益优势的医疗保健的最大障碍，也可能阻碍政府授权某些类型的医疗或配额服务。

▶▶ 总结

美国内外的医疗保健服务无疑将继续发生变化。本章提供的未来变化的框架在于说明变化的性质和方向。无论医疗保健在当前和未来改革的努力下会采取何种形式，与成本、路径和质量相关的重大挑战都不会凭空消失。

美国人口结构在持续变化，各种医疗保健模式和概念仍处于实验阶段。未来医疗体系中可能会纳入多种模式，以满足个体和群体的多种不同需求。然而，初级医疗保健服务基础设施的不完善是实现这一目标的主要障碍。长期护理的融资和提供将会给美国医疗保健系统带来更大的压力。尽管如此，技术将在未来的医疗保健体系中发挥重要作用。

来自国际的威胁仍将是全球化中不受欢迎的一面。在应对可迅速传播到世界各地的传染病、自然灾害和人为恐怖主义威胁方面的迅速反应，将越来越需要全球援助、合作和共同努力。无论是现在还是将来，许多发展中国家和不发达国家都将面临训练有素的医疗服务人员的严重短缺。

人们将继续探索临床技术的新领域。在未来 10～15 年，尽管经过验证的传统治疗方法不会完全被抛弃，但未来的治疗方法可能与现在流行的治疗方法大相径庭。

比较成效研究和以病人为中心的研究结果仍将继续指导医疗从业者的标准操作。他们不会被自动应用到临床实践中，而是需要财务激励策略。

▶▶ 测试题

专业术语

比较成效研究（comparative effectiveness research，CER）

患者能动性（patient activation）

单一支付系统（single - payer system）

基因治疗（gene therapy）

以病人为中心的医疗（patient - centered care）

全民可及性（universal access）

个性化医疗（personalized medicine）

异种移植（xenotransplantation）

遗传学（genetic medicine）

高风险资金池（high - risk pools）

动物传染病（zZoonoses）

精密医学（precision medicine）

复习题

1. 说明八个决定医疗卫生未来变化的主要力量。
2. 讨论美国不断发展的医疗保健体系基础设施的主要组成部分。
3. 什么是患者主动性？主动性中主要的挑战是什么？
4. 对于护理专业的转变有什么建议？
5. 初级保健医师需要什么样的培训才能成为"全科专家"？
6. 什么是老年医学培训不足的主要原因？
7. 长期护理未来面临的主要挑战是什么？
8. 概述新技术在医疗保健方面可能取得的成就。
9. 国际合作在全球化中扮演什么角色？
10. 怎么才能实现循证医学在医疗保健中的更大应用？

▶▶ **参考文献**

Adler, R., et al. 2009. *Healthcare 2020*. Palo Alto, CA: Institute for the Future.

Agency for Healthcare Research and Quality (AHRQ). 2011. *What is comparative effectiveness research?* Available at: http://www.effectivehealthcare.ahrq.gov/index.cfm/what-is-comparative-effectiveness-research1/. Accessed January 2011.

Benner, J. S., et al. 2010. An evaluation of recent federal spending on comparative effectiveness research: Priorities, gaps, and next steps. *Health Affairs* 29, no. 10: 1768–1776.

Busse, F. 2006. Diagnostic imaging. In: *Advances in healthcare technology: Shaping the future of medical care*. G. Spekowius and T. Wendler, eds. Dordrecht, Netherlands: Springer. pp. 15–34.

Camp, F. 2016. 5 times Donald Trump praised socialized healthcare. *Independent Journal Review*. Available at: http://ijr.com/2016/02/537107-5-times-donald-trump-praised-socialized-healthcare. Accessed February 2017.

Caudill, T., et al. 2011. Health care reform and primary care: Training physicians for tomorrow's challenges. *Academic Medicine* 86, no. 2: 158–160.

Chaiyachati, K. H., et al. 2016. Health systems tackling social determinants of health: Promises, pitfalls, and opportunities of current policies. *American Journal of Managed Care* 22, no. 11: e393–e394.

Chatterjee, P. 2011. Progress patchy on health-worker crisis. *Lancet* 377, no. 9764: 456.

Congressional Budget Office (CBO). 2013. *Limit medical malpractice torts*. Available at: https://www.cbo.gov/budget-options/2013/44892. Accessed February 2017.

Congressional Budget Office (CBO). 2016. *Federal subsidies for health insurance coverage for people under age 65: 2016 to 2026*. Available at: https://www.cbo.gov/sites/default/files/114th-congress-2015-2016/reports/51385-HealthInsuranceBaseline_OneCol.pdf. Accessed January 2017.

Congressional Budget Office (CBO). 2017. *The budget and economic outlook: 2017 to 2027*. Available at: https://www.cbo.gov/sites/default/files/115th-congress-2017-2018/reports/52370-outlook.pdf. Accessed January 2017.

Davis, P. A. 2016. *Medicare: Insolvency projections*. Congressional Research Service. Available at: https://fas.org/sgp/crs/misc/RS20946.pdf. Accessed January 2017.

Ding, H. M., and Y. Q. Ma. 2013. Controlling cellular uptake of nanoparticles with pH-sensitive polymers. *Scientific Reports* 3: 2804.

Etheredge, L. M. 2010. Creating a high-performance system for comparative effectiveness research. *Health Affairs* 29, no. 10: 1761–1767.

Federal Reserve Board. 2016. *Report on the economic well-being of U.S. households in 2015.* Available at: https://www.federalreserve.gov/2015-report-economic-well-being-us-households-201605.pdf. Accessed February 2017.

Fischer, A. J., and G. Ghelardi. 2016. The precautionary principle, evidence-based medicine, and decision theory in public health evaluation. *Frontiers in Public Health* 4: 107.

Furman, J., and M. Fiedler. 2015. *4.5 million young adults have gained coverage since 2010, improving access to care and benefitting our economy.* Available at: https://obamawhitehouse.archives.gov/blog/2015/01/29/45-million-young-adults-have-gained-coverage-2010-improving-access-care-and-benefit. Accessed January 2017.

Gaffney, A., et al. 2016. Moving forward from the Affordable Care Act to a single-payer system. *American Journal of Public Health* 106, no. 6: 987–988.

Gallup. 2016a. *Gallup review: Healthcare and the election.* Available at: http://www.gallup.com/opinion/polling-matters/196814/gallup-review-healthcare-election.aspx. Accessed February 2017.

Gallup. 2016b. *Americans' satisfaction with healthcare system edges down.* Available at: http://www.gallup.com/poll/195605/americans-satisfaction-healthcare-system-edges-down.aspx?g_source=satisfaction+with+healthcare&g_medium=search&g_campaign=tiles. Accessed May 2017.

Gallup. 2016c. *Majority in U.S. support idea of fed-funded healthcare system.* Available at: http://www.gallup.com/poll/191504/majority-support-idea-fed-funded-healthcare-system.aspx. Accessed May 2017.

Gauthier, A., et al. 2006. *Toward a high performance health system for the United States.* New York, NY: Commonwealth Fund.

George, B. P., and T. L. Henthorne. 2009. The incorporation of telemedicine with medical tourism: A study of consequences. *Journal of Hospitality Marketing and Management* 18, no. 5: 512–522.

Gerber, A. S., et al. 2010. The public wants information, not board mandates, from comparative effectiveness research. *Health Affairs* 29, no. 10: 1872–1881.

Gorst, S. L., et al. 2016. Choosing important health outcomes for comparative effectiveness research: An updated review and identification of gaps. *PLoS One* 11, no. 12: 1–14.

Halm, E. A., et al. 2007. Has evidence changed practice? Appropriateness of carotid endarterectomy after the clinical trials. *Neurology* 68, no. 3: 187–194.

Halpin, H. A., and P. Harbage. 2010. The origins and demise of the public option. *Health Affairs* 29, no. 6: 1117–1124.

Haviland, A. M., et al. 2016. Do "consumer-directed" health plans bend the cost curve over time? *Journal of Health Economics* 46: 33–51.

Hayes, S. L., et al. 2016. *High-need, high-cost patients: Who are they and how do they use health care? A population-based comparison of demographics, health care use, and expenditures.* Issue Brief (August, Pub. 1897, Vol. 26). Washington, DC: Commonwealth Fund.

Herman, B. 2016. What, me buy insurance? *Modern Healthcare* 46, no. 20: 20–22.

Hibbard, J. H., and P. J. Cunningham. 2008. *How engaged are consumers in their health and health care, and why does it matter?* Research Brief No. 8. Washington, DC: Center for Studying Health System Change.

Hibbard, J. H., and J. Greene. 2013. What the evidence shows about patient activation: Better health outcomes and care experiences; fewer data on costs. *Health Affairs* 32, no. 2: 207–214.

Himmelstein, D., and S. Woolhandler. 2015. The post-launch problem: The Affordable Care Act's persistently high administrative costs. *Health Affairs Blog.* Available at: http://healthaffairs.org/blog/2015/05/27/the-post-launch-problem-the-affordable-care-acts-persistently-high-administrative-costs. Accessed February 2017.

Horowitz, B. T. March 28, 2012. Smart card use surging in health care, government. *eWeek*, p. 7.

Huynen, M. M. T. E., et al. 2005. The health impacts of globalisation: A conceptual framework. *Globalization and Health* 1: 1–12.

Institute of Medicine (IOM). 2001. *Crossing the quality chasm: A new health system for the 21st century.* Washington, DC: National Academies Press.

Institute of Medicine (IOM). 2008. *Retooling for an aging America: Building the health care workforce.* Washington, DC: National Academies Press.

Institute of Medicine (IOM). 2009. *Initial national priorities for comparative effectiveness research.* Washington, DC: National Academies Press.

Institute of Medicine (IOM). 2010. *The future of nursing: Leading change, advancing health.* Washington, DC: National Academy of Sciences.

Institute of Medicine (IOM). 2016. *Assessing progress on the Institute of Medicine report: The Future of Nursing.* Washington, DC: National Academies Press.

Japsen, B. 2015. *Doctors' virtual consults with patients to double by 2020.* Available at: http://www.forbes.com/sites/brucejapsen/2015/08/09/as-telehealth-booms-doctor-video-consults-to-double-by-2020/#7cf82a25d66d. Accessed February 2017.

Johns, M. C., et al. 2011. A growing global network's role in outbreak response: AFHSC-GEIS 2008–2009. *BMC Public Health* 11 (Suppl 2): S3.

Jones, C., et al. 2016. Vermont's community-oriented all-payer medical home model reduces expenditures and utilization while delivering high-quality care. *Population Health Management* 19, no. 3: 196–205.

Kenen, J. 2011. Dx on the preexisting condition insurance plan. *Health Affairs* 30, no. 3: 379–382.

Kredo, T., et al. 2016. Guide to clinical practice guidelines: The current state of play. *International Journal for Quality in Health Care* 28, no. 1: 122–128.

Krogstad, J. M., et al. 2017. *5 facts about illegal immigration in the U.S. Pew Research Center.* Available at: http://www.pewresearch.org/fact-tank/2017/04/27/5-facts-about-illegal-immigration-in-the-u-s/. Accessed February 2017.

Kwak, J., and L. J. Polivka. 2014. The future of long-term care and the aging network. *Generations* 38, no. 2: 67–73.

Lamm, R. D., and R. H. Blank. July–August 2005. The challenge of an aging society. *The Futurist*, pp. 23–27.

Leathers, S. J., et al. 2016. The effect of a change agent on use of evidence-based mental health practices. *Administration and Policy in Mental Health* 43, no. 5: 768–782.

Lembo, D., and R. Cavalli. 2010. Nanoparticulate delivery systems for antiviral drugs. *Antiviral Chemistry & Chemotherapy* 21, no. 2: 53–70.

Mackey, T. K. 2016. The Ebola outbreak: Catalyzing a "shift" in global health governance? *BMC Infectious Diseases* 16, no. 1: 699.

Martiniuk, A. L. C., et al. 2012. Brain gains: A literature review of medical missions to low and middle-income countries. *BMC Health Services Research* 12, no. 1: 134–141.

McHugh, K. August 10, 2013. Reid says Obamacare will lead to a single-payer healthcare system. *The Daily Caller.* Available at: http://dailycaller.com/2013/08/10/absolutely-yes-reid-says-obamacare-will-lead-to-a-single-payer-healthcare-system. Accessed January 2017.

Milstein, J. B., et al. 2006. The impact of globalization on vaccine development and availability. *Health Affairs* 25, no. 4: 1061–1069.

Muhlestein, D. 2013. Continued growth of public and private accountable care organizations. *Health Affairs Blog.* Available at: http://healthaffairs.org/blog/2013/02/19/continued-growth-of-public-and-private-accountable-care-organizations. Accessed February 2017.

Munn, Z., et al. 2015. The implementation of best practice in medication administration across a health network: A multisite evidence-based audit and feedback project. *JBI Database of Systematic Reviews and Implementation Reports* 13, no. 8: 338–352.

National Center for Health Statistics (NCHS). 2016. *Health, United States, 2015.* Hyattsville, MD: U.S. Department of Health and Human Services.

Ortman, J. M., et al. 2014. *An aging nation: The older population in the United States.* Washington, DC: U.S. Census Bureau.

Paulus, R. A., et al. 2008. Continuous innovation in health care: Implications of the Geisinger experience. *Health Affairs* 27, no. 5: 1235–1245.

Pew Research Center. 2016. *The state of American jobs.* Available at: http://assets.pewresearch.org/wp-content/uploads/sites/3/2016/10/ST_2016.10.06_Future-of-Work_FINAL4.pdf. Accessed February 2017.

Phillips, L. 2015. *What will health care look like in 5–15 years?* Available at: http://www.hfma.org/Leadership/E-Bulletins/2015/April/What_Will_Health_Care_Look_Like_in_5-15_Years_/. Accessed February 2017.

Quanbeck, A., et al. 2016. Systems consultation: Protocol for a novel implementation strategy designed to promote evidence-based practice in primary care. *Health Research Policy & Systems* 14: 1–10.

Reeves, T. C. 2011. Globalizing health services: a policy imperative? *International Journal of Business and Management* 6, no. 12: 44–57.

Rennen, W., and P. Martens. 2003. The globalisation timeline. *Integrated Assessment* 4: 137–144.

Sanger-Katz, M. 2015. The problem with G.O.P. plans to sell health insurance across state lines. *New York Times*. Available at: https://www.nytimes.com/2015/09/01/upshot/the-problem-with-gop-plans-to-sell-health-insurance-across-state-lines.html?_r=0. Accessed February 2017.

Schneider, M. K. J., and J. D. Seebach. 2013. Xenotransplantation literature update, July–August 2013. *Xenotransplantation* 20, no. 5: 308–310.

Slawson, D. C., and A. F. Shaughnessy. 2001. Using "medical poetry" to remove the inequities in health care delivery. *Journal of Family Medicine* 50, no. 1: 51–65.

Spetz, J., et al. 2015. Future demand for long-term care workers will be influenced by demographic and utilization changes. *Health Affairs* 34, no. 6: 936–945.

State of Vermont. 2017. *Vermont Blueprint for Health*. Department of Vermont Health Access. Available at: http://blueprintforhealth.vermont.gov. Accessed February 2017.

Stijn, V. V., et al. 2016. Tailoring implementation strategies for evidence-based recommendations using computerized clinical decision support systems: Protocol for the development of the GUIDES tool. *Implementation Science* 11: 1–8.

Timbie, J. W., et al. 2012. Five reasons that many comparative effectiveness studies fail to change patient care and clinical practice. *Health Affairs* 31, no. 10: 2168–2175.

Tipirneni, R., et al. 2015. Accountable communities for health: Moving from providing accountable care to creating health. *Annals of Family Medicine* 13, no. 4: 367–369.

Trading Economics. 2017. *United States GDP growth rate: 1947–2017*. Available at: http://www.tradingeconomics.com/united-states/gdp-growth. Accessed February 2017.

Tufts University School of Medicine. 2014. *New tool for health communicators: The patient activation model*. Available at: http://sites.tufts.edu/healthcomm/2014/04/27/new-tool-for-health-communicators-the-patient-activation-model. Accessed February 2017.

UN Refugee Agency. 2015. *Fact sheet: Global forced displacement*. Available at: http://www.unhcr.org/en-us/publications/brochures/579b31e54/fact-sheet-global-forced-displacement.html?query=fact%20sheets. Accessed February 2017.

Vickery, K. D., et al. 2015. Preparing the next generation of family physicians to improve population health: A CERA study. *Family Medicine* 47, no. 10: 782–788.

Vitalari, N. P. 2016. Prospects for the future of the U.S. healthcare industry: A speculative analysis. *American Journal of Medical Research* 3, no. 2: 7–52.

World Health Organization (WHO). 2016. *Global strategy on human resources for health: Workforce 2030*. Available at: http://www.who.int/hrh/resources/global_strategy_workforce2030_14_print.pdf?ua=1. Accessed February 2017.

词汇表

A

Academic medical center　医学学术中心：在医学院系统形成的学术组织，除了培训医生，研究活动和临床研究也是这类组织的重要工作。

Access　可及性：满足个人医疗服务需求的及时性。当你需要医疗保健服务时能得到它吗？如果可以，你就拥有医疗保健的可及性。可及性与医疗保险覆盖的含义不同，尽管医疗保险覆盖可以使人们获得健康服务。

Accountability　责任：医师和患者的责任分别是提供和接受有效且优质的医疗保健服务。

Accountable care organization（ACO）　负责健康管理的组织（健康管理机构）：是由一群经验丰富的医疗保健服务提供者组成，他们愿意并能承担改善整体健康状况、提高医疗效率和提高特定人群医疗服务满意度的责任。

Accreditation　鉴定：一种旨在确保医疗保健设施符合某些基本标准的机制。

Acquired immunodeficiency syndrome（AIDS）　获得性免疫缺陷综合征（艾滋病）：人类免疫缺陷病毒（HIV）引起的免疫缺陷的发生。

Acquisition　收购：一个组织对另一个组织的购买。

Activities of daily living（ADLs）　日常生活活动：最常用的残疾衡量标准，包括一个人是否需要帮助来完成基本的活动，如吃饭、洗澡、穿衣、如厕以及上下床或椅子。查看日常生活的功能状态和重要活动。

Actuary　精算师：在保险及相关领域受过专业培训，特别是在保险领域运用数学理论计算如保费、准备金和其他价值的专业人士。

Acupuncture　针灸：用细长的针穿过皮肤至特定反射点，以治疗慢性疼痛或产生局部麻醉的过程。

Acute condition　急症：对于紧急疾病或外伤短期的、集中的医疗护理，通常需要住院治疗。见亚急性护理。

Adjusted community rating　调整后社区评级：也叫改良社区评级；一种确定医疗保险费用的方法，该方法考虑到年龄、性别、地域和家庭组成等因素，而忽略其他风险因素。

Administrative costs　行政费用：是提供医疗服务时所附带的费用。它们不仅与提供服务所产生的账单和索赔有关，而且还包括其他成本，例如，雇主选择保险公司所花费的时间和努力，保险公司和医疗管理机构为推销产品所付出的时间和努力，这些都包括在费率谈判中。

Administrative information systems　行政信息系统：旨在协助实施财务和行政支持活动的系统，如工资单、患者费用、材料管理和办公室自动化。

Adult day care（ADC）　成人日托：是一种以社区为基础的长期护理服务，为家庭成员或其他非正式照顾者在外出工作时，需要照看和护理的老年人提供广泛的健康、社会和娱乐服务。

Adult foster care（AFC）　成人寄养：长期护理服务是位于居民区，由小型的、家庭经营的家庭所提供，为无亲属关系的成年人提供房间、膳食和不同级别的监督、照管和个人护理服务。

Advance directives　预先指示：当个人有决策能力的时候，就个人缺乏决策能力时，他希望继续或停止治疗的指示。

Advanced practice nurse（APN）　高级执业护士：对于接受过教育和临床经验超过注册护士（RN）要求的护士的一般名称。高级执业护士包括四个护理专业领域：临床护理专家（CNSs）、注册护理麻醉师（CRNAs）、护理从业者（NPs）和注册护理助产士（CNMs）。

Adverse selection　逆向选择：与健康的人相比，健康状况不佳的人更倾向于使用更多医疗保健服务的一种现象。见有利风险选择。

Affective disorders　情感障碍：一组由情绪剧烈变化引起的疾病，常伴有躁狂或抑郁综合征。

Affordable Care Act（ACA）　《平价医疗法》：2010年的患者保护和可负担医疗法案，由2010年医疗保健和教育和解法案修订。又名奥巴马医改。

Agency for Healthcare Research and Quality（AHRQ）　医疗服务研究和质量机构：美国卫生和人类服务部，其使命是通过研究活动提高医疗保健的质量、安全性、效率和有效性。

Agent　媒介：流行病学铁三角中的一个元素，发生传染病必有媒介存在；否则是不可能发生传染病的。

Aging–in–place　居家养老：老年人们的偏好和期望是在一个熟悉的地方居住，避免将他们转移到病人居住的机构，也称居家养老。

Alliance 联盟：两个组织之间在没有共同所有权的情况下基于协议共享资源。

Allied health 联合健康：是一个广泛的领域，包括许多与健康相关的技术领域的服务和专业人员。相关卫生专业人员包括技术人员、助理、治疗师和技术专家。

Allied health professional 联合健康专业人员：获得证书的专职人员；包括肄业、学士或硕士研究生学位；为博士学位做准备；或在本科毕业后接受与医疗服务相关的专业培训并负责提供健康或相关服务。

Allocative tools 分配工具：使用卫生政策向某些个人群体直接提供收入、服务或产品，这些人从接受这些服务中受益。

Allopathic medicine 对抗疗法：是一种医学哲学，认为医疗是一种积极的干预手段，通过医学和外科手术产生与疾病相反的效果来抵消疾病的影响。见顺势疗法和整骨疗法。

Almshouse 救济院：18 世纪至 19 世纪中期存在的一种非专业化的服务机构，主要起到公共福利功能，其本质是为无家可归者、精神失常者、老人、孤儿和没有家人照顾的患者提供庇护所。

Alternative medicine 替代医学：也被称为替代和补充医学；非传统疗法，如针灸、顺势疗法、自然疗法、生物反馈疗法、瑜伽、捏脊疗法和草药疗法。

Alzheimer's disease 阿尔茨海默病：是一种起病隐匿的进行性发展的神经系统退行性疾病，会导致失忆、混乱、易怒，严重功能丧失。它是以德国神经学家 Alois Alzheimer（1864—1915 年）命名的。

Ambulatory 走动：有能力随意移动。

Ambulatory care 门诊照护：也被称为门诊服务。它包括：（1）为到医生办公室、医院门诊、医疗中心就诊的患者提供的服务；（2）为周边社区服务的门诊（社区医疗）；（3）提供给患者的特定服务。

Ancillary services 附属服务：医院或其他住院患者的服务，不包括食宿和专业医疗服务，如医疗和护理。包括放射学、药学、实验室、绷带和其他用品供应以及物理治疗。

Anesthesiology 麻醉学：对药物进行管理，以预防或减轻手术期间疼痛的学科。

Anorexia nervosa 神经性厌食症：患者即使在消瘦时也会感到肥胖，强行增加自我饥饿感所引起的一种精神紊乱。

Antiretroviral 抗逆转录病毒：一种能够阻止或抑制逆转录病毒活性的药物，如人免疫缺陷病毒（HIV）。

Antitrust 反垄断：联邦和州法律规定某些违法的反竞争行为，包括定价、价格歧视、独家承包和竞争者之间的合并。

Assisted living facility（ALF） 辅助生活设施：提供个人护理服务、24 小时监

护、计划和非计划援助、社会活动和一些医疗保健服务的住宅设施。

Asynchronous technology　异步技术：使用存储和转发技术，允许用户在稍后能够查看到信息。

Audiology　听力学：通过康复和假体对听力障碍进行听力鉴定和评价，并纠正听力损失。

Average daily census　平均每日住院人数：在给定的时间内，平均每天住院的病床数；它提供了医院每天住院接受医疗人数的估计。

Average length of stay（ALOS）　平均住院日：每位患者平均住院天数。对于个体或特定类型的患者，该指标显示了疾病严重程度和对医疗资源的使用程度。

B

Baby boom　婴儿潮：出生率的突然大幅增加，尤其指美国从二战后的1946—1964年，这一时期出生的人被称为婴儿潮一代，包括大约7 700万名成年人。

Balance bill　平衡账单：在保险公司支付部分费用后，医疗机构向患者收取剩余费用的做法。

Beneficiary　受益人：被特定的医疗保险计划覆盖的人。

Benefit period　受益期：始于住院，结束于连续60天未在医院或专业护理机构住院。

Benefits　福利：医疗保险计划涵盖的服务。

Biofeedback　生物反馈：利用放松和可视化来发展控制非自主神经系统能力的一个训练项目，以帮助减轻压力、降低血压和缓解头痛。

Biologics　生物制品：生物制品如疫苗、血液和血液成分制品、过敏原、体细胞、基因治疗、组织和重组治疗蛋白。

Bioterrorism　生物恐怖主义：使用化学、生物和核武器对较大规模人口造成伤害。

Board of trustees　董事会：医院的管理机构；它对医院的运营负有法律责任，并负责确定医院的使命和长期发展方向。

Brokerage model　经纪模式：长期护理个案管理的模式，患者的需求由独立的个案管理者评估，然后由其他提供者来安排服务。

Bulimia　暴食症：一种精神紊乱，表现为进食大量食物后呕吐。

C

Capitation　按人头付费：一种向医疗服务提供者支付费用的方式，在此方式下，无论成员是否看到服务提供者，以及成员多久看到服务提供者，都要为每名成员支付固定费用［有时被称为每个成员每月（PMPM）费用比］。

Cardiology　心脏病学：有关心脏及其疾病研究的医学。

Cardiopulmonary resuscitation（CPR）　心肺复苏：在患者心脏衰竭时用于重新启动心脏和呼吸的医疗程序。

Carriers　运营商：为医疗保险乙方提供服务的私人索赔处理器。

Carve - out　切离：通过合同安排特定的服务分配给外部组织，因为这些服务不包括在管理式医疗组织（MCO）与其提供者签订的合同中，或是管理式医疗组织不提供该服务。

Cases　病例：某种疾病或病症的患者档案。

Case management　病例管理：一种有组织的评估和协调医疗的方法，特别是对于那些有复杂、潜在费用问题的患者，需要多个提供者在较长时间内的各种各样的服务。

Case mix　病例组合：需要医疗干预的病情严重程度的总和。病例组合类型相互排斥，并根据对医疗资源的使用程度对患者进行区分。

Catastrophic care　灾难治疗：当患者遭受严重伤害或是威胁生命的疾病，需要长期昂贵的治疗时，需要进行灾难治疗。

Categorical programs　分类计划：旨在为特定人群提供福利的公共卫生保健计划。

Centers for Disease Control and Prevention（CDC）　疾病预防与控制中心：管理公共健康的联邦机构。

Centers for Medicare and Medicaid Services（CMS）　医疗保险和医疗补助服务中心：管理医疗保险和医疗补助计划的联邦机构。

Certificate of need（CON）　需要证明：政府规划机构在扩展医疗设施方面的控制——如是否应该在特定地点开放新设施，是否应该扩大现有设施，或是否允许医院购买大型设备。

Certification　认证：由美国卫生与人类服务部授权使医院参与医疗保险和医疗补助计划，必要条件是医院要遵守参与的条件。

Certified nurse - midwives（CNMs）　认证的护理助产士：注册护士通过助产士计划在诸如产科和胎儿程序、产科和儿科护理，以及患者评估等领域的额外培训。注册助产士接生婴儿、提供计划生育教育并管理妇产科护理工作。他们在产前和产后护理上可以替代产科/妇科医生的工作。见非医师执业医生。

Charge　费用：服务提供者提供服务所收取的账单金额。见成本。

Chief of service　临床主任：在医院里负责某一特定医学专业的医师，如心脏病学。

Chief of staff 又称医务主任；在医院里监督医务人员的医生。

Children's Health Insurance Program（CHIP） 儿童健康保险计划：是一项联合的联邦国家计划，根据 1997 年《平衡预算法》，该计划被定为《社会保障法》的第 21 号。此项保险计划为没有资格获得医疗补助的低收入家庭儿童提供医疗保险。

Chiropractic 脊椎推拿：一种基于脊柱、理疗和饮食咨询来治疗神经、肌肉和血管问题的医学体系。脊椎按摩治疗的基础是相信身体是一个能够自愈的有机体。

Chiropractors 脊椎按摩师：已经完成脊椎矫正师（DC）博士学位要求的执业医师，包括完成由国家脊椎按摩委员会授予的学位和认可的考试项目。

Chronic 慢性：指疾病或健康问题持续相当长的时间（3 个月或以上），并且通常没有完全治愈或恢复健康的可能性。

Chronic condition 慢性病：持续时间（3 个月或更长）的疾病。慢性疾病可能导致永久性的不可逆的疾病和/或留下残疾。

Churning 频繁交易：人们定期获得和失去医疗保险的现象。

Claim 索赔：向保险公司要求支付医疗费用的要求。

Clinical information systems 临床信息系统：支持患者医疗过程的系统，包括支持组织处理、存储和信息检索。

Clinical practice guidelines 临床实践指南：也称为医学实践指南；以科学方法建立的协议形式的标准化指南，代表医疗实践中的优选过程。

Clinical trial 临床试验：一项基于随机分配，旨在研究新药、装置或治疗有效性的研究。

Closed – panel 封闭式医疗：也被称为封闭网络、在网络中，或封闭访问；只由在服务网络内的医生和医院提供医疗服务的一项健康计划。

Cognitive impairment 认知障碍：一个人在记忆、学习新事物、集中精神或作决定方面有困难，是一种会影响个人日常生活的精神障碍。

Coinsurance 比例共付：在接受医疗保健服务时，被保险人必须自付的一定比例的医疗费用。

Community health assessment 社区健康评估：在地方或州一级对人口进行广泛评估的一种方法。

Community health center（CHC） 社区健康中心：是地方、非营利性社区所有，为低收入和医疗服务不足的社区提供医疗保健服务的机构。

Community hospital 社区医院：向公众开放的短期、全科或专科医院，属非联邦性质（不包括退伍军人事务和军事医院）。

Community – oriented primary care（COPC） 以社区为导向的初级保健：将优质初级保健服务与以人群为基础的要素相结合，以促进和解决社区健康问题。

Community rating　社区集体承保：一个社区所有成员都收取相同费率的系统。

Comorbidity　合并症：个体不止存在一个健康问题。

Comparative effectiveness research（CER）　比较成效研究：与其他现有的治疗方法相比，选择的医疗干预是由科学证据指导，这些证据表明，该疗法的效果如何。

Competition　竞争：商家为吸引顾客而展开竞争。

Concurrent utilization review　并行利用审查：一个以日为单位确定必要住院天数的过程。它还监测辅助服务的使用，并确保所提供的医疗服务是适当和必要的。

Conditions of participation　参与条件：由美国卫生和人类公共服务部制定的标准，要求参与医疗保险和医疗补助计划的医疗机构必须遵守这些标准。

Consumer - directed health plans　消费者导向的健康计划：高免赔额的健康计划，其中包括一项支付日常医疗保健费用的储蓄计划。

Continuing care retirement community（CCRC）　持续照料退休社区：一个能整合和协调独立生活和长期护理机构的组织。作为一种便利因素，不同级别的服务都位于一个园区，当有未来需求出现时，持续照料退休社区也保证能提供更高层次的服务。

Continuous quality improvement（CQI）　质量持续改进。见全面质量管理。

Continuum　连续体：医疗保健服务的范围，从基础服务到复杂服务。

Copayment　共担额：每次接受医疗服务时，投保人必须支付的固定金额。见共付制。

Cost　成本：医疗服务提供者提供服务的成本。见费用。

Cost - benefit analysis　成本效益分析：用美元表示的与成本有关的收益评价。

Cost - effectiveness analysis　成本效果分析：通过评估将产生的附加（边际）利益与附加（边际）成本有关的，超越效率的分析（如受益于技术的使用而产生的）。

Cost - efficiency　成本效率：也被称为成本效益；从服务中获得的利益大于提供服务所产生的成本的状态。见效率。

Cost - plus reimbursement　成本加成补偿：成本加资本价值为基础的支付方案。

Cost sharing　成本分摊：由那些注册和/或支付某些医疗保险费的成本分摊，如套现和免赔额。

Cost - shifting　成本转移：也被称为交叉补贴；在一个领域弥补损失的方法通常是将成本从一个实体转移到另一个实体，从而在其他领域收取更多费用。例如当医疗机构向未投保人提供服务时，它们通过向被保险人收取更多费用来补偿。

Cost - utility analysis　成本效用分析：包括使用质量调整寿命年的分析。

Credentials committee　资格审查委员会：决定临床医生是否享有特权的评审医生资格的委员会。

Critical access hospital（CAH）　关键可及医院：为那些有 25 张或更少床位的小型乡村医院设计，为有非复杂医疗保健需求的短期住院患者提供紧急医疗服务。关键接驳医院接受成本加成补偿。

D

Dental hygienists　牙科保健人员：在牙科医生监督下工作的医疗保健专业人员，并提供预防性牙齿护理，包括洁牙和如何正确护理牙齿的教育。

Dentists　牙科医生：诊断和治疗与牙齿、牙龈和口腔组织相关的牙齿问题的专业人员。

Department of Health and Human Services（DHHS）　美国卫生与人类服务部：美国联邦政府的主要机构，负责保护所有美国人的健康和提供必要的人性化服务。

Dependency　依赖性：（1）一个人在日常生活功能上依赖另一个人的帮助，如洗澡和梳洗。见日常生活活动。（2）儿童对成年人的依赖，如家长或学校官员对儿童健康需求的认知和回应。

Dermatology　皮肤病学：有关皮肤及其疾病研究的医学。

Developmental disability（DD）　发育障碍：是一种通常伴随智力残疾（智力发育迟缓）的身体残疾，常发生于出生时或儿童早期。

Developmental vulnerability　发育性脆弱：童年时经历的快速并累积的生理和情感变化，以及疾病、伤害或不愉快的家庭和社会环境对儿童生命轨迹的潜在影响。

Diagnosis‑related group（DRG）　按疾病诊断相关分组：在预支付系统下，与支付给医院的固定费用相关联的诊断分类。

Disability　残疾：因疾病或受伤导致的身体或精神部分或全部残疾。

Discharge　出院：接受住院服务的患者。出院总人数表明医院住院服务的可及性和使用的程度。

Discharge planning　出院计划：旨在促进住院患者出院，是整体治疗计划的一部分。它包括患者预期住院时间、预期治疗结果、出院时有无特别注意事项以及确保如何进行急性后期的护理。

Disease management　疾病管理：主要用于以人口为导向的健康计划，包括患者教育、自我管理的培训、持续监测疾病过程以及针对慢性病患者如糖尿病、哮喘、抑郁症和冠心病的随访。

Disparities　差异：不同人群（种族/民族、社会经济地位、性别）的医疗保健质量或健康状况的差异，并不是由于相关因素或临床需要、偏好和适度的干预措施造成的。

Distinct part　独特性部分：获得专门认证，并明显地区别于其他养老院的一个部分；它通常指专业护理机构。

Distributive policies　分配政策：旨在整个社会传播利益的政策。例如，通过国家卫生研究院资助医疗研究，通过国家健康服务集团培训医务人员，在《希尔—伯顿法案》下建设医疗设施，并启动新的医疗机构（如健康维护组织）。

Diversification　多样化：增加了该组织以前没有提供的新服务。

Do–not–resuscitate order　拒绝紧急救治：提前指示医务人员不要进行心肺复苏。通过这些指令，患者可以通过积极的复苏努力来实现他们的愿望。

Doctoral nursing degrees　护理学博士学位：包括从业护士博士学位、理学护理博士学位以及护理博士学位。

Dual certification　双重认证：具有专业护理设施和护理设备的认证。双重认证允许医疗机构同时接收医疗补助和医疗保险的患者。

Durable medical equipment（DME）　耐用医疗设备：不会被立即消耗的用品和设备，如造瘘用品、轮椅和氧气罐。

Durable power of attorney　永久授权书：一种书面文件，即使在患者已丧失行为能力后，也有权委托他人代表其行事的一种法律手段。

E

Effectiveness　有效性：也称功效；医疗干预对健康的益处。

Efficacy　功效：见有效性。

Efficiency　效率：以较低的成本提供更高质量、更适合的服务，通常以相对于成本的利益来衡量。见成本效率。

E–health　互联网医疗：专业人士和非专业人士通过互联网提供医疗保健信息和服务。

Electronic health records（EHRs）　电子健康记录：以提供医疗服务为目的，对信息技术的应用，使得可以处理任何患者储存的电子信息。

Eligibility　资格：根据年龄、收入和是否为退伍军人等因素确定患者是否符合享受某种福利的过程。

Emergency department　急诊科：为那些需要即刻治疗的患者提供计划外门诊服务的医院设施。急诊科必须24小时配备工作人员。

Emergent conditions　紧急情况：需要立即就医的急性病症。

Emigration　移民：迁出某一特定地理区域的人。

Employer mandate　雇主支付令：美国政府对雇主的法律要求，要求雇主必须为雇员支付医疗保险费用。

Enabling services　可获服务：无论保险是否覆盖，人们都能够接受到的服务，如交通和翻译服务。

Enrollee　参加计划人：一个参加健康计划的人，尤其指管理式医疗计划。

Entitlement　权利：某些人依法享有参加健康保健计划的权利。例如，由于过去对税收所作的贡献，几乎每一位 65 岁老人都有权享有医疗保险。

Environment　环境：流行病学三角的因素之一，存在于在宿主外部；包括物理、社会、文化和经济方面。

Environmental health　环境健康：研究影响健康的、由环境因素决定的领域。

Epidemic　流行病：一种能够迅速蔓延，并传染许多人的传染性疾病的爆发。见大流行。

Epidemiology　流行病学：对人群中研究健康、健康相关行为、疾病、紊乱和死亡的决定因素及其分布的研究。

E - therapy　电子治疗：利用互联网，使客户向合格的心理健康专业人员进行咨询的专业治疗互动类型。

Ethics committees　伦理委员会：负责制定医疗服务伦理决策的准则和标准，并解决与医学伦理相关问题的跨学科委员会。

Etiology　病因学：研究疾病或功能障碍原因的研究。

Evidence - based care　循证医疗：通过临床研究，在有效性和安全性上被评估为医疗服务行为中的最佳实践。最佳实践经常出现在临床实践指南中。

Exclusive provider plan　独家供应商计划：与首选供应商非常相似的健康计划，但不限于计划内供应商。

Executive committee　执行委员会：负责监督医院责任和权利的管理机构内的委员会。它通常接受其他委员会发来的报告，监督政策执行并提出建议。医务人员还有一个独立的、负责制定政策并对医疗事物进行监督的执行委员会。

Experience rating　体验评级：基于以前的一组实际发生的医疗费用设定保险费率，这使得较健康组支付更少。见社区评级。

F

Family medicine　家庭医学：它是医学实践专业的一个分支，以知识为核心，使医务人员作为医疗保健服务的主要提供者，承担起管理患者、解决问题，咨询和协调护理的职责。

Favorable risk selection　有利风险选择：健康人群不成比例地被纳入健康计划的现象。见逆向选择。

Fee for service　按服务项目付费：每项医疗服务是分开的，并且需要单独支付的支付方式。例如，检查、检验和住院费用。

Fee schedule　收费表：由医疗服务提供者收取的一系列费用。

Fertility　生育能力：人类繁殖的能力。

Fiscal intermediaries　财务中介：私营保险公司，如蓝十字/蓝盾和商业保险公司，它们根据医疗保险和医疗补助合同处理提供者的索赔。

First – dollar insurance　一美元医疗保险：无费用分摊的医疗保险。

Flat of the curve　曲线扁平化：由于边际报酬递减，医疗行为对患者来说，产生相对较少或没有好处。

Formulary　处方：医疗计划批准的处方药清单。

Fraud　欺诈：故意提交虚假账单索赔或成本报告并提供非医疗必需的服务。

Free clinic　免费诊所：主要服务于住在富裕社区附近的穷人和无家可归者的一般门诊服务中心。免费诊所的工作人员主要由训练有素的志愿者组成，并提供免费医疗服务或象征性收取很少费用。

Free market　自由市场：一个竞争激烈的市场，其特点是供求关系的运作不受约束，买卖双方自由互动。

Fringe benefits　附加福利：指全部或部分雇主对其雇员提供的人寿保险、医疗保险或退休金福利。

Functional status　功能状态：一个人是否有能力应对日常生活的状态。

G

Gatekeeper　看门人：作为第一个接触患者的初级医务工作者，提供初级医疗保健服务，并为需要专科医疗的患者提供转诊服务。

Gatekeeping　看门：使用初级保健医生来协调参加管理医疗计划者的医疗保健服务。

Gene therapy　基因治疗：将功能基因插入靶细胞以纠正先天缺陷或给细胞提供新功能的治疗技术。

General hospital　综合医院：提供多种服务的医院，包括全科医学、专科医学、普通外科、专科外科和妇产科，以满足其服务社区的一般医疗需求。它为各种不同健康状况的患者提供诊断、治疗和外科手术服务。

Generalists　全科医生：家庭医生，一般是内科或普通儿科医生。见专家。

Genetic medicine　遗传医学：在某些疾病的治疗中，基因与特定疾病的基因联系。

Geometrics　基因统计学：基因与某些疾病的关联。

Geriatrics　老年医学的：治疗伴随衰老而产生的问题和疾病的医学分支。

Gerontology　老年医学：衰老过程和与衰老相关的特殊问题的研究。

Global budgets　全球预算：对健康保健系统或子系统预先设定的总支出的分配。

Global health　全球健康：保护全球人类免受威胁人类健康的疾病并为全世界提供有成本效益的公共卫生和临床服务。

Globalization　全球化：各种形式的跨国经济活动，主要由全球信息交流、发展中国家更经济地生产商品和服务，以及成熟和新兴世界经济体日益相互依存所推动的。

Gross domestic product（GDP）　国内生产总值：一个国家在一年内生产的所有商品和服务的总值。

Group insurance　团体保险：通过一个实体，如雇主、工会或专业机构获得的保险政策，假定团体中有相当数量的人将通过该实体购买保险。

Group model　团体模式：一个健康维护组织，它与多专科团队签订合同，并分别与一家或多家医院签订合同，为其会员提供全面服务。

Group policy　团体政策：由一个组织或协会作为福利为雇员或会员购买的一个保险政策。典型群体是雇主、工会或贸易组织和专业协会。

<h2 style="text-align:center">H</h2>

Habilitation　康复：维持身体技能或功能，并防止其恶化的一种医疗服务。

Head Start　领先：由联邦政府资助的为低收入家庭儿童提供的儿童发展项目，内容包括教育、健康、营养和心理健康。

Health care　医疗保健：治疗疾病和维护健康。

Health care reform　医疗改革：在美国背景下，扩大医疗保险覆盖率，使没有医疗保险的人拥有医疗保险。

Health determinants　健康决定因素：影响个人和群体总体健康的因素。

Health informatics　健康信息学：将信息科学应用于提升医疗服务的效率、准确性和可靠性。健康信息学在使用信息技术的同时强调医疗保健服务的提升超越信息技术的重要性。

Health information organization（HIO）　健康信息组织：为改善社区医疗保健服务，将一定地理范围内的医疗保健利益相关者团结到一起，管理他们之间的电子信息交换的一个独立的组织。

Health maintenance organization（HMO）　健康维护组织：为每位预先确定年费额注册者提供全面医疗服务的一种管理型医疗组织。

Health plan　健康计划：健康管理组织和参保人员之间的合同安排，包括被登记人有权享有的涵盖健康服务的集合。

Health planning　医疗规划：政府作出的限制医疗资源的决定，如医院病床数和昂贵技术的广泛使用。

Health policy　健康政策：影响健康获得的公共政策。

Health professional shortage area（HPSA）　卫生专业短缺领域：一个缺乏初级医疗保健、牙科或心理健康服务人员的地区。健康专业人员短缺区可以是城市或农村地区、流行群体、医疗或其他公共设施。

Health reimbursement arrangement（HRA）　医疗报销安排：由雇主设立并资助，供雇员或退休人员用以支付医疗费用的账户。

Health – related quality of life（HRQL）　健康相关生活质量：在某种综合意义上，一个人对健康的感知、身体功能性、身体或情绪问题导致的角色限制以及疾病时或疾病后的个人幸福感。

Health Resources and Services Administration（HRSA）　卫生资源和服务管理局：健康和人类服务部内的一个联邦机构，其任务是针对没有保险、无家可归或疾病易感人群，提高医疗保健服务的可及性。

Health risk appraisal　健康风险评估：对个人的风险因素和健康状况的评估。

Health technology assessment（HTA）　健康技术评估：检查和报告在医疗中所使用的医疗技术的特性，例如安全性、有效性、可行性，以及使用、成本和成本效益的指标，社会、经济和伦理结果，是否属于有意为之。

Healthcare Effectiveness Data and Information Set（HEDIS）　健康计划雇主数据和信息集：报告医疗管理计划质量信息的标准；由私人非营利性组织，国家质量保证委员会开发。

Hemiplegia　偏瘫：一侧身体的瘫痪。

Hemodialysis　血液透析：通过一种机械的程序，去除丧失单侧或双侧肾脏功能患者的血液内有毒化学物质的过程。

High – deductible health plans（HDHPs）　高免赔额健康计划：将储蓄和高免赔额医疗保险计划相结合的健康计划。

High – risk pools　高风险池：2014年以前存在的以州为基础，为那些由于既往史无法投保的人提供医疗保险。

Holistic health　整体健康：使人各个方面完整健全的健康。

Holistic medicine　整体医学：强调人的各个方面都健康的哲学，包括身体、心理、社会和精神的健康。

Home health care　家庭保健：由于有些有医疗服务需求的患者无法离开家，所以需要能提供如护理、理疗和与健康相关服务的家庭主妇或社会工作者在患者家里为他们提供服务。

Homemaker services　家庭主妇：为家庭成员提供非医疗服务，如洗澡、做饭、房屋修理和购物的人。

Homeopathy　顺势疗法：一种基于"像治愈一样"的系统，在健康人群中产生疾病症状的大剂量物质，可通过小剂量和稀释剂量来治疗相同疾病。这个系统是由18世纪晚期的德国医生塞缪哈纳曼（1755—1843年）发现。见对抗疗法。

Homophobia　同性恋恐惧症：对同性恋者的歧视、恐惧和/或憎恨。

Horizontal integration　横向整合：一种组织扩展其核心产品或服务的成长战略。见纵向整合。

Hospice　临终关怀：一种为临终者提供的特殊服务，包括医疗、精神、法律、财务和家庭支持服务。提供服务的地点可以从专门机构到养老院到患者家均可。

Hospital　医院：至少拥有六张床位的执业机构，其主要职能是为不同健康状况的人提供诊断和治疗性服务。医院必须有一个有组织的医生团队且能在注册护士的监督下提供持续护理。

Hospitalists　住院医师：专门治疗住院患者的医生。

Host　宿主：流行病三角之一；是一个有机体，通常指接触到传染媒介并患病的人。

Human immunodeficiency virus（HIV）　人类免疫缺陷病毒：一种能破坏免疫系统并导致获得免疫缺陷综合征的病毒（ADIS）。

Hypertension　高血压

I

Iatrogenic illnesses　医源性疾病：在医疗过程中引起的疾病。

Immigration　移民：迁徙到一个特定的地理区域。

Incidence　发病率：一个特定时期内特定人群中新发疾病的数量。

Indemnity insurance　损失补偿性保险：又称医疗费用型医疗保险；允许被保人在任何医生或医院都可以得到医疗服务的一个医疗保险计划。损失补偿性保险和医疗费用型保险提供者关系十分紧密。

Independent practice association（IPA）　独立执业协会：私人执业医师可以参加的法律实体，以便组织能够在医疗管理合同的谈判中代表他们。

Infection control committee　感染控制委员会：负责审查政策和程序的医疗委员会，其目的为控制院内感染。

Information technology（IT）　信息技术：将数据转化为有用信息的技术；它着

重于确定数据需求，收集适当数据，储存和分析数据并以容易使用的格式报告信息。

Informed consent 知情同意：基于医疗服务提供者对医疗信息的充分披露，患者有权进行知情选择的基本权利。

Inpatient 住院患者：在医疗机构，如医院中过夜的人。

Inpatient day 住院日：作为住院患者在医疗机构中过夜的天数；也叫患者日或医院日。

Inpatient services 住院服务：为在医疗机构过夜的患者提供的服务。

Institution – related quality of life 机构相关生活质量：一个患者在住院期间的生活质量。包括舒适因素（如清洁、安全、噪声和室温）以及与情绪相关的因素（如自主决策权、敢于表答不满情绪、个人对住宿环境的喜好程度、隐私和尊严，是否被尊重和有尊严地接受治疗、不会遭受医务人员在身体和精神上的虐待）。

Instrumental activities of daily living（IADLs） 工具性日常生活能力量表：一个人完成家务和社会任务的能力，如家庭维护、烹饪、购物和理财。见日常生活活动。

Insurance 保险：防范风险的机制。

Insured 被保险人：为防范风险而被保险覆盖的人。

Insurer 保险公司：提供保险的保险机构或医疗管理机构。

Integrated delivery system（IDS） 集成交付系统：向特定人群提供或安排连续的服务，并愿意在临床和财务上为服务的结果和健康状况负责的一种网络组织。

Integration 整合：医疗组织为获得经济效益而采用的多种策略，通过提供新产品或服务使现有业务多样化，或是获得市场份额。

Intellectual disability（ID） 智力残疾：可能由唐氏综合征等疾病引起，使患者智力低于平均水平。

Interest group 利益集团：社会中有组织的部门，如商业协会、公民团体、工会或专业协会，其主要目的是通过积极参与决策过程保护成员的利益。

Internal medicine 内科：成年人一个或多个脏器问题的一般诊断和治疗。

Internal Revenue Service 美国国税局：美国的一个税收部门。

International Classification of Diseases, Ninth Version, Clinical Modification（ICD – 9 – CM） 国际疾病分组，第九版，临床修改：将诊断和程序进行代码分配的官方分组。

Investor – owned hospital 股份制医院：也称为私人医院；由个人、合作伙伴或公司拥有的营利性医院。

IPA model 独立执业协会模式：是一种组织安排，健康维护组织与独立的实践协会签订合同以提供医师服务。

J

Joint Commission　联合委员会：曾被称为健康保健机构认证联合委员会（JCA-HO）；一个私人的非营利组织，它制定标准并对医院和各种其他类型的医疗机构进行认证。

Joint venture　合资企业：两个或两个以上机构共享资源，以追求共同目的而创建的一个新组织。

L

Licensed practical nurses（LPNs）　执业护士：在一些州也被称为持牌执业护士（LVNs）；他们通过了国家笔试考试和州政府认可的项目。执业护士通常在注册护士的监督下为患者提供护理。见注册护士。

Licensure　许可证：一个组织必须获得的医疗设施的许可。每个州根据其各自标准授予许可证。

Life expectancy　预期寿命：通过精算，计算出某个特定年龄段的人均寿命。

Lifetime cap　终生限制：在被保人保险存续期间，医疗保险公司支付的最高金额。

Living will　生前遗嘱：是一种法律文件，由患者写下他或她在疾病终末期对于治疗或对用以维持生命的技术的偏好。该指令指示医生在患者病入膏肓无法作出决定时，继续或停止治疗。

Long－term care（LTC）　长期护理：是一种个体化的、协调一致的服务，旨在促进有功能限制的人最大可能的独立。这些护理在较长时间内满足患者生理、心理、社会和精神需要，同时能最大限度地提高生活质量。

Long－term care hospitals（LTCHs）　长期护理医院：这是一类特殊类型的长住医院，在第 1886（d）（1）（B）（iv）社会保险法中，它必须满足医疗保险公司对于急性（短期停留）医院的条件，而且平均住院日必须超过 25 天。长期护理院为有复杂医疗需求并可能患有多种慢性疾病，需要长期住院治疗的患者提供服务。

Low birth weight　低出生体重：出生时体重低于 2 500 克。

M

Magnet hospital　磁性医院：由美国护理协会下属的美国护士认证中心赋予的一个特殊名号，该中心认可高质量的病人看护、卓越的护理以及医院在专业护理实践方面的创新。

Magnetic resonance imaging（MRI） 磁共振成像：使用均匀的磁场和射频来研究人体组织和结构的技术。

Maldistribution 分布不均：医疗资源的分布不平衡（在有些方面富裕而在另一些方面短缺），例如需要医生来维持一定人群的最佳健康状态。地理分布不均指的是某些地区的剩余（大都市）而另一些地区的短缺（农村和内城地区）。专业分布不均指的是某些专业剩余（内科专家）而其他专业短缺（初级保健医生）。

Mammography 钼靶 X 线摄影：在无症状女性中利用乳腺 X 线检查未发现的乳腺癌。

Managed care 管理式医疗：一种医疗保健系统：（1）通过整合医疗保健服务的四个功能来寻求效率，（2）采用机制来管理医疗服务的使用，和（3）决定购买服务的价格和供应商能得到的报酬。

Management services organization（MSO） 管理服务组织：一种提供管理专业知识的组织，在某些情况下通过投入资本来扩大医生队伍。

Margin 利润率：（总收入－总成本）/总收入；通常以百分比表示。

Market justice 市场公正：一种分配原则，是通过供给与需求的市场力量，而不是政府的干预来分配医疗保健资源。见社会公平。

Meals－on－wheels 流动性餐车：一项为老年人提供家庭外卖的计划；由地区管理机构根据《美国老年法》第七章进行管理。

Means test 均值测试：取决于收入的项目。

Means－tested program 经济状况调查项目：由政府经营的医疗保险计划，其资格取决于人们的经济资源。

Medicaid 医疗补助：联邦和州政府为穷人提供医疗保险的联合方案。

Medicaid waiver program 医疗补助豁免计划：使各州能够针对特定人群设计服务包的方案，如老年人、残疾人和那些检测出携带人类免疫缺陷病毒的人。豁免计划是某种形式的机构医疗的替代品。

Medical home 医疗之家：在设置初级卫生保健服务如医生办公室或社区医疗中心时的质量特征。

Medical loss ratio（MLR） 医疗损失率：保费收益中，花费在医疗费用上的百分比。

Medical model 医学模式：主要强调治疗疾病和缓解症状，而不是预防疾病和促进最佳健康的医疗保健模式。

Medical practice guidelines 医疗实践指南：见临床指南。

Medical records committee 病案委员会：是一家医学委员会，该委员会负责提供每个患者完整和具有临床准确性的文件。

Medical staff committee 医务人员委员会：管理机构内，负责医务人员关系的委员会。例如，它审查特权和医务人员的表现。

Medical technology 医疗技术：为提高健康水平和创造医疗保健的效率，对科学知识的实际应用。

Medical tourism 医疗旅游：到国外接受选择性、非紧急医学治疗。

Medically underserved 医疗服务不足：由联邦政府确定的，缺乏初级医疗保健服务人员和分娩设备，以及民众健康指标不佳的群体，其主要人群是医疗补助接受者。

Medically underserved area（MUA） 医疗服务欠缺地区：联邦政府制定的医疗服务不足地区。

Medically underserved population（MUP） 医疗服务不足人群：由联邦指定的，在医疗保健方面，面临经济、文化或语言障碍的指定人群。

Medicare 医疗保险：为老年人、特定残疾人和终末期肾病患者提供的联邦医疗保险计划。

Medicare Advantage 医保优势：也被称为医疗保险 C 部分；通过医疗管理计划，医疗保险受益人可以接受所有医疗服务的选项。

Medicare Physician Fee Schedule（MPFS） 医疗保险医师费用表：由医疗保险建立的、国家统一的医生服务价格表。

Medigap 补充性医疗计划：在已购买医疗保险的情况下，又购买商业医疗保险的个人，以确保有些医疗保险不覆盖的费用能被商业医保覆盖。

Mental health system 心理健康系统：在美国，有两个提供精神医疗保健服务的子系统：一个主要用于有保险或有钱的人，另一个则用于既没有保险又没钱的人。没有保险或没有经济能力的患者主要在州和县级精神病医院，或在社区精神医疗诊所接受治疗。有医疗保险或有支付能力的患者则可以接受住院和门诊心理健康保健系统的治疗。

Mental retardation 智力迟钝：见智力残疾。

Merger 合并：通过相互达成协议，使得两个或两个以上的组织统一为一个实体。

Metropolitan statistical area（MSA） 大都市统计区：根据美国人口普查局统计，一个地理区域至少包括：（1）一个 5 万人或以上人口的城市；（2）城市化面积至少拥有 5 万居民以及总都市统计区至少 10 万人口（新英格兰普查地区为 7.5 万人）。

M – health 移动医疗：利用无线通信设备支持公共卫生和临床实践。

Migration 迁移：涉及永久的居住变化，在规定的地理单元之间的人口迁移。

Minimum data set（MDS） 最低数据集：在专业护理机构中，用于确定病例组合的评估工具。

Mixed model 混合模型：不能被整齐地分类为单一模型的一种健康维护组织，因为它以大型医疗实践团体、小型医疗实践团体和独立执业者的组合为特色，其中大多数都与一些医疗管理组织签有合同。

Molecular medicine 分子医学：研究基因在疾病过程中的作用，以及通过基因治疗疾病的一个医学分支。

Money Follows the Person（MFP） 钱随人走：在 2005 年《削减赤字法案》中编纂的一个示范性计划，其目的是为国家提供足够的联邦资金，将接受医疗补助并符合条件的患者从养老院转回到社区医疗中心。

Moral agent 道德代理人：有道德责任确保患者的最佳利益优先于对组织的诚信义务的医务管理者。

Moral hazard 道德危害：有医疗保险的人，为寻求不必要的医疗服务而导致更高医疗服务利用率的一种消费者行为。

Morbidity 发病率：疾病。

Mortality 死亡率：死亡。

Multihospital system（MHS） 多医院系统：由一个中央机构，对两个或多个医院拥有、租赁、赞助或实际管理的运营。

N

Nanomedicine 纳米医学：涉及纳米技术在医学上应用的新领域，目前还处于起步阶段。科学和工程领域的这一前沿进展并不是某单一领域的发展，而是一种在原子和分子水平上操纵材料的深度合作（一纳米是十亿分之一米）。

Natality 出生率。

National Committee on Quality Assurance（NCQA） 国家质量保证委员会：一个认证医疗管理组织并建立质量报告标准的私营组织。

National health expenditures 国家健康支出：一个国家在健康服务和用品以及与健康相关的研究和建设活动方面，一个年度内的总花费。

National health insurance（NHI） 国民医疗保险：一个由政府资助，但由私人提供者提供的，有税收支持的国家医疗保健计划（加拿大是一个拥有国民医疗保险的国家）。

National Health Service Corps（NHSC） 国家卫生服务集团：由卫生资源和服务管理局管理的一个项目，负责为医疗服务不足的农村和城市社区招募健康专业人员。偿还教育贷款是加入国家健康服务集团的一个主要动机。

National health system（NHS） 国家卫生系统：是一个由税收支持的国家医疗保健计划，该计划由政府提供财政支持并控制基础设施服务（英国是国家卫生系统的典型例子）。

Naturopathy 自然疗法：一个以营养、草药、按摩和瑜伽等自然疗法为基础的医学体系。

Need 需要：基于个人判断获得医疗保健服务（与卫生服务需求相反）。患者对卫生保健的需要作出初步的判断，在大多数情况下，启动与整个系统的联系。医生可以作出专业判断并确定是否需要转诊到高级别医疗机构。

Network model 网络模式：一个健康维护组织与多个医疗实践团体相结合的组织性安排。

Neurology 神经学：专门研究神经系统及其疾病的医学分支。

New morbidities 新病症：上代人没有遭受过的疾病，诸如药物和酒精滥用、家庭和邻里暴力、情感障碍和学习问题等功能障碍。

Noncertified 不合格的：不能接受医疗补助或医疗保险患者的护理机构。

Nonphysician practitioner（NPP） 非医生从业者：许多临床专业人员之一，在类似于医师执业的领域执业，但没有医学博士（MD）或骨科博士（DO）学位。非医师执业医师有时被称为中级医师，因为他们接受的高级教育比医师少，但比注册护士多。

Nonprofit（organization） 非营利（组织）：也称为非营利性组织；是根据《国内收入法》第501（c）（3）条运作的私人组织，如医院。这些组织是免税的；作为免税的交换条件，它们必须提供一些明确的公共产品，如医疗服务、教育或社区福利，并且不能将利润分配给任何个人。

Nonurgent conditions 非紧急情况：非急性或严重程度较轻的疾病，不需要紧急医疗服务资源的情况。

Nosocomial infections 院内感染：在接受医疗保健服务时获得的感染。

Nurse practitioners（NPs） 执业护士：完成一个扩展注册护士研究项目的人。执业护士的领域包括儿科、家庭全科、成人科、精神病科以及老年医学科。见非医师执业医师。

Nursing facility（NF） 护理设施：被证明能为医疗补助受益人提供服务的一个养老院（或养老院的一部分）。见专业护理设施。

O

Obamacare 奥巴马医改：见《平价医疗法》。

Obesity 肥胖：体重指数（BMI）的计算方法是将人的体重（以千克为单位）

除以他或她的身高（以米为单位）的平方。对于成年人来说，体重指数为 30 或以上，则为肥胖。见超重。

Obstetrics/gynecology　产科/妇科：使用手术或非手术技术诊断和治疗与生殖系统有关的医学。

Occupancy rate　床位使用率：医院实际住院人数占总住院人数的百分比。

Occupational therapists（OTs）　职业治疗师：一类医疗保健专业人员，他们能帮助所有年龄段的人在日常生活和工作中提高能力。职业治疗师是与有心理、身体、发育或情感障碍的个人进行合作的。

Occupational therapy　职业疗法：帮助人们提高在日常生活和工作环境中完成任务的能力的治疗方法。

Oncology　肿瘤学：治疗癌症和肿瘤的医学专业。

Open – panel　开放型：也被称为开放式访问；允许被保险人在保险名单之外访问医疗服务提供者的医疗保险计划，但有一些适用条件，如更高的自付费用。

Ophthalmology　眼科学：治疗眼睛及其相关疾病的医学分支。

Opportunistic infection　机会性感染：当人的自身免疫系统崩溃时所发生的感染。

Optometrists　验光师：拥有验光博士学位，并通过了笔试和临床能力考试执照考试的专业人士。验光师提供视力检查、诊断和矫正视力障碍。

Organization for Economic Cooperation and Development（OECD）　经济合作与发展组织：是由大约 30 个致力于建立市场经济的国家组成的论坛，包括所有西欧国家、美国、加拿大、新西兰、澳大利亚、日本和一些其他国家。成员国代表会晤并讨论全球经济和社会政策。

Organized medicine　医师组织：医生的协调性活动，通过这种组织，如美国医学协会来保护医生的利益。

Orphan drugs　罕用药：在美国，影响少于 20 万人的新药物治疗方法。

Orthopedics　骨科：治疗骨骼系统疾病的医学分支（如骨头、关节、肌肉、韧带和软骨）。

Osteopathic medicine　整骨医学疗法：一种基于整体治疗的医学哲理。它采用传统的医学实践，包括药物、实验室检验、X 射线诊断和外科手术，并通过对关节或组织的修复，强调饮食和环境可能是破坏自然抵抗力的因素，来补充传统的方法。见对抗疗法。

Outcomes　结果：医疗保健服务的最终结果；通常被视为衡量医疗保健有效性的底线。

Outliers　离群值：在常规支付方式下要求额外偿付的异常情况；这些非典型案

例与总体分布相比，需要非常长的住院时间或异常高的成本。

Out – of – pocket costs 现金支出成本：接受治疗者支付的医疗费用。对于被医疗保险覆盖的人来说，这些费用一般包括扣除、负担额、额外服务费和超出保险人确定的"通常、普遍和合理"的费用。

Outpatient services 门诊服务：任何不提供夜间住宿和发生食宿费用的医疗服务。见门诊服务。

Overutilization 过度使用：对于医疗服务使用的成本超过了患者的利益，或其风险超过了潜在的利益。

Overweight 超重：体重指数（BMI）的计算方法是将人的体重（以千克为单位）除以他或她的身高（以米为单位）的平方。对于成年人来说，体重指数为 25 或以上则为超重。见肥胖。

P

Package pricing 打包价：将一整套相关服务费用捆绑在一起的价格。

Palliation 姑息：通过药物来减轻疼痛或缓解恶心的治疗方法。

Pandemic 流行病：在大规模人群中传播的疾病。见流行病。

Panel 平台：为医疗管理计划的成员提供服务的供应商；计划通常将它们称为"首选供应商"。

Paramedic 护理人员：作为医生以外的急诊医疗技术人员。

Paraprofessionals 辅助性专业人员：为患者日常生活提供基本协助和/或协助执业或专业人员的注册助理护士和助理治疗师。

Parenteral feeding 胃肠外营养：全肠外营养（TPN）；绕过胃肠道通过导管将营养物质和水注入静脉的方法。

Parkinson's disease 帕金森氏病：以震颤和肌肉无力为特征的一种神经系统慢性疾病。以英国医生詹姆斯·帕金森命名（1755—1824 年）。

Part A 第一部分：医疗保险的组成部分，为住院和一部分养老院护理提供保障。

Part B 第二部分：联邦政府提供的，为医师和门诊服务提供保障的自愿性保险。

Pathology 病理学：研究涉及结构和功能上变化的疾病的性质和病因。

Patient activation 病人能动性：一个人管理他或她自身健康和使用医疗保健资源的能力。

Patient – centered care 以病人为中心：提供尊重并及时回应患者需要、需求和偏好的医疗保健服务，使他们能够选择最适合他们个人的医疗服务。

Patient's bill of rights 《病人权利法案》：反映患者在医院等机构中享有权利的法律文件。《病人权利法案》中涉及的问题包括与医疗有关的保密、同意和决定权，告知诊断和治疗、拒绝治疗和制定预先指示的权利。

Pay for performance 按绩效付费：为提高医疗质量和降低成本，将对医疗服务提供者付费与质量和效率相联系的方式。

Payer 支付者：在保险范围内为服务实际支付的一方。大多数情况下，支付者与保险人是同一方。

Pediatrics 儿科：对儿童的一般诊断和治疗。

Peer review 同行评审：直接或在医师监督下对利用率和质量进行医学评审的一般过程。

Per diem 补贴：对住院患者医疗费用的一种补偿机制。补偿包括每个住院日的统一费率。

Per member per month（PMPM） 每个成员每月的定额费率。见按人头收费。

Personal care 个人护理：对日常生活基本活动的协助。

Personal emergency response system（PERS） 个人应急响应系统：一个为老年人提供的有效且方便的方法，可以在紧急情况下召唤帮助。通过发射装置，个人可以激活报警系统，向当地24小时响应中心发送医疗警报。

Personal health expenditures 个人卫生支出：在扣除研究和建设费用、医疗保险计划中产生的管理费用以及政府公共卫生活动的费用后，国家卫生支出的这部分。这些支出流向直接与患者医疗相关的服务和商品。

Personalized medicine 个性化医疗：患者的基因变异与特定药物的反应相匹配，以提高疗效和减少不必要副作用的一种治疗方法。

Pesthouse 隔离病院：18世纪到19世纪中期由地方政府运营管理的典型设施，其主要用来隔离那些患有传染性疾病的人，如霍乱、天花或伤寒。庇护所的主要功能是控制疫情扩散保护社区；医疗保健是次要的考虑因素。

Phantom providers 隐性提供方：从业者通常在发挥辅助作用；患者不接受他们的直接服务。他们的服务是单独收费的，并且患者常常在想他们为什么被收取这部分费用。如麻醉师、放射科医师和病理学家。

Pharmaceutical care 药学服务：药剂师的一种模式，药剂师代表患者发挥积极作用，包括提供有关药物的信息和对其潜在误用的建议，并协助开处方者进行适当的药物选择。与此同时，药剂师与其他医疗保健专业人员共同承担对患者的直接责任，以达到预期的治疗效果。

Pharmacists 药剂师：毕业于认可的药学专业，获得药剂学学士或药学博士学位并顺利取得州执业执照和实习。

Pharmacology　药理学：研究药物性质和作用的科学。

Physical therapists（PTs）　物理治疗师：为有运动功能障碍的患者提供医疗保健服务的专业人士。

Physical therapy　物理治疗：因损伤或疾病引起的身体问题的评估和治疗，包括关节运动、肌肉力量、耐力和心肺功能问题。

Physician assistants（PAs）　医师助理：与一名医师合作并在其监督下，为患者提供全面医疗服务的医护专业人员。医生助理提供的主要服务包括评估、检测、诊断、治疗、咨询和转诊。见非医师职业者。

Physician extender　延伸医生：见非医生从业者。

Physician – hospital organization（PHO）　医师—医院机构：在医院和医生组织之间为实现共同的市场目标和利益而形成的一个法律实体。

Plan　计划：指医疗保险，特别是私人医疗保险获得的形式。除其他细节外，该计划特别规定了有关费用、涵盖的服务以及如何在需要时获得医疗保健服务的信息。

Planned rationing　计划配给：也称供给侧。政府为限制医疗服务可及性，特别是昂贵的技术所做的努力。

Play – or – pay　投保或付款：一种对雇主的强制性要求，按规定雇主必须选择为雇员提供医疗保险（"投保"）或者支付罚款。

Podiatrists　足科医生：治疗足部疾病或畸形的专业医务人员。

Point – of service（POS）plan　服务点计划：一个医疗管理计划，允许其成员在需要医疗服务时（在服务点），决定是否要到合约内医疗服务机构就诊，或是支付更高费用从网络之外接受服务。

Population at risk　危险人群：同一社区或人群中，所有易感人群或健康状况不佳的人。

Practice profiling　实践剖析：使用提供者特定的实践模式，并将个体实践模式与某些规范进行比较的过程。

Preadmission Screening and Resident Review（PASRR）　入院前筛检和居民审查：根据联邦法规的要求，在患者进入医疗补助认证的护理机构前，护理机构是否是那些有严重精神疾病或智力残疾的人的最佳选择，或者社区医疗机构能够满足他们的需求。

Precision medicine　精准医疗：是一种治疗方法，它不仅考虑了基因多样性，还考虑了环境和生活方式对疾病的影响。

Preexisting conditions　先存情况：在保险单生效日期前存在的身体和/或心理状况。

Preferred provider organization（PPO） 优选医疗机构保险：一种医疗管理组织，它有一个可以按折扣费用付费的优选医疗机构小组。参保者可以选择网络外的医疗机构，但这样做会导致更高的自付费用。

Premium 保费：保险公司对保险覆盖范围的收费；保险计划的价格。

Premium cost sharing 保费分摊：雇主要求雇员支付部分医疗保险费用。

Prepaid plan 预付费计划：服务提供者必须向该组成员（或注册者）提供所有服务，以换取每个成员提前支付每月固定费用的合同安排（称为资本化）。

Prevalence 患病率：特定人群中某一疾病在某一时间点的病例数。

Primary care 初级保健：在办公室或诊所中由一名医疗服务提供者（医生、护士或其他医务人员）提供基础和常规保健，他们负责协调患者健康需要的各个方面；是患者第一次接触医疗保健系统服务的一种方式，也是持续医疗保健过程中的第一要素。

Primary care case management（PCCM） 初级保健病例管理：是一种医疗管理安排，其中州直接与初级保健服务者签订合同，后者同意负责为医疗保险接受方提供和/或协调医疗服务。

Primary health care 初级医疗保健：构成患者与医疗保健系统第一级接触，是持续医疗保健过程的第一要素。

Primary prevention 一级预防：严格的流行病学意义上的疾病预防，如健康教育、免疫和环境的控制措施。

Prior approval 事先批准：这是一种医疗费使用审查形式，通常是保险公司要求医疗服务提供者在提供服务之前（通常是外科手术）获得保险公司的许可。

Private－pay patients 自费患者：没有被医疗保险或医疗补助计划覆盖的患者。

Program of All－Inclusive Care for the Elderly（PACE） 老年人全面关怀计划：综合护理模式下适用于被认证为有资格入住养老院的客户的长期护理案例管理。老年人全包式护理计划在社区中保持客户率很高。有很高的客户保持率。

Proprietary hospitals 私营医院：也被称为投资者所有医院；是个人、合伙企业或者公司拥有的营利性医院。

Prospective payment system（PPS） 预期支付系统：按预先确定的标准提前支付金额的支付方法。

Prospective reimbursement 前瞻性付费：按预先设定的标准来提前决定总付费金额的一种支付方法。

Prospective utilization review 预期使用评估：在实施医疗行为之前确定使用适当性的过程。

Provider 提供者：任何提供医疗服务的实体可以选择独立为这些服务收取费

用或者接受税收支持。这些提供者包括医生、牙医、验光师和私人诊所的治疗师；医院；诊断和影像诊所；以及医疗器械供应商（如轮椅、拐杖、造口用品和氧气）。

Provider – induced demand　供方诱导需求：供应商为增加收入，人为创造并不需要的需求。

Provider – sponsored organization（PSO）　供应者—倡导者组织：也被称为供应商服务组织；由医生、医院或医生和医院共同赞助，与常规管理的医疗机构竞争的，能够承担风险的准管理医疗组织。

Psychiatrists　精神科医生：从医学院毕业后接受心理健康专业培训的医师。这些专业人士治疗有精神障碍的患者、开具处方药并允许患者入院接受治疗。

Psychiatry　精神病学：专门研究精神障碍的一个医学分支。

Psychologists　心理学家：必须获得执业资格的心理健康专业人员。这些专业人员可以专门从事如临床咨询、发展、教育、工程、人事、实验、工业、心理测量、康复、学校和社会心理等领域。

Public health　公共卫生：由州和地方政府为确保整个社会的最佳健康状况而开展的各种活动。

Public hospitals　公立医院：由联邦、州或地方政府所有的医院。

Public policies　公共政策：政府在立法、行政或司法部门制定的为指导或影响他人的行动、行为或决定的权威性决定。

Q

Quad – function model　四职能模型：医疗保健服务所必备的四个关键功能：融资、保险、交付和支付。

Quality　质量：对个人和整个人群提供健康服务的程度，提高了所期望健康结果的可能性，并与当前的专业知识相一致。

Quality – adjusted life year（QALY）　质量调整生命年：用来衡量健康效益的，一年高质量生活的价值。

Quality assessment　质量评估：确定质量水平，并决定如何根据既定标准衡量质量的过程。

Quality assurance　质量保证：为持续改善质量而进行的持续质量评估和使用评估结果的过程。见全面质量管理。

Quality improvement committee　质量改进委员会：负责监督持续质量改进计划的医疗委员会。

Quality improvement organization（QIO）　质量改进组织：由每个州的执业医师和其他医疗保健专业人员组成的私人组织，该组织由医疗保险和医疗补助服务中心在合同规定下支付费用，来审查向医疗保险受益人提供的医疗服务。

Quality of life　生活质量：（1）被患者认为重要的因素，如环境舒适度、安全感、人际关系、个人偏好以及做决定时的自主权。（2）在一个人遇到医疗保健服务系统时和之后的总体生活满意度。

R

R&D　研究与开发。

Radiology　放射学：涉及使用放射性物质，如 X 射线来诊断、预防和治疗疾病的医学分支。

Rate　率：由第三方付款人设定的医疗保健服务价格。

Rationing　定量配给：限制使用医疗保健服务的任何过程；它可以通过价格、等待名单或故意限制对医疗服务的访问来实现。

Redistributive policies　再分配政策：从一个组织中夺取金钱和权力并将其交给另一个组织的政策。一个例子就是医疗补助计划，它将税收的收入以医疗保险的形式花在穷人身上。

Registered nurses（RNs）　注册护士：已经完成了一个联合学位（AND）、一个文凭课程或学士学位（BSN）并获准执业的护士。

Regulatory tools　监管工具：政府通过监测某一特定目标群体，使用卫生政策规定和控制该群体的行为，并在该群体不遵守时对其实施制裁。

Rehabilitation　康复治疗：恢复失去的功能或维持目前的功能水平并防止其进一步下降的治疗方法。

Rehabilitation hospitals　康复医院：为慢性病患者和残疾人提供恢复性训练，使其恢复到最高功能水平的医院。

Reimbursement　偿付：保险公司向服务提供者支付的金额。该款项可能只是实际费用的一部分。

Reinsurance　再保险：由雇主自行购买的止损性保险，以保护自己免受任何潜在的高损失风险。

Relative value units（RVUs）　相对值单位：基于医师提供服务所需的时间、技能和工作强度进行的测算。

Reliability　可靠性：重复应用一项措施产生相同结果的程度。

Residency　住院医师阶段：通常在医院以在职培训形式进行的医学研究生教育。

Resident　住院医师：（1）一个在养老院或其他长期护理机构的患者；（2）住院阶段的医生。

Resource – based relative value scale（RBRVS） 基于资源的相对价值量表：由医疗保险制定的，用于确定医生费用的系统。医生对每一种治疗或遇到的情况都根据治疗所需时间、技能和培训被给予"相对价值"。

Resource utilization groups（RUGs） 资源利用组：根据资源使用水平来区分养老院患者的一个分类系统。

Respiratory therapy 呼吸治疗：使用氧气、吸入性药物和各种机械通气装置治疗各种急慢性肺部疾病的方法。

Respite care 临时看护：为非正式照顾者提供临时替代的服务，如家庭成员。

Restorative care 恢复性护理：帮助患者恢复或改善身体机能的短期治疗。

Retrospective reimbursement 追溯偿付/后付费：偿付率是基于实际发生的费用来支付的方案。

Retrospective utilization review 医疗服务后使用的回顾方法。

Risk 风险：从发生概率相对较小的事件中发生重大财物损失的可能性。

Risk adjustment 风险调整：为高频医疗服务使用者所做的所有调整，如基于高危患者比例进行的支付调整。

Risk factors 风险因素：会增加未来发展特定疾病或消极健康状况的环境因素、个人习惯或居住条件。

Risk management 风险管理：限制发生诉讼或意外事件的风险。

Risk rating 风险评级：根据高风险个人支付高于平均保费的价格，而低风险个人支付低于平均保费的价格，来进行保险评级。

Rural hospitals 农村医院：不属于都市统计区域而位于农村的医院。

S

Safety net 安全网：通常是政府资助的项目，使人们在缺乏支付医疗费用的资金时也可以得到医疗服务。如果没有这些项目，许多人就不得不放弃医疗。例如，一旦患者耗尽个人资金，医疗补助项目就成为长期护理服务的安全网；社区健康中心是许多没有保险和弱势群体的安全网。

Secondary care 二级护理：常规住院、常规手术和专科门诊，如咨询专家和康复训练。与初级护理相比，这些服务通常是简短和更复杂的，涉及先进的诊断和治疗程序。

Secondary prevention 二级预防：通过早期发现疾病以提供更有效的治疗方法，如筛查。

Self – insured plan 自保计划：一个大保险公司通过收取保费和赔付来为自己保险。这些企业通常购买再保险以应对巨额索赔。

Self – referral　自我推荐：由于存在直接利益关系，医生会从这些实验室或其他医疗机构订购服务，但通常不会透露给有利益冲突的患者。

Senior centers　老年中心：为老年人提供聚会和社交机会的社区中心。许多中心提供膳食补贴、健康计划、健康教育、咨询和转诊服务。

Short – stay hospital　短期住院医院：平均住院时间少于 25 天的医院。

Single – payer system　单一支付系统：一个由联邦政府负责融资和保险职能的国家健康保健项目。

Skilled nursing care　专业护理：主要由执业护士在医生全面指导下提供的以医疗为导向的护理。

Skilled nursing facility（SNF）　专业护理设施：医疗保险支付的护理院（或养老院的一部分）。见专业护理设施。

Small area variations（SAVs）　小区域变化：在相似的患者和医疗条件的治疗模式下，未能解释的变化。

Smart card　智能卡：一种类似于卡片式的装置，可以是嵌入式计算机芯片和存储器，用于保存在医院或医生办公室可访问和更新的个人医疗信息。

Social contacts　社会交往：一个人在一段时间内从事活动的数量。包括拜访亲朋和出席社交活动，如会议、野餐或其他郊游。

Social justice　社会公正：根据最公平地分配卫生保健资源的原则，由政府运行的国家健康保健计划。见市场公正。

Social resources　社会资源：可以依靠的社会关系，如家庭、亲戚、朋友、邻居和宗教团体成员；他们表明了社会关系的充分性。

Socialized health insurance（SHI）　社会化医疗保险：在政府授权下，由雇主和雇员提供资金，并由私营医疗服务提供者提供医疗服务（德国、以色列和日本是典型的社会化医疗保险国家）。

Socialized medicine　社会化医疗：任何大规模政府资助的医疗保险的扩张，或私人医疗实体的入侵。

Specialists　专家：治疗特定医学问题的医生；例如，麻醉师、心脏病学家和肿瘤学家。见全科医生。

Specialty care　专科护理：往往局限于疾病发作、器官或疾病过程的护理。对专科护理的需要通常在初级护理之后。

Specialty hospitals　专科医院：只接受某些特定疾病类型患者的医院。如康复医院、结核病医院、儿童医院和骨科医院。

Speech therapy　言语治疗：专注于个人沟通问题的治疗，包括正确使用声音、流利地讲话和喂养或吞咽。

Spina bifida　脊柱裂：一种脊柱畸形。

Staff model　员工模式：健康维护组织雇用有薪水的医生的一种安排。

Standards of participation　准入标准：由政府监管机构制定的，为医疗保险和医疗补助受益人提供医疗服务的最低质量标准。

Subacute care　亚急性护理：超过了传统的专业护理，需要临床复杂的护理。

Subacute condition　亚急性状态：一种需要超越传统的专业护理而需要更复杂技术的情况。

Supplemental Food Program for Women，Infantsand，and Children（WIC）　《妇女、婴儿和儿童食品补充计划》：是对1966年的《儿童营养法案》在1972年进行修订时制订的一项计划，其目的是为孕妇、母亲、婴儿和儿童提供足够的营养。

Supplemental Security Income（SSI）　补充性安全收入：一个支持残疾人收入的联邦项目，包括那些患有精神疾病和传染病的患者。

Supply–side rationing　供给侧配给：也被称为计划配给；政府为限制医疗服务可及性，特别是昂贵的技术所做的努力。

Surge capacity　超负荷能力：医疗保健设施或系统为安全地治疗异常多的患者而提升的能力。

Surgicenters　外科中心：独立的门诊手术中心，该中心可以在门诊进行各种外科手术。

Swing bed　摇摆床：根据医院需求的波动来决定该床位是用于急性护理，还是专业护理。

Synchronous technology　同步技术：电信实时通信的技术。

System　系统：一组在逻辑上协调的，为达到共同目标而相互关联和相互依存的组件。

T

Teaching hospital　教学医院：为医生提供住院医培训的医院。

Technological imperative　技术强制力：在不考虑成本的情况下使用技术，特别是当从技术中获得的益处小于成本的时候。

Technology assessment　技术评估：见卫生技术评估。

Technology diffusion　技术扩散：科学技术一旦发展起来就会扩散。

Telehealth　远程医疗：在医疗保健中教育、研究和管理中对通信技术的使用，也涉及护士、心理学家、管理者和其他非医师的临床应用。

Telematics　远程信息处理：为满足用户需要而进行的信息和通信技术的结合。

Telemedicine　远程医疗：使用电信技术，使医生能够进行双向、交互式视频协商或将数字图像如 X 射线和磁共振成像结果发送到其他网站。

Telephone triage　电话分诊：为取得专家意见和建议，与经过培训的护士进行电话联系，特别是在医生办公室关闭的时候。

Tertiary care　三级护理：通常是基于机构，级别最复杂的，高度特殊和高技术含量的护理。如烧伤护理、移植护理和冠状动脉搭桥术的护理。

Tertiary prevention　三级预防：为防止慢性并发症和避免进一步的疾病、伤害或残疾所做的干预措施。

Third party　第三方：作为患者和医疗服务提供者之间的媒介，履行了保险和支付医疗保健费用的功能。

Third – party administrator（TPA）　第三方管理员：不是雇员受益计划或医疗保健服务提供者，而是负责收保费，付款和/或提供管理服务的一个管理机构。

Third – party payers　第三方付款人：在多付款人系统中，既不是医疗服务提供者，也不是医疗服务接受者，而是对所覆盖的医疗服务进行支付的一方——如保险公司、医疗管理组织和政府。

Title ⅩⅧ　《1965 年社会保障修正案》第 18 条；医疗保险计划。

Title ⅪⅩ　《1965 年社会保障修正案》第 19 条；医疗补助计划。

Top – down control　下行控制：在健康保健系统中使用全球预算，按预先设定的限额控制总开支。见全球预算。

Total care　全面照护：在长期护理前提下，由相关的临床专业人员对可能出现的任何医疗保健需求，在该需求下进行评估和处理。

Total quality management（TQM）　全面质量管理：也称为持续质量改进（CQI）；一个组织内所有卫生服务的所有方面都以与患者相关的目标和产生令人满意的健康结果为导向。全面质量管理不仅承诺提升质量，而且通过识别和实施成本较低的方式来提供服务，从而提高效率和生产率；它被视为改进质量的持续努力。

Trauma center　创伤中心：是一家专门治疗严重创伤的急救中心。

Triage　分流：当医疗需求超过供给时，给予优先治疗的系统。

Triple – option plans　三选方案：结合了赔偿保险、健康维护组织和优选提供者组织的三种功能的医疗保险计划；在使用医疗保健服务时，被保险人可以灵活地选择使用哪一种功能。

U

Uncompensated care　无补偿照护：为那些无法支付此类照护服务的无保险者提供的慈善照护服务。

Underinsurance　保障不足：不足以支付重大疾病费用的医疗保险。

Underutilization　未充分利用：特别是当潜在收益超过成本或风险时，对医疗保健服务的扣缴。

Underwriting　承保：保险公司用来评估、选择（或拒绝）、分类和评估风险的一种系统性技术。

Uninsured　未参保：没有医疗保险的人。

Universal access　全民享有：所有公民在需要时获得医疗保健服务的能力。这并不是一个严谨的说法，限于医疗服务提供方的配给能力，及时供应某些服务仍然是个问题。

Universal coverage　全民医保：所有公民都有医疗保险。

Upcoding　上编码：当实际提供价格较低的服务，却用价格较高的服务来计费的一种欺诈行为。

Urban hospitals　城市医院：位于大都市统计区域的县医院。

Urgent care centers　紧急医疗中心：通常在晚上和周末的正常营业时间外开放的门诊，不需要预约的诊所。

Urgent conditions　紧急情况：需要在数小时内进行医学检查，较长时间的延误可能会对患者造成危险的情况。这种疾病是急性的，但不一定是严重的。

Urology　泌尿学：涉及男性和女性泌尿系统和男性生殖系统的一个医学分支。

Utilization　利用：医疗保健服务实际使用的程度。

Utilization review（UR）　利用率审查：评估提供服务的适当性的过程。

Utilization review committee　利用审查委员会：保险公司审查医生和其他医疗服务提供者关于提供多少医疗服务的决定的过程。

V

Value　价值：在相同或较低价格水平（成本）上，提供更大的利益或更高的质量。

Value – based reimbursement　基于价值的偿付：一种考虑质量改进和降低成本的支付机制。见绩效工资。

Venous stasis　静脉瘀滞：正常血流中的淤血引起的肿胀和疼痛，该情况通常发生在腿部。

Ventilator　呼吸机：将空气吸入肺部的一种人工呼吸的机械装置。

Vertical integration　纵向一体化：在医疗保健生产过程中处于不同阶段服务的连接。例如，在医院系统中，获得一个能生产医疗用品的公司，以及一个能提供临终关怀、长期护理或门诊服务的医生实践团体或医院。见横向一体化。

Virtual integration　虚拟整合：基于合同安排的网络的形成。

Virtual physician visits　虚拟医师访问：患者和医生之间的在线临床接触。

Voluntary health insurance　自愿医疗保险：私人医疗保险（与政府强制性医疗保险相比）。

Voluntary hospitals　非营利性医院。

Voucher　代金券：医疗保险改革的一种方法，依靠个人决定来购买医疗保险。税收抵免提前发给个人以抵消购买医疗保险的费用。

W

Walk – in clinic　步行诊所：患者在没有事先预约服务的情况下，可以先到先得地就诊的门诊。

Welfare program　福利计划：通过经济状况调查，只有收入低于一定水平的人才有资格参加的计划。如医疗补助计划。见权利。

Workers' compensation　工人补偿：由雇主支付的一种福利，补偿工人因工伤而失去的医疗费用和工资。

X

Xenotransplantation　异种移植：将动物组织移植到人类体内。

Y

Yoga exercises　瑜伽练习：使用身体姿势和调节呼吸来治疗某些慢性疾病，从而获得整体健康。

Z

Zoonoses　人畜共患：任何从脊椎动物传染给人类的疾病或感染。

四十载惊涛拍岸，九万里风鹏正举。这是中华民族和新中国历史非凡的40年。当代中国，以对外开放促进改革创新，以思想解放推动社会变革。从学习借鉴他人经验做法，到全面推进理论创新、制度创新、科技创新、文化创新，目的是不忘初心、牢记使命，全心全意为人民谋幸福。习近平总书记在党的十九大报告中指出"人民健康是民族昌盛和国家富强的重要标志"。作为维护全民健康权的重要抓手和媒介手段，健康保险整个行业都必须坚定不移地坚持改革开放、创新发展。但光有理想和热情是不行的，还需要有正确的理论指导。没有理论基础，创新就不可能持久；构建了理论基础，创新才有出路。历史证明，有了正确的保险理论指导，保险业发展的形势就比较好，对经济社会发展的贡献就比较大。

《健康保险系列译丛》，旨在通过引进翻译国外健康保险经典著作，会同之前组织编著的《健康保险系列丛书》，探究并构建起健康保险行业科学、系统的知识理论体系框架，更好地推动专业健康保险公司持续快速协调发展，在国家治理体系中发挥更加重要的作用。

近二十年来，西方保险理论研究有了长足发展，健康保险研究文献与日俱增，但绝大部分研究集中在市场实践和本国制度规制方面，并多以专题研究报告的形式体现，更新速度快但经典性学术专著少，给选版工作增加了难度。在选版过程中，严格对照编委会与学术顾问团确定的基本原则，选取了11本外文著作作为候选翻译著作；后经编委会及学术顾问团的专题研究，确定了 5 本专著作为译丛首次出版发行的翻译著作。

西学东渐百余年来，汉译西方经典成了一道引人注目的风景线，众多学术大家对经典译丛提出了很多原则和标准，最为有名的当为严复先生的"信、达、雅"原则。学术翻译不同于原创著作，不是单纯地在外国语言和中国语言之间进行简单的文字切换，更是一种中文学术交流融合的过程，是一个全新的语言表达和凝聚译者思想感悟的再创造过程。从根本上而言，这是一次汉语学术专家用汉语对一种异质学术思想的诠解和思考。绝不是无思想的劳作，更不是机械的语言对接，而是学术思想在宏大的文化语境中的审视和转换。在我们看来，此次译丛，"信"和"达"是最重要的。所谓的"信"和"达"不仅是指可信地、准确地传达原著所表达的思想内容，还包括对原文表达方式甚至表达习惯的尊重和尽可能地如实传达。这样一来，对担纲著作翻译工作的译者要求非常高，一方面应当是健康保险领域的专家学者，在健康保险领域具有深厚的学术功底和较高的学术造诣，同时又要在翻译实践方面具备扎实的双语基本功及较强的外语与汉语转换能力，最好还能与原著作者有学术或思想的交流。"谁来译"一度成为译丛项目最大的桎梏。

最终五位潜心学术的专家学者担纲了译丛的翻译工作。《简明健康保险经济学》，由王稳教授负责译校。王稳现任中国出口信用保险公司首席经济学家，对外经济贸易大学教授、博士生导师，沃顿商学院高级访问学者，长期从事保险领域研究，中英文功底深厚，并与该书作者 Robert D. Lieberthal 博士在沃顿商学院的数位老师有着非常密切的学术交流。该中译本，体现了王稳教授一贯追求的高水准，在忠实原著学术价值的基础上又相当"友好"地照顾了读者的阅读感。

《健康保险》（第 2 版），由朱铭来教授负责译校。朱铭来为南开大学金融学院教授、博士生导师，美国佐治亚州立大学商学院风险管理与保险学系博士研究生毕业。长期从事健康保险领域理论研究，有多部译著，此英文原著为朱铭来教授国外学习期间的专业书籍。

《人身风险的医学选择》（第5版），由张晓博士负责译校。张晓博士为东南大学副教授、公共卫生学院医疗保险系主任，主持和参与完成了国内第一个医疗保险本科专业课程体系设置与修订，是医学与保险结合领域的专家，有多部学术译作。

《美国医疗卫生服务体系》（第7版），由杨燕绥教授负责译校。杨燕绥为清华大学公共管理学院教授、医院管理研究院教授、博士生导师，美国约翰霍普金斯公共卫生学院特聘教授，与本书作者石磊玉博士是多年挚友和研究同行，同台执教多年，孰谙双方的学术思想。

《欧洲自愿健康保险》，由王国军教授负责译校。王国军为对外经济贸易大学保险学院教授、博士生导师，保险法与相互保险研究中心主任，在保险法学、保险制度规制方面研究经历相当丰富，有多部译著，有关欧洲自愿健康保险的制度规制部分是原著作中的重要部分，正属于王国军教授的研究范畴。

整个翻译工作不但耗费精力巨大，还将不时面临来自行业内专家和读者的"挑剔"和质疑，对于早已"功成名就"的专家来说，世俗标准下的投入与回报严重不相符，未尝不是件"高风险"创作。但五位专家老师和其所带领的研究团队，怀着高度的敬业精神，投入了大量的时间精力到译丛的翻译工作中，字斟句酌，反复打磨，有时甚至为一个词组"兴师动众"地多方查询论证，只是为了保证中文读者与源语言读者以同样的程度理解专著。这一过程是对学术功底和意志力的极大考验，五位专家老师和其研究团队用严谨细致的学术作风和扎实深厚的学术功底，为译丛工作倾力付出，彰显了大家风范。

译丛得以发行出版，离不开众多专家学者以及出版社的倾力支持。李保仁教授、卓志教授、孙祁祥教授、李秀芳教授、王桥教授、于保荣教授、马海涛教授、王欢教授、王绪瑾教授、朱恒鹏教授、朱俊生教授、孙洁教授、李玲教授、李晓林教授、余晖教授、郑伟教授、郑秉文教授、赵尚梅教授、郝演苏教授、庹国柱教授、曹建海教授、董朝晖博士、魏华林教授等专家学者给予译丛工作许多指导和帮助。此外，中国金融出版社魏革军社长、蒋万进总编辑、编辑部王效端主任等为丛书出版提供了大力支持，编辑团队为译丛审校和出版发行做了大量工作，在此一并表示最衷心的感谢！

译丛是项全新工作，难免有疏漏之处，随着中外健康保险的发展与研究的深入，还有很多需要改进与完善的地方。我们也将不断丰富译丛书目，引进更多对行业发展有借鉴指导价值的经典著作。希望《健康保险系列译丛》与《健康保险系列丛书》共同构建起健康保险知识理论体系框架。在中国健康保险黄金发展期，为健康保险行业进一步全面深化改革提供有力保障，成为健康保险发展道路上的基石和动力。